文登整骨
四肢创伤临床特色治疗

毕宏政　主编

中国纺织出版社有限公司

图书在版编目（CIP）数据

文登整骨四肢创伤临床特色治疗／毕宏政主编. --
北京：中国纺织出版社有限公司，2022.9
ISBN 978-7-5180-9661-9

Ⅰ. ①文… Ⅱ. ①毕… Ⅲ. ①四肢—创伤外科学
Ⅳ. R658

中国版本图书馆CIP数据核字（2022）第118263号

责任编辑：傅保娣　　　责任校对：高　涵　　　责任印制：王艳丽

中国纺织出版社有限公司出版发行
地址：北京市朝阳区百子湾东里 A407 号楼　邮政编码：100124
销售电话：010—67004422　传真：010—87155801
http://www.c-textilep.com
中国纺织出版社天猫旗舰店
官方微博 http://weibo.com/2119887771
三河市宏盛印务有限公司印刷　各地新华书店经销
2022年9月第1版第1次印刷
开本：787×1092　1/16　印张：26
字数：579千字　定价：128.00元

凡购本书，如有缺页、倒页、脱页，由本社图书营销中心调换

主 编 简 介

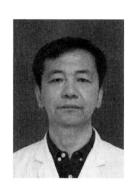

　　毕宏政，男，主任医师，山东著名中医药专家，山东省文登整骨医院副院长、四肢创伤整复科主任，兼任山东中医药大学教授、中华中医药学会运动医学分会委员、威海市中西医结合学会常务副理事长、《足踝外科电子杂志》编委。先后荣获国家中医药管理局先进个人、山东省新时代岗位建功劳动竞赛标兵、威海市抗击新冠肺炎疫情先进个人、第一届医师节威海市优秀医师、威海市卫健系统"两好一满意"示范标兵等荣誉称号。

　　成功解决中医治疗骨伤复位成功率低、固定不牢固，切开手术创伤大、并发症及后遗症多等弊端，研究探索出遵循中医"筋骨并重，动静结合"指导思想的"经皮穿针内固定术"，形成新的系统理论与技术体系。此技术不需要切开复位、钢板内固定，通过系列整骨手法达到90%以上骨折的准确复位，并对复位后不稳定的骨折采用经皮穿针内固定，创伤小，无需二次手术，极大减轻了患者的痛苦，缩短了住院周期和恢复周期，还大大节省了治疗费用，该技术体系已在全国推广应用。《中国中医药报》《人民网》多次进行专题报道，并入选2017年度中医药十大新闻。

　　作为全国基层名老中医经验传承工作室、山东省名老中医经验传承工作室、齐鲁医派中医学术传承工作室、劳模创新工作室、齐鲁中医药优势专科集群等项目的临床带头人，带领团队不断创新发展，先后开展新技术、新方法40余项。获得山东省科学技术二等奖1项、威海市科学技术一等奖1项，获专利13项、软件著作权1项，在国家级学术期刊发表论文40余篇。

　　作为疫情防控领导小组负责人，两年来始终坚守在防疫一线，巡查、督导、调控，严把疫情防控关，面对两次"阳性输入"高风险疫情，迅速反应、果断处置，最终以零传播化险为夷，确保了医院工作正常运行，得到省市领导高度评价。

编委会

主　编

毕宏政　山东省文登整骨医院

吴青松　山东省文登整骨医院

林治建　山东省文登整骨医院

聂伟志　山东省文登整骨医院

孙　滨　山东省文登整骨医院

杨　晶　山东省文登整骨医院

副主编

孙晋客　山东省文登整骨医院

王　飞　山东省文登整骨医院

王晓波　山东省文登整骨医院

鞠海洋　山东省文登整骨医院

侯金永　山东省文登整骨医院

王晨霖　山东省文登整骨医院

段来宝　山东省文登整骨医院

王　亮　山东省文登整骨医院

编　委

（排名不分先后）

孙卫强　山东省文登整骨医院

李伟元　山东省文登整骨医院

宫大伟　山东省文登整骨医院

梅永林　山东省文登整骨医院

毛玉峰　山东省文登整骨医院

赵锦阳　山东省文登整骨医院

张中禹　山东省文登整骨医院

王虎生　山东省文登整骨医院

刘承涛　山东省文登整骨医院

王辉亮　山东省文登整骨医院

李　琰　山东省文登整骨医院

张峻玮　山东省文登整骨医院

邢宏文　山东省文登整骨医院

李　宁　山东省文登整骨医院

李　嘉　山东省文登整骨医院

康涵威　山东省文登整骨医院

郭文宇　山东省文登整骨医院

赵　磊　山东省文登整骨医院

刘　彬　山东省文登整骨医院

李海军　山东省文登区宋村中心卫生院

王明芙　山东省文登区大水泊中心卫生院

滕超杰　山东省荣成市人和中心卫生院

王锡胜　荣成市崂山街道卫生院

前　言

创伤骨科是临床医学重要的组成部分,随着医学的快速发展和骨科学专业分工的进一步细化,创伤骨科技术近年来得到了快速的进步,尤其是在创伤骨科诊疗方面取得了积极的进展。为了进一步促进广大创伤骨科及相关专业医师对创伤骨科的正确认识,提高其临床技能,编者特结合自身临床经验编写了《文登整骨四肢创伤临床特色治疗》。

本书以四肢创伤常见病的诊治研究与特色诊疗为主,从中医骨伤优势病种技术、科研创新篇及临床实践篇3个方面进行编写,结合大量临床实践重点介绍了闭合复位内固定、闭合穿针内固定及髓内钉内固定等诊疗技术。本书内容丰富、贴近临床、实用性强,可供骨科及相关医务工作者参考阅读。

由于编写时间有限,本书难免存在疏漏之处,恳请广大读者及同行提出宝贵意见,以供今后修改完善。

编　者

2022 年 3 月

目　　录

中医骨伤优势病种技术

科研创新篇

临床实践篇

中医骨伤优势病种技术

第一章 7种骨折的中医优势技术治疗

中医手法闭合复位经皮穿针内固定治疗四肢骨与关节损伤，复位成功率高，固定可靠，创伤小，痛苦少，骨折愈合快，功能恢复好，治愈率高，并发症少，充分发挥了中医"动静结合"治疗骨伤的优点，具有显而易见的优势[1]。本章以锁骨骨折、肱骨外科颈骨折、肱骨髁上骨折、孟氏骨折、桡骨远端骨折、胫腓骨骨折、跟骨骨折7个病种为例，对"骨折手法复位经皮穿针"这一中医优势技术做系列介绍。

一、锁骨骨折手法复位经皮穿针技术

（一）适应证
新鲜、闭合性锁骨中段骨折。

（二）禁忌证
开放性骨折，病理性骨折，合并臂丛神经、锁骨下动静脉损伤需切开探查者，心肺功能衰弱不能耐受手术的高龄患者，合并多发肋骨骨折和（或）血气胸患者。

（三）操作过程
臂丛神经阻滞麻醉（肌间沟）或全身麻醉（全麻），常规消毒铺巾。患者取坐位或仰卧位。术者立于患肩侧前方，手摸心会，确定骨折远近端，以"端提钳"（本院专利产品，形似布巾钳），经皮夹持锁骨外折段，回旋提起，使外侧断端明显翘起于皮下。触摸确认外折段断面，用一枚直径适宜的克氏针经皮自断面由内向外插入外折段髓腔，钢针进入髓腔时有滞涩感。然后用骨锤击打或用骨钻带动，使钢针顺外折段髓腔穿入，突破骨皮质，自肩胛冈上缘穿出皮肤。将圆钝的针尾剪成锐利的斜面，自皮外将钢针向外退出至针尾与断面平齐；在"端提钳"的辅助下控制骨折段，牵引、回旋手法复位骨折，将钢针顺行敲击进入内折段髓腔，到达锁骨最内端或刚刚突破内端骨皮质为宜。C臂机透视确认骨折复位好、钢针位置适中，针尾折弯、剪短埋于皮下。皮肤针孔极小，不需缝合，无菌包扎，颈腕带悬吊前臂于胸前。

整个手术过程中，术者不需在X线直接透视下操作，避免了放射损伤。

（四）注意事项
1. 骨折远段的夹持

锁骨端提钳夹持锁骨远折段时，钳夹点应尽量位于喙锁韧带粗隆内侧，以利于回旋提起远折段；提起远折段时应将远骨折段自近骨折段后下方回旋上提，并用另一手拇指、示指向下前方按压近骨折段，以利于远折段避开近折段的阻挡回旋提起至皮下。

2.逆向进针的位置及方向

克氏针刺入远骨折段时,采用克氏针在骨断端滑触的方法,当针尖触及髓腔的周壁均有阻力感时,手下有明显涩滞感,方可进针。进针方向应尽量调整克氏针沿肩锁关节方向自内向外穿出,以针尖自肩锁关节后内方3cm以内、肩胛冈上缘穿出皮肤为宜,以利进一步将克氏针进入近折段髓腔。

3.复位要点

复位时,按骨折断端类型及移位方向复位,同时要注意持锁骨端提钳向外牵拉锁骨远骨折段以矫正其重叠移位。

4.骨折复位的判断方法

手下触摸锁骨骨嵴连续,无成角畸形时,即证明复位良好,方可将克氏针顺行击入或钻入近折段髓腔。

5.内固定钢针的规格

根据X线摄片显示的锁骨髓腔粗细而选择1.5～2.5mm的克氏针,过粗则进针困难,过细则抗应力差,易发生成角及旋转移位。一般成年人为2.5mm,青少年为2.0mm,儿童为1.5mm。

6.外固定

闭合穿针术后,务必以颈腕带悬吊,以对抗上肢重力对骨折端的影响。

(五)典型病例

典型病例X线摄片见图1-1、图1-2。

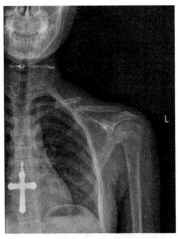 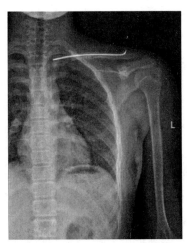

图1-1 锁骨骨折术前X线摄片　　　　图1-2 锁骨骨折术后X线摄片

二、肱骨外科颈骨折闭合复位经皮穿针技术

(一)适应证

新鲜、闭合性肱骨外科颈骨折,骨折线不累及肱骨头关节面。

(二)禁忌证

开放性骨折,病理性骨折,合并神经、血管损伤,心肺功能衰弱不能耐受手术的高龄患者。

(三)操作过程

1.方法一

臂丛神经阻滞麻醉或全麻,常规消毒铺巾。患者取坐位或仰卧位。抗拔伸牵引、端提挤按、回旋等手法复位骨折,维持复位,于远折段距骨折线约1cm处用直径适宜的钢针经皮斜行向近端髓腔钻入,形成一骨孔,另取一枚钢针(直径较上述钻孔钢针小0.5mm),尖端折弯成弓形,插入骨孔,沿骨髓腔方向滑入,达肱骨头软骨下骨质。同法旁开适度距离置入第二枚弓形钢针,两枚钢针弓形针尖在肱骨头内散开,形成支撑固定。再经皮自肱骨大结节向远折段髓腔穿入第三枚钢针,过骨折线抵止于远折段内侧骨皮质。C臂机透视确认骨折复位好、钢针位置适中,针尾折弯、剪短埋于皮下。

2.方法二

臂丛神经阻滞麻醉或全麻,常规消毒铺巾。患者取坐位或仰卧位。于肱骨外髁最高点下方5mm处用直径适宜的钢针经皮斜行向髓腔钻入,形成一骨孔,另取一枚钢针(直径较上述钻孔钢针小0.5mm),尖端折弯成弓形,插入骨孔,沿骨髓腔方向滑入,达肱骨外科颈骨折端。两名助手对抗拔伸牵引,术者以端提挤按、回旋等手法复位骨折,助手放松牵引、扶持患肢,术者以触碰手法确定骨折复位良好,维持骨折对位对线,助手将钢针顺行敲击进入近折段,达肱骨头软骨下骨质,弓形钢针的针尖朝向内上方。C臂机透视确认骨折复位好、钢针位置适中,针尾折弯、剪短埋于皮下。同法置入第二枚髓内弓形钢针,两枚钢针的进针点错开约5mm,针尖在肱骨头内与第一枚钢针针尖错开,形成两点支撑固定。

皮肤针孔极小,不需缝合,无菌包扎,颈腕带悬吊前臂于胸前。

整个手术过程中,术者不需在X线直接透视下操作,避免了放射损伤。

(四)注意事项

1.髓内弓形钉肱骨髁部进针点的选择

应选择在肱骨外髁最高点下方5mm,位置过高则克氏针进入髓腔困难,位置过低则可能影响肘关节屈伸,活动受限。

2.内固定钢针的规格

钢针直径2.5～3.0mm为宜,过细则固定作用差,过粗则进入髓腔困难。钢针至少用2枚,并且针尖在肱骨头内应相对分散开,可更好地预防骨折再移位。

3.外固定

闭合穿针成功后,以上臂固定带贴胸壁固定。外展型在腋窝加纱布垫,固定带固定于上臂远端;内收型在肘部加纱布垫,固定带固定于上臂中部。

(五)典型病例

典型病例X线摄片见图1-3～图1-6。

三、肱骨髁上骨折闭合复位经皮穿针技术

(一)适应证

儿童新鲜、闭合性肱骨髁上骨折。

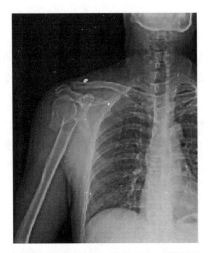

图 1-3　肱骨外科颈术前正位 X 线摄片

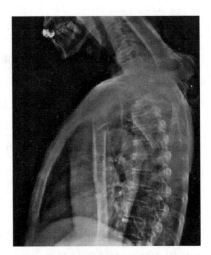

图 1-4　肱骨外科颈术前侧位 X 线摄片

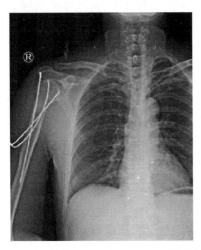

图 1-5　肱骨外科颈术后正位 X 线摄片

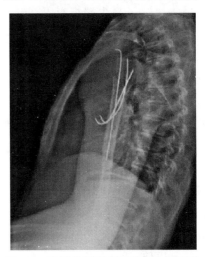

图 1-6　肱骨外科颈术后侧位 X 线摄片

（二）禁忌证

开放性骨折,病理性骨折,合并严重的肱动静脉、正中神经、桡神经、尺神经损伤需切开探查者,继发骨筋膜室综合征需切开减压者。

（三）操作过程

臂丛神经阻滞麻醉或全麻,取坐位或仰卧位,常规消毒铺巾。手摸心会,确定骨折移位情况,拔伸牵引、端提挤按、关节屈伸等手法复位骨折。桡偏型尽量达到解剖复位;尺偏型,使远折段适度桡偏,用一枚直径适宜的钢针自肱骨外髁进针,斜行穿过骨折线达近折段骨皮质并刚刚突破,检查骨折稳定,C 臂机透视确认骨折复位好、钢针位置适中,针尾折弯、剪短留于皮外。皮肤针孔极小,不需缝合,无菌包扎。石膏固定于屈肘 90°、前臂旋转中立位。

整个手术过程中,术者不需在 X 线直接透视下操作,避免了放射损伤。

（四）注意事项

1."矫枉过正"以避免肘内翻畸形

手法复位的标准,以骨折远端适当桡偏 1～2mm 或使骨折段向尺侧成角 5°～10°为宜。

2.内固定钢针的规格

根据患者的年龄及体质量,选择直径1.5～2.0mm克氏针,过粗则会加重肱骨远端骨骺的损伤,过细则抗应力差,易发生成角或旋转移位。

3.闭合穿针进针点

一般从肱骨外髁而不从内髁进针,除非骨折极度不稳定。因为从内髁进针易损伤尺神经。

4.外固定石膏的解除

一般术后3～4周去除石膏,行肘关节功能康复锻炼,时间过长则易出现肘关节僵硬。

（五）典型病例

典型病例X线摄片见图1-7～图1-9。

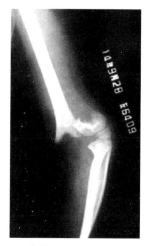

图1-7　肱骨髁上骨折术前X线摄片

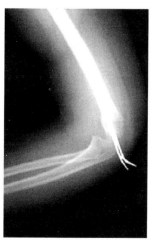

图1-8　肱骨髁上骨折术后正位X线摄片

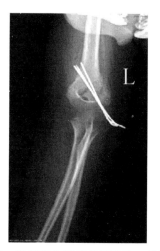

图1-9　肱骨髁上骨折术后侧位X线摄片

四、孟氏骨折闭合复位经皮穿针技术

（一）适应证

儿童新鲜、闭合性孟氏骨折。

（二）禁忌证

开放性骨折,病理性骨折,合并严重的神经损伤需切开探查者,继发骨筋膜室综合征需切开减压者。

（三）操作过程

臂丛神经阻滞麻醉或全麻,取坐位或仰卧位,常规消毒铺巾。手摸心会,确定骨折移位情况,先用拔伸牵引、挤按手法配合肘关节屈伸,复位桡骨小头脱位;桡骨小头复位后,尺骨骨折往往随之复位,复位不满意者,再行端提挤按、夹挤分骨等手法复位。维持复位,以一枚钢针经皮自肱骨外髁沿桡骨长轴穿入桡骨小头达桡骨近段髓腔、固定肱桡关节;另取一枚钢针经皮自尺骨鹰嘴进针,顺尺骨长轴穿入,过骨折线达远折段髓腔。C臂机透视确认骨折复位好、钢针位置适中,针尾折弯、剪短留于皮外。皮肤针孔极小,不需缝合,无菌包扎。石膏固定于屈肘90°、前臂旋后位。

整个手术过程中,术者不需在X线直接透视下操作,避免了放射损伤。

（四）注意事项

1.进针点

尺骨鹰嘴处进针点选择在尺骨鹰嘴后侧中点处;固定肱桡关节克氏针进针点在肱骨小头后侧,一般离外后缘5mm左右。

2.钢针的规格

钢针直径以1.5～2.5mm为宜,太细则对骨折段固定作用差,过粗则进入髓腔困难。

3.手法复位顺序

先整复肱桡关节脱位,再整复尺骨骨折。肱桡关节复位后,尺骨长度一般自然恢复,有利于骨折的复位。

4.严格外固定

术后务必以石膏夹牢固固定肘关节,否则穿越肱桡关节的钢针容易断裂,断针取出十分困难。

（五）典型病例

典型病例X线摄片见图1-10～图1-13。

五、桡骨远端骨折闭合复位经皮穿针技术

（一）适应证

新鲜、闭合性桡骨远端骨折,骨折线不累及关节面。

（二）禁忌证

开放性骨折,病理性骨折。

（三）操作过程（以伸直型桡骨远端骨折为例）

臂丛神经阻滞麻醉或全麻,取坐位或仰卧位,常规消毒铺巾。手摸心会,确定骨折移位情况,患肢外展90°、屈肘90°、前臂旋前位,一助手把持肘关节,术者双手分别握持患肢大鱼际和小鱼际,术者双手拇指抵于桡骨远折段背侧,余四指环抱抵于近折段掌侧,与助手对抗拔伸牵

引,待术者感觉骨折段牵开时,维持牵引力的同时,迅速将腕关节掌屈尺偏,复位骨折,放松牵引,断端无明显异常活动,手摸心会,骨折无明显侧向移位,证明复位成功。继续施加适度牵引力,一助手先后取两枚钢针经皮自桡骨茎突进针,斜行穿过骨折线达近断段内侧皮质并刚刚突破。再取一枚钢针,经皮自桡骨远端,平行于桡腕关节方向,于桡骨远端关节面与骨折线之间穿入尺骨远端,突破单侧或双侧皮质。C臂机透视确认骨折复位好、钢针位置适中,针尾折弯、剪短留于皮外。皮肤针孔极小,不需缝合,无菌包扎。石膏固定于腕关节掌屈尺偏位。

整个手术过程中,术者不需在X线直接透视下操作,避免了放射损伤。

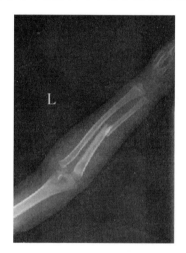

图 1-10　孟氏骨折术前正位 X 线摄片

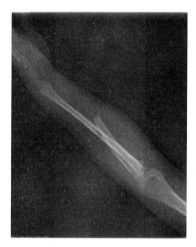

图 1-11　孟氏骨折术前侧位 X 线摄片

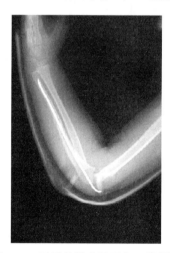

图 1-12　孟氏骨折术后正位 X 线摄片

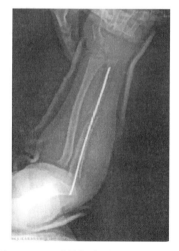

图 1-13　孟氏骨折术后侧位 X 线摄片

(四)注意事项

(1)复位后至穿针结束前,应始终维持适度牵引力,以免复位丢失。

(2)固定下尺桡关节的克氏针要尽量靠近桡骨远端关节面且与之平行。

(3)一般术后 4～6 周去除固定下尺桡关节的克氏针及外固定石膏,行腕关节功能锻炼。视 X 线摄片所示骨折愈合情况决定是否保留固定桡骨远端的 2 枚克氏针。

（五）典型病例

典型病例 X 线摄片见图 1-14～图 1-17。

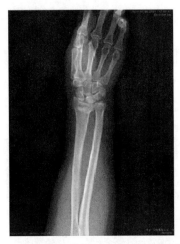

图 1-14 桡骨远端骨折术前正位 X 线摄片

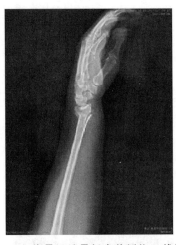

图 1-15 桡骨远端骨折术前侧位 X 线摄片

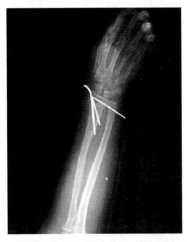

图 1-16 桡骨远端骨折术后正位 X 线摄片

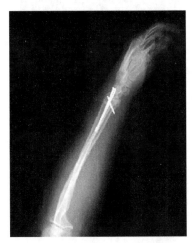

图 1-17 桡骨远端骨折术后侧位 X 线摄片

六、胫腓骨骨折闭合复位经皮穿针技术

（一）适应证

除腓骨头、颈以外的闭合性腓骨骨折，儿童闭合性胫骨骨折，成人闭合性、稳定性胫骨骨折。

（二）禁忌证

开放性骨折，合并血管神经损伤，患肢肿胀严重、有并发或继发骨筋膜室综合征风险者。

（三）操作过程

股神经＋坐骨神经阻滞麻醉、硬膜外麻醉或全麻，仰卧位，常规消毒铺巾。手摸心会，确定骨折移位情况，取直径适宜的钢针，于内踝上方（儿童避开骨骺），经皮斜行向胫骨髓腔钻入，形成一骨孔，另取一枚钢针（直径较上述钻孔钢针小 0.5mm），尖端折弯成弓形，插入骨孔，沿骨髓腔方向滑入,达胫骨骨折线。拔伸牵引、端提挤按手法复位骨折,维持骨折对位对线,助手将钢针顺行敲击进入近折段,达胫骨近端软骨下骨质。C臂机透视确认骨折复位好、钢针位置适中,针尾折弯、剪短埋于皮下。同法置入第二枚髓内弓形钢针,两枚钢针的进针点错开约5mm,针尖在胫骨近端软骨下骨质内与第一枚钢针针尖错开,形成两点支撑固定。

自外踝尖端经皮钻入一枚直径适宜的钢针,顺腓骨长轴方向进入骨髓腔达腓骨骨折线,经皮斜行向胫骨髓腔钻入,拔伸牵引、端提挤按、夹挤分骨手法复位骨折,维持骨折对位对线,将钢针顺行穿过骨折线,达腓骨小头近端。C臂机透视确认骨折复位好、钢针位置适中,针尾折弯、剪短埋于皮下。

皮肤针孔极小,不需缝合,无菌包扎。根据骨折线的位置及骨折固定后的稳定程度,酌情采用或不用石膏固定。

整个手术过程中,术者不需在X线直接透视下操作,避免了放射损伤。

(四)注意事项

(1)钢针的直径根据X线摄片所示骨髓腔直径选择,一般成人胫骨干2.5～3.0mm,儿童胫骨干2.0mm;成人腓骨干2.0～3.0mm,儿童腓骨干1.5～2.0mm。

(2)固定胫骨干骨折经常使用弓形钢针,钢针需事先预弯成弓型。弓形钢针进入髓腔后,其弓背紧贴胫骨髓腔外侧壁向近端滑行,利用钢针的弹性对抗骨折段侧向移位的力量,从而达到骨折段的稳定。

(五)典型病例

典型病例X线摄片见图1-18～图1-21。

七、跟骨骨折闭合复位经皮穿针技术

(一)适应证

关节外骨折,后跟距关节面舌状塌陷、骨块完整者。

(二)禁忌证

开放性骨折,关节内粉碎性骨折。

(三)操作过程(以成人Palley IIA型—后跟距关节面舌状塌陷为例)

股神经＋坐骨神经阻滞麻醉、硬膜外麻醉或全麻,仰卧位,常规消毒铺巾。先用一枚直径3mm骨圆针在跟骨结节相当于跟腱附着点处外侧进针,针尖朝向前下方偏外侧钻入,待针尖进入骨折间隙处,可感到阻力明显减小,此时术者一手使足跖屈,同时另一手持钢针将塌陷的关节面撬起,再用双手十指交叉,双掌根部如钳状对抗扣挤跟骨内外两侧,手下可有明显复位感,由助手一手扶持撬拨钢针,一手握前足,反复有节律地屈伸踝关节,术者同时双掌根部反复扣挤、摇摆,二者配合,至踝关节屈伸流利、骨擦音逐渐消失后,提示复位成功。手提X线机透视关节面恢复平整,进一步证实骨折已达良好复位。如扣挤手法力量较弱,不足以有效复位,可用"击打"手法:以无菌纱布折叠成大小、厚度适宜之方块状,垫于跟骨内、外侧面,内侧在下、外侧在上,以骨锤击打外侧面,每击打一下,屈伸踝关节数次,如此反复,直至跟骨外侧面突起复平、骨擦音消失,证实复位成功。如有轴向短缩,可加用牵引手法,以自制跟骨复位钳夹持跟骨结节,手握前足对抗牵引;也可用斯氏针穿过跟骨结节代替跟骨复位钳进行牵引。

维持复位,助手取直径2.5mm钢针,自跟骨结节后下缘进针,斜向后跟距关节面方向钻入距骨,钢针钻入距骨后阻力明显增大,在距骨中前进时持续存在较大阻力。一般钻入局部1cm左右即可达到牢固固定。C臂机透视骨折及钢针位置满意后,针尾折弯、剪短置于皮外,拔除撬拨钢针。视粉碎骨块数量补穿1至数枚钢针加强固定,其中可以经皮自跟骨结节后侧顺跟骨长轴钻入1~2枚直径适宜的钢针。

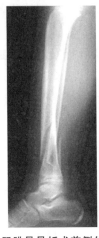

图1-18 胫腓骨骨折术前侧位X线摄片

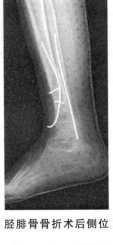

图1-19 胫腓骨骨折术后侧位X线摄片

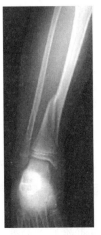

图1-20 胫腓骨骨折术前正位X线摄片

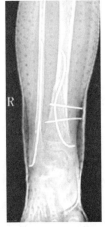

图1-21 胫腓骨骨折术后正位X线摄片

(四)注意事项

(1)手法复位时,术者边将跟骨向下后方牵引,边扣挤跟骨体部,可反复进行,使骨块逐步复位,并同时纠正跟骨的外翻畸形。

(2)穿针内固定时,克氏针要经过塌陷移位的骨块并进入距骨体以增加稳定性,可根据骨块的大小、移位程度、复位后的稳定程度采用多枚钢针固定。

(3)石膏固定时,必要时可于跟骨内外侧辅以纱布垫以固定跟骨侧壁粉碎、游离的骨折块,防止跟骨体部的增宽。

(4)术后石膏固定4~6周后,去除石膏,拔除内固定钢针,行患肢踝关节功能锻炼,并可扶拐进行患肢不负重功能锻炼。术后 3 个月,结合 X 线摄片所示骨折愈合情况,逐步下地负重行走。

(五)典型病例

典型病例 X 线摄片见图 1-22～图 1-25。

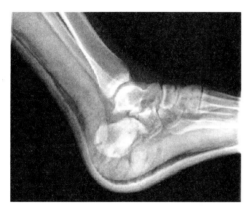

图 1-22　跟骨骨折术前侧位 X 线摄片

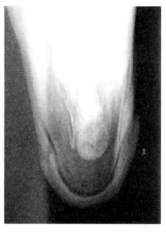

图 1-23　跟骨骨折术前轴位 X 线摄片

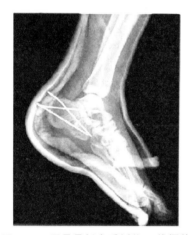

图 1-24　跟骨骨折术后侧位 X 线摄片

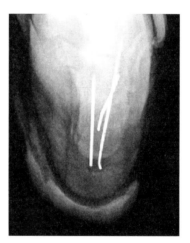

图 1-25　跟骨骨折术后轴位 X 线摄片

八、讨论

在骨折的治疗中,中医手法复位小夹板外固定技术简便廉验,历史悠久。手法是传统中医骨伤科治疗疾病的主要手段[2]。但手法并非一成不变,法无定法,一切以骨折复位和功能恢复为目的。在一些伤科疾病的治疗中,单纯用"手"鞭长莫及时,可以辅助以器械。器械是"手法"的延伸。传统中医骨伤科治疗骨折,主要是以单纯的"手法"结合小夹板外固定,小夹板优点很多,但也有一定的局限性,如松紧度不易掌握,过松则固定失效、骨折再移位,过紧则引起压疮、骨筋膜室综合征等不良后果。为了维持适度、有效的松紧度,就需要密切观察、反复调整。现代医学通用的骨折切开复位内固定技术,尽管固定可靠,但具有创伤大、痛苦多、感染概率高、治疗费用高等缺点,甚至因切开复位破坏骨折端血运,导致骨折延迟愈合、不愈合等严重后果。

文登整骨医院在大量的临床实践中,继承传统中医骨伤科理论,结合现代解剖学、生物力学研究,将中医整骨手法概括和发展为"整骨十二法",从而使各种骨与关节损伤的闭合复位成功率大大提高。在手法复位的基础上,采用闭合穿针技术固定骨折,既解决了小夹板松紧度不易掌握的难题,又避免了切开复位内固定创伤大、治疗费用高、并发症及后遗症多等缺点,具有显著的优势,是值得推广的中医优势技术。

参考文献

[1]谭远超.骨伤整复术[M].北京:人民卫生出版社,2008.

[2]黄桂成,王拥军.中医骨伤科学[M].4版.北京:中国中医药出版社,2016.

(聂伟志)

第二章 生物可吸收材料的特点及在骨科中的应用

[摘要]背景:生物可吸收材料在临床应用中展现了明显优势,在生物医学多个领域中得到广泛应用。目的:综述现阶段生物可吸收材料的特点及其在骨科中的应用进展。方法:应用计算机检索万方数据库、CNKI 数据库、维普数据库和 PubMed 数据库中的相关文献,中文检索词为"生物可吸收材料、生物可吸收金属材料、生物可吸收无机材料、高分子材料、生物复合材料",英文检索词为"bioabsorbable/bioabsorbable material、metal material、polymer material、biocomposites"。结果与结论:可吸收金属材料具有较好的机械性能;聚合物材料腐蚀机制明确,可以预测其在体内外腐蚀行为和腐蚀速率,但承重性能不如可吸收金属材料;生物陶瓷材料经过一定处理后具有良好的生物相容性、骨传导性及骨结合性,但脆性大且不易成型;生物复合材料不仅兼具组分材料的性质,还能获得单一组分材料所不具有的新性能,具有广泛的应用前景。

[关键词]骨;材料;生物可吸收;高分子材料;生物复合材料;生物相容性;骨组织工程;综述

生物可吸收材料是指能够在体内生物环境中被降解和吸收的材料,随着对生物可吸收材料研究的不断深入以及材料学、生物学、医学等多学科交叉融合发展,生物可吸收材料用于制作人体可植入装置被广泛应用于医疗领域。骨伤科的发展与材料学的发展密不可分,近年来,可吸收材料在骨伤科领域的应用研究主要集中在骨折内固定上,同时也用于骨及软骨组织工程支架和药物缓释载体等。生物可吸收材料主要包括可吸收金属材料、高分子材料、无机材料和复合材料 4 大类(表 2-1)。生物可吸收接骨板、螺钉和髓内针等开发应用于治疗骨折,骨折愈合后植入物可降解吸收,避免因取出内固定而二次手术[1];此外,可吸收植入物中可添加药物或生长因子以促进骨折愈合和预防感染[2],因此具有广阔的应用前景。本章主要综述现阶段生物可吸收材料的特点及其在骨科中的应用进展。

一、资料和方法

(一)资料来源

于 2020 年 2 月 20 日,以中文检索词"生物可吸收材料、生物可吸收金属材料、生物可吸收无机材料、高分子材料、生物复合材料",英文检索词"bioabsorbable/bioabsorbable material、metal material、polymer material、biocomposites",分别检索万方数据库、CNKI 数据库、维普数据库和 PubMed 数据库 2011～2020 年发表的相关研究文献。

表 2-1 生物可吸收材料分类

分类	组成
生物可吸收金属材料	目前可降解金属主要包括镁、铁、锌及其合金
生物可吸收高分子材料	分为天然高分子材料（包括壳聚糖、胶原蛋白等）和人工高分子材料（包括聚乙交酯、聚丙交酯、聚羟基丁酸酯等）
生物无机材料	磷酸钙类生物陶瓷材料在骨科中应用较多，主要包括磷酸三钙、磷酸四钙、羟基磷灰石及其混合物等
生物复合材料	由 2 种或 2 种以上不同材料复合而成

（二）入选标准

1. 纳入标准

（1）研究内容为生物可吸收材料的特点及其在骨科中临床应用的文章。

（2）原创性研究，论点、论据可靠。

（3）除经典研究外，2011～2020 年发表的相关文献。

2. 排除标准

（1）低质量及重复文献。

（2）非生物可吸收材料的研究。

3. 数据提取

按照规定的检索方法，初步筛选文献 245 篇，包括中文文献 72 篇，英文文献 173 篇。阅读文献标题、摘要及全文，选取与生物可吸收材料特点及其在骨科中临床应用的相关文献，根据纳入标准和排除标准剔除与此次研究无关及重复的文献，纳入 52 篇文献，引入 3 篇经典研究，最终纳入 55 篇。

二、结 果

（一）生物可吸收金属材料

传统金属植入物材料是 316L 不锈钢、钴铬合金、钛合金等惰性金属，这些被采用的生物材料具有强度高、韧性好、效果可靠和使用方便等优点[3]，但这些耐腐蚀植入物长期置入体内会引发金属过敏反应、应力遮挡及需要二次取出等问题，严重影响了临床使用[4]。可吸收金属材料能有效解决这些问题，具有较大的发展潜力。目前可降解金属主要包括镁、铁、锌及其合金，其中对镁基金属的研究最多，镁合金可吸收螺钉通过临床试验[5]，镁基骨螺钉是一种镁基可吸收植入物，于 2016 年通过欧盟及其他国家批准上市[6-7]。第一批由镁稀土合金组成的固定和加压螺钉已经用于临床，尤其是在矫形外科领域。铁基金属在屈服强度、抗拉强度、断裂延伸率等方面优于镁基金属，但其在体内腐蚀率低，且腐蚀后的产物在生理环境中性质稳定，容易长期滞留于体内引起代谢相关的并发症[8]。锌基金属是介于铁和镁之间的中等腐蚀率的新型可吸收金属，具有更好的生物相容性和生物降解性，在可吸收缝合线及可吸收螺钉、钢板、髓内针等植入物制造中具有广泛的应用前景[9-10]。

Atkinson 等[11]、Acar 等[12]研究镁合金可吸收加压螺钉内固定与标准钛螺钉内固定治疗拇外翻畸形的临床疗效及可比性,两者临床功能评分、疼痛评分及影像学检查均有显著改善,且两组比较无显著差异,证实了镁合金可吸收螺钉治疗拇外翻的有效性。Gigante 等[13]在关节镜下应用镁合金可吸收螺钉治疗胫骨撕脱骨折,患者术后功能恢复良好,螺钉 6 个月后完全吸收,12 个月后被新生骨取代,未发生相关并发症。Kose 等[14]对 11 例应用生物可吸收镁加压螺钉治疗的踝关节骨折病例资料进行回顾性分析,随访 12～24 个月,结果显示,所有患者骨折愈合良好,且无不良反应发生。Grün 等[15]研究镁可吸收植入物在小型和大型生长动物模型中的降解行为,研究结果显示,镁可吸收植入物在植入后 6 周、12 周、24 周对骨形成和生长无不良影响,无纤维化、硬化性包膜等不良反应,两种生长动物模型的降解速率无明显差异,均表现出缓慢而均匀的降解性能。

(二)生物可吸收高分子材料

可吸收高分子材料是指在一定时间和条件下能够被微生物或其分泌物通过酶或化学分解为 CO_2 和 H_2O 的高分子材料,其优点是终产物不在体内蓄积,几乎没有毒性作用。可吸收高分子材料分为天然高分子材料(包括壳聚糖、胶原蛋白等)和人工高分子材料(包括聚乙交酯、聚丙交酯、聚羟基丁酸酯等)。

1.天然高分子材料

壳聚糖是甲壳素的脱乙酰化产物,甲壳素大量存在于蟹、虾及昆虫等的甲壳和真菌类的细胞壁中,是天然高分子聚合物。壳聚糖具有良好的生物相容性、生物活性、生物降解性、低免疫反应、抗菌性及促进伤口愈合等特性,且因其与骨基质的主要成分糖胺聚糖的结构相似,因而具有良好的细胞黏附力[16-17];此外,壳聚糖具有显著的骨诱导性,它能促进细胞黏附、成骨细胞和间充质细胞的增殖,并能刺激新生血管,促进骨功能性重建[18-20]。刘超等[21]将 18 只健康雌性新西兰大白兔随机分为空白组、模型组与壳聚糖组,其中空白组不建立骨质疏松性骨缺损模型,模型组和壳聚糖组建立骨质疏松性骨缺损模型,模型组不放入任何材料处理,壳聚糖组给予壳聚糖支架处理,测量术前及术后腰椎骨密度、腰椎组织学评分、腰椎最大负荷、抗弯曲强度与载荷/位移等生物力学;采用生物素双抗体夹心酶联免疫吸附法检测骨形成特异性标志物、骨特异性碱性磷酸酶和骨吸收特异性标志物Ⅰ型胶原羧基端末肽含量,得出结论:壳聚糖支架在兔骨质疏松性腰椎骨缺损修复中应用,具有良好的生物相容性与安全性,可促进骨缺损后的骨形成和骨吸收,从而提高修复效果,改善腰椎生物力学功能。

胶原蛋白存在于人体不同组织中,截至目前为止,胶原蛋白分为 20 多类,其中Ⅰ～Ⅳ型胶原蛋白最为常见,其在人体内分布见表 2-2[22]。Ⅰ型胶原蛋白在人体组织中分布最为广泛,研究最多[23-25],是骨基质的主要成分,能诱导骨髓间充质干细胞向成骨细胞分化[26],已被广泛应用于骨组织工程修复,如引导性骨组织再生、引导性牙周组织再生、硬骨、软骨修复材料及组织工程支架结构[24]。Schneider 等[27]的一项多中心研究对 116 例接受Ⅰ型胶原蛋白凝胶治疗剥脱性骨软骨炎病例进行 1～5 年的随访,用 IKDC 评分、目测类比评分和 SF-36 评分作为评价指标,优良率为 80%～88%。李政等[28]将自体软骨细胞结合Ⅰ型胶原蛋白三维支架技术应用于 7 例剥脱性软骨炎软骨缺损的临床治疗中,进行 1～2 年的随访,用 Lysholm 评分、主观 IKDC 评分、疼痛评分、患者满意度调查及 MRI 结果作为评价指标,结果表明,自体软骨细胞结合Ⅰ型胶原蛋白三维支架治疗膝关节大面积剥脱性骨软骨炎可显著改善患肢功能和缓解疼痛,是安全有效的治疗方法。

表2-2　胶原蛋白主要类型和分布

类型	分布
Ⅰ型胶原蛋白	占胶原蛋白总量的90%,主要存在于所有主要结缔组织中,如皮肤、肌腱、韧带、骨、角膜和牙周结缔组织
Ⅱ型胶原蛋白	存在于软骨、椎间盘和玻璃体
Ⅲ型胶原蛋白	存在于心血管和肉芽组织
Ⅳ型胶原蛋白	多存在于基底膜

2.人工高分子材料

目前已开发用作骨修复的人工合成高分子材料主要有聚酯类,如聚乳酸(又称聚丙交酯)、聚乙醇酸(又称聚乙交酯)、聚己内酯等[29]。聚乙醇酸在生物流体中的降解速率高于聚乳酸;聚己内酯由于其结晶度和亲水性较高,降解速率较低,远低于聚乳酸[30]。其中聚乳酸应用较为广泛,根据旋光性的不同可分为外消旋聚乳酸、左旋聚乳酸、右旋聚乳酸3种异构体。左旋聚乳酸和右旋聚乳酸是半结晶聚合物,拉伸强度高,降解速度慢,是外科整形材料、手术缝合线及内植材料等的理想材料;外消旋聚乳酸是非晶态共聚物,强度低,降解速率快,常应用于药物运输载体和低强度组织再生支架[31]。聚乙醇酸是结构简单的线性脂肪族聚酯,具有良好的生物相容性、可降解性和良好的加工性,同时具有记忆功能,是形状记忆材料研究的重点之一,目前主要用于手术缝线、复合骨组织支架、可吸收螺钉、涂层抗电解和纤维抗氧化等方面[32]。聚己内酯是一种半结晶线性聚酯,具有较低的熔点和玻璃化转变温度,拉伸强度很低(23MPa),断裂伸长率很高(700%),易溶于很多有机溶剂,可与多种高分子共聚,具备良好的热塑性和成型加工性;另外,聚乙醇酸具有细胞相容性、组织相容性、可降解性和弹性功能,目前主要用于手术缝合线和骨科夹板以及用作药物载体治疗骨髓炎或骨结核[33]。

Smit等[34]将左旋聚乳酸与钛合金的椎间融合器植入山羊腰椎椎间隙内并进行对比观察,随访6~36个月,通过CT扫描所得到的重建结果评估骨密度、骨小梁厚度、间距和数量、连接密度及结构模型指数,结果显示,左旋聚乳酸椎间融合器骨小梁随着时间推移有数目、质量、方向、厚度等方面的改变,而钛合金椎间融合器骨小梁的上述改变要晚于左旋聚乳酸椎间融合器。Partio等[35]对伴有终末期跖趾关节强直的拇外翻患者进行了9年的随访研究,回顾性研究了聚-L-D-乳酸间置人工关节置换的效果,结果显示,所有患者术后跖趾间评分和目测类比评分均有不同程度的改善,术后疼痛(目测类比评分)下降显著($P < 0.001$),表明聚L-D-乳酸植入物是治疗第一跖趾关节终末期退行性变的较好选择。

(三)生物无机材料

磷酸钙类生物陶瓷材料在骨科中应用较多,主要包括磷酸三钙、磷酸四钙、羟基磷灰石及其混合物等,这些生物陶瓷材料经过一定处理后具有良好的生物性能,包括生物相容性、骨传导性及骨结合性。例如,可注射骨水泥通过快速成型,可用于椎体成形及椎体后凸成形手术中,具有良好的可操作性及优良的生物活性和生物相容性,能够在材料界面与人体骨形成化学键合,从而诱导更迅速的骨修复和再生[36]。天然骨是胶原蛋白和羟基碳酸磷灰石的复合物,其中无机成分 30% 是无定形磷酸钙,70% 是羟基磷灰石,磷酸钙作为正常骨组织骨盐的主要成分之一,尤其是 β-磷酸三钙,具有优异的生物相容性、骨传导性和骨诱导活性,并且其相关衍生物也不引起细胞毒性作用[37-38],其力学特性随孔隙率变化,孔隙率升高,其抗拉抗压能力降低,脆性增加,断裂韧性降低,但是可降解性会相应提高[39-40],在骨修复和骨替代应用中具有很大的潜力。

Russmueller 等[41]从静脉血中提取人外周血单个核细胞,向破骨细胞分化,然后在牛骨片和玻璃片上加入 5 种颗粒羟基磷灰石/β-磷酸三钙生物材料进行培养,培养 21d 后,用扫描电镜观察生物材料对骨片破骨细胞吸收的诱导作用,抗酒石酸酸性磷酸酶染色鉴定破骨细胞样细胞,扫描电镜图像显示 5 种生物材料的骨吸收面积均大于对照组,结果表明,破骨细胞在生物材料羟基磷灰石颗粒中活性较强,能更快促进骨吸收,加快骨组织生成。Civinini 等[42]研究新型生物陶瓷增强成骨性能和新骨形成的吸收动力学,前瞻性评价了 15 个髋关节股骨头坏死的髓芯减压和注射硫酸钙/磷酸钙复合材料的治疗效果,在术后 1 周内、12 个月、2 年进行髋关节定量 CT 扫描,最后进行至少 4 年的随访,一系列定量和定性 CT 扫描数据表明,硫酸钙/磷酸钙复合材料在很短的时间内吸收,其留下的开放孔结构使得新血管浸润和沉积,为新骨生长提供了理想的环境。

(四)生物复合材料

生物复合材料是指由 2 种或 2 种以上不同材料复合而成的生物医学材料,不仅兼具组分材料的性质,还能获得单一组分材料所不具有的新性能,具有广泛的应用前景。

可吸收金属材料具有较好的机械性能,如屈服强度、抗拉强度、断裂延伸率、硬度等,较聚合物材料稳定性更好[43],然而镁(Mg)螺钉腐蚀形成的氢气会聚集在种植体周围,造成骨囊肿、长期溶骨性损害和骨愈合延迟。而聚合物材料腐蚀机制明确,可以预测其在体内外腐蚀行为和腐蚀速率,然而其固有透光性,在 X 线摄片、MRI 等检查中不能被发现,且其承重性能不如可吸收金属材料。有研究[44]表明,可以通过聚己内酯聚合物涂层来改善可生物降解镁的初始耐蚀性,该复合材料较聚合物优化了力学性能,较可吸收金属材料改善了降解速度,具有更高的应用价值。壳聚糖只能溶于酸或酸性水溶液,在生物体内其韧性和强度显著减低,限制了其应用,故研究中常将壳聚糖与羟基磷灰石或其他材料按一定比例混合来提高其生物性能[45]。聚乳酸易加工成型,可与其他材料复合形成不同性能的聚乳酸复合物,纳米羟基磷灰石/胶原是具有模仿天然骨组成成分和分级结构特征的复合体,具有良好的生物相容性和骨传导性,但脆性大、不易成型,将羟基磷灰石与聚合物基体复合得到的复合材料,既具有羟基磷灰石的生物相容性及生物活性,同时又具有高分子材料的加工性能、机械性能及优良的降解性能。Bhuiyan 等[46]将 5% 聚乳酸与纳米羟基磷灰石/胶原复合制备了复合材料,发现人成骨细胞易于在其表面附着与生长,可用于组织工程骨架材料研发。Singh 等[47]将生物聚合物与生物陶瓷复合材料所研制的支架植入兔动物模型的骨不连节段性骨缺损中,评价其生物相容性和骨组织再生能力,组织学分析表明,该复合支架在骨组织再生、血管化和缺损重建方面具有很强的潜力。

如今的新型复合材料融入纳米技术,制备工艺不断更新,使其在分子结构、空间构象、硬度、压强、韧性及生物相容性等方面较传统材料均得到了明显提高[48]。Suryavanshi 等[49]研发了一种用于骨—软组织固定的新型复合生物材料,在聚己内酯聚合物中分别加入 0、10%、20%和30%的 MgO 纳米粒子及 0、5%、10%、20%和30%的脱胶真丝纤维,制备了 MgO—真丝—聚己内酯、真丝—聚己内酯和 MgO—聚己内酯复合材料。结果显示,当 MgO 质量分数为10%、真丝复合材料质量分数为20%时,复合材料的力学性能最好,拉伸强度提高1.7倍,拉伸模量提高7.5倍,具有良好的细胞存活率、黏附性和血液相容性,促进细胞的增殖和分化;MgO 填料对提高拉伸强度的贡献较大,而真丝纤维对模量的贡献较大,对力学性能有协同作用;将 MgO—真丝—聚己内酯复合螺钉植入 SD 大鼠皮下进行体内生物安全性研究,在重要脏器组织病理学和血液指标方面均未见毒性反应,得出结论:复合螺钉在人工骨中表现出2倍的聚己内酯拔出强度,可应用于前交叉韧带重建中骨-软组织固定。左旋聚乳酸在体内降解过程中会产生副产物,使周围组织酸化,从而引发炎症反应。为了克服这些问题,在左旋聚乳酸基质中添加了纳米氢氧化镁作为生物活性填料,通过中和左旋聚乳酸降解引起的酸化环境来抑制炎症反应。Kang 等[50]通过2种方法制备低聚乳酸表面改性的纳米氢氧化镁,结果显示,表面改性纳米氢氧化镁的加入不仅提高了力学性能(如杨氏模量),而且由于界面相互作用的增加改善了氢氧化镁颗粒在左旋聚乳酸基体中的均匀性。此外,表面修饰纳米氢氧化镁的左旋聚乳酸复合材料具有较低的细胞毒性和免疫原性,减少了水解降解过程中的体积侵蚀。

三、讨论

生物可吸收材料在临床应用中展现了明显优势,表现出良好的骨修复作用,且生物可吸收材料可以避免医用材料长期植入人体组织导致炎症或其他症状的发生及减轻患者二次手术的痛苦,使其在生物医学多个领域中得到广泛应用。生物可吸收材料虽然具有可降解、生物相容性好等优点,然而在骨科中的应用需要考虑其降解速度及力学性能等问题。人工高分子材料具有较好的可降解性和生物活性,但在降解时产生的酸性产物堆积,也是不容忽视的事实,需要进一步改善工艺[51]。聚乳酸的热稳定性和韧性较差,因而可通过与其他单体共聚来改变其性能,还能有效降低产品成本。陶瓷材料本身固有的脆性和低断裂韧性(抵抗裂纹扩展能力)限制了其在承重条件下的使用[52-53],通过与聚合物涂层相结合,形成具有生物活性的微结构,可以提高陶瓷材料韧性,且掺入的聚合物还可以作为生长因子和治疗药物的载体,强化陶瓷材料的生物学功能[54]。在骨的再生和修复临床试验中,生物材料需要在4～6个月内完全生物降解,控制植入材料的降解速率,使其与所在的骨组织的再生速率相匹配,需要应用跨学科方法制备复合材料,改善制备工艺以优化性能,选择合适材料以符合临床需求。总之,生物可吸收材料的应用是生物医学工程材料和骨科的未来发展趋势,具有广阔的应用前景。

参考文献

[1] IBRAHIM AM, KOOLEN PG, KIM K, et al. Absorbable biologically based internal fixation[J]. Clin Podiatr Med Surg, 2015, 32:61-72.

［2］INZANA JA，SCHWRZ EM，KATES SL，et al．Biomaterials approaches to treating implant-associated osteomyelitis［J］．Biomaterials，2016，81：58-71．

［3］GUO Z，IKU S，MU L，et al．Implantation with new three-dimensional porous titanium web for treatment of parietal bone defect in rabbit［J］．Artif Organs，2013，37（7）：623-628．

［4］YANG J，CHEN HJ，ZHU XD，et al．Enhanced repair of a critical-sized segmental bone defect in rabbit femur by surface microstructuredporous titanium［J］．J Mater Sci Mater Med，2014，25（7）：1747-1756．

［5］WINDHAGEN H，RADTKE K，WEIZBAUER A，et al．Biodegradable magnesium-based screw clinically equivalent to titanium screw in hallux valgus surgery：short term results of the first prospective，randomizedcontrolled clinical pilot study［J］．Biomed Eng Online，2013，12：62．

［6］SEITZ JM，LUCAS A，KIRSCHNER M．Magnesium-based compression screws：a novelty in the clinical use of implants［J］．JOM，2016，68：1177-1182．

［7］CERRATO E，BARBERO U，GIL ROMERO JA，et al．Magmaris resorbable magnesium scaffold：state-of-art review［J］．Future Cardiol，2019，15：267-279．

［8］PEUSTER M，HESSE C，SCHLOO T，et al．Long-term biocompatibility of a corrodible peripheral iron stent in the porcine descending aorta［J］．Biomaterials，2006，27：4955-4962．

［9］HERN，NDEZ ED，CHAMPAGNE S，YILMAZER H，et al．Current status and perspectives of zinc-based absorbable alloys for biomedical applications［J］．Acta Biomater，2019，97：1-22．

［10］VENEZUELA JJD，JOHNSTON S，DARGUSCH MS．The prospects for biodegradable zinc in wound closure applications［J］．Adv Healthc Mater，2019，8：e1900408．

［11］ATKINSON HD，KHAN S，LASHGARI Y，et al．Hallux valgus correction utilising a modified short scarf osteotomy with a magnesium biodegradable or titanium compression screws——a comparative study of clinical outcomes［J］．BMC Musculoskelet Disord，2019，20：334．

［12］ACAR B，KOSE O，TURAN A，et al．Comparison of bioabsorbable magnesium versus titanium screw fixation for modified cistal chevron osteotomy in hallux valgus［J］．Biomed Res Int，2018，2018：5242806．

［13］GIGANTE A，SETARO N，ROTINI M，et al．Intercondylar eminence fracture treated by resorbable magnesium screws osteosynthesis：a case series［J］．Injury，2018，49 Suppl 3：S48-S53．

［14］KOSE O，TURAN A，UNAL M，et al．Fixation of medial malleolar fractures with magnesium bioabsorbable headless compression screws：shortterm clinical and radiological outcomes in eleven patients［J］．Arch Orthop Trauma Surg，2018，138：1069-1075．

［15］GRÜN NG，HOLWEG P，TANGL S，et al．Comparison of a resorbable magnesium implant in small and large growing-animal models［J］．Acta Biomater，2018，78：378-386．

［16］LOGITHKUMAR R，KESHAVNARAYAN A，DHIVYA S，et al．A review of chitosan and its derivatives in bone tissue engineering［J］．Carbohydr Polym，2016，151：172-188．

［17］SARAVANAN S,LEENA RS,SELVAMURUGAN N,et al.Chitosan based biocomposite scaffffolds for bone tissue engineering［J］.Int J Biol Macromol,2016,93:1354-1365.

［18］PANG Y,QIN A,LIN X,et al.Biodegradable and biocompatible high elastic chitosan scaffold is cell-friendly both in vitro and in vivo［J］.Oncotarget,2017,8(22):35583-35591.

［19］AGUILAR A,ZEIN N,HARMOUCH E,et al.Application of chitosan in bone and dental engineering［J］.Molecules,2019,24(16):3009.

［20］KALIVA M,GEORGOPOULOU A,DRAGATOGIANNIS DA,et al.Graft biodegradable chitosan—poly(l-lactide)copolymers for bone tissue engineering［J］.Polymers(Basel), 2020,12(2):316.

［21］刘超,徐飞,陈向波,等.壳聚糖支架在兔骨质疏松性骨缺损修复中的应用［J］.临床和实验医学杂志,2019,18(24):2618-2621.

［22］RICARD-BLUM S.The collagen family［J］.Cold Spring Harb Perspect Biol,2011,3:a004978.

［23］GARNERO P.Erratum to:the role of collagen organization on the properties of bone［J］. Calcif Tissue Int,2015,97(3):241.

［24］谢玉,周诺.Ⅰ型胶原诱导骨髓间充质干细胞及成骨细胞的成骨分化机制［J］.中国组织工程研究,2018,22(21):3417-3423.

［25］SBRICOLI L,GUAZZO R,ANNUNZIATA M,et al.Selection of collagen membranes for bone regeneration:a literature review［J］.Materials (Basel),2020,13(3):786.

［26］LINSLEY C,WU B,TAWIL B.The effect of fibrinogencollagen type I,and fibronectin on mesenchymal stem cell growth and differentiation into osteoblasts［J］.Tissue Eng Part A,2013,19(11-12):1416-1423.

［27］SCHNEIDER U,RACKWITZ L,ANDEREYA S,et al.A prospective multicenter study on the outcome of type I collagen hydrogel-based autologous chondrocyte implantation (CaReS)for the repair of articular cartilage defects in the knee［J］.Am J Sports Med, 2011,39(2):2558-2565.

［28］李政,李长树,卢贺,等.自体软骨细胞结合Ⅰ型胶原蛋白三维支架治疗膝关节剥脱性骨软骨炎［J］.中国组织工程研究,2019,23(30):4769-4774.

［29］GHIASI MS,CHEN J,VAZIRI A,et al.Bone fracture healing in mechano biological modeling:a review of principles and methods［J］.Bone Rep,2017,6:87-100.

［30］CHATTERJEE S,SAXENA M,PADMANABHAN D,et al.Futuristic medical implants using bioresorbable materials and devices［J］.Biosens Bioelectron,2019,142:111489.

［31］鲁手涛,沈学红,周超,等.可降解高分子材料在医疗器械中的应用［J］.工程塑料应用, 2014,42(7):109-113.

［32］WANG SG,FEI HD,JI F,et al.Combination of bone marrow concentrate and PGA scaffolds enhancing bone marrow stimulation in the repair of rabbit articular cartilage［J］.Zhonghua Yi Xue Za Zhi,2013,93(39):3147-3151.

［33］LEE SH,CHO YS,HONG MW,et al.Mechanical properties and cellculture characteristics of apolycaprolactone kagome-structure scaffold fabricated by a precision extruding deposition system[J].Biomed Mater,2017,12:055003.

[34]SMIT TH,MÜLLER R,VAN DM,et al.Changes in bone architecture during spinal fusion: three years follow-up and the role of cage stiffness[J].Spine(Phila Pa 1976),2003,28 (16):1802-1808,1809.

[35]PARTIO N,PONKILAINEN VT,RINKINEN V,et al.Interpositional arthroplasty of the first metatarsophalangeal joint with bioresorbable pldla implant in the treatment of hallux rigidus and arthritic hallux valgus: a 9-year case series follow-up[J].Scand J Surg,2019,1457496919893597.

[36]LEWIS G.Injectable bone cements for use in vertebroplasty and kyphoplasty:state-of-the-art review[J].J Biomed Mater Res B Appl Biomater,2006,76(2):456-468.

[37]DE WILD M,AMACHER F,BRADBURY CR,et al.Investigation of structural resorption behavior of biphasic bioceramics with help of gravimetry μCTSEM and XRD[J].J Biomed Mater Res Part B Appl Biomater,2016,104:546-553.

[38]ROOHANI-ESFAHANI S,INO YJ,LU Z,et al.A bioceramic with enhanced osteogenic properties to regulate the function of osteoblastic and osteocalastic cells for bone tissue regeneration[J].Biomed Mater,2016,11(3):035018.

[39]ZHU W,WANG D,XIONG J,et al.Study on clinical application of nanohydroxyapatite bone in bone defect repair[J].Artif Cells Nanomed Biotechnol,2015,43(6):361-365.

[40]沈永帅,刘欣春.可降解材料在骨科临床中的应用[J].中国材料进展,2017,36(3): 231-235.

[41]RUSSMUELLER G,WINKLER L,LIEBER R,et al.In vitro effects of particulate bone substitute materials on the resorption activity of human osteoclasts[J].Eur Cell Mater, 2017,34:291-306.

[42]CIVININI R,CAPONE A,CARULLI C,et al.The kinetics of remodeling of a calcium sulfate/calcium phosphate bioceramic[J].J Mater Sci Mater Med,2017,28(9):137.

[43]SEITZ JM,DURISIN M,GOLDMAN J,et al.Recent advances in biodegradable metals for medical sutures:a critical review[J].Adv Healthc Mater,2015,4:1915-1936.

[44]KIM YK,LEE KB,KIM SY,et al.Improvement of osteogenesis by a uniform PCL coating on a magnesium screw for biodegradable applications[J].Sci Rep,2018,8:13264.

[45]GAIHRE B,JAYASURIYA AC.Comparative investigation of porous nanohydroxyapaptite/ chitosannano-zirconia/chitosan and novel nanocalcium zirconate/chitosan composite scaffolds for their potential applications in bone regeneration[J].Mater Sci Eng C Mater Biol Appl,2018,91:330-339.

[46]BHUIYAN DB,MIDDLETON JC,TANNENBAUM R,et al.Bone regeneration from human mesenchymal stem cells on porous hydroxyapatite-PLGA-collagen bioactive polymer scaffolds[J].Biomed Mater Eng,2017,28(6):671-685.

[47]SINGH BN,VEERESH V,MALLICK SP,et al.Generation of scaffold incorporated with nanobioglass encapsulated in chitosan/chondroitin sulfate complex for bone tissue engineering[J].Int J Biol Macromol,2020,153:1-16.

[48]WIPPERT P,RECTOR M,KUHN G,et al.Stress and Alterations in bones:an interdisciplinary perspective[J].Front Endocrinol(Lausanne),2017,8:96.

[49]SURYAVANSHI A,KHANNA K,SINDHU KR,et al.Development of bone screw using novel biodegradable composite orthopedic biomaterial:from material design to in vitro biomechanical and in vivo biocompatibility evaluation[J].Biomed Mater,2019,14:045020.

[50]KANG EY,PARK SB,CHOI B,et al.Enhanced mechanical and biological characteristics of PLLA composites through surface grafting of oligolactide on magnesium hydroxide nanoparticles[J].Biomater Sci,2020,8(7):2018-2030.

[51]FICEK K,FILIPEK J,WOJCIECHOWSKI P,et al.A bioresorbable polylactide implant used in bone cyst filling[J].J Mater Sci Mater Med,2016,27(2):27-33.

[52]YATONGCHAI C,PLACEK LM,CURRAN DJ,et al.Investigating the addition of SiO_2-CaO-ZnO-Na_2O-TiO_2 bioactive glass to hydroxyapatite:characterization me-chanical properties and bioactivity[J].J Biomater Appl,2015,30(5):495-511.

[53]LINDNER M,BERGMANN C,TELLE R,et al.Calcium phosphate scaffolds mimicking the gradient architecture of native long bones[J].J Biomed Mater Res A,2014,102(10):3677-3684.

[54]毛文文,茹江英.羟基磷灰石类陶瓷在骨组织工程中的研究与更广泛应用[J].中国组织工程研究,2018,22(30):4855-4863.

（聂伟志）

第三章 骨科可吸收高分子材料的应用研究进展

骨科的发展与材料学的发展密切相关,从各种类型的金属钉、板的研制,到可吸收材料的研发,近年来,骨科内植物相关研究获得了长足发展。可吸收材料在人体内能自行降解,不需二次手术取出,既减轻了患者痛苦,又节省了医疗费用,深受广大患者欢迎,激发了从业人员的研究热情。本章就人工合成可吸收高分子材料在骨科的应用研究进展综述如下。

一、脂肪族聚酯

在骨科可吸收高分子材料的研究中,脂肪族聚酯的相关研究较多,应用较早而广泛,包括聚乙交酯、聚丙交酯、聚己内酯、聚对二氧环己酮等。

(一)聚乙交酯(PGA)

1.材料特点

PGA又称聚乙醇酸,是一种最简单的脂肪聚酯。在人体中,PGA水解为甘氨酸,最终形成二氧化碳和水,经尿液排出体外。通常,PGA在1～2个月内力学性能降低,在6～12个月内质量丢失。PGA已经成功应用于临床,但存在排异反应、继发感染以及强度低、固定易失效等问题。

2.骨科应用

(1)手术刀口(伤口)缝合线:由于其成纤性优良,PGA最早用于制作可吸收缝合线。相关文献报道很多。

(2)骨组织工程实验研究:基于优良的力学性能、生物活性、可降解性,PGA广泛应用于组织工程支架研究[1],作为药物载体,用于治疗骨结核、骨质疏松等慢性疾病以及修复骨及软骨缺损[2-7]。

(3)骨折内固定器的实验及临床研究:用PGA制作的可吸收螺纹钉、棒、板等内固定系统,已成功用于非(低)承重骨骨折治疗。

(二)聚丙交酯(PLA)

1.材料特点

聚丙交酯又称聚乳酸。与PGA相比,PLA有一个甲基,亲水性、结晶度较低,降解速率更大。PLA有两种异构体、4种不同形态的聚合物,即PLLA;PDLA;D,L-PLA;meso-PLA。PLA具有良好的生物相容性、可降解性、力学性能和抗冲击强度[8-10]。

2.骨科应用

(1)手术刀口(伤口)缝合线:PLLA和PDLA是半结晶状高分子,机械强度好,很早即成功用于制作缝合线。

（2）骨组织工程实验研究：近年来，PLA 作为一种公认的良好载体，在骨折愈合和骨缺损修复[11-15]、坐骨神经损伤[16-17]、骨结核[18-19]、骨肿瘤[20]等的研究方面，均获得长足发展。

（3）骨折内固定：聚左旋丙交酯具有较高的拉伸弹性模量、拉伸强度，适用于医用承重材料，是研制骨折内固定器的首选可吸收材料[21-27]，例如，芬兰 Bioretec 公司生产的可生物降解钉、棒，日本 Gunze 公司生产的"刚子"可生物降解夹板及螺钉，中国成都迪康公司及长春圣博玛公司生产的可生物降解骨折内固定钉、板系统。

（4）3D 打印材料[28-30]：PLA 是一种环保材料，在印刷过程中不会产生气味，模型不易卷边，适用于台式熔融沉积打印的外科建模应用。

（三）聚己内酯（PCL）

1.材料特点

PCL 是一种半结晶线性聚酯，可由单体 ε-己内酯（ε-CL）直接通过开环聚合得到。PCL 的可加工性好，易溶于很多有机溶剂，具有较低的 Tm（55～60℃）和 Tg（−60℃）。PCL 的拉伸强度很低（23MPa），断裂伸长率很高（700%）。PCL 在人体的降解周期为 2～3 年。

2.骨科应用

PCL 降解过程缓慢，作为药物控释载药系统，已经获得美国 FDA 的批准。近年来，PCL 在骨组织工程研究方面的报道较多，如皮肤创面修复、神经纤维修复、血管修复或再造等。PCL 常被用来与羟基磷灰石[31-32]、磷酸钙[33-34]、壳聚糖[31,34-35]、聚乳酸[11]、聚乙二醇[36]等构成复合骨组织支架，从而改善 PCL 支架的表面亲水性，提升骨支架的生物相容性、细胞增殖活性。

（四）聚对二氧环己酮（PDO）

1.材料特点

PDO 又称聚对二氧六环酮（PDS），是由对二氧环己酮开环聚合成的高分子聚合物，其大分子链上含有醚键，有非常好的柔韧性；其纤维强度较高，在体内的降解时间较长，适宜制成各种规格的单丝缝合线和高质量的医用纤维。

2.骨科应用

PDO 在骨科的应用较早，作为骨折内固定物，PDO 产品的强度能支持非负重部位骨折的内固定（如颅骨）。PDO 缝合线的一个重要特点是表面摩擦力小，易于穿过组织。但其缺点是形状记忆特性，总是保持卷曲的形状，因而打结困难且易开结。近年来，研究热点主要集中在整形美容领域[37-44]。

二、聚酰胺（PA）

PA 具有良好的韧性、耐热性、耐磨性、加工成型性，近年来在骨内固定物及药物载体等方面的应用研究较多。

（一）材料特点

PA 结构类似胶原，接近于人体骨骼，具有良好的抗凝性、稳定性和生物相容性。在 PA 具有分子链上,酰胺基团相隔一定的长度亚甲基团重复分布,亚甲基团相当于酰胺基的释放剂。这种结构特点决定了 PA 具有许多优良特性:韧性、耐热性、耐磨性、耐化学腐蚀性好,拉伸强度高,冷拉伸时易取向,加工成型性能好。

(二)骨科应用

1.骨组织工程实验研究

(1)骨内固定物[45-46]。

(2)药物载体[47]。

2.临床应用

目前,可吸收聚酰胺椎间融合器已成功应用于颈椎[48-50]、胸椎、腰椎椎体间融合[51-56],治疗颈椎病[48-50]、胸腰椎结核[51-52]和化脓性骨髓炎[53]、腰椎退行性疾病[55-56]。

三、聚氨酯(PU)

PU 的生物降解可人为调控,目前在骨科的应用主要集中在骨组织工程研究领域,用于促进骨、血管、皮肤等组织再生以及感染创面修复。

(一)材料特点

PU 是主链上含有重复氨基甲酸酯基团的大分子化合物,质地柔软,透气性、生物相容性好,具有可灭菌、无黏附性、无过敏性、无细胞毒性等特点。通过调节聚酯多元醇的组成,聚氨酯生物降解性可在很大范围人为调控,是最受欢迎的医用生物材料之一[57]。

(二)骨科应用

目前 PU 在骨科的应用主要集中在骨组织工程研究领域,负载羟基磷灰石[58]、成骨细胞[59]、骨髓间充质干细胞[60]、抗生素[61]等以及血管支架、皮肤支架替代品[62-64]。电纺 PU 纤维直径达到纳米级后,比表面积很高,药物承载能力随之显著提高,是良好的伤口敷料[65-66]。

四、聚乙烯醇(PVA)

PVA 具有良好的生物降解性,但其生产原料不可再生,因而发展受到限制。近年来的研究报道主要集中在组织工程领域,用于骨缺损修复及骨细胞生长。

(一)材料特点

PVA 是常用的合成可吸收高分子材料,具有良好的生物相容性和亲水性,无细胞毒性[67]。PVA 水解作用可高达 $89\% \sim 99\%$,易形成水凝胶[68],常与其他聚合物复合以改善物理和生物性能。PVA-天然聚合物混合水凝胶可提高 PVA 水凝胶的吸水性和半渗透性,尤其是与壳聚糖及其衍生物、葡聚糖等混合后,还能显著提高其生物活性[69]。PVA 的生产原料不可再生,因而其发展受到限制。

(二)骨科应用

近几年关于 PVA 复合支架的报道较多,如凹凸棒石/Ⅰ型胶原/聚乙烯醇复合支架材料[70]、鹿角粉/聚乙烯醇支架[71]、同轴电纺 P3HB4HB/聚乙烯醇复合支架[72]、细菌纳米纤维素/复合管[73]羟基磷灰石/丝素蛋白—聚乙烯醇复合材料[74]等。

五、聚乙二醇（PEG）

PEG 常用于改善其他聚合物的理化性质，如改善组织工程支架的性能，作为药物载体，用于修复创面、治疗骨质疏松、恶性肿瘤等。

（一）材料特点

PEG 由羟基末端和聚醚主链组成，其分子链的耐热性、柔顺性好，可制备高溶胀性水凝胶，常用于改善其他聚合物的理化性质，如机械强度、柔韧性和延伸性等。

（二）骨科应用

(1)改善组织工程支架性能，例如，聚己内酯—聚乙二醇—聚己内酯静电纺丝支架具有良好的理化性能、生物学性能与成骨性能[36]、包裹罗哌卡因的聚乙二醇/聚乳酸微球具有良好的动物体内缓释性能与组织相容性[16]。

(2)修复皮肤创面：PEG 的生物相容性好，能抗蛋白质吸附和抗酶促反应，可负载生长因子，直接填充在创面缺损部位。常见的 PEG 水凝胶复合物包括：PEG—硫酸改性 HA 原位凝胶，可递送和维持脂肪干细胞活力达 3 周[75]；星形聚乙二醇（starPEG）—脱硫肝素衍生物水凝胶，可控释 VEGF，有抗凝血活性[76]；starPEG—肝素水凝胶，可控释 IL-4 长达 2 周[77]；starPEG—GAG 肝素的衍生物水凝胶，能有效清除创面渗出液中的炎症趋化因子[78]；PEG、原硅酸四甲酯、壳聚糖、葡萄糖制成的水凝胶玻璃复合物，可控释一氧化氮[79]。因此，PEG 水凝胶复合物适用于各种骨科皮肤创面的治疗。

(3)治疗骨质疏松症：郗艳丽等[80]的研究表明，利用 PEG 修饰制得的齐墩果酸脂质体，粒径小、包封率高，对大鼠骨质疏松的改善有一定效果，可用于骨质疏松症的治疗。

(4)治疗骨组织恶性肿瘤：近年来，PEG 药物载体治疗骨组织恶性肿瘤的报道较多。吴林波等[81]、黄真等[82]、李惠平等[83]、蔡智慧等[84]的研究结果表明，PEG 化重组人粒细胞刺激因子在临床使用中具有良好的安全性和耐受性，对于骨肉瘤化疗后白细胞减少有明显的抑制作用，强于单纯应用人粒细胞刺激因子。宋振国等[85]的研究结果表明，临床应用异环磷酰胺、顺铂、PEG 脂质体多柔比星方案联合手术治疗骨肉瘤疗效确切，不良反应较轻。

六、聚磷腈

聚磷腈的化学结构"易变"，通过侧基和取代基，可以调控其药物载体的定向识别、药物释放速率，改变药物作用时间，但是聚磷腈的合成技术和中间体的稳定存放有一定的难度，是今后研究中需要解决的问题。近年来，聚磷腈在药物控释载体以及组织工程等方面的研究报道较多。

（一）材料特点

聚磷腈是一族由氮磷原子以交替的单键、双键构成主链的高分子，其主链两侧很容易引入不同的功能集团，通过侧链衍生化引入性能各异的有机基团，可以得到理化性质变化范围很广的高分子材料。聚磷腈侧链集团的亲、疏水性设计，导致不同的降解速率和缓释特性[86]。通过侧基种类及多种取代基取代比例的控制，可以调控聚磷腈药物控释载体的定向识别、药物释放速率,改变药物作用时间。然而,聚磷腈的合成技术和中间体的稳定存放有一定的难度,是今后研究中需要解决的问题。

(二)骨科应用

1.药物控释载体

由于聚磷腈独特的结构及其侧基多样性,聚磷腈在药物控制释放载体方面具有很大的应用前景[87],可以在骨结核、骨髓炎、骨肿瘤等骨科慢性病、疑难杂症的治疗中发挥重要作用。

2.骨组织工程研究

任博等[88]的动物实验结果显示,应用不同氨基酸取代比例设计的聚磷腈微球具有良好的生物相容性,微球表面利于细胞黏附,其搭载生长因子的缓释功能在体外实验中得到初步验证,尤其时间调控缓释在组织工程支架材料改性、构建等研究中具有良好前景。

七、聚氨基酸

聚氨基酸在裂解过程中释放出天然氨基酸组分,降解产物无毒性是其优点。但目前研究主要停留在实验阶段,真正应用于临床的还比较少。近年来报道较多的是作为组织工程支架,用于治疗骨缺损、骨结核、骨肿瘤、深静脉血栓等。

(一)材料特点

(1)由多种氨基酸可制备得到一系列均聚物和共聚物,主链两侧基团提供了药物交联剂,用于调节其性能的悬浮基团结合位点。

(2)聚氨基酸主链裂解过程中释放出天然氨基酸组分,降解产物无毒性。聚氨基酸作为药物控释材料的实验研究目前已经相当深入,但真正应用于临床的还比较少,要达到工业化大批量生产,需要一系列复杂的制造工艺,并非依靠单纯的实验室参数就能实现。

(二)骨科应用

近年来,在骨科组织工程实验研究领域,关于聚氨基酸的报道集中在以下几个方面。

1.骨缺损

可注射聚氨基酸/硫酸钙复合骨水泥能在体内完全降解,在修复椎体骨缺损时表现出较单纯硫酸钙骨水泥有更好的成骨活性[89]。

2.骨结核

王骞等[90]的研究表明,在兔脊柱结核模型病椎缺损处植入载三联抗结核药硫酸钙/聚氨基酸人工缓释材料后,3种抗结核药物均可持续、缓慢释放,局部药物浓度及持续时间均高于全身血液中的浓度和持续时间。

3.骨肿瘤

张静等[91]设计并合成了一种具有肿瘤靶向及电荷翻转功能的聚氨基酸前体药物,该前药在弱酸条件下具有电荷翻转的能力,在木瓜蛋白酶的作用下具有较高的药物释放效率。

4.抗凝

路德待等[92]制备了一种具有抗凝血活性的磺酸酯化聚(L-酪氨酸-co-L-谷氨酸)(PTG-SO₃),具有良好的生物降解性、低细胞毒性、良好的抗凝血性能和血液相容性。该聚合物有望应用于骨科常见并发症——深静脉血栓及致死性肺栓塞的防治。

综上所述，近年来，在骨科领域，可吸收高分子材料的应用范围包括刀口（伤口）缝合线、内固定器具、椎间融合器、人工血管、神经导管、防组织粘连隔离膜、药物（生物活性物质）缓释载体等。其中，脂肪族聚酯最早被FDA批准应用于临床，相关研究广泛，应用最多。脂肪族聚酯具有良好的生物相容性和降解性，其降解机制为"本体溶蚀"，降解模式的特征为内外同时、随机进行，作为药物控释材料，对药物的释放速度不易控制。除了上述的脂肪族聚酯以及聚酰胺、聚氨酯、聚乙烯醇、聚乙二醇、聚磷腈、聚氨基酸以外，还有聚酸酐、聚原酸酯、聚碳酸酯、聚磷酸酯等"表面溶蚀"材料，其降解速度可控，无突释效应，尤其适用于药物控释载体，对一些慢性、难治性伤病，如骨髓炎、骨结核、骨肿瘤等，有值得期待的应用前景。

随着材料学、生物学、医学的交叉融合发展，可吸收医用高分子材料的研究和应用发展迅速。一方面，相关的基础研究十分活跃，另一方面，部分产品已经应用或即将应用于临床。未来10～20年将是可吸收医用高分子材料从基础到转化应用的关键发展阶段。

参考文献

[1] 彭学静,刘高峰.医用高分子材料在医疗器械中的应用分析[J].人人健康,2017(12):284.

[2] 王骞,刘海涛,施建党,等.聚乳酸/聚乙醇酸共聚物涂饰载三联抗结核药人工骨体外释药对比[J].中国组织工程研究,2017,21(6):911-916.

[3] 吴永恒,张孜君,黄岩,等.携载BMP-2的PLGA缓释微球的制备及其成骨活性的研究[J].中国医药导报,2017,14(23):25-28.

[4] 黄成校,余化龙,高超,等.骨髓间充质干细胞复合Ⅰ型胶原修饰的聚乳酸聚乙醇酸对骨质疏松大鼠骨缺损的影响[J].安徽医药,2017,21(4):618-622.

[5] 朱艳秋,王默涵,周咏,等.HIF-1α介导BMSCs复合PLGA修复大鼠颅骨标准骨缺损的研究[J].安徽医科大学学报,2017,52(9):1261-1265.

[6] 吕兰欣,颜晓庆,杨红宁,等.压力刺激对组织工程骨替代物构建的促进作用研究[J].转化医学电子杂志,2018,5(11):1-5.

[7] COJOCARU DG, HONDKE S, KRÜGER JP, et al.Meniscus-shaped cell-free polyglycolic acid scaffold for meniscal repair in a sheep model[J].J Biomed Mater Res B Appl Biomater, 2020,108(3):809-818.

[8] WANG YY, YU HY, YANG L, et al.Enhancing long-term biodegradability and UV-shielding performances of transparent polylactic acid nanocomposite films by adding cellulose nanocrystal-zinc oxide hybrids[J].Int J Biol Macromol,2019,141(12):893-905.

[9] SINGHVI MS, ZINJARDE SS, GOKHALE DV.Polylactic acid:synthesis and biomedical applications[J].J Appl Microbiol,2019,127(6):1612-1626.

[10] LIU X, ZHOU L, HENG P, et al.Lecithin doped electrospun poly(lactic acid)-thermoplastic polyurethane fibers for hepatocyte viability improvement[J].Colloids Surf B Biointerfaces, 2019,175(3):264-271.

[11] 蔡江瑜,蒋佳,莫秀梅,等.丝素蛋白/聚乳酸—聚己内酯纳米纤维支架对兔腱—骨愈合影

响的实验研究[J].中国修复重建外科杂志,2017,31(8):957-962.

[12]周思睿,肖红利,黄文良,等.载重组人骨形态发生蛋白2/聚乳酸缓释微球的复合生物支架修复超临界骨缺损[J].中国组织工程研究,2019,23(18):2806-2811.

[13]孔俊超,楚佳奇,陈祝明,等.聚乳酸羟基乙酸多元复合支架的仿生制备及其在骨缺损修复中的的应用[J].广东医科大学学报,2018,36(4):381-386.

[14]阮世强,邓江,鄢陵,等.聚乳酸/聚羟基乙酸共聚物支架复合骨形态发生蛋白2基因增强的脂肪干细胞促进软骨缺损修复[J].中国组织工程研究,2018,22(6):840-845.

[15]王希明,刘波,崔振红,等.唑来膦酸、聚乳酸—羟基乙酸聚合物、β-磷酸三钙复合支架修复去势大鼠股骨干骺端骨缺损的实验研究[J].中国骨质疏松杂志,2017,23(8):991-995.

[16]吴波,李祥奎,王华,等.包裹罗哌卡因聚乙二醇/聚乳酸微球植入坐骨神经周围的缓释性能与组织相容性[J].中国组织工程研究,2019,23(34):5486-5491.

[17]龚庆,宋秋莹,邱莉晶,等.聚丙交酯—乙交酯微球搭载鹿茸多肽联合骨髓间充质干细胞对大鼠坐骨神经损伤的修复作用及其机制[J].吉林大学学报(医学版),2018,44(6):1174-1178,13.

[18]李正伟,吕雪漫,李新颖,等.聚乳酸—羟基乙酸导管移植修复坐骨神经损伤后的力学特性分析[J].中国组织工程研究,2017,21(6):917-922.

[19]巩栋,马永海,杨新乐,等.3D打印β-磷酸三钙负载聚乳酸—羟基乙酸共聚物抗结核药物缓释微球细胞毒性及对BMSCs成骨分化影响的研究[J].中国修复重建外科杂志,2018,32(9):1131-1136.

[20]刘星志,相宜,鞠晓晶,等.携载盐酸吉西他滨聚乳酸纤维膜可抑制骨肿瘤的生长[J].中国组织工程研究,2018,22(14):2221-2226.

[21]KIM YM,LEE JH.Clinical courses and degradation patterns of absorbable plates in facial bone fracture patients[J].Arch Craniofac Surg,2019,20(5):297-303.

[22]ESMAEILI S,AKBARI AGHDAM H,Motififard M,et al.A porous polymeric-hydroxyapatite scaffold used for femur fractures treatment:fabrication,analysis,and simulation[J].Eur J Orthop Surg Traumatol,2020,30(1):123-131.

[23]PETRE DG,KUCKO NW,ABBADESSA A,et al.Surface functionalization of polylactic acid fibers with alendronate groups does not improve the mechanical properties of fiber-reinforced calcium phosphate cements[J].J Mech Behav Biomed Mater,2019,90(2):472-483.

[24]HAZAN J,AZZI AJ,THIBAUDEAU S.Surgical fixation of metacarpal shaft fractures using absorbable implants:a systematic review of the literature[J].Hand(N Y),2019,14(1):19-26.

[25]MAGEED M,STEINBERG T,DRUMM N,et al.Internal fixation of proximal fractures of the 2nd and 4th metacarpal and metatarsal bones using bioabsorbable screws[J].Aust Vet J,2018,96(3):76-81.

[26]LI G,ZHZNAG L,WANG L,et al.Dual modulation of bone formation and resorption with zoledronic acid-loaded biodegradable magnesium alloy implants improves osteoporotic fracture

healing：an in vitro and in vivo study[J].Acta Biomater,2018,65(1)：486-500.

[27]XIAO W,ZAEEM MA,LI G,et al.Tough and strong porous bioactive glass-PLA composites for structural bone repair[J].J Mater Sci,2017,52(15)：9039-9054.

[28]YOEN YK,PARK HS,LEE JM,et al.New concept of 3D printed bone clip(polylactic acid/hydroxyapatite/silk composite)for internal fixation of bone fractures[J].J Biomater Sci Polym Ed,2018,29(7-9)：894-906.

[29]YANG L,GROTTKAU B,HE Z,et al.Three dimensional printing technology and materials for treatment of elbow fractures[J].Int Orthop,2017,41(11)：2381-2387.

[30]UPEX P,JOUFFROY P,RIOUALLON G.Application of 3D printing for treating fractures of both columns of the acetabulum：benefit of pre-contouring plates on the mirrored healthy pelvis[J].Orthop Traumatol Surg Res,2017,103(3)：331-334.

[31]张平生,辛勇,曹传亮,等.壳聚糖/羟基磷灰石表面修饰聚己内酯多孔骨支架的制备及性能[J].材料工程,2019,47(7)：64-70.

[32]李振珺,齐社宁,赵红斌,等.凹凸棒石/羟基磷灰石/聚己内酯/胶原构建的骨修复材料[J].中国组织工程研究,2017,21(2)：202-208.

[33]苑博,王智巍,唐一钒,等.3D打印技术构建不同比例聚己内酯—磷酸三钙支架及其体外诱导成骨性能[J].中国组织工程研究,2019,23(6)：821-826.

[34]吴学军,冯尔宥.聚己内酯—壳聚糖磷酸钙骨水泥复合骨组织工程支架的制备及细胞毒性研究[J].福建医药杂志,2018,40(6)：126-128.

[35]翁艳,郑竑.仿生聚己内酯—壳聚糖复合骨组织支架的制备研究[J].福建医药杂志,2019,41(5)：123-125.

[36]傅娜,罗晓丁,焦铁军,等.骨组织工程中应用的聚己内酯—聚乙二醇—聚己内酯静电纺丝支架[J].中国组织工程研究,2019,23(22)：3445-3450.

[37]李曾显,杨东运.国产聚对二氧环己酮线用于面部年轻化治疗的临床安全性观察[J].中国美容整形外科杂志,2017,28(5)：271-273.

[38]曹道明,林博杰,邹方,等.改良双向套管针U形埋线悬吊术在面部提升中的应用[J].中国美容医学,2017,26(8)：42-45.

[39]沈军国,常秀芬,吴金芳,等.埋线法矫正中下面部皮肤松弛下垂[J].中国美容医学,2018,27(1)：8-10.

[40]张新成,张姣姣.PPDO线雕联合面部脂肪增减在中老年面部年轻化中的应用[J].中国美容医学,2018,27(8)：62-64.

[41]朱喆辰,刘松健,姚刚,等.个性化中下面部聚对二氧环己酮倒刺线埋置提拉的临床应用[J].中国临床研究,2018,31(9)：1271-1273.

[42]任拥媛,宋毅.聚对二氧环己酮线在面部年轻化中的应用进展[J].中国城乡企业卫生,2019,34(1)：38-40.

[43]陈祺,吴燕虹,张斌,等.聚对二氧环己酮线埋置联合自体脂肪移植在面部年轻化中的应用[J].实用医学杂志,2019,35(11)：1769-1772.

[44]高飞.PPDO 线雕面部提升术在面部年轻化中的应用[J].中国医疗美容,2019,9(6):1-4.

[45]阳淇名,张施洋,赵维康,等.石墨烯/纳米羟基磷灰石/聚酰胺 66 复合材料的生物相容性研究[J].重庆医科大学学报,2017,42(5):515-520.

[46]李毓灵,蒋科,陈路,等.新型三元复合材料纳米羟基磷灰石/聚酰胺 66/氧化锆的制备及体外生物相容性[J].中国组织工程研究,2019,23(6):930-935.

[47]周莉,吴凤群,罗仲宽,等.多孔载药纳米羟基磷灰石/聚酰胺/壳聚糖复合材料的制备与性能[J].化学研究与应用,2017,29(1):89-93.

[48]王华磊,甄平,汤立新,等.纳米羟基磷灰石—聚酰胺 66 支架钢板内固定治疗颈椎病性肌萎缩[J].中国矫形外科杂志,2019,27(3):199-203.

[49]宋海涛,张伟,李民,等.纳米羟基磷灰石/聚酰胺 66 椎体支撑体在颈椎前路手术重建中的应用[J].中国矫形外科杂志,2018,26(17):1560-1564.

[50]梁欣洁,钟伟洋,权正学,等.纳米羟基磷灰石/聚酰胺 66 融合器在颈椎前路椎间融合术中应用的中期效果[J].中国脊柱脊髓杂志,2018,28(4):297-302.

[51]王强,罗为民,许宇霞,等.纳米羟基磷灰石/聚酰胺 66 椎体支撑体在儿童脊柱结核前柱重建手术中的应用[J].中国现代手术学杂志,2017,21(4):279-282.

[52]皇静文,郭伟,卢和平,等.n-HA/PA66 复合人工椎体支撑植骨在后路胸腰椎结核术中的应用[J].骨科,2017,8(2):85-90.

[53]郭伟,皇静文,卢和平,等.一期经椎弓根截骨病灶清除人工椎体置入及置管冲洗引流术治疗胸腰椎化脓性骨髓炎疗效分析[J].中国矫形外科杂志,2017,25(3):227-231.

[54]胡鉴瑜,欧云生,朱勇,等.纳米羟基磷灰石/聚酰胺 66 椎间融合器用于腰椎退变性侧凸椎间融合的疗效[J].中国修复重建外科杂志,2019,33(3):287-295.

[55]王立祚,教传西,华贤章.纳米羟基磷灰石/聚酰胺 66 椎间融合器在治疗腰椎退行性疾病中的应用[J].中国中医骨科杂志,2018,26(3):74-76.

[56]王文军,薛静波,晏怡果,等.新型解剖型纳米笼架在腰椎前路椎间融合中的应用[J].中国矫形外科杂志,2017,25(19):1735-1740.

[57]KAUR IP,SANDHU SK,DEOL PK,et al.Material couture for wound healing and regeneration:an overview[J].Curr Pharm Des,2015,21(12):1556-1574.

[58]杜晶晶,黄棣,魏延,等.HA/GCPU 复合多孔支架的可控制备及细胞相容性[J].高等学校化学学报,2018,39(7):1580-1586.

[59]MA YF,HU N,LIU J,et al.Threedimensional printing of biodegradable piperazine based polyurethane-urea scaffolds with enhanced osteogenesis for bone regeneration[J].ACS Applied Materials & Interfaces,2019,11(9):9415-9424.

[60]崔小平,常保国,张鹏,等.复合支架修复兔关节软骨缺损的研究[J].中国药物与临床,2018,18(10):1685-1687.

[61]张东力,刘文,吴向东,等.新型纳米羟基磷灰石/聚氨酯复合材料治疗慢性骨髓炎的实验研究[J].中国修复重建外科杂志,2018,32(7):880-886.

[62]KUANG HZ,YANG SF,WANG Y,et al.Electrospun bilayer composite vascular graft

with an inner layer modified by polyethy-lene glycol and haparin to regenerate the blood vessel[J].J Bi-omed Nanotechnol,2019,15(1):77-84.

[63]DRUPITHA MP,BANKOTI K,PAL P,et al.Morphology-in-duced physico-mechanical and biological characteristics of TPU-PDMS blend scaffolds for skin tissue engineering applications[J].Journal of Biomedical Materials Research.Part B.Applied Bioma-terials,2019,107(5):1634-1644.

[64] CHAO CY, MANI MP, JAGANATHAN SK. Engineering elec-trospun multicomponent polyurethane scaffolding platform compri-sing grapeseed oil and honey/propolis for bone tissue regeneration[J].PLo S One,2018,13(10):1-17.

[65]JAGANATHAN SK,MANI MP.Single-stage synthesis of electro-spun polyurethane scaffold impregnated with zinc nitrate nanofibers for wound healing applications[J].Journal of Applied Polymer Science,2019,136(3):46942-46950.

[66]TAN L,HU JL,HUANG HH,et al.Study of multi-functional electrospun composite nanofibrous mats for smart wound healing[J].International Journal of Biological Macromolecules,2015,79:469-476.

[67]KAMOUN EA,KENAWY ERS,TAMER TM,et al.Poly(vinyl alcohol)-alginate physically crosslinked hydrogel membranes for wound dressing applications:characterization and bio-evaluation[J].Arab J Chem,2015,8(1):38-47.

[68]GAAZ TS,SULONG AB,AKHTAR MN,et al.Properties and applications of polyvinyl alcohol,halloysite nanotubes and their nanocomposites[J].Molecules,2015,20(12):22833-22847.

[69]KAMOUN EA,CHEN X,ELDIN MSM,et al.Crosslinked poly(vinyl alcohol)hydrogels for wound dressing applications:a review of remarkably blended polymers[J].Arab J Chem,2015,8(1):1-14.

[70]任亚辉,赵兴绪,秦文,等.凹凸棒石/Ⅰ型胶原/聚乙烯醇复合支架材料制备与表征及体外成骨诱导性能研究[J].材料导报,2018,32(S2):199-203.

[71]赵小琦,丁刘闻,韩祥祯,等.3D打印鹿角粉/聚乙烯醇支架与纳米级羟基磷灰石/聚乙烯醇支架的性能比较[J].口腔医学研究,2018,34(9):1011-1015.

[72]刘琴,叶川,张俊标,等.同轴电纺P3HB4HB/聚乙烯醇复合支架的制备及其生物相容性[J].中国组织工程研究,2018,22(2):234-240.

[73]唐敬玉,包露涵,李雪,等.细菌纳米纤维素与聚乙烯醇复合水凝胶管的生物相容性表征[J].中国组织工程研究,2017,21(34):5474-5480.

[74]高欣欣,许燕,周建平,等.丝素蛋白—聚乙烯醇复合凝胶对骨组织工程支架性能的影响[J].燕山大学学报,2017,41(2):127-132.

[75]AHMED AS,MANDAL UK,TAHER M,et al.PVA PEG physically cross linked hydrogel film as a wound dressing experimental design and optimization[J].Pharm Dev Technol,2017,5:1-10.

[76]SUN F,NORDLI HR,PUKSTAD B,et al.Mechanical characteristics of nanocellulose-PEG bionanocomposite wound dressings in wet conditions[J].J Mech Behav Biomed Mater,2017,69:377-384.

[77]FREUDENBERG U,ZIERIS A,CHAWLEK K,et al.Heparin desulfation modulates VEGF release and angiogenesis in diabetic wounds[J].J Control Release,2015,220(Pt A):79-88.

[78]SCHIRMER L,ATALLAH P,WERNER C,et al.Star PEG-heparin hydrogels to protect and sustainably deliver IL-4[J].Adv Healthc Mater,2016,5(24):3157-3164.

[79]LOHMANN N,SCHIRMER L,ATALLAH P,et al.Glycosaminogly can based hydrogels capture inflammatory chemokines and rescue defective wound healing in mice[J].Sci Transl Med,2017,9(386):9044.

[80]郗艳丽,马洪波,周旋,等.聚乙二醇修饰齐墩果酸脂质体对骨质疏松症大鼠的影响[J].营养学报,2018,40(6):594-598,603.

[81]吴林波,艾克拜尔·尤努斯,陈江涛,等.聚乙二醇化重组人粒细胞刺激因子治疗骨肉瘤化疗后白细胞减少的疗效观察[J].中国社区医师,2017,33(11):82-84.

[82]黄真,鱼锋,王涛,张清,等.聚乙二醇化重组人粒细胞刺激因子对骨肉瘤化疗患者行预防性中性粒细胞治疗的多中心临床研究[J].中国骨与关节杂志,2018,7(9):693-697.

[83]李惠平,樊征夫,郑虹,等.聚乙二醇化重组人粒细胞集落刺激因子初级与次级预防化疗后中性粒细胞减少的有效性和安全性临床研究[J].中国肿瘤临床,2019,46(14):739-744.

[84]蔡智慧,李卉,东丽,等.聚乙二醇化重组人粒细胞集落刺激因子预防恶性肿瘤化疗Ⅳ度骨髓抑制 27 例[J].安徽医药,2019,23(11):2287-2290.

[85]宋振国,张鹏,王卫国,等.异环磷酰胺联合顺铂、聚乙二醇脂质体多柔比星方案治疗骨肉瘤的疗效及不良反应[J].现代肿瘤医学,2020,28(2):310-313.

[86]GUPTA V,KHAN Y,BERKLAND CJ,et al.Microsphere-based scaffolds in regenerative engineering[J].Annu Rev Biomed Eng,2017,19(6):135-161.

[87]闫鑫慧.聚膦腈药物控释释放载体的机理应用及展望[J].化工管理,2017,31(11):47-48.

[88]任博,胡晓青,程锦,等.聚磷腈微球搭载生长因子时间缓释对骨髓间充质干细胞黏附和增殖的影响[J].中国运动医学杂志,2018,37(3):208-212.

[89]王贤帝,陈果,李柱海,等.硫酸钙骨水泥与聚氨基酸/硫酸钙复合骨水泥修复山羊椎体骨缺损的对照[J].中国组织工程研究,2017(6):829-834.

[90]王骞,耿广起,丛晓明,等.载三联抗结核药硫酸钙/聚氨基酸缓释材料在兔脊柱结核模型体内的缓释性能[J].中国组织工程研究,2017(10):1520-1526.

[91]张静,陈佳达,冯杰.具有潜在肿瘤靶向作用的电荷翻转型聚氨基酸前药胶束的制备[J].功能材料,2017(3):3246-3252.

[92]路德待,王相雅,金媛嫒.具有抗凝血活性的聚氨基酸的合成及性能研究[J].西北师范大学学报(自然科学版),2019(3):79-85.

（聂伟志）

第四章 生物力学因素与女性骨质疏松症患者骨密度的关系

[摘要]目的:分析女性骨质疏松症患者骨密度与体重、体成分、肌力等的关系,从生物力学角度探讨骨质疏松症的危险因素。方法:以本院骨质疏松专科就诊的女性患者为研究对象,先用 DEXA 测定股骨颈骨密度,然后用 MES 测定身高、体重、全身脂肪含量、下肢肌肉分布系数、下肢最大肌力。从上述受试者中选取股骨颈骨密度 T 值低于同性别年轻人骨密度峰值－2SD 者,诊为骨质疏松症(OP)患者。用 Excel 软件分析骨密度与体重、体重指数、全身脂肪含量、下肢肌肉分布、下肢最大肌力的相关系数。结果:股骨颈骨密度的影响因素由大到小依次是体重、下肢最大肌力、下肢肌肉分布系数、体重指数、脂肪含量,其中脂肪含量与股骨颈骨密度的相关性无统计学意义($P > 0.05$)。结论:体重、体重指数、肌肉分布、最大肌力是股骨颈骨密度的影响因素。体成分中主要是肌肉对骨密度起决定作用;肌肉对骨密度的影响主要是通过动态负荷即肌力引起,其次才是静态负荷即肌肉本身产生的重力引起。

[关键词]生物力学因素;骨质疏松症;骨密度;体成分;肌力

随着社会人口日益老龄化,原发性骨质疏松症(OP)的发病率迅速增加。中国 60 岁以上的老年人约占 10%。OP 的最大危害是骨折并发症,以骨质疏松性髋部骨折为例,1990 年全世界约 170 万人,据估计 2025 年将超过 600 万,其中 75% 和 50% 分别发生在发展中国家和亚洲国家,我国既是发展中国家,又地处亚洲,OP 在我国已成为一个严重的公众健康问题。目前,OP 的发病因素并不十分清楚,本研究拟从生物力学角度探讨 OP 的危险因素。

一、研究对象

随机选取来本院骨质疏松专科就诊的女性患者,均已排除下列情况。

(1)严重的心脏病、高血压、心脑血管疾病。

(2)严重头晕。

(3)骨折、关节外伤、肌肉拉扭伤未愈。

(4)严重关节变形。

(5)下蹲困难。

(6)继发性骨质疏松症。

(7)6 个月内服用过影响骨代谢的药物。

二、研究仪器

(1)美国 Lunar 公司研制的 DPX-L 型 DEXA 骨密度仪。

(2)美国哥伦比亚大学医学院研制的 MES 仪(肌肉功能分析系统)。

三、研究方法

(1)对每一例患者先用 DEXA 测定股骨颈骨密度(g/cm^2)。

(2)随即用 MES 测定体重(kg)、全身脂肪含量(百分比)、下肢肌肉分布系数(与标准人群的比值)、下肢最大肌力(体重倍数)。

(3)用 MES 配套的身高计测量身高,计算体重指数,公式如下:体重指数(kg/m^2)=体重/(身高/100)^2。

四、统计学分析

从上述受试者中选取股骨颈骨密度 T 值低于同性别年轻人骨密度峰值-2SD 者,诊为 OP 患者[1]。用 Excel 软件分析骨密度与体重、体重指数、全身脂肪含量、下肢肌肉分布、下肢最大肌力的相关系数,从生物力学角度探讨骨密度的影响因素,从而揭示骨质疏松症的生物力学危险因素。

(一)研究对象一般资料及检测结果

1.年龄

49～83 岁,平均(63.9±5.8)岁,各年龄组分布情况见表 4-1。

表 4-1 年龄分布

年龄组(岁)	49～50	～55	～60	～65	～70	～75	～80	～83
例数	3	13	24	21	36	15	1	3

2.身高

139～166cm,平均(154.0±4.5)cm,详细分布情况见表 4-2。

表 4-2 身高分布

身高(cm)	139～140	～145	～150	～155	～160	～165	～166
例数	2	9	19	36	39	10	1

3.体重

32.5～80.9kg,平均(56.7±6.1)kg,详细分布情况见表 4-3。

表 4-3 体重分布

体重(kg)	32.5～35	～40	～45	～50	～55	～60	～65	～70	～75	～80.9
例数	2	2	2	17	24	34	20	8	6	1

4.体重指数

15.78～33.92,平均 23.88±2.20,WHO 推荐体重指数正常范围为 19～25,据此将病例分为3组,详见表4-4。

表4-4　体重指数

体重指数	<19	19～25	>25
例数	6	70	40

5.全身脂肪含量

平均$(34.97\pm3.68)\%$。

6.下肢最大肌力

平均(1.53 ± 0.22)倍体重。

(二)骨密度相关因素分析

(1)用 Excel 软件对116例患者 DEXA 测定的股骨颈骨密度与 MES 测定的诸项参数进行相关性分析,相关系数如表4-5所示,股骨颈骨密度的影响因素依次是:体重>下肢最大肌力>下肢肌肉分布系数>体重指数>脂肪含量,其中脂肪含量与股骨颈骨密度的相关性无统计学意义$(P>0.05)$。

表4-5　全部病例股骨颈骨密度及其影响因素相关性分析

参数	体重	体重指数	脂肪含量	肌肉分布	最大肌力
股骨颈骨密度	0.356	0.241	0.141	0.247	0.277
P 值	<0.001	<0.01	>0.05	<0.01	<0.01

(2)对体重指数为19～25者再次进行统计分析,相关系数如表4-6所示,股骨颈骨密度与下肢最大肌力、下肢肌肉分布系数相关性进一步增大,与脂肪含量的相关性进一步减小。

表4-6　体重指数为19～25者骨密度及其影响因素分析

参数	体重	体重指数	脂肪含量	肌肉分布	最大肌力
股骨颈骨密度	0.476	0.187	0.012	0.288	0.306
P 值	<0.001	<0.05	>0.05	<0.01	<0.001

(3)以上分析表明,股骨颈骨密度与体重呈显著正相关,而体成分主要由脂肪和肌肉构成,分析表明,其中主要是肌肉起决定作用,脂肪含量对股骨颈骨密度的影响无统计学意义。

五、结论

体重、体重指数、肌肉分布、最大肌力是股骨颈骨密度的影响因素。体成分中主要是肌肉对骨密度起决定作用;肌肉对骨密度的影响,"质"大于"量",即最大肌力大于肌肉含量,说明肌肉对骨密度的影响是通过动态负荷即肌力引起,其次才是静态负荷即肌肉本身产生的重力引起。可以推论,通过体育锻炼和各种疗法降低脂肪含量,增加肌肉分布系数,从而增加体重,并提高最大肌力,使骨骼所受应力增大,是增加骨密度、防治骨质疏松症的一条途径。

六、讨论

骨量减少是骨质疏松症的特征。骨量与应力的关系早已为大量的生物力学研究所证实。

"骨的功能的每一改变,都按着数学法则,以一定的方式来改变其外部结构和内部形态"。这就是著名的沃尔夫(Wolff)定律,即骨的内部结构和外部形态是反映其功能的。骨量(骨密度)与体重或体重指数的关系已为大量研究所证实[2-16],本研究也证明其相关系数具有显著统计学意义($P<0.001$);但体成分中究竟是瘦组织(主要指肌肉)还是脂肪对骨密度的影响大,各家报道不一,有学者[3,6,12-13]认为是前者,也有学者[14-16]认为是后者。本研究表明,骨密度与肌肉分布($P<0.001$)、肌力($P<0.001$)的关系均有显著统计学意义,而与脂肪分布的相关性无统计学意义($P>0.05$),证实体成分中主要是瘦组织对骨密度产生影响。

参考文献

[1]中国老年学学会骨质疏松诊断标准学科组.中国骨质疏松症建议诊断标准(第2稿)[J].中国骨质疏松杂志,2000,6(1):1-3.

[2]谢晶,杜靖远,沈霖,等.体重和身高对峰值骨量的影响[J].中国骨质疏松杂志,1997,3(1):27-28.

[3]陈金标,秦林林,张卫,等.体重体成分与骨密度的关系[J].中国骨质疏松杂志,1997,3(2):15-18.

[4]韦永中,陶松年,王道新,等.体重指数对绝经后妇女骨密度的影响[J].中国骨质疏松杂志,1998,4(1):22-24.

[5]周波,王晓红,张卉,等.男性青少年身体成分与骨矿含量的关系[J].中国骨质疏松杂志,1998,4(3):33-35.

[6]马锦富,王文志,杨定焯,等.体重、身高、体重指数与绝经后妇女骨密度的关系[J].中国骨质疏松杂志,1998,4(4):27-29.

[7]HARRIS S,PALLAL G,DAWSON-HUGHES B.Influence of body weight on rates of change in bone density of the spine,hip and radius in postmenopausal women[J].Calcif Tiss Int,1992,50:19.

[8]FELSON DT,ZHANG YQ,HANMAN MT,et al.Effects of weight and body mass index on bone mineral density in menand women the framingham study[J].J Bone Mineral Res,1992,7:55.

[9]MAZESS RB,BARDEN HS,BISEK JP,et al.Dual-energy X-ray and soft tissue composition[J].Am J Clin Nutr,1990,51:1106.

[10]HARRIS S,GLAUBER,WILLIAM M,et al.Body weight versus body fat distribution,adiposity,and frame size as predictors of bone density[J].J Clin Endocrinol Metab,1995,80:1118.

[11]SLEMENDA CW,HUI SL,LONGCOPE C,et al.Predictors of bone mass in premenopausal women[J].Ann Intern Med,1990,112:96.

[12]POALO M,PALOL B,ANGELO P,et al.Influence of body composition on bone mineral content in children and adolescents[J].Am J Cli Nutr,1996,64:603.

［13］SAAMONE LM，GLYNN N，BLACK D，et al.Body compositionand bone mineral density in premenopausal and early premenopausal women［J］.J Bone Mineral Res，1995，10：1762.

［14］REID IR，PLANDK LD，EVANS NE.Fat mass is an important determinant of hole-body bone density in premenopausal women but not in men［J］.J Clin Endocrinol Metab，1992，75：779.

［15］REID IR，EVEN MC.Volume tric bone density of the lumbarspine is related to fat mass but not lean mass in normal postmenopausal women［J］.Osteopo Rosis Int，1994，4：362.

［16］SUNDEEP K，ELIZABCTH J，ATKINSON B，et al.Relationship between body composition and bone mass in women［J］.J Bone Miner Res，1996，11：857.

（聂伟志）

第五章 骨密度的生物力学影响因素及骨质疏松症骨强度诊断和骨密度诊断的初步比较

[摘要]目的:从生物力学角度探讨骨质疏松症的危险因素,对骨质疏松症的骨密度诊断和骨强度诊断进行初步比较。方法:分析股骨上端骨密度(BMD)、体重(BW)、全身脂肪含量(TBF)、下肢肌肉分布系数(MDC)、下肢最大肌力(MS)、股骨颈抗骨折能力等因素之间的相关性;以 T 值大小为依据,对骨密度诊断法和骨强度诊断法作简单比较。结果:股骨上端骨密度的生物力学影响因素从大到小依次是下肢最大肌力、体重、下肢肌肉分布系数、全身脂肪含量;65.8%的受试者骨密度诊断与骨强度诊断结果基本一致,体重指数(BMI)越大的受试者,越容易趋向一致。结论:体成分中主要是肌肉对骨密度起决定作用,肌力对骨密度的影响比肌肉成分更重要。

[关键词]骨质疏松;骨密度;骨强度;诊断

随着社会人口的日益老龄化,骨质疏松症(OP)的发病率越来越高,被称为"无声无息的流行病"。本研究拟在探讨骨密度的生物力学影响因素的基础上,对骨质疏松症的骨强度诊断和骨密度诊断方法进行初步比较。

一、资料和方法

(一)临床资料

随机选取上海女性居民 401 例,年龄 40～85 岁,平均(63.9±5.8)岁;身高 139.0～168.0cm;平均(154.9±5.1)cm;体重 35～95kg,平均(59.2±7.9)kg。排除以下患者:严重的心脏病、高血压、心脑血管疾病;内分泌及代谢疾病;严重头晕;骨折、关节外伤、肌肉拉扭伤未愈;严重关节变形;下蹲困难;继发性骨质疏松症;6 个月内服用过影响骨代谢的药物。参照WHO 体重指数(BMI)正常值标准(低于 19 为过瘦,高于 25 为过胖,19～25 为正常),计算401 例资料的体重指数,公式如下:BMI=体重/(身高/100)²,结果 BMI 正常者共 273 例。

(二)研究方法

1.骨密度检测

先用 DEXA(美国 Lunar 公司研制的 DPX-L 型 DEXA 骨密度仪)测定股骨上端骨密度(g/cm²),受检者取仰卧位,双下肢伸直固定在内旋 15°位,并在足外侧置一沙袋,以股骨颈、Wards 三角区和大转子为感兴趣区。

2.MES(运动功能分析仪)检测

随即用 MES(美国哥伦比亚大学医学院研制的 01S20 型运动功能分析仪)测定体重(kg)、全身脂肪含量(百分比)、下肢肌肉分布系数(与标准人群的比值)、下肢最大肌力(体重倍数)、股骨颈抗骨折能力(FS)。检测方法及质控手段严格按仪器本身要求进行。

3.统计学方法

MES 和 DEXA 检测结果均为计量资料,骨密度及其生物力学因素之间的相关性采用直线相关分析方法,骨密度诊断法和骨强度诊断法之间的比较用 t 检验。

二、结果

(一)骨密度及其影响因素的相关系数分析

以 DEXA 测定的股骨上端骨密度为因变量,以 MES 测定的体重、全身脂肪含量、下肢肌肉分布系数、下肢最大肌力为自变量,采用直线相关统计分析方法用 Excel 软件分别计算股骨上端 3 个部位的骨密度与体重、全身脂肪含量、下肢肌肉分布系数、下肢最大肌力的相关系数,并用 t 检验对计算结果进行假设检验,结果如表 5-1、表 5-2 所示。从全部 401 例分析可见,股骨上端骨密度与体重呈显著正相关($P<0.01$),体成分中主要是肌肉对骨密度起决定作用,脂肪含量的影响较小,在 Wards 区甚至无统计学意义($P>0.05$)。下肢最大肌力对骨密度的影响比肌肉成分更显著。以体重指数正常值限定后的相关分析发现,下肢肌力与骨密度的相关系数进一步增大,具有显著统计学意义($P<0.01$);而与脂肪含量的相关系数明显减少,无统计学意义($P>0.05$)。

表 5-1　全部 401 例资料骨密度及其影响因素的相关系数

部位	体重	全身脂肪含量	下肢肌肉分布系数	下肢最大肌力
股骨颈	0.296*	0.114**	0.245*	0.323*
Wards 区	0.199*	0.038△	0.178*	0.340*
大转子	0.363*	0.231*	0.245*	0.279*

注　* $P<0.01$,** $P<0.05$,△ $P>0.05$。

表 5-2　体重指数正常者骨密度及其影响因素的相关系数

部位	体重	全身脂肪含量	下肢肌肉分布系数	下肢最大肌力
股骨颈	0.284*	−0.006**	0.235*	0.330*
Wards 区	0.191*	−0.068**	0.183*	0.351*
大转子	0.291*	−0.039**	0.175*	0.301*

注　* $P<0.01$,** $P>0.05$。

(二)骨密度诊断与骨强度诊断比较

将 401 例研究对象按 T_1 与 T_2 的大小分为两组,甲组 $T_1<T_2$,共 283 例,乙组 $T_1\geq T_2$,共 118 例;对甲乙两组进行 t 检验,结果两组年龄无显著统计学意义,而体重指数差异具有显著统计学意义,甲组明显小于乙组。可以认为,当受试者骨密度与骨强度 T 值有差异时,体重

指数较大的受试者，其骨密度 T 值往往大于抗骨折能力 T 值，反之，体重指数较小的受试者，其骨密度 T 值往往小于抗骨折能力 T 值。计算 T_1 和 T_2 差值的绝对值，结果及相应的例数、年龄、体重指数（BMI）均值如表 5-3 所示，从表中可以看出，T_1 与 T_2 比较接近的受试者（$|T_1-T_2|<1$）占全部研究对象的多数（65.3%）。随着 $|T_1-T_2|$ 的增大，年龄变化不明显，体重指数有下降趋势。可以认为，T_1 和 T_2 大小越接近的受试者，其体重指数越大，反之亦然，即骨密度诊断与骨强度诊断结果趋向一致的受试者，其体重指数较大。

表 5-3　T_1 和 T_2 差值的绝对值比较

$|T_1-T_2|$	例数（%）	年龄（岁）	BMI
<1	262(65.3)	61.0±7.4	25.48±2.19
1～2	111(42.4)	61.5±7.9	23.82±3.53
2～3	21(5.2)	61.3±6.2	21.08±4.20
3～4	6(1.5)	60±6.5	18.70±0.70
>4	1(0.2)	72	15.86

三、讨论

（一）骨密度的生物力学影响因素

骨密度与体重的关系已为大量研究所证实[1-15]，但体成分中究竟是瘦组织（主要指肌肉）还是脂肪对骨密度的影响大，各家报道不一，有学者[2,4,11-12]认为是前者，也有学者[13-15]认为是后者。本研究证实，股骨上端骨密度与体重呈显著正相关（$P<0.01$），体成分中主要是肌肉对骨密度起决定作用，脂肪含量对骨密度的影响比较小，无统计学意义（$P>0.05$）。肌力对骨密度的影响比肌肉含量对骨密度的影响更显著，说明肌肉对骨密度的影响主要是通过动态负荷即肌力引起，其次才是静态负荷即肌肉本身产生的重力引起。

（二）骨质疏松症骨密度诊断法与骨强度诊断法的比较

本研究结果显示，多数（65.8%）患者骨密度诊断与骨强度诊断结果比较一致，体重指数越大的受试者越容易趋向一致；两种诊断结果有差异时，体重指数较大的受试者骨密度 T 值往往大于抗骨折能力 T 值，但二者差异不大；体重指数较小的受试者骨密度 T 值往往小于抗骨折能力 T 值，且二者差异较大。股骨颈抗骨折能力是一个反映活体骨强度的指标。不少研究者认为，骨生物力学参数是评价骨质疏松的重要指标，但既往对骨强度的检测手段大多停留在动物实验阶段，不能在活体人骨骼上进行，因而无法应用于临床。MES 同时检测肌肉分布及其力学性能，具备了对肌肉进行全面分析的功能，是较全面的肌肉功能测量分析仪器，并且在此基础上进一步分析股骨颈抗骨折能力，使骨强度的临床检测成为现实。然而，尽管骨强度诊断法建立在完整的理论指导之上，但它毕竟问世不久；而骨密度检测应用于骨质疏松症的诊断已经比较成熟，是目前公认的诊断骨质疏松症的金标准。在两种诊断结果不一致的情况下，究竟哪一种诊断方法更准确，最好经过长期随访，根据受试者的骨折发生率来判定。在目前骨强度诊断尚未成熟的情况下，宜以骨密度诊断法为主。

参考文献

[1]谢晶,杜靖远,沈霖,等.体重和身高对峰值骨量的影响[J].中国骨质疏松杂志,1997,3(1):27-28.

[2]陈金标,秦林林,张卫,等.体重体成分与骨密度的关系[J].中国骨质疏松杂志,1997,3(2):15-18.

[3]韦永中,陶松年,王道新,等.体重指数对绝经后妇女骨密度的影响[J].中国骨质疏松杂志,1998,4(1):22-24.

[4]周波,王晓红,张卉,等.男性青少年身体成分与骨矿含量的关系[J].中国骨质疏松杂志,1998,4(3):33-35.

[5]马锦富,王文志,杨定焯,等.体重、身高、体重指数与绝经后妇女骨密度的关系[J].中国骨质疏松杂志,1998,4(4):27-29.

[6]HARRIS S,PALLAL G,DAWSON-HUGHES B.Influence of body weight onrates of change in bone density of the spine,hip and radius in postmenopausal women[J].Calcif Tiss Int,1992,50:19.

[7]FELSON DT,ZHANG YQ,HANMAN MT,et al.Effects of weight and body mass index on bone mineral density in men and women:The framingham study[J].J Bone Mineral Res,1992,7:55.

[8]MAZESS RB,BARDEN HS,BISEK JP,et al.Dual energy X-ray and soft-tissue composition[J].Am J Clin Nutr,1990,51:1106.

[9]HARRIS S,GLAUBER,WILLIAM M,et al.Body weight versus body fat distribution,adiposity,and frame size as predictors of bone density[J].J Clin Endocrinol Metab,1995,80:1118.

[10]SLEMENDA CW,HUI SL,LONGCOPE C,et al.Predictors of bone mass inpremenopausal women[J].Ann Intern Med,1990,112:96.

[11]POALO M,PAOLO B,ANGELO P,et al.Influence of body composition on bone mineral content in children and adolescents[J].Am J Clin Nutr,1996,64:603.

[12]SALAMONE LM,GLYNN N,BLACK D,et al.Body composition and bonemineral density in premenopausal and early premenopausal women[J].J Bone Mineral Res,1995,10:1762.

[13]REID IR,PLANK LD,EVANS ME.Fat mass is an important determinant of hole-body bone density in premenopausal women but not in men[J].J Clin Endocrinol Metab,1992,75:779.

[14]REID IR,EVEN MC.Volumetric bone density of the lumbar spine is related to fat mass but not lean mass in normal postmenopausal women[J].Osteoporosis Int,1994,4:362.

[15]SUNDEEP K,ELIZABCTH J,ATKINSON B,et al.Relationship between body composition and bone mass in women[J].J Bone Miner Res,1996,11:857.

（毕宏政）

第六章　骨量—骨密度与体重—体成分的关系

　　20世纪90年代以来,随着社会人口的日益老龄化,骨质疏松症已经成为医学界研究的热点。骨量减少是骨质疏松症的根本特征。骨量与应力的关系早已为大量的生物力学研究所证实。骨组织的结构与其内部应力有关,应力大的部位骨组织密度大,应力小的部位密度小[1],这已成为研究者的共识。人体骨骼在生命活动中不断地受到各种各样的应力作用,其中,地心引力(重力或体重)是最稳定的应力。因此,大量学者进行了骨量与体重、体成分的相关性研究,现将有关进展综述如下。

　　骨量(骨密度)与体重或体重指数的关系已为大量研究所证实[2-16],即骨量与体重(或体重指数)显著正相关。但体成分中究竟是瘦组织(主要指肌肉)还是脂肪对骨密度的影响大,各家报道不一,有学者[3,5,12,13]认为是前者,也有学者[14-16]认为是后者。陈金标等[3]随机选取206名16～25岁健康的男性及女性汉族人,用双能X线吸收法测量BMD与体成分,进行BMD与体重、体成分的多元回归分析发现,瘦组织与两性的BMD均呈显著正相关,脂肪组织与女性BMD也有一定相关性;周波等[5]的研究发现,男性青少年体成分中瘦体重对桡骨超远端骨密度的影响作用较大;Manzoni等[12]研究表明,肥胖儿童的骨矿含量明显高于正常儿童的骨矿含量,但瘦体重对骨矿含量起决定作用。而Reid等[14-15]则报道体成分对骨矿含量的影响,体脂含量比瘦体重重要;Sundeep等[16]对21～54岁妇女的研究得出,骨矿含量只与体脂含量有关,而与瘦体重无关。

　　正常人体骨骼所受到的负荷(应力)主要包括体重和肌力,动态负荷的成骨能力大于静态负荷[17],骨的负荷主要源于肌肉的主动收缩,而不是体重[18],分析肌肉的作用方式,可知肌肉通过费力杠杆,用多倍的力抵抗重力和外力,使肢体活动。Frost[19]认为,肌力决定骨结构和骨量,使骨强度适应运动负荷。美国哥伦比亚大学医学院的Heymsfield教授[20]用DEXA测量骨矿物含量(M),用MRI测量骨骼肌含量(BM),分析发现二者之间存在明显的相关性:男性$M=0.22\times BM^{0.6}$,女性$M=0.34\times BM^{0.46}$。

　　从胚胎学来说,妊娠5～7周后,胎儿的肌肉、骨骼初步形成。肌纤维开始非主动收缩,对软骨的生长和骨化起重要的调控作用[20]。随着胎儿肌肉的发育,肌肉进一步调控骨的塑形和重建。如果限制胎儿肌肉的收缩和活动,将导致骨骼的严重异常发展。胎儿出生后,肌肉对骨骼的健康生长发育起关键作用。采用有限元(finiteelements)方法,用计算机模拟股骨生长发育时的形态变化。在圆柱体上加压力、弯曲力、扭转力,都不能产生股骨干的形状。但加入肌肉的作用力后,计算机能模拟出股骨逐渐长大的几何形状[18]。

　　对于健康成年人来说,肌力与骨量的关系有点复杂,并不一定有一一对应的关系。因为肌力一旦使骨密度达到正常范围后,骨重建被抑制,成骨与破骨达到相对平衡状态,骨量变化较小。一定范围内的肌力,可能对应于同一骨密度。但这与肌力决定骨质的理论并不矛盾。肌力决定骨强度(骨结构和骨量)的理论要成立的话,有个必要条件:肌力的变化要先于骨量的变化,骨量的变化是由肌力的变化引起的。当失用或雌激素缺乏时,肌力下降的速度要快于骨量下降的速度;当高强度运动或雌激素再补充时,肌力的提高要早于骨量的提高。事实正是这样,从人体生长发育来说,青少年时肌力逐渐增加,成年时达到高峰,30 岁以后肌力逐渐下降,到 80 岁时,肌力只有年轻时的 50% 左右。骨量的变化紧随着肌力的变化而变化,也有个升高和下降的过程,但骨量的变化比肌力的变化慢半拍。将各个生长阶段的骨强度和肌力进行比较,发现在生长发育期,骨强度相对弱于肌力,骨负荷相对过载,骨以塑形为主;成年时,骨强度与肌力相平衡,骨以保护性重建为主;老年期,骨强度稍大于肌力,骨处于相对失用状态,骨以失用性重建为主。生物应力对骨代谢的影响主要是从对长期卧床的患者和宇航员、运动员的研究中得出的结论[21]。从临床来说,长期卧床或外伤患者失用阶段时,肌力下降速度快于骨量的下降;恢复阶段,肌力的升高速度快于骨量的升高。从航天飞行来说,在微重力环境下,肌力的下降速度快于骨量的下降,尤其是在下肢;返回到地面的重力环境后,肌力的恢复早于骨量的恢复。

体成分中主要是肌肉对骨密度起决定作用,肌肉对骨密度的影响首先是通过动态负荷即肌力引起,其次才是静态负荷即肌肉本身产生的重力引起[22]。

综上所述,体成分中肌肉是骨量(骨密度)的决定因素,脂肪成分对骨密度的影响较小或负相关。因此,健美瘦身的体育运动对防治骨质疏松症大有裨益。

参考文献

[1]JUDEX S,GROSS TS.Srain gradient correlates with site of exerxise-induced bone-forming surface in skeleton[J].J Bone Miner Res,1997,12:1735.

[2]谢晶,杜靖远,沈霖,等.体重和身高对峰值骨量的影响[J].中国骨质疏松杂志,1997,3(1):27.

[3]陈金标,秦林林,张卫,等.体重体成分与骨密度的关系[J].中国骨质疏松杂志,1997,3(2):15.

[4]韦永中,陶松年,王道新,等.体重指数对绝经后妇女骨密度的影响[J].中国骨质疏松杂志,1998,4(1):22.

[5]周波,王晓红,张卉,等.男性青少年身体成分与骨矿含量的关系[J].中国骨质疏松杂志,1998,4(3):33.

[6]马锦富,王文志,杨定焯,等.体重、身高、体重指数与绝经后妇女骨密度的关系[J].中国骨质疏松杂志,1998,4(4):27.

[7]HARRIS S,PALLAL G,DAWSON-HUGHES B.Influence of body weight on rates of change in bone density of the spine,hip and radius in postmenopausal women[J].Calcif Tiss Int,1992,50:19.

[8]FELSON DT,ZHANG YP,HANMAN MT,et al.Effects of weight and body mass index

on bone mineral density in men and women:the framingham study[J].J Bone Mineral Res,1992,7:55.

[9]MAZESS RB,BARDEN HS,BISEK JP,et al.Dual-energy X-ray and soft tissue composition[J].Am J Clin Nutr,1990,51:1106.

[10]HARRIS S,GLAUBER,WILLIAM M,et al.Body weight versus body fat distribution,adiposity,and frame size as predictors of bone density[J].J Clin Endocrinol Metab,1995,80:1118.

[11]SLEMENDA CW,HUI SL,LLONGEOPE C,et al.Predictors of bone mass in premenopausal women[J].Ann Intern Med,1990,112:96.

[12]MANZONI P,BRAMBILLA P,PIETROBELLI A,et al.Influence of body composition on bone mineral content in children and adolescents[J].Am J Clin Nutr,1996,64(4):603.

[13]SALAMONE LM,GLYNN N,BLACK D,et al.Body composition and bone mineral density in premenopausal and early premenopausal women[J].J Bone Mineral Res,1995,10:1762.

[14]REID IR,PLANK LD,EVANS ME.Fat mass is an important determinant of hole-body bone densyty in premenopausal women but not in men[J].J Clin Endocrinol Metab,1992,75:779.

[15]REID IR,EVEN MC.Volumetric bone demsity of the lumbar spine is related to fat mass but not leanmass in normal postmenopausal women[J].Osteoporosis Int,1994,4:362.

[16]SUNDEEP K,ELIZABCTH J,ATKINSON B,et al.Relationship between body composition and bone mass in women[J].J Bone Miner Res,1996,11:857.

[17]SKERRY TM.Mechanical load and bone:what sort of exerciseis beneficial to the skeleton? [J]J Bone,1997,20:385.

[18]DAVID BB.Muscle strength,bone mass,and aged-related bone loss[J].J Bone Miner Res,1997,12:1547.

[19]FROST HM.Defining osteopenias and osteoporoses:another view(with insight form a new paradigm)[J].Bone,1996,18:37.

[20]CARTER DR,VAN MC,MERLEN D.Mechanical factors in bone growth and development[J].Bone,1996,18:5.

[21]SINAKI M.Exercise and osteoporosis[J].Arch phys Med Rehabil,1989,70:220.

[22]聂伟志,石关桐.生物力学因素与女性骨质疏松症患者骨密度的关系[J].中国中医骨伤科杂志,2002,10(3):1.

（毕宏政）

第七章　骨质疏松症骨强度诊断和骨密度诊断的初步比较

[摘要] 随机选取上海地区 40～85 岁中老年女性共 401 例,先后用 DEXA(双能 X 线骨密度仪)和 MES(运动功能分析系统)测定股骨颈骨密度和骨强度(抗骨折能力),按照骨密度 T 值和抗骨折能力 T 值大小,对骨质疏松症骨密度诊断和骨强度诊断结果进行简单比较。研究发现,多数患者(65.8％)骨强度诊断与骨密度诊断结果比较一致。

[关键词] 骨质疏松症诊断;骨密度;骨强度;调查研究

随着社会人口的日益老龄化,骨质疏松症(OP)的发病率越来越高,被称为"无声无息的流行病"。迄今为止,骨质疏松症诊断的金标准是 DEXA 测定的骨密度,然而,由于 DEXA 测定的是投影骨密度,与骨骼的外径成正比,也就是说,DEXA 测量的骨密度不仅与骨质疏松程度有关,而且也受骨的几何形态的影响,用 WHO 推荐的骨密度诊断标准,常常将骨骼健康但体重小(体型小)的人误诊为骨质疏松,而将已经患有骨质疏松但体重大(体型大)的人漏诊为正常[1]。随着骨密度诊断误诊与漏诊报道的增加,越来越多的研究者探索骨质疏松症的骨强度诊断法,MES(肌肉功能分析系统)检测的股骨颈抗骨折能力就是一种骨强度诊断指标。本研究拟对骨质疏松症的骨强度诊断和骨密度诊断结果进行初步比较。

一、临床资料

随机选取上海地区 40～85 岁女性居民共 401 例,均已排除下列情况(排除标准参考杨定焯等[2]、卓铁军等[3]、秦林林等[4]、杨肖红等[5]、刘文亚等[6]、马锦富等[7]、刘英敏等[8]以及 MES 本身的检测要求):严重的心脏病、高血压、心脑血管疾病;内分泌及代谢疾病;严重头晕;骨折、关节外伤、肌肉拉扭伤未愈;严重关节变形;下蹲困难;继发性骨质疏松症;6 个月内服用过影响骨代谢的药物。401 例研究对象的年龄为 40～85 岁,平均(63.9±5.8)岁;身高 139.0～168.0cm,平均(154.9±5.1)cm;体重 35～95kg,平均(59.2±7.9)kg。

二、研究方法

(一)骨密度检测

对每例患者先用 DEXA(美国 Lunar 公司研制的 DPX-L 型 DEXA 骨密度仪,软件版本 1.35;准确性、重复性误差均不超过±2％)测定股骨上端骨密度(g/cm^2),受检者取仰卧位,双下肢伸直固定在内旋 15°位,并在足外侧置一沙袋,以股骨颈、Wards 三角区和大转子为感兴趣区。

（二）MES 检测

随即用 MES(美国哥伦比亚大学医学院研制的 01S20 型 MES 仪,研制者测定其准确性误差不超过±2％,重复性误差不超过±0.5％)测定体重(kg)、全身脂肪含量(百分比)、下肢肌肉分布系数(与标准人群的比值)、下肢最大肌力(体重倍数)、股骨颈抗骨折能力(FS)。检测方法及质控手段严格按厂家要求进行。我们引进 MES 后,在正式检测患者之前,对其进行了变异系数(CV 值)测试,方法如下:从某大学随机抽取 1 名女性职工,于每天上午 9:00～10:00 点,在身体健康、状态稳定的情况下进行 MES 检测,连续重复 6 天,体重(BW)、全身脂肪含量(TBF)、下肢肌肉分布系数(MDC)、下肢最大肌力(MS)及股骨颈抗骨折能力(FS)测试结果及其均数(M)、标准差(s)、变异系数(CV)计算如表 7-1 所示(变异系数计算公式 $CV = s/M$)。

表 7-1　MES 指标的变异系数测试

指标	第1天	第2天	第3天	第4天	第5天	第6天	均数	标准差	CV(%)
BW	54.90	54.80	54.80	54.80	54.90	54.80	54.83	0.050	0.094
TBF	26.33	26.40	26.25	26.33	26.41	26.31	26.34	0.059	0.226
MDC	1.09	1.08	1.10	1.10	1.08	1.09	1.09	0.009	0.821
MS	3.01	3.75	3.53	3.64	3.32	3.54	3.47	0.264	7.633
FS	12.20	12.90	12.70	12.80	12.50	12.70	12.63	0.250	1.982

注　上表显示 MES 检测下肢最大肌力的重复性略差,超过了研制者提供的数据,但股骨颈抗骨折能力及其他指标的重复性较好。

三、结果

401 例研究对象中,股骨颈骨密度 T 值(T_1)小于－2s 者 252 例,股骨颈抗骨折能力 T 值(T_2)小于－2s 者 101 例,按照中国人骨质疏松症简易诊断标准(第 2 稿)[9],经骨密度诊断法诊为骨质疏松者 252 例,经骨强度诊断法诊为骨质疏松者 101 例,似乎两种诊断方法结果差异很大。但显而易见,这种比较是非常粗略的,如其中 1 例患者:陈某,女,63 岁,体重 64.9kg,股骨颈骨密度 T 值(T_1)为－2.02,股骨颈抗骨折能力 T 值(T_2)为－1.8,尽管 2 个 T 值只差了 0.22,但按照两种诊断标准,一为骨质疏松,一非骨质疏松,结果迥然不同。我们认为对于同一患者同时进行 DEXA 和 MES 两种检查的 T_1 和 T_2 差值能够更近似地反映两种诊断结果的差别。计算 T_1 和 T_2 差值的绝对值,结果及相应的例数、年龄、体重指数(BMI)均值如表 7-2 所示,T_1 与 T_2 比较接近的受试者($T_1 - T_2 < 1$)占全部研究对象的多数(65.8%)。随着 $T_1 - T_2$ 的增大,年龄变化不明显,体重指数有下降趋势。可以认为,T_1 和 T_2 大小越接近的受试者,其体重指数越大,反之亦然。即骨密度诊断与骨强度诊断结果趋向一致的受试者,其体重指数较大。将 401 例研究对象按股骨颈骨密度 T 值(T_1)和股骨颈抗骨折能力 T 值(T_2)的大小分为两组,甲组 $T_1 < T_2$,共 283 例,乙组 $T_1 \geqslant T_2$,共 118 例,对甲乙两组进行 t 检验,结果两组年龄差异无统计学意义,而体重指数的差异具有显著统计学意义,甲组明显小于乙组。可以认为,当受试者骨密度与骨强度 T 值有差异时,体重指数较大的受试者,其骨密度

T 值往往大于抗骨折能力 T 值,反之,体重指数较小的受试者,其骨密度 T 值往往小于抗骨折能力 T 值。可见两种诊断结果的差异是由体重指数的差别引起,与年龄无关。

综合以上两步研究认为,多数人(65.8%)骨密度诊断与骨强度诊断结果比较一致,体重指数越大的受试者,越容易趋向一致;两种诊断结果有差异时,体重指数较大的受试者,骨密度 T 值往往大于抗骨折能力 T 值,但二者差异不大;体重指数较小的受试者,骨密度 T 值往往小于抗骨折能力 T 值,且二者差异较大。

表 7-2　T_1 和 T_2 差值的绝对值比较

$|T_1-T_2|$	例数(%)	年龄(岁,$\overline{x}\pm s$)	BMI($\overline{x}\pm s$)
<1	262(65.3)	61.0±7.4	25.48±2.19
1~2	111(42.4)	61.5±7.9	23.82±3.53
2~3	21(5.2)	61.3±6.2	21.08±4.20
3~4	6(1.5)	60.0±6.5	18.70±0.70
>4	1(0.2)	72.0	15.86

四、讨论

股骨颈抗骨折能力是一个反映活体骨强度的指标。不少研究者认为,骨生物力学参数是评价骨质疏松的重要指标,但既往对骨强度的检测手段大部分停留在动物试验阶段,不能在活体人骨骼上进行,因而无法应用于临床。MES 同时检测肌肉分布及其力学性能,具备了对肌肉进行全面分析的功能,是较全面的肌肉功能测量分析仪器,并且在此基础上进一步分析股骨颈抗骨折能力,使骨强度的临床检测成为现实。然而,尽管骨强度诊断法建立在完整的理论指导之上,但其毕竟问世不久;而骨密度检测应用于骨质疏松症的诊断已经比较成熟,是目前公认的诊断骨质疏松症的金标准。在两种诊断结果不一致的情况下,究竟哪一种诊断方法更准确,最好经过长期随访,根据受试者的骨折发生率来判定。在目前骨强度诊断尚未成熟的情况下,仍宜以骨密度诊断法为主。

参考文献

[1]邱贵兴.骨质疏松误诊漏诊原因分析[J].当代医学,2000(10):44.

[2]杨定焯,程静,安珍.建立原发性骨质疏松症诊断标准的原则和方法[J].中国骨质疏松杂志,1999,5(2):36.

[3]卓铁军,周明秀,申志祥.1600 例双能 X 线骨密度测定及诊断标准的探讨[J].中国骨质疏松杂志,1999,5(3):13.

[4]秦林林,陈金标,马海波,等.不同运动水平对 15~50 岁正常人骨密度(BMD)影响的研究[J].中国骨质疏松杂志,1999,5(3):17.

[5]杨肖红,李亚伟,刘辉,等.女性绝经年龄骨密度与骨质疏松症的关系[J].中国骨质疏松杂志,1999,5(3):25.

[6]刘文亚,邓晓帆,赵效国,等.新疆汉族、维吾尔族正常女性骨密度差异性的比较[J].中国骨质疏松杂志,1999,5(3):34.

[7]马锦富,杨定焯,安珍,等.成都地区绝经后妇女脊椎压缩性骨折的患病情况及骨密度变化[J].中国骨质疏松杂志,1999,5(4):54.

[8]刘英敏,李书琴,刘聪.辽宁绝经妇女骨密度与绝经年限、体重关系研究[J].中国骨质疏松杂志,1999,5(4):59.

[9]中国老年学学会骨质疏松诊断标准学科组.中国人骨质疏松症建议诊断标准(第2稿)[J].中国骨质疏松杂志,2000,6(1):1.

（毕宏政）

第八章 骨折端微动数字化测控系统的研制与测试

[摘要] 目的:测试骨折端数字化测控系统数据采集的准确性。方法:将胫骨骨折模型采用外固定支架弹性固定,在加载过程中用数显千分表直接测量骨折端的微动大小,与系统监测的数据进行比较。结果:采用5种大小不同的加载值分别进行10次测试,获得数显千分表数值100个,相对应的系统测量数值100个。经统计学分析,相对应的数据差异无统计意义。结论:骨折端数字化测控系统在外固定支架固定胫骨骨折受到纵向力加载过程中对骨折端微动范围的测量准确可靠。

[关键词] 骨折治疗;微动;测量与控制;数字化系统

如何有效监测骨折复位与固定后功能训练过程中骨折端的微动是骨科临床面临的难题,目前只能依靠医生临床经验进行估计与控制,可控性很差,为此,笔者研制了数字化测控系统用于骨折断端微动的监测与控制,并对系统的准确性进行了测试,现将测试结果报道如下。

一、材料和方法

(一)数字信息化系统的设计

该系统分为两个部分。上位计算机配置软件系统及下位数据采集系统。二者之间通过RS232方式通信。

上位计算机配置软件系统包括由内置于单板机的即时计算与比较软件以及置于台式电脑中的数据分析与控制系统组成。

下位数据采集系统又可分为4个部分。第1部分:信号采集单元,由4个相同的应变式位移传感器(应变片)按全桥方式连接,可测量外固定支架受力过程中的微小位移并转化成电信号传出;第2部分:信号处理与存储单元,由信号放大调理器及包括CPU、电池、SD卡读写口、报警器等多个组件的单板机组成;第3部分:软件系统,包括内置于第2部分内的计算、比较、报警软件及置于台式或笔记本计算机中的上层软件;第4部分:存储单元,由可插拔的SD卡及主板内置的内存块组成,可存储用于系统运行的软件程序及工作时采集到的信息,同时可进行信息的比较判断,可与电脑相连接,将数据传至上层软件中,并接收与记忆由上层软件发出的指令数据。

（二）标本制备及设备的连接

选用成人干燥胫骨，自中段横行截断，于其前内侧分别距远近端约 5cm 处拧入直径 5mm 外固定支架螺钉，并恰好自对侧骨皮质突破，距第 1 枚螺钉约 3cm 同法拧入第 2 枚螺钉，两螺钉在胫骨横断面上的夹角约 90°，连接外固定支架连接杆，支架与螺钉连接的固定夹距骨面 2.5～3.0cm，调节胫骨远、近段对位对线好，两断面距离约 15mm，将各连接部件紧固。

自胫骨外侧面距骨折端约 10cm 处同法拧入两枚螺钉，两螺钉相互平行，将数字显示千分表两端分别与螺钉杆相连，连接点尽可能性贴近骨质表面。

（三）测试方法

配置计算机软件并设定参数：安装软件后，按对话框提示输入一般性信息，再点击报警设置按钮，出现对话框。

由于外固定支架固定螺钉产生非电量形变和感应片产生的电量调理信号之间是线性关系，对话框中标定系数 k，标定系数 b 的含义如下述公式描述：

$$l_{形变} = k \times V_{电压} + b$$

将单板机与装有上层软件的微机通过 COM 口用数据线相连接，将上述对话框中的系数分别标定为 $k=1$，$b=0$，此时系统测得值为电压值。

将用外固定支架固定的胫骨骨折模型置于由牙托粉制成的支具上，将 4 个传感器分别贴于 4 个外固定支架固定螺钉的钉杆上，将数据采集单元与单板机相连接，将单板机固定于外固定架连接杆上。使胫骨呈竖直，打开单板机电源开关及测试开关，打开数字显示千分表开关，启动 0 位设置键。将系统置 0，打开测试开始开关，依次用砝码置于胫骨平台上，2～3s 后移除，每个重量的砝码重复进行 2 次，共进行 5 组测量（加载重量范围在 10～80kg），每次记录数显千分表的数值，并从系统中读取系统测得的数据，结合上述公式算出 k、b 值，两组数据即可求出 k、b 值。

再将上述 5 组测试所得数值带入公式中计算 k、b 值，并取 5 次平均值，将取得的值作为该测试对象的系数，在系统中的对话框中将计算出的 k、b 值输入（对话框中的"上限""下限"分别设为 15 及 0，不影响本次试验），分 5 组加载（加载重量分别为 15kg、30kg、45kg、60kg、75kg），重复上述试验，对测试的数值进行分析比较。

二、结果

通过 5 组测试数据取得 k、b 的平均值分别为 8.662 ± 0.90、0.196 ± 0.071。

设每次测试的差值为 d，则：

$$\bar{d} = \sum d/n = 0.018$$

$$S_d = \sqrt{\frac{\sum d^2 - (\sum d)^2/n}{n-1}} = 0.060$$

$$t = \frac{\bar{d}-0}{S_{\bar{d}}} = \frac{\bar{d}}{S_d/\sqrt{n}} = 0.949$$

自由度 $\nu = n-1 = 10-1 = 9$，查表 t 界值表，$t(0.05,9) = 1.833$，今 $0.949 < 1.833$，故 $P >$

0.05,同法计算得出 2～5 组 P 值均＞0.05,即每组测试数据中千分表测得值与系统测得值差异无统计学意义(表 8-1、表 8-2)。

表 8-1　第一次试验中数显千分表、系统测得的值及按公式计算出的 k、b 值

测试组千分表	1a	1b	2a	2b	3a	3b	4a	4b	5a	5b
测得值(mm)	0.70	1.00	0.65	1.10	0.51	1.05	0.66	0.82	0.64	1.07
系统测得值(mm)	0.06	0.09	0.05	0.10	0.04	0.11	0.06	0.08	0.04	0.09
k 值	10.00		9.00		7.71		8.00		8.60	
b 值	0.10		0.20		0.20		0.18		0.30	

表 8-2　第二次试验中数显千分表、系统测得的值

测试组	加载(kg)	位移(mm)	第1次	第2次	第3次	第4次	第5次	第6次	第7次	第8次	第9次	第10次	平均值
1	15	千分表系统	0.62	0.62	0.62	0.60	0.62	0.64	0.64	0.64	0.62	0.62	0.62
			0.60	0.60	0.60	0.60	0.60	0.62	0.62	0.62	0.60	0.60	0.61
2	30	千分表系统	1.24	1.24	1.22	1.23	1.24	1.25	1.24	1.22	1.24	1.21	1.23
			1.23	1.23	1.22	1.22	1.22	1.23	1.23	1.21	1.22	1.20	1.21
3	45	千分表系统	1.85	1.85	1.86	1.86	1.85	1.85	1.83	1.84	1.86	1.85	1.85
			1.83	1.83	1.84	1.83	1.82	1.83	1.81	1.82	1.83	1.82	1.83
4	60	千分表系统	2.49	2.46	2.41	2.40	2.47	2.44	2.41	2.45	2.41	2.44	2.44
			2.45	2.46	2.38	2.38	2.40	2.39	2.37	2.39	2.36	2.39	2.40
5	75	千分表系统	3.10	3.12	3.21	3.15	3.19	3.11	3.11	3.11	3.20	3.09	3.14
			3.01	3.03	3.11	3.03	3.06	3.00	3.01	2.98	3.09	3.00	3.03

三、讨论

骨折端的微动对骨折愈合的影响是研究的热点[1],但目前大多数研究仅停留在动物实验水平。近年来,有学者在传感器用于骨折治疗过程方面进行了一些有益的探索[2],但目前尚未实现临床应用,该数字信息化系统可以在不改变原有骨折固定方式(外固定支架)的前提下对骨折端的微动进行无创性的实时探测,并结合软件系统进行即时的计算与分析,实现了动态、连续的监测。该系统采用 4 个传感器按全桥方式连接,可精确采集信号,设备外形体积小,便于受试者随身携带,其适配的储存卡容量大,可满足受试者长时间测试并保留数据以利于分析与研究。研究证明,该系统在外固定支架固定胫骨骨折受到纵向力加载过程中对骨折端微动范围的测量准确可靠的。

在实际应用中所测数据量很大,需进一步完善上位软件系统以利于对大量数据进行统计与分析,通过大量临床病例的测试与分析,对于研究微动对骨折愈合影响有重要意义。

随着系统的进一步完善,该系统需进行微型化设计与制作,达到体积更小、性能更稳定的目的。

参考文献

[1] 金鸿宾,董福慧,王志彬,等.尚天裕骨折治疗的微创理念[J].中国骨伤,2007,20(12):801-802.

[2] 李瑛,费攀,邹季.骨折弹性固定条件下骨折端"微动"对骨折愈合的影响[J].湖北中医杂志,2009,31(12):35-37.

（毕宏政）

第九章 中药治疗痛风性关节炎实验研究进展

[摘要] 综述近年中药治疗痛风性关节炎(gouty arthritis,GA)的实验研究文献,发现目前普遍沿用或改良经典造模方法,且对病证结合模型及细胞模型有一定探索,但对病证结合模型的应用仍较少;作用机制研究方面,单味中药、中药提取物、中药复方在抑制炎症反应、调节信号通路、抗氧化、降尿酸、提高痛阈及调节机体代谢等方面发挥治疗 GA 的作用。

[关键词] 关节炎,痛风性;实验研究;模型,动物;药理作用;分子作用机制(中药);综述

痛风性关节炎(gouty arthritis,GA)临床多表现为单侧关节突发的红、肿、热、痛,引起关节功能障碍,严重者出现关节畸形,甚至肾功能损害[1]。其直接病因是机体嘌呤代谢紊乱、尿酸排泄障碍等引起单钠尿酸盐(monosodium urate,MSU)析出、沉积并作用于关节及其周围,诱发炎性反应。西医主要以秋水仙碱、非甾体抗炎药、糖皮质激素、别嘌呤醇及苯溴马隆等药物治疗,虽有疗效,但常伴随胃肠道损伤、肝肾功能损害等不良反应。GA 属中医"痹证""痛风""白虎历节"等范畴,中药治疗疗效肯定且不良反应少[2]。本章围绕 GA 模型、作用机制,对近年中药治疗 GA 实验研究文献进行综述。

一、痛风性关节炎模型的复制与改良

目前大多沿用经典方法,将外源性 MSU 从大鼠踝关节背侧以 45°方向沿胫骨内侧注射至踝关节腔来复制 GA 动物模型[3]。为更好地适应实验研究,不少学者对此方法进行了改良。梁莎等[4]提出,在注射时将 GA 大鼠踝关节摆成直角,以 45°方向从踝关节背侧正中踝关节与胫腓骨之间的间隙进入关节腔,既保证模型效果又可避免肌腱、神经损伤。吕军等[5]提出,大鼠踝关节穿刺点由背侧改为后侧,同时穿刺针以 30°~40°方向(与小腿轴线)沿跟腱内侧刺入关节腔的方式可解决传统背侧穿刺可能带来的关节软骨破坏、继发创伤性关节炎及试剂容易注入皮下或体外的缺点,同时还建议大鼠踝关节注射试剂最高剂量应控制在 $100\mu L$,既保证良好的关节腔充盈,又防止药物溢出关节腔外。除穿刺点和进针方式的改良外,也有研究在大鼠踝关节腔注射 MSU 后,屈伸、旋转踝关节 10min,使药物充分弥散,提高 GA 模型效果[6]。

除踝关节外,大鼠膝关节也是常用的造模部位,进针点及穿刺方式多样,可在大鼠膝关节轻度弯曲的情况下于其上方髌上韧带进针或在膝关节后侧以 30°~40°角度插入肌腱内侧刺进入膝关节腔或通过膝关节外侧膝眼穿刺进针的方式注射 MSU 造模[7-9]。此外,大鼠跖趾关节也可用来造模[10]。

也有更符合人类 GA 发病机制的动物模型制备方案。王晓倩等[11]对大鼠灌服腺嘌呤和

乙胺丁醇,联合关节注射 MSU 构建高尿酸血症合并 GA 模型。郭玉星等[12]通过腹腔注射尿酸酶抑制剂氧嗪酸钾,联合关节腔注射 MSU 造模成功。还可喂饲含次黄嘌呤饲料,联合皮下注射氧嗪酸钾,使大鼠冷水中游泳或直接冰敷大鼠关节,模拟人类高嘌呤饮食和低温环境诱发构建 GA 模型[13-14]。熊辉等[15]通过使大鼠饮用蜂蜜水、灌服油脂和白酒,并联合应用人工气候箱的方式成功构建了 GA 湿热证模型,为研究中药辨证施治提供了可行方案。

目前多以 SD 和 Wistar 大鼠,尤其是雄性大鼠来建立 GA 疾病模型,这可能与 GA 以男性多发的特点相关。也有以兔[16]、昆明种小鼠[17]、鸡[18]等成功构建 GA 模型,使 GA 动物模型得到丰富和发展。也开始探索 GA 细胞模型的构建并将其应用于中药在细胞蛋白分子水平的机制研究,如通过分离大鼠滑膜细胞、中性粒细胞或巨噬细胞于体外进行培养,通过向培养液中滴加 MSU 悬液来分别诱导制备 GA 滑膜细胞[19]、中性粒细胞[20]或巨噬细胞[21]模型。

二、中药治疗痛风性关节炎的作用及机制

(一)抑制炎症反应

1.降低促炎细胞因子水平,提高抗炎细胞因子水平

党荣敏等[22]研究显示,黑骨藤具有抑制 GA 炎性反应的作用,其机制可能是通过降低 MSU 诱导 GA 大鼠的外周血清中 IL-1β、IL-6、IL-8、TNF-α 等水平来实现的。王晓倩等[11]研究发现,金苓痛风舒微丸除可抑制 GA 大鼠血清中 TNF-α、IL-8 表达外,也可降低干扰素-γ 含量,减轻大鼠关节滑膜的炎症细胞浸润、充血、肿胀和坏死。研究[23]显示,高剂量黄芩苷(60mg/kg)可降低 GA 大鼠血清中 IL-1β、IL-18 含量,但对血清中 TNF-α 含量无明显影响。也有研究[24]发现,透骨香可明显降低 GA 大鼠血清中前列腺素 E_2、白三烯 B_4 的含量,发挥抗痛风炎症反应的作用。

中药也可通过调节关节液、关节囊及滑膜组织炎性细胞因子水平发挥作用。陈应康等[25]发现,抗痛风胶囊可降低 GA 大鼠关节软骨组织、血清及关节液中的 TNF-α 水平来发挥治疗 GA 作用。李利生等[26]发现,淫羊藿苷可明显降低关节囊及滑膜组织中 IL-1β、IL-6、TNF-α 和前列腺素 E_2 含量,同时下调环氧化酶-2 蛋白表达,从而改善 GA 大鼠症状。徐轶尔等[27]通过 RT-PCR 及酶联免疫法检测技术,发现豨莶草可剂量依赖性地下调 GA 大鼠滑膜组织中 IL-1β、TNF-α、NF-κB mRNA 表达,继而降低组织中 IL-1β、TNF-α 含量,减轻炎症反应。

中药还可通过提高抗炎因子水平发挥作用。周彪等[28]发现,蠲痹历节清方可明显降低 GA 大鼠滑膜组织中 TNF-α、IL-1β、IL-6、环氧化酶-2 含量,同时增加组织中 TGF-β 含量,从而抑制 GA 大鼠的炎症反应。IL-10、IL-Ra、IL-17 等水平的提高也可能是中药发挥治疗 GA 作用机制[29-30]。

2.抑制基质金属蛋白酶

谢兴文等[31]发现,中、高剂量忍冬藤通风颗粒可缓解 GA 大鼠症状,其机制可能是通过降低大鼠关节滑膜及周围组织中 MMP-3、脂蛋白相关磷脂酶 A_2 含量来实现的。有研究[16]采用免疫组化检测方法,发现金风颗粒可通过调控 MMP-1/基质金属蛋白酶抑制剂-1(TIMP-1)的平衡来抑制 GA 兔软骨炎性损害。同时 Zhu 等[32]研究显示,三妙方可下调软骨细胞中 MMP-3、

聚集蛋白聚糖酶-4 表达,上调 TIMP-1 表达,来保护软骨基质,提高软骨基质中蛋白多糖和胶原蛋白含量,抑制 MSU 诱导的软骨炎性损伤。

3.抑制趋化因子

王鹏等[6]发现,中、高剂量的白藜芦醇治疗 MSU 诱导的 GA 大鼠时,可以降低关节液中 IL-1β 含量,同时也可以显著降低 CXC 趋化因子配体 10 水平,从而减少中性粒细胞在关节腔的募集,减轻炎症反应。

(二)调节信号通路

1.中性粒细胞碱性磷酸酶-3 炎性体信号通路

清热除痹方可呈剂量依赖性地降低 GA 大鼠膝关节滑膜组织中的中性粒细胞碱性磷酸酶-3(NALP3)、凋亡相关点样蛋白(ASC)、Caspase-1 蛋白表达及 IL-1β 含量[33]。土茯苓总黄酮可以降低 GA 动物滑膜组织中 NALP3、ASC、Caspase-1 蛋白及 mRNA 表达,下调 IL-6、IL-1β、TNF-α 水平[34]。由此可见,通过抑制 NALP3 炎性小体信号通路活化,进而减少下游炎症细胞因子表达可能是中药治疗 GA 的作用机制。

2.Toll 样受体/NF-κB 信号通路

研究[35]发现,虎杖—桂枝药对可降低 GA 大鼠外周血单核细胞中的 Toll 样受体 4(TLR4)、髓样分化因子、肿瘤坏死因子受体相关因子 6(TRAF-6)mRNA 和蛋白表达及滑膜组织中 NF-κB p65 表达,推断其可能通过抑制 TLR4-MyD88-NF-κB 信号通路的激活来发挥治疗 GA 作用。体外试验表明,痛风泰含药血清可显著下调大鼠关节滑膜细胞中 TLR4 mRNA 表达;体内试验显示,其可降低大鼠血液中 TNF-α 含量及滑膜组织中 NF-κB p65 蛋白表达,其治疗 GA 可能通过 TLR4/NF-κB 通路发挥作用[36]。郭玉星等[37]研究认为,蠲痹历节清方对 TLR-4/NF-κB 通路的抑制可能是通过上调 PPAR-γ 表达来实现的。

3.骨保护素/NF-κB 受体活化因子配体/NF-κB 信号通路

刘欢等[38]研究发现,自拟痛风汤在改善 GA 大鼠症状、降低血清炎性细胞因子水平的同时,还可上调血清中骨保护素(OPG)含量及 OPG/NF-κB 受体活化因子配体(RANKL)值,下调血清 RANKL 含量和关节滑膜组织 NF-κB p65 蛋白表达,认为调节 OPG/RANKL/NF-κB 信号通路可能是其治疗 GA 的机制。

4.JNK 通路

豨莶草水提物可抑制 JNK 信号通路的异常激活,降低滑膜组织中 JNK、p-JNK 蛋白表达,下调转录因子 c-Jun、AP-1 mRNA 表达,改善 GA 大鼠炎症反应[39]。

5.基质细胞衍生因子-1/CXC 趋化因子受体 4 信号轴与 p38 MAPK 信号通路

Lu 等[40]通过体内外试验发现,穿山龙可降低 GA 大鼠滑膜组织中基质细胞衍生因子-1(SDF-1)、CXC 趋化因子受体 4(CXCR4)、p38 MAPK 蛋白表达,其含药血清可下调 IL-1β 诱导下的滑膜细胞内 SDF-1、磷酸化丝裂原活化蛋白激酶 MKK3/6 抗体表达,认为穿山龙可通过调控 SDF-1/CXCR4 信号通路和 p38 MAPK 信号通路来实现治疗作用。

(三)抗氧化作用

姜德友等[8]发现,补肾利湿中药可明显提高 GA 大鼠血清中 SOD 含量,推测中药可通过提高 SOD 含量及活性,从而调控超氧化物水平和活性氧含量,间接抑制活性氧激活炎症细胞因子转录途径,发挥防治 GA 作用。滋生肾气丸(40mg/kg)可显著提高大鼠血清中 SOD、GSH-Px 和还原型谷胱甘肽水平,增强 GA 大鼠的抗氧化状态[41]。

(四)降尿酸作用

齐新宇等[18]发现,蠲痹历节清方可通过降低鸡血清中尿酸含量和黄嘌呤氧化酶(XOD)活性,从而改善 GA 症状。谢兴文等[31]发现,中、高剂量忍冬藤痛风颗粒可显著降低 GA 大鼠血清尿酸水平及肝脏 XOD 活性,改善 GA 大鼠关节肿胀及活动。中、高剂量的补肾利湿方剂可显著降低 GA 大鼠血尿酸水平,可能是通过下调大鼠滑膜组织中 URAT1 蛋白表达实现的[42]。

(五)提高痛阈

邓奕等[43]采用电子压痛仪研究表明,中、高剂量的芪桂痛风片可通过抑制 MUS 诱导的大鼠痛阈的降低来改善其痛觉过敏,从而缓解疼痛。陈应康等[24]在恒温安静环境下以鼠尾光照测痛仪评估,发现苗药透骨香可明显提升 GA 大鼠痛阈,且呈现剂量依赖性。

(六)调节机体代谢

林芳芳等[44]发现,穿山龙总皂苷可通过抑制 GA 大鼠体内甘氨酸降解,减少嘌呤合成,同时上调色氨酸浓度,推测其可能通过调控代谢通路及产物来发挥抗炎和免疫调节作用。刘树民等[45]进一步从肝脏代谢组学角度,发现穿山龙提取物可上调 GA 大鼠脱氧鸟苷、肌苷、次黄嘌呤、脱氧腺苷酸和磷酸腺苷水平,下调还原型谷胱甘肽和氧化型谷胱甘肽、尿苷二磷酸葡萄糖水平,通过调节谷胱甘肽代谢、淀粉与蔗糖代谢和嘌呤代谢通路实现从肝论治 GA。

三、小结

中药治疗 GA 疗效确切,实验研究丰富深入。现有研究多应用 GA 经典模型,并联系实际,结合中医药特色,不断改良和创新,尤其是 GA 细胞模型的应用,为在细胞分子蛋白水平研究中药相关机制提供了更加精准的思路。但具有中医药特色的病证结合模型应用较少。作用机制研究显示,中药可从抑制炎症反应、调节信号通路、抗氧化、降尿酸、提高痛阈及调节机体代谢等多个方面发挥作用,也体现出 GA 的发生发展是“代谢—免疫—炎症”相互影响的复杂过程。除既有研究外,ATP-P2X7R 信号通路、microRNA 的调节作用、肠道菌群—宿主代谢等在 GA 的发病过程中也发挥着重要作用。

参考文献

[1]周春言,李琴.自拟痛风方联合塞来昔布治疗湿热夹瘀型痛风性关节炎临床研究[J].国际中医中药杂志,2018,40(9):818-821.DOI:10.3760/cma.j.issn.1673-4246.2018.09.007.

[2]贾二涛,耿红玲,林昌松.从瘀血分期论治痛风探析[J].国际中医中药杂志,2017,39(4):376-379.DOI:10.3760/cma.j.issn.1673-4246.2017.04.023.

[3]CODERRE TJ,WALL PD.Ankle joint urate arthritis(AJUA)in rats:an alternative animal model of arthritis to that produced by Freund's adjuvant[J].Pain,1987,28(3):379-393.DOI:10.1016/0304-3959(87)90072-8.

[4]梁莎,夏有兵,朱毅,等.急性痛风性关节炎大鼠局部造模方法的改良[J].中国现代医学杂志,2014,24(2):10-13.DOI:10.3969/j.issn.1005-8982.2014.02.003.

[5]吕军,方和金,吴涛.一种改进的痛风性关节炎大鼠模型制备方法[J].中国现代医学杂志,2014,24(18):17-21.DOI:10.3969/j.issn.1005-8982.2014.18.004.

[6]王鹏,丁慧,孙晓方,等.白藜芦醇对急性痛风性关节炎的影响[J].中华风湿病学杂志,2014,18(3):160-163,后插1.DOI:10.3760/cma.j.issn.1007-7480.2014.03.005.

[7]薛剑,朱瑞琪,卢芳,等.穿山龙总皂苷对痛风性关节炎大鼠肝脏组织β半乳糖苷酶和β-N-乙酰氨基葡萄糖酶活性的影响[J].中医药学报,2014,42(4):47-49.DOI:10.3969/j.issn.1002-2392.2014.04.019.

[8]姜德友,曲晓雪,陈飞,等.补肾利湿法对痛风性关节炎大鼠超氧化物歧化酶表达的影响[J].湖北中医药大学学报,2016,18(1):11-14.DOI:10.3969/j.issn.1008-987x.2016.01.03.

[9]袁晓,范永升,谢冠群,等.基于"TLR4/NF-κB"信号通路研究"加味四妙丸"治疗急性痛风性关节炎大鼠的作用机制[J].浙江中医药大学学报,2017,41(1):17-24.DOI:10.16466/j.issn1005-5509.2017.01.003.

[10]孙益,童培建,李象钧,等.循经论治法对急性痛风性关节炎大鼠的 Toll 样受体 4/NF-κB 信号通路影响机制研究[J].中华中医药学刊,2015,33(9):2195-2200,插13-插16.DOI:10.13193/j.issn.1673-7717.2015.09.042.

[11]王晓倩,李鑫,郭建生,等.金苓痛风舒微丸抗炎作用及其机制研究[J].中药新药与临床药理,2014,25(6):700-704.DOI:10.3969/j.issn.1003-9783.2014.06.013.

[12]郭玉星,熊辉,陆小龙,等.改良痛风性关节炎大鼠模型的复制[J].云南中医学院学报,2017,40(2):18-23.DOI:10.19288/j.cnki.issn.1000-2723.2017.02.004.

[13]刘珑珑,潘红英,时乐,等.三妙丸抗急性痛风关节炎配伍机制研究[J].世界科学技术:中医药现代化,2014,16(5):997-1004.DOI:10.11842/wst.2014.05.009.

[14]孙赛君,袁卉,蒋金鹏,等.次黄嘌呤灌胃加冰敷法诱导大鼠急性痛风性关节炎模型[J].长江大学学报:自然科学版,2014,11(9):38-40,43.DOI:10.16772/j.cnki.1673-1409.2014.09.018.

[15]熊辉,曲良烨,向黎黎,等.痛风性关节炎湿热证病证结合模型的建立[J].中医正骨,2014,26(3):14-20.

[16]王晓倩,李鑫,郭建生,等.金凤颗粒对痛风性关节炎兔关节软骨 MMP-1/TIMP-1 表达影响[J].中国免疫学杂志,2015,31(6):774-777,784.DOI:10.3969/j.issn.1000-484X.2015.06.012.

[17]平凡,谭唱,颜至昭,等.萆薢除痹汤抗实验性痛风作用机制探讨[J].中国实验方剂学杂志,2015,21(9):129-132.DOI:10.13422/j.cnki.syfjx.2015090129.

[18]齐新宇,熊辉,周彪,等.蠲痹历节清方干预鸡急性痛风性关节炎模型的实验研究[J].中医正骨,2015,27(3):5-11.

[19]朱明敏,李静,张欢欢,等.复方土茯苓颗粒对大鼠滑膜细胞炎症因子及 mi-RNA 的影响[J].广州中医药大学学报,2014,31(4):578-581,586,678.DOI:10.13359/j.cnki.

gzxbtcm.2014.04.019.

[20]房树标,王永辉,李艳彦,等.基于 NLRP3 炎性体信号通路研究桂枝芍药知母汤对尿酸钠诱导的大鼠中性粒细胞炎性信号表达的影响[J].中国药物与临床,2016,16(2):170-175. DOI:10.11655/zgywylc2016.02.006.

[21]王永辉,房树标,李艳彦,等.桂枝芍药知母汤对尿酸钠诱导的大鼠巨噬细胞 Toll-MyD88 信号通路炎性信号表达的影响[J].中医学报,2017,32(5):784-788.DOI:10.16368/j.issn. 1674-8999.2017.05.206.

[22]党荣敏,刘元忠,谢洪书,等.黑骨藤抗急性痛风性关节炎的实验研究[J].中国免疫学杂志, 2016,32(9):1295-1298.DOI:10.3969/j.issn.1000-484X.2016.09.011.

[23]文学平,刘德俊,裴忆雪,等.黄芩苷抗急性痛风性关节炎的实验研究[J].中药材,2017, 40(8):1952-1955.DOI:10.13863/j.issn1001-4454.2017.08.046.

[24]陈应康,佘福强,刘大腾,等.苗药透骨香抗急性痛风性关节炎作用的实验研究[J].中药材, 2016,39(9):2118-2121.DOI:10.13863/j.issn1001-4454.2016.09.045.

[25]陈应康,田培燕.抗痛风胶囊对 AGA 大鼠血清、关节软骨和关节液中 TNF-α 水平的影响分析[J].中国免疫学杂志,2015,31(12):1628-1632.DOI:10.3969/j.issn.1000-484X.2015. 12.010.

[26]李利生,史源泉,龚其海.淫羊藿苷抗尿酸钠诱导的大鼠急性痛风性关节炎作用[J].中国实验方剂学杂志,2017,23(11):134-138.DOI:10.13422/j.cnki.syfjx.2017110134.

[27]徐轶尔,孙贵才,郑春雨,等.豨莶草对尿酸钠引起痛风性关节炎 IL-1β、TNF-α、NF-κB 表达的影响[J].风湿病与关节炎,2015,4(1):9-13.DOI:10.3969/j.issn.2095-4174.2015. 01.002.

[28]周彪,郭玉星,陆小龙,等.蠲痹历节清方对大鼠痛风性关节炎关节肿胀指数和滑膜组织中炎症因子的影响[J].云南中医学院学报,2017,40(3):15-18,32.DOI:10.19288/j.cnki. issn.1000-2723.2017.03.004.

[29]朱金凤,吴萍.酸脂清胶囊对实验大鼠急性痛风性关节炎模型 IL-10 和 IL-1Ra 的影响[J]. 世界中医药,2014,9(1):78-80.DOI:10.3969/j.issn.1673-7202.2014.01.028.

[30]姜德友,李文昊,解颖,等.补肾利湿法对急性痛风性关节炎大鼠血清 IL-17 表达水平的影响[J].世界中医药,2015,10(10):1574-1577.DOI:10.3969/j.issn.1673-7202.2015.10.032.

[31]谢兴文,王春亮,徐世红,等.忍冬藤痛风颗粒对痛风性关节炎模型大鼠 MMP-3 和 LP-PLA2 的影响[J].中国中医骨伤科杂志,2016,24(2):6-8,13.

[32]ZHU F, YIN L, JI L, et al.Suppressive effect of sanmiao formula on experimental gouty arthritis by inhibiting cartilage matrix degradation:An in vivo and in vitro study[J].Int Immunopharmacol,2016,30:36-42.DOI:10.1016/j.intimp.2015.11.010.

[33]石尉宏,劳贝妮,张娴娴,等.清热除痹方对大鼠痛风性关节炎 NALP3 炎性体信号通路的影响[J].中药新药与临床药理,2018,29(4):461-467.DOI:10.19378/j.issn.1003-9783. 2018.04.015.

[34]金晓敏,张晓熙,郭璐,等.基于 NLRP3 炎性体轴探讨土茯苓总黄酮对痛风性关节炎的作用

和机制[J].中国实验方剂学杂志,2018,24(4):90-95.DOI:10.13422/j.cnki.syfjx.2018040090.

[35]李钟,韩彬,黄惠珠,等.虎杖—桂枝药对配伍对急性痛风性关节炎大鼠 TLR4/MyD88 信号转导通路的影响[J].广州中医药大学学报,2015,32(6):1040-1046,1145.DOI:10.13359/j.cnki.gzxbtcm.2015.06.016.

[36]张剑勇,吴施楠,王晶,等.痛风泰对 TLRs/NF-κB 信号通路中关键基因的调控作用[J].世界中西医结合杂志,2016,11(6):750-754.DOI:10.13935/j.cnki.sjzx.160603.

[37]郭玉星,熊辉,易法银,等.蠲痹历节清方对改良痛风性关节模型大鼠滑膜的 TLR4,NF-κB,PPARγ 的影响[J].中国实验方剂学杂志,2018,24(23):126-133.DOI:10.13422/j.cnki.syfjx.20182332.

[38]刘欢,庞学丰,吴燕红,等.清热祛湿法对尿酸钠关节炎大鼠 OPG/RANKL/NF-κB 信号通路调控的影响[J].中华中医药杂志,2018,33(6):2560-2562.

[39]徐轶尔,于雪峰,陈水林,等.基于 JNK 信号通路探讨豨莶草对痛风性关节炎影响[J].中国骨质疏松杂志,2017,23(10):1340-1345.DOI:10.3969/j.issn.1006-7108.2017.10.016.

[40]LU F,LIU L,YU DH,et al.Therapeutic effect of Rhizoma Dioscoreae Nipponicae on gouty arthritis based on the SDF-1/CXCR 4 and p38 MAPK pathway:an in vivo and in vitro study[J].Phytother Res,2014,28(2):280-288.DOI:10.1002/ptr.4997.

[41]HAN J,XIE Y,SUI F,et al.Zisheng Shenqi decoction ameliorates monosodium urate crystal-induced gouty arthritis in rats through anti-inflammatory and anti-oxidative effects[J].Mol Med Rep,2016,14(3):2589-2597.DOI:10.3892/mmr.2016.5526.

[42]姜德友,刘彤彤,常佳怡,等.补肾利湿法对痛风性关节炎大鼠关节腔滑膜组织 URAT1 的影响[J].上海中医药大学学报,2016,30(6):52-56.DOI:10.16306/j.1008-861x.2016.06.012.

[43]邓奕,张红,曹亮,等.芪桂痛风片对痛风性关节炎动物模型的镇痛研究[J].现代药物与临床,2014,29(6):589-593.DOI:10.7501/j.issn.1674-5515.2014.06.002.

[44]林芳芳,刘树民,周琦,等.穿山龙总皂苷对痛风性关节炎大鼠血清生物标志物的影响[J].中国新药杂志,2017,26(23):2840-2845.

[45]刘树民,张宁,于栋华,等.穿山龙抗急性痛风性关节炎的肝脏代谢组学研究[J].中国中药杂志,2017,42(10):1971-1978.DOI:10.19540/j.cnki.cjcmm.20170224.011.

（吴青松）

第十章 骨碎补及其提取物应用于骨科疾病的药理作用研究概况

[摘要]骨碎补主要含有黄酮类、三萜类、酚酸等成分,具有促增殖分化、活血化瘀、改善微循环、抗骨质疏松、骨损伤修复、抗炎镇痛、促进骨折愈合、保护关节软骨、促进周围神经修复等多种药理作用。骨碎补对成骨细胞的矿化与分化有促进作用。骨碎补可以有效提升骨骼的微循环,促进骨损伤部位的骨膜血管形成;可以抑制骨密度的下降趋势,增加骨小梁的数量,抑制破骨细胞的生成;通过抑制滑膜细胞的过度凋亡减低炎性因子水平,保护骨组织,改善关节功能;还可减轻软骨退变,促进软骨细胞分化,减少软骨基质的降解。

[关键词]骨碎补;活性成分;药理作用;骨科;修复;研究概况

骨碎补是一种水龙骨科多年生蕨类植物。在我国主要分布于长江以南,云南西双版纳和四川的金沙江流域为骨碎补的主要产区。中医认为,骨碎补性温,味苦,归肾、肝经,具有续伤止痛、补肾壮骨的功效,是中医骨伤科历来常用的重要中药。黄酮类、三萜类、酚酸及其苷类为骨碎补根茎中的主要化学成分[1],骨碎补可以分离提纯40多种黄酮类化学物,包括黄酮、黄烷醇、橙酮、查耳酮、二氢黄酮等。黄酮苷类化合物的苷元通常是山奈酚(Ⅰ)与木樨草素(Ⅱ)。二氢黄酮类的主要成分为柚皮素、北美圣草素与苦参黄素等,柚皮苷的苷原柚皮素是骨碎补中的重要活性物质。三萜类活性物质包括环阿屯烷型四环三萜和何伯烷型五环三萜。还有以儿茶精、阿夫儿茶精为苷元的黄烷醇苷类化合物。骨碎补中另一种主要的化合物酚酸类主要成分为苯甲酸和以肉桂酸、阿魏酸、咖啡酸为苷元的苯丙酸类化合物。骨碎补化学成分丰富,具有非常显著的骨科临床药用价值,现将其综述如下。

一、健骨作用

(一)促进成骨细胞增殖分化

骨碎补提取物具有多种功效,骨碎补中的柚皮素能有效提高身体内碱性磷酸酶和脯氨酰羟化酶活性,提升脱氧核糖核酸(DNA)的合成。李晋玉等[2]通过实验发现,骨碎补总黄酮通过激活Wnt/β-catenin信号通路促进小鼠胚胎成骨细胞(MC3T3-E1)的增殖分化。成骨细胞主要由骨髓基质细胞与骨髓间充质干细胞不断分化与增殖形成,骨碎补的类激素样作用可以引起成骨细胞的增殖和分化,其药物浓度会在一定程度上影响骨细胞的增殖[3]。秩荣昆等[4]研究发现,1000mg/L的骨碎补提取液能够显著促进成骨细胞的增殖分化,且促进作用与浓度成正比,在1500~1600mg/L浓度时达到最大效应,其作用机制是提升成骨细胞中OPGmRNA

的表达水平。骨碎补提取物能够增加骨小梁的数量,同时提高胫骨与总骨量的质量比,其柚皮苷提取物可以促进骨钙素的分泌,推进成骨细胞的分化,促进骨细胞不断钙化。通过对比实验研究,宋渊等[5]发现,骨碎补含药血清可以促进成骨细胞的成骨分化并增强其抗氧化性,提高成骨细胞钙化点、骨钙分泌量、钙盐沉积量与成骨细胞的增殖率等,这些现象显示骨碎补可以对成骨细胞的矿化与分化起到促进作用。这是骨碎补在骨科疾病具有修复能力的基础。

(二)遏制骨质的吸收及破坏

骨碎补提取物可通过调节多种代谢途径以及影响多种骨调节因子的表达来影响骨的重建与吸收。骨碎补总黄酮能上调骨质疏松模型大鼠骨形态发生蛋白-2(BMP-2)mRNA 的表达,提高大鼠股骨近端骨密度和比目鱼肌生长因子相关蛋白的表达[6-7]。骨碎补总黄酮能够提升实验大鼠的骨形成速率、骨密度、血清骨钙素含量以及大鼠股骨的骨小梁体积,减少股骨骨质的吸收,显著提高骨质疏松小鼠模型的血钙、血磷水平,拮抗股骨和腰椎骨密度降低[8]。骨碎补提取物具有抑制去睾丸大鼠下肢骨密度的下降趋势,增加下肢骨小梁数量,促进骨保护因子表达,降低骨质损失,抑制破骨细胞生成等功效。宋佳等[9]研究发现,骨碎补还可以明显抑制大鼠牙槽骨吸收,促进大鼠牙骨细胞的发育与形成,使大鼠牙槽骨骨密度增加,能有效促进牙周膜的改建和牙槽骨重塑,提高大鼠的牙齿坚硬度,对人牙周成骨细胞计数和牙骨质层厚度的增加也有很好的作用[10]。骨碎补总黄酮具有和雌激素类似的功效[11],雌激素是在人体骨代谢平衡中起重要调节作用的内源性物质,可以缩短骨质的成熟周期[12],骨碎补提取物能够抑制破骨细胞的转化,进而抑制破骨细胞的吸收,对激素引起的骨质疏松症具有一定的预防作用,在辅助治疗绝经后骨质疏松症方面安全有效[13-14]。曾辉等[15]通过随机对照试验发现,骨碎补总黄酮能抑制去卵巢大鼠的下颌骨结构破坏,减缓下颌骨骨量丢失速度。张峻玮等[16]研究显示,骨碎补总黄酮通过抑制骨髓内脂肪细胞数量,可以改善去卵巢大鼠的骨质疏松。该作用机制可能与抑制 Notch 信号通路相关[17]。上官文姬等[18]认为骨碎补总黄酮通过调节内皮细胞功能及促进血管内皮细胞增殖两个方面来治疗骨质疏松,骨碎补的乙醇提取物还可通过调节能量及肠道细菌代谢和抗氧化损伤来预防糖皮质激素诱导的骨质疏松症的形成。

(三)促进骨损伤修复

早在我国宋、元时期,中医先贤就利用骨碎补强筋骨、补肝肾的作用对骨折进行治疗,其在修复骨损伤、促进骨折愈合方面有着非常好的疗效,骨组织富含转化生长因子-β(TGF-β)成分,TGF-β 可以通过调节破骨细胞、成骨细胞与间充质细胞之间的活动进行骨的形成与重建,骨碎补可以增加 TGF-β 在骨内的表达水平。在骨组织的发育与形成中,BMP-2 是一种十分关键的生长因子,骨碎补总黄酮能够促进卵巢切除大鼠 BMP-2 的表达水平[19-20]。骨碎补总黄酮对骨膜细胞增殖有促进作用,可以促进骨膜细胞分化为成骨细胞,诱导骨膜细胞钙结节形成,这种作用与骨碎补浓度呈正相关。骨碎补能提高微重力下成骨细胞增殖、分化能力[21]。骨碎补中的总黄酮对骨折愈合与骨重建有较好的临床疗效,李慧英等[22]研究发现,骨碎补总黄酮能通过改善激素性股骨头坏死兔模型的血钙和血磷水平,改善空骨陷窝率,促进骨对钙的吸收。江丽霞等[23]研究发现,骨碎补总黄酮对骨不连兔模型有明显的促进愈合作用,其作用机制与骨碎补总黄酮能增强雌激素受体有关。骨碎补中的柚皮苷是骨组织工程的良好调节剂,可以通过骨诱导促进骨形成,能显著促进兔子的颅骨修复再生[24]。姜自伟等[25]研究显示,骨碎补总黄酮可以提高大鼠牵张成骨区域的成骨质量,具有促进新骨形成的作用。张志慧等[26]发现,骨碎补可以提高人下颌骨牵张新骨形成的速度和质量,加速骨牵张中新生骨质的生成与成熟[27]。陶巍[28]观察发现,踝骨骨折患者术后联合内服骨碎补煎剂8周,与对照组相比,可以有效促进骨折愈合,促进骨骼生长,明显缩短成人踝骨骨折患者术后的踝骨平均愈合时间,减少骨折的修复周期,加速患者的康复。叶灵超等[29]对108例骨延迟愈合患者的随机对照研究显示,骨碎补注射液可以提高骨延迟愈合患者血清碱性磷酸酶、血清NGF和BMP-2含量,促进患者骨折愈合,提高临床疗效。高焱[30]对69例骨折延迟愈合和骨不连患者采用随机对照研究,认为骨碎补总黄酮配合治疗骨折延迟愈合和骨不连,不仅可以缩短骨折愈合时间,而且无明显不良反应。

(四)促进腱骨愈合

骨科治疗中对于肌腱转移替代和肌腱骨骼附着点的断裂修复多采用肌腱经骨隧道移植的方法,但是术后腱骨结合部分愈合困难一直是一个棘手的问题。肌腱移植后肌腱干细胞的有效激活和腱骨结合部位周围血管再生是腱骨愈合的生物基础。研究发现,骨碎补总黄酮不但可以有效刺激肌腱干细胞成骨标记物的表达,促进肌腱干细胞的成骨分化,还可以增加腱骨结合部位的血管形成,可以明显促进实验大鼠自体肌腱移植后的腱骨愈合,提高腱骨愈合质量[31],这给临床骨科医生提供了促进腱骨愈合的药物治疗新选择。

二、活血化瘀作用

(一)改善骨内血管微循环

研究[32]发现,骨内的血管微循环调控参与了骨内成骨过程,在骨组织重建过程中,骨组织内微小血管和骨内微环境的形成在成骨过程发挥着重要作用。在修复骨骼与骨骼发育时,骨骼与血管会产生交联关系。一方面,血管给予骨骼提供营养物质与氧气,另一方面,血管细胞、破骨细胞、骨细胞等细胞之间互相作用,促进骨形成和骨重塑[33]。血液淤滞会诱发骨小梁微循环障碍,导致血液中的氧气和营养物质无法通过内、外骨板的骨单位进入骨骼,导致骨骼无法进行正常的能量代谢,骨碎补有抗血管内皮损伤作用,可以明显改善动物的血液流变学和微循环状态,具有促进血液循环和祛瘀减压的作用,可以有效提升骨骼的微循环,改善骨骼组织的血流状态,提高受损部位的血液流变性,促进骨骼的新陈代谢[34]。刘剑刚等[35]研究显示,大鼠服用骨碎补总黄酮胶囊后其血小板黏附性、红细胞聚集指数与血液黏度均明显降低,骨碎补总黄酮能有效减少大鼠模型血液的黏稠度和血小板聚集,显著改善血流动力学,还可以抑制肾上腺素对大鼠微动脉的收缩作用,改善骨骼局部的血液流变性及骨组织的血流状态。

(二)促进骨内血管再生

骨碎补总黄酮能通过上调血管新生相关因子来调节血管内皮细胞功能[18],骨碎补还可以通过调节基质金属蛋白酶(MMP)和血管内皮生长因子(VEGF)来促进血管生成[36]。内皮祖细胞(endothelial progenitor cells,EPCs)是新血管形成的源头物质,而骨碎补中的柚皮苷可加速EPCs的形成[37],增加血管网再生面积[38-39]。李定等[40]发现,骨碎补总黄酮可以明显上调诱导膜中血管新生相关因子表达,对实验大鼠骨缺损区域的成骨质量和骨膜血管形成具有良好的促进作用。蔡群斌等[41]通过大鼠随机对照研究发现,骨碎补总黄酮在诱导膜形成期可促进 $TGF-\beta_1$ 及 VEGF 的表达,加速血管化进程,骨碎补总黄酮高剂量组诱导膜组织形成的新生血管多于其余各组,且表达均具有剂量依赖性,这为骨缺血坏死、肢体离断等缺血性骨科疾病的中药治疗提供了新思路。

三、保护骨关节作用

(一)抑制骨关节炎症

骨碎补是治疗骨关节炎的有效中药选择,其能快速减轻骨关节患者膝部红、肿、热、痛的症状,改善膝关节功能。刘宇波等[42]研究显示,骨碎补可通过降低兔模型关节滑膜中白介素 1β ($IL-1\beta$)的表达,减少关节滑膜中炎症细胞的数量,来保护关节滑膜损伤以及破坏,对膝骨关节炎有比较显著的防治效果。骨碎补总黄酮对炎症水肿也有抑制作用。金连峰[43-44]通过实验发现,给新西兰兔连续 6 周灌服 $1.5g/(kg \cdot d)$ 剂量骨碎补能抑制骨性关节炎滑膜细胞的过度凋亡,保护骨组织,改善关节功能,其效果优于硫酸氨基葡萄糖。何鹏等[45]研究显示,骨碎补可以减低膝关节炎性因子 $IL-1\beta$ 与前列腺素 E_2(PGE_2)的水平,减少骨关节滑膜组织里面的 miR-146a 与 miR-27a 的表达水平,可以显著改善动物模型关节内的病理改变,减少关节腔渗出液,抑制关节滑膜血管的增生,促进关节内滑膜修复,提高治疗骨性关节炎的临床疗效。研究[46-47]表明,骨碎补中的柚皮素可通过调节基质金属蛋白酶的产生减轻膝关节水肿及疼痛,并且抑制效果与柚皮素的浓度呈正相关。

(二)保护关节软骨

研究[48]显示,柚皮素可以减轻模型小鼠的慢性关节炎,改善组织病理学指标,减缓关节部位软骨损伤和骨吸收。戈兵等[49]研究发现,灌服骨碎补总黄酮 8 周可以减轻兔模型的软骨退变程度,降低软骨组织基质金属蛋白酶-3 表达,对软骨细胞的分化起到促进作用,提高细胞Ⅱ型胶原及葡萄糖氨基聚糖水平,减轻关节软骨退变,减少软骨基质的降解,达到抑制膝骨关节炎的效果。牟明威等[50]研究发现,骨碎补联合细胞-ADM(细胞真皮基质)移植可以显著修复实验兔模型软骨缺损。骨碎补总黄酮通过抑制 $NF-\kappa B$ 信号通路,激活以及抑制炎性因子的表达,从而保护椎间盘软骨细胞,延缓椎间盘退变的进展[51]。

四、抗炎止痛作用

骨碎补有显著的抗炎消肿疗效,而且止痛作用显著。骨碎补中的柚皮素是一种具有生物活性且能抗炎止痛的类黄酮,柚皮素可以通过调节溶酶体功能,抑制炎性细胞因子的水平来控制炎症[52]。柚皮素除具有抗炎镇痛活性外,还具有伤害感受器调节作用,抑制机械刺激的敏感性,减少机械性痛觉过敏,抑制炎性疼痛和神经源性炎症[53]。研究[54]发现,柚皮素既可以抑制实验小鼠的机械和热痛觉过敏,又可以逆转小鼠异常的神经性疼痛和术后疼痛,提高小鼠的抗伤害感受能力[55]。研究[56]显示,柚皮素被确定为有效的炎症抑制剂,可以治疗腰痛和坐骨神经痛。

五、促进周围神经再生作用

中医一直在寻找具有骨科周围神经损伤保护作用的中药,而研究[57]发现,骨碎补中的柚皮素具有良好的神经保护功能,具有抗炎和抗氧化作用,能够增强受损伤的坐骨神经再生能力,柚皮素可以提升实验坐骨神经损伤模型小鼠的感觉和运动参数,改善其痛觉行为和坐骨功能指数(SFI),这给骨科周围神经损伤疾病的中药治疗提供了新思路。

六、结论

骨碎补是一种具有多种药理活性、可以治疗多种骨科疾病的安全、理想的骨伤科中药,近年来围绕骨碎补化学成分及其在骨科疾病治疗中的药理作用与临床应用等方面虽有诸多研究,但已有研究多集中于骨碎补的骨损伤修复和抗骨质疏松方向,在治疗骨科疾病的其他方向,如促进血管和周围神经再生等方向上的研究较少。骨碎补中有效成分复杂,学者们研究方向也主要侧重于总黄酮和柚皮素等骨碎补粗提物,在其单体成分以及活性因子等很多领域仍值得进一步深入研究。加强对骨碎补有效成分的研究和提取,进一步开发骨碎补在骨科疾病治疗方面的药学价值,筛选出提高骨科临床疗效的活性成分入药是今后科学开发利用骨碎补的研究课题。随着骨碎补药用价值的不断挖掘,骨碎补将在骨科临床发挥越来越重要的作用,这对于中医骨伤科的发展及中医药现代化均具有重要意义。

参考文献

[1]WANG XL,WNAG NL,GAO H,et al.Phenylpropanoid and flavonoids from osteoprotective fraction of Drynaria fortunei[J].Natural Product Research,2010,24(13):1206-1213.

[2]李晋玉,俞兴,姜俊杰,等.骨碎补总黄酮联合纳米骨材料促进 MC3T3-E1 细胞的增殖分化[J].中国组织工程研究,2020,24(7):1030-1036.

[3]容婵,廖莉娅,林道建,等.柚皮苷对地塞米松诱导的小鼠 MC3T3-E1 细胞凋亡及线粒体凋亡途径的影响[J].临床和实验医学杂,2017,16(5):417-420.

[4]秩荣昆,郭磊磊.骨碎补提取液对成骨细胞增殖的影响[J].贵阳中医学院学报,2006,28(4):61-62.

[5]宋渊,李盛华,何志军.骨碎补含药血清对成骨细胞增殖、成骨的影响[J].中国骨质疏松杂志,2014,20(2):125-128,170.

[6]沈智,曾景奇,李益亮,等.骨碎补总黄酮对悬尾实验性骨质疏松模型大鼠骨密度及 BMP-2 mRNA 的影响[J].中医药导报,2019,25(21):33-36.

[7]刘剑锋,曾景奇,李益亮,等.骨碎补总黄酮对悬尾失用性骨质疏松大鼠骨密度和比目鱼肌生长因子的影响[J].中医药导报,2019,25(23):9-12,36.

[8]SUN X,WEI B,PENG ZH,et al.A polysaccharide from the dried rhizome of Drynaria fortunei(Kunze)J.Sm.prevents ovariectomized(OVX)-induced osteoporosis in rats[J].

Journal of Cellular and Molecular Medicine,2020,6:3692-3700.

[9]宋佳,赵刚,宋春蕾.骨碎补对牙周炎大鼠正畸牙移动保持阶段 RANKL 表达影响的研究[J].医学信息,2019,32(4):485-487.

[10]CHA JD,JUNG EK,CHOI SM,et al.Antimicrobial activity of the chloroform fraction of Drynaria fortunei against oral pathogens[J].J Oral Sci,2017,59(1):31-38.

[11]薛海鹏,刘岩,吴燕,等.骨碎补促进骨髓间充质干细胞增殖及成骨分化[J].中国矫形外科杂志,2018,26(11):1035-1040.

[12]GAN H,XU X,CHEN DQ,et al.Network pharmacology-based pharmacological mechanism of the Chinese Medicine Rhizoma drynariae against osteoporosis[J].Medical Science Monitor:International Medical Journal of Experimental and Clinical Research,2019,25:5700-5716.

[13]许金松,邓娜,张潇,等.骨碎补影响破骨细胞分化的程度与含药血清浓度有关[J].中国组织工程研究,2020,24(29):4620-4625.

[14]WANG W,LI M,LUO M,et al.Naringenin inhibits osteoclastogenesis through modulation of helper T cells-secreted IL-4[J].J Cell Biochem,2018,119(2):2084-2093.

[15]曾辉,赵许兵,唐成芳,等.骨碎补总黄酮对去卵巢大鼠下颌骨结构、血清 E2 及 OPG/RANKL 的影响[J].西安交通大学学报:医学版,2019,40(2):328-332.

[16]张峻玮,陈玲玲,李琰,等.骨碎补对去卵巢大鼠骨微结构的保护作用[J].山东科学,2020,33(1):35-41.

[17]韩亚力,罗奕,曾佳学.骨碎补总黄酮基于 Notch 信号通路改善骨质疏松的作用及机制研究[J].中国免疫学杂志,2018,34(2):261-266.

[18]上官文姬,李展春,程光齐.骨碎补总黄酮对血管内皮细胞功能和去卵巢大鼠血管形成的影响[J].中国中医骨伤科杂志,2017,25(1):5-8,13.

[19]王雷,王孝辉,张海龙,等.不同剂量骨碎补总黄酮对大鼠 Masquelet 技术诱导膜中 BMP-2 和 VEGF 表达的影响[J].中国中医骨伤科杂志,2018,26(4):1-4.

[20]姜自伟,曾景奇,李悦,等.骨碎补总黄酮对大鼠胫骨牵张末期 BMP-2 与 Smad-1 表达的影响[J].辽宁中医杂志,2018,45(1):166-168,227.

[21]尹文哲,张小玲,叶义杰,等.骨碎补对微重力下共培养骨细胞中成骨细胞分化的影响[J].中医药学报,2017,45(4):16-20.

[22]李慧英,孟东方,阮志磊.骨碎补总黄酮对激素性股骨头坏死血钙、血磷及空骨陷窝率的影响[J].中华中医药杂志,2016,31(12):5352-5354.

[23]江丽霞,袁瑞娟.骨碎补总黄酮促进骨膜细胞增殖及对兔骨不连的治疗作用[J].中国组织工程研究,2019,23(19):2953-2958.

[24]DONG GC,MA TY,LI CH,et al.A study of drynaria fortunei in modulation of BMP-2 signalling by bone tissue engineering[J].Turk J Med Sci,2020,50(5):1444-1453.

[25]姜自伟,曾景奇,黄枫.骨碎补总黄酮对大鼠胫骨牵张成骨效能的影响[J].中华中医药杂志,2018,33(2):661-663.

[26]张志慧,范淑霞,闫雪莲.骨碎补促进下颌骨缺损牵张成骨新骨形成的 CBCT 研究[J].科技创新导报,2015,12(13):28.

[27]高怡加,黄培镇,李悦,等.骨碎补总黄酮对牵张成骨过程中骨形态发生蛋白-2 和转化生长因子-β_1 表达的影响[J].广州中医药大学学报,2016,33(5):679-683.

[28]陶巍.骨碎补治疗成人踝骨骨折的药理研究[J].中国医院用药评价与分析,2016,16(1):44-46.

[29]叶灵超,梁红萍,丁一.骨碎补注射液对骨折延迟愈合患者的临床疗效[J].中国生化药物杂志,2016,36(11):157-159.

[30]高焱.骨碎补总黄酮治疗骨折延迟愈合和骨不连[J].中医正骨,2007,19(7):11-12,82.

[31]张新涛,江华基,梁祖儒,等.骨碎补总黄酮通过激活 mTOR 信号通路促进大鼠腱骨愈合的实验研究[J].中国骨伤,2018,31(3):248-253.

[32]GREENHILL C.Formation of blood vessels in bone maturation and regeneration[J].Nat Rev Endocrinol,2014,10(5):250.

[33]SIVARAJ KK,ADAMS RH.Blood vessel formation and function in bone[J].Development,2016,143(15):2706-2715.

[34]RAMASAMY SK,KUSUMHE AP,WANG L,et a1.Endothelial notch activity promotes angiogenesis and osteogenesis in bone[J].Nature,2014,507(7492):376-380.

[35]刘剑刚,谢雁鸣,徐哲,等.骨碎补总黄酮的活血化瘀作用及对实验性微循环障碍和骨质疏松症的影响[J].中国骨质疏松杂志,2006,12(1):46-49.

[36]HUANG ST,CHANG CC,PANG JS,et al.Drynaria fortunei promoted angiogenesis associated with modified MMP-2/TIMP-2 balance and activation of VEGF ligand/receptors expression[J].Front Pharmacol,2018,9:979.

[37]ZHAO Z,MA X,MA J,et al.Naringin enhances endothelial progenitor cell(EPC)proliferation and tube formation capacity through the CXCL12/CXCR4/PI3K/Akt signaling pathway[J].Chem Biol Interact,2018,286:45-51.

[38]SHANGGUAN WJ,ZHANG YH,LI ZC,et al.Naringin inhibits vascular endothelial cell apoptosis via endoplasmic reticulum stress and mitochondrial mediated pathways and promotes intraosseous angiogenesis in ovariectomized rats[J].International Journal of Molecular Medicine,2017,40(6):1741-1749.

[39]SONG N,ZHAO Z,MA X,et al.Naringin promotes fracture healing through stimulation of angiogenesis by regulating the VEGF/VEGFR-2 signaling pathway in osteoporotic rats[J].Chemico-biological Interactions,2017,26(1):11-17.

[40]李定,李悦,黄枫.骨碎补总黄酮在诱导膜技术中对骨缺损区域血管形成和成骨质量的影响[J].中华中医药杂志,2019,34(11):5086-5088.

[41]蔡群斌,李定,李悦.骨碎补总黄酮对 Masquelet 技术诱导膜内血管形成的影响[J].广州中医药大学学报,2017,34(6):867-871.

［42］刘宇波,金连峰.骨碎补影响模型兔膝骨关节炎关节滑膜炎性改变实验研究［J］.辽宁中医药大学学报,2014,16(4):23-26.

［43］金连峰.骨碎补对膝骨性关节炎模型兔滑膜细胞凋亡机制的实验研究［J］.中华中医药学刊,2016,34(7):1679-1682.

［44］金连峰.骨碎补对骨性关节炎家兔作用的实验研究［J］.中华中医药学刊,2016,34(8):1953-1957.

［45］何鹏,常瑞,张浩,等.骨碎补对骨性关节炎患者骨关节滑膜组织中 miR-27a、miR-146a 表达的影响［J］.现代生物医学进展,2015,15(31):6153-6155,6193.

［46］BUSSMANN AJC,BORGHI SM,ZANINELLIA TH,et al.The citrus flavanone naringenin attenuates zymosan-induced mouse joint inflammation:induction of Nrf2 expression in recruited CD45（＋）hematopoietic cells［J］.Inflammopharmacology,2019,27(6):1229-1242.

［47］WANG CC,GUO L,TIAN FD,et al.Naringenin regulates production of matrix metalloproteinases in the knee-joint and primary cultured articular chondrocytes and alleviates pain in rat osteoarthritis model［J］.Braz J Med Biol Res,2017,50(4):e5714.

［48］MANCHOPE MF,ARTERO NA,FATTOR V,et al.Naringenin mitigates titanium dioxide(TiO_2)-induced chronic arthritis in mice:role of oxidative stress,cytokines,and NF-κB［J］.Inflamm Res,2018,67(11-12):997-1012.

［49］戈兵,郭开今,陈宏亮.骨碎补总黄酮对实验性兔膝骨性关节炎软骨及滑膜的影响［J］.徐州医学院学报,2008,28(12):835-837.

［50］年明威,张陇豫,汪冠球,等.骨碎补结合组织工程软骨促进软骨再生的实验研究［J］.现代生物医学进展,2017,17(23):4421-4425.

［51］陈敏,赵凯,王娟,等.骨碎补总黄酮抑制 NF-κB 信号通路干预大鼠椎间盘退变［J］.中国组织工程研究,2020,24(17):2654-2659.

［52］JIN L,ZENG W,ZHANG F,et al.Naringenin ameliorates acute inflammation by regulating intracellular cytokine degradation［J］.J Immunol,2017,199(10):3466-3477.

［53］PINHO-RIBEIRO FA,ZARPELON AC,FATTORI V,et al.Naringenin reduces inflammatory pain in mice［J］.Neuropharmacology,2016,105:508-519.

［54］WOTTON JM,PETERSON E,ANDERSON L,et al.Machine learning-based automated phenotyping of inflammatory nocifensive behavior in mice［J］.Mol Pain,2020,16:1744806920958596.

［55］ZHOU Y,CAI S,MOUTAL A,et al.The natural flavonoid naringenin elicits analgesia through inhibition of NaV1.8 Voltage-Gated Sodium Channels［J］.ACS Chem Neurosci,2019,10(12):4834-4846.

［56］VIJAYA MD,SATISH KV,RAJKIRAN RB,et al.Evaluation of anti-inflammatory and regenerative efficiency of naringin and naringenin in degenerated human nucleus pulposus cells：biological and molecular modeling studies[J].Asian Spine J,2019,13(6)：875-889.

[57] OLIVEIRA MA，HEIMFARTH L，PASSOS FRS，et al.Naringenin complexed with hydroxypropyl-β-cyclodextrin improves the sciatic nerve regeneration through inhibition of p75(NTR)and JNK pathway[J].Life Sci,2020,241:117102.

（孙卫强）

第十一章　骨伤复元汤在手法复位经皮穿针内固定治疗跟骨骨折中的应用

[摘要] 目的：观察骨伤复元汤在手法复位经皮穿针内固定治疗 Sanders Ⅱ 型跟骨骨折中的应用价值。方法：回顾性分析 2013 年 4 月至 2015 年 6 月收治的 108 例 Sanders Ⅱ 型跟骨骨折患者，全部采用手法复位经皮穿针治疗，其中 54 例术后加服中药骨伤复元汤治疗，为治疗组；其余 54 例为对照组。比较两组患者的愈合时间，术后 3 个月的参数指标（Böhler 角及 Gissane 角）、并发症及术后 1 年评价（Maryland 评分比较）方面的差异。结果：108 例患者均获随访，随访时间 12～21 个月，中位数 14.4 个月。所有骨折均达到解剖或近解剖复位。①两组患者在愈合时间上差异有统计学意义（$P=0.030$），术后 3 个月 Böhler 角及 Gissane 角差异无统计学意义（$P>0.05$）。②术后 3 个月两组患者均有不同程度的并发症发生，差异无统计学意义（$P=0.053$）。③术后 1 年对照组与治疗组 Maryland 评分比较（优良率分别为 85.3%、90.7%），差异有统计学意义（$P=0.047$）。结论：手法复位经皮穿针内固定治疗 Sanders Ⅱ 型跟骨骨折具有复位良好、固定牢靠的特点，结合中药骨伤复元汤能够加速骨折愈合，促进足部功能的恢复。

[关键词] 骨折，闭合性；跟骨；骨折固定术，内；回顾性研究

手法复位经皮穿针内固定治疗部分类型跟骨骨折取得了较好的临床疗效[1]。但术后功能锻炼时常出现距下关节面的二次塌陷[2]，所以术后最大程度的促进骨折端的临床愈合，对减少术后并发症的发生具有重要意义[3]。本研究通过回顾性分析自 2013 年 4 月至 2015 年 6 月采用手法复位经皮穿针内固定联合骨伤复元汤治疗 Sanders Ⅱ 型跟骨骨折 54 例，探讨骨伤复元汤的应用价值。

一、临床资料

（一）一般资料

纳入研究的患者共 108 例，均为 2013 年 4 月至 2015 年 6 月在山东省文登整骨医院收治住院的患者。其中男 94 例，女 14 例；年龄 32～50 岁，中位数 42.7 岁；坠落伤及重物打击伤 76 例，交通伤 32 例；均为受伤 3d 内的 Sanders Ⅱ 型跟骨骨折。

（二）诊断标准

按照 Sanders 分型标准[4]，根据 CT 检查结果以距下关节面的损伤程度分型：Ⅰ 型为未移

位的骨折；Ⅱ型为后关节面为 2 个部分的骨折；Ⅲ型为后关节面为 3 个部分的骨折,多见中心压缩骨块出现；Ⅳ型为严重粉碎性骨折。

(三)纳入标准

①符合上述诊断标准,经 CT 检查属于 Sanders Ⅱ 型跟骨骨折。②3d 内的单侧闭合性骨折。③依从性好,遵医嘱配合治疗。④治疗及随访资料完整。

(四)排除标准

①伤前合并创伤性关节炎、骨结核、骨肿瘤等或长期使用激素者。②合并腰椎、下肢等部位骨折或脱位者。③伤后接受其他治疗者。

二、方法

(一)分组方法

将 108 例 Sanders Ⅱ 型跟骨骨折全部采用手法复位经皮穿针内固定治疗,其中 54 例术后予以中药骨伤复元汤治疗,为治疗组；其余 54 例为对照组。两组患者的性别、年龄、致伤原因及受伤时间等基线资料比较,差异无统计学意义,具有可比性(表 11-1)。

表 11-1　两组患者基线资料比较(例)

组别	例数	性别		年龄(岁)		致伤原因		受伤时间(d)	
		男	女	31~40	41~50	坠落伤及重物打击	交通伤	≤1	1~3
治疗组	54	48	6	34	20	37	17	44	10
对照组	54	46	8	32	22	39	15	43	11
χ^2 值		0.328		0.156		0.178		0.059	
P 值		0.776		0.844		0.833		1.000	

(二)治疗方法

采用股神经加坐骨神经阻滞麻醉。麻醉成功后,患者取健侧卧位,患侧大腿束气囊止血带加压止血,常规消毒、铺无菌单。一助手牵引前足并使之跖屈,另一助手固定患侧膝部与之对抗,术者双手十指交叉如钳状并使掌根部扣挤在跟骨内外两侧。嘱助手反复屈伸踝关节,与此同时,术者双掌根部反复扣挤跟骨体部并持续向后下方牵引,当感到骨擦感逐步消失并有明显、复位稳定感后证明复位良好。当关节面塌陷明显,复位不满意时,可根据杠杆原理结合钢针撬拨复位,撬拨钢针的进针点多选择在跟骨结节外侧；斜向塌陷关节面的中部进针；撬拨针的针尖不要超过骨折线,撬拨时要持续叩挤用力,同时结合摇摆触碰等手法复位塌陷骨块。X线机透视确认复位准确后,术者维持复位,助手取 1 根直径 2.5mm 的克氏针与足底平面保持45°角自跟骨结节下方偏外侧约 0.5cm 处向距下关节面中后部钻入,当克氏针进入距骨感到阻力明显增大时,再进入 1.0~1.5cm 后停止。然后沿跟骨长轴置入 1 枚直径 2.5mm 的克氏针,当进入阻力明显增大时停止进针,术中根据骨折移位的具体情况可适当向载距突方向增加1~2 枚克氏针。C 臂机透视确认骨折复位满意后,将钢针剪断,针尾留于皮外约 0.5cm。

患者术后均以短腿石膏托将踝关节固定于背伸 90°位,并塑出足底石膏外形。术后第 2 天即鼓励患者行患侧足趾及髋、膝关节的主、被动功能锻炼,活动范围逐渐增大。术后 3 周去除石膏外固定,增加踝关节主、被动功能锻炼。术后 6 周取出克氏针,继续行不负重的功能锻炼,术后 12 周左右视骨折愈合情况开始扶腋拐逐渐进行负重功能锻炼。

治疗组术后加服中药骨伤复元汤(院内制剂),组成:三七 20g,当归 20g,桃仁 10g,红花 20g,赤芍 20g,川芎 14g,川断 30g,杜仲 20g,土元 10g,骨碎补 30g,龟板 10g,桂枝 12g,甘草 5g。功效:活血化瘀、行气止痛、补肾壮骨。主治:跌打损伤,骨折筋伤等导致瘀血停滞于肢体经络,局部青紫肿痛,骨折愈合延缓等证。用法用量:术后每天 1 剂,分成 2 袋(150mL/袋),每次 1 袋,早晚饭后温服,连续服用 6 周。

(三)疗效评定方法

比较两组患者的愈合时间,术后 3 个月时的参数指标(Böhler 角及 Gissane 角)、并发症及术后 1 年评价(Maryland 评分[5]比较)方面的差异。

(四)统计学方法

采用 SPSS 17.0 软件对数据进行统计学分析,计量资料采用 t 检验,采用均数±标准差 $(\overline{x}\pm s)$ 表示,计数资料采用 χ^2 检验,两组患者的疗效比较采用秩和检验,检验水准 $a=0.05$。

三、结果

108 例患者均获随访,随访时间 12~21 个月,中位数 14.4 个月,术后治疗组 1 例患者于 3 周时出现针孔感染,经换药治疗 1 周后痊愈,所有骨折均达到解剖或近解剖复位。①两组患者在愈合时间上差异有统计学意义($P=0.030$),术后 3 个月 Böhler 角及 Gissane 角的差异无统计学意义($P>0.05$)(表 11-2)。②术后 3 个月对照组出现足跟痛 3 例,创伤性关节 3 例,跟腓撞击综合征 2 例;治疗组出现足跟痛 2 例,创伤性关节 2 例,跟腓撞击综合征 2 例,两组患者术后均有不同程度的并发症发生,差异无统计学意义($u=2.692,P=0.053$)(表 11-3)。③术后 1 年对照组与治疗组 Maryland 评分比较(优良率分别为 85.3%、90.7%)差异有统计学意义($Z=3.143,P=0.047$)(表 11-4)。典型病例手术前后侧位片和轴位片结果见图 11-1~图 11-6。

表 11-2　两组患者愈合时间及术后 3 个月时 Böhler 角、Gissane 角的比较($\overline{x}\pm s$)

组别	例数	愈合时间(d)	Böhler 角(d)	Gissane 角(RMB)
治疗组	54	85.42±8.61	34.50±3.74	134.87±4.43
对照组	54	99.52±7.45	32.45±3.32	129.42±3.78
t 值		14.657	6.348	5.587
P 值		0.030	0.058	0.061

表 11-3　两组患者术后 3 个月并发症的比较

组别	例数	足跟痛(例)	创伤性关节炎(例)	跟腓撞击综合征(例)	合计[例(%)]
治疗组	54	2	2	2	6(9.26)
对照组	54	3	3	2	8(14.81)

表 11-4　两组患者术后 1 年 Maryland 评分比较(例)

组别	例数	Maryland 评分				评分($\bar{x}\pm s$)	优良率(%)	Z 值	P 值
		优	良	可	差				
治疗组	54	21	24	9	0	80.48±7.32	85.3	3.143	0.047
对照组	54	26	25	3	0	85.51±6.18	90.7		

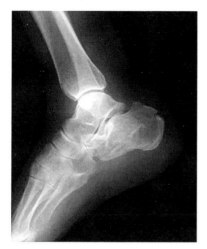

图 11-1　术前侧位片

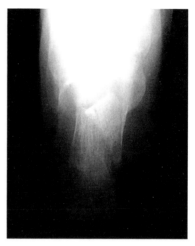

图 11-2　术前轴位片

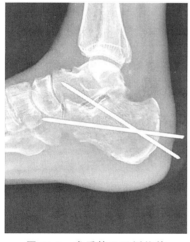

图 11-3　术后第 2 天侧位片

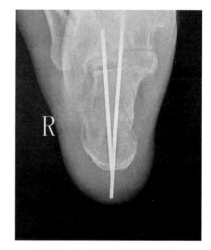

图 11-4　术后第 2 天轴位片

四、讨论

跟骨骨折治疗原则是最大程度地恢复跟骨的三维立体结构[6-7],减少术后并发症。Sanders Ⅱ型跟骨骨折采用手法复位经皮穿针内固定治疗具有复位准确、固定牢靠、并发症少等优势[8]。通过持续的牵引、按压、扣挤,结合摇摆触碰等手法,利用距骨的磨合及其周围的关节囊和韧带的牵拉作用可以恢复跟骨的解剖外形。当关节面塌陷明显,复位不满意时,可结合钢针撬拨复位[9],撬拨时避免反复暴力撬拨,因为这样会使骨折端周围的松质骨压缩体积增加,骨缺损空腔进一步加大,导致骨折端的更加不稳定及骨折愈合时间的延缓,同时更容易导致后期关节面的逐步塌陷[10]。手法复位后克氏针内固定可根据骨折的稳定程度灵活运用,可采用2枚或2枚以上克氏针固定,在克氏针内固定及石膏外固定下达到早期稳定,且对周围软组织损伤小[11],操作简便,恢复快,能节省费用,缩短住院时间,避免了切开治疗的相关并发症。

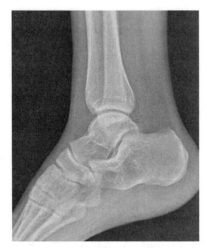

图 11-5　术后 3 个月侧位片

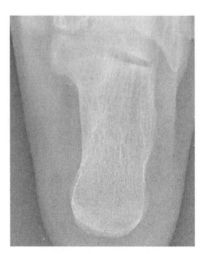

图 11-6　术后 3 个月轴位片

随着临床随访病例的不断积累及回访资料的不断完善,我们发现部分患者术后 6 个月复查时出现后距下关节面的二次塌陷,通过对大量资料的比对分析及查阅文献,我们认为虽然早期跟骨骨折取得了满意的复位及牢靠的固定,但因关节面下存在部分骨缺损空腔,此力学薄弱点短期内难以愈合,早期的部分负重功能锻炼时虽然骨折端达到了骨性愈合,但关节面下新形成的骨小梁数量少、强度低,不足以承受一定的重力强度而导致关节面的逐渐塌陷[12],从而不可避免地出现一系列相关并发症[13]。所以,有必要在行负重功能锻炼前及早提高骨小梁的数量及强度。

骨折愈合的过程就是"瘀祛、新生、骨合"的过程,整个过程是持续和渐近的。骨伤复元汤用于跌打损伤,骨折筋伤,伤及阴血,瘀血停滞于肢体经络,为除瘀血肿痛,促进骨折愈合而设。早期服用能够促进骨折愈合,降低距下关节面二次塌陷的风险,方中三七、当归具有化瘀止血,活血定痛,止血而不留瘀,化瘀而不伤正等特点,为伤科要药,为君药。现代研究[14]表明,三七富含皂苷类、多糖、黄酮类成分,能将人体的内源性凝血系统、纤溶系统与血小板聚集而产生活血化瘀的作用;当归中富含硒、铁、钙等多种微量元素,具有抗氧化和自由基作用,可提高骨折端的血氧供应,加速血肿吸收,促进骨折愈合[15];桃仁、红花、赤芍、川芎合用增强活血化瘀作用,并能行气止痛,使瘀血去,新血生,肿痛消,气血行,为臣药;红花具有抗氧化作用,可以清除羟自由基而使抑制抗凝血酶Ⅲ(AT-Ⅲ)的分子解聚,延长血栓形成时间,减轻患者肢体肿胀及疼痛程度[16]。川断、杜仲、土元、骨碎补,龟板为补肝肾、强筋骨而设,川断、杜仲为补肾强筋、疗伤续折要药,《黄帝内经》曰:"肾为先天之本,性命之根,主骨、生髓。"中医理论认为,通过对脏腑的调理能够促进骨折术后的愈合[17]。研究[18]表明,川续断能提高骨痂生长速度,加快骨痂的改建进程,促进骨质钙化形成,骨碎补能增加转化生长因子-β 在骨痂生成中的表达,提高成骨细胞的数量和活性,促进骨折愈合[19]。损伤后必伤及阴血,龟板配合当归滋阴养血,以复元气,各药合用,补益肝肾,强筋健骨,促进骨折愈合,为佐药;桂枝、甘草通利血脉,缓急止痛,调和诸药为使药。诸药合用,使瘀祛新生,气血行,经络通,肝肾得以滋补,气血得以畅通,筋骨得以复原。

本研究结果显示,手法复位经皮穿针内固定治疗 Sanders Ⅱ 型跟骨骨折具有复位良好、固定牢靠的特点,结合中药骨伤复元汤能够促进骨折愈合,有利于足部功能的恢复。

参考文献

[1]WALLIN KJ,COZZETTO D,RUSSELL L.Evidence-based rationale for percutaneous fixation technique of displaced intra-articular calcaneal fractures:a systematic review of clinical outcomes[J].J Foot Ankle Surg,2014,53(6):740-743.

[2]谭新欢,毕宏政,聂伟志,等.Sanders Ⅱ 型跟骨骨折手法复位克氏针内固定术中植骨的临床研究[J].中医正骨,2015,27(6):56-58.

[3]RAMMELT S,ZWIPP H.Fractures of the calcaneus:current treatment strategies[J].Acta Chirurgiae Orthop Et Traumatologiae Cechoslovaca,2014,81(3):177-196.

[4]SANDERS R,GREGORY P.Operative treatment of intrarticular fractures of the calcaneus[J].Orthop Clin North Am,1995,26(2):2003-2014.

[5]SANDERS R,FORTIN P,DIPASQUALE T,et al.Operative treatment in 120 displaced intraarticular calcaneal fractures.Results using a prognostic computed tomography scan classification[J].Clin Orthop Relat Res,993(290):87-95.

[6]BÉGUÉ T,MEBTOUCHE N,SAINTYVES G,et al.External fixation of the thalamic portion of a fractured calcaneus:a new surgical technique[J].Orthop Traumatol Surg Res,2014,100(4):429-432.

[7]齐兵,王振,姚小锐.三维截骨矫形距下关节融合锁定钛板内固定术治疗 Stephens-Sanders Ⅲ 型陈旧性跟骨骨折畸形愈合[J].中医正骨,2016,28(11):56-58.

[8]赵俊峰,高泉阳,韩卢丽,等.撬拨复位外固定治疗跟骨骨折60例临床观察[J].中国中医骨伤科杂志,2017,25(2):60.

[9]沙良宽,田家祥,李敬祥,等.撬拨复位与切开复位内固定治疗 Sanders Ⅱ 型跟骨骨折的比较[J].中国修复重建外科杂志,2015,29(5):558-562.

[10]吕锦瑜,马勇,郭杨,等.切开复位内固定联合植骨术治疗 Sanders Ⅲ 型跟骨骨折的临床疗效分析[J].中国中医骨伤科杂志,2017,25(1):61-63.

[11]徐毅,李海勋,李智豪.跗骨窦切口微创接骨板内固定治疗 Sanders Ⅱ、Ⅲ 型跟骨骨折[J].中医正骨,2017,28(8):41-43.

[12]赵彭豪,乔荣勤,刘铭柏,等.跗骨窦小切口与外侧 L 型切口治疗跟骨骨折的对照研究[J].中国中医骨伤科杂志,2017,25(6):10-13.

[13]HSU AR,ANDERSON RB,COHEN BE.Advances in surgical management of intra articular

calcaneus fractures[J].J Am Acad Orthop Surg,2015,23(7):399-407.

[14]王珍,杨靖亚,宋书杰,等.三七素对凝血功能的影响及止血机制[J].中国新药杂志,2014,23(3):356-359.

[15]齐志远,陈秀民,王在斌,等.桃红四物加黄芪汤预防人工髋膝关节置换术后下肢深静脉血栓形成[J].中医正骨,2015,27(3):72.

[16]桂珣,龚国星,刘卫兵,等.消肿止痛汤治疗胫腓骨骨折早期肿胀临床疗效观察[J],实用中西医结合临床,2017,17(1):10.

[17]张金录,韩忠孝.补肾壮骨汤联合内固定术治疗股骨远端骨折临床效果分析[J].中华中医药学刊,2017,35(7):1906.

[18]杨光毅.续断接骨汤对四肢骨折患者微循环及骨代谢状态的影响观察[J].世界中医药,2014,9(9):1172-1177.

[19]张蕾蕾,刘又文.名老中医毛天东治疗骨伤科疾病经验方总结及验案举隅[J].亚太传统医药,2015,14(14):57-58.

（吴青松）

科研创新篇

第十二章　闭合复位髓内固定治疗锁骨中段骨折的临床分型及 3D 动态数字化研究

一、研究内容与技术经济指标

（一）锁骨中段骨折的分型

根据三维 CT 显示锁骨中段骨折部位、骨折端形态并结合闭合复位髓内针固定策略的不同，将锁骨中段骨折分为横形骨折、短斜形骨折、粉碎性骨折、中外 1/3 骨折、中内 1/3 骨折、长螺旋骨折、多段骨折 7 类。

（1）锁骨中段横形骨折（图 12-1），较多见于儿童或青少年，成人中也可见。

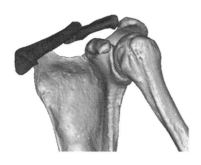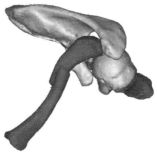

图 12-1　锁骨中段横形骨折病例 CT 三维重建

（2）锁骨中段短斜形骨折，因受伤机制及受伤暴力方向不同，骨折线呈现不同方向，最常见的方向是骨折远端断面朝向前内、近折端断面朝向后外，称为标准短斜形骨折（图 12-2）。还有一种较为少见，骨折线朝向与其相反，表现为骨折远折端断朝面向后内，近端断朝面向前外，称为反斜形骨折（图 12-3）。

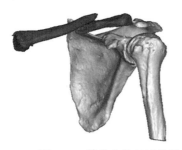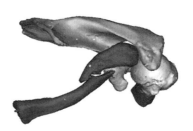

图 12-2　锁骨中段斜形骨折病例 CT 三维重建——标准短斜形骨折

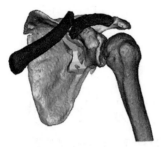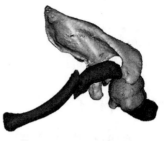

图 12-3　锁骨中段斜形骨折病例 CT 三维重建——反斜形骨折

（3）锁骨中段粉碎性骨折，粉碎骨块多为单枚蝶形骨块或 2 枚粉碎骨块（图 12-4）。

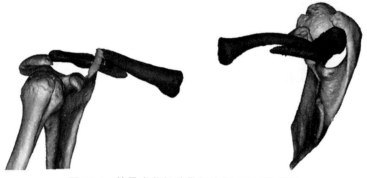

图 12-4　锁骨中段粉碎骨折病例 CT 三维重建

（4）锁骨中外 1/3 骨折，远端位于喙锁韧带的锥状韧带外侧缘，紧邻锁骨中外弯曲处（图 12-5）。

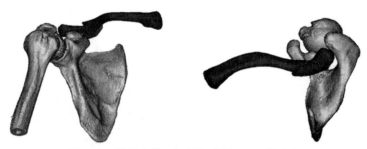

图 12-5　锁骨中外 1/3 骨折病例 CT 三维重建

（5）锁骨中内 1/3 骨折，指紧邻锁骨中内 1/3 弯曲处骨折（图 12-6）。

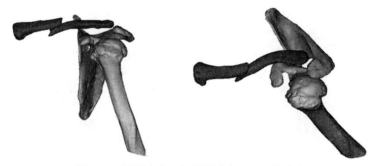

图 12-6　锁骨中内 1/3 骨折病例 CT 三维重建

（6）锁骨中段长螺旋骨折,往往存在粉碎骨块,同时因骨折线较长,也往往涉及锁骨中外 1/3 或中内 1/3(图 12-7)。

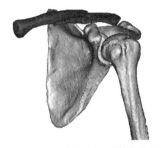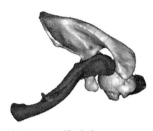

图 12-7　锁骨中段长螺旋骨折病例 CT 三维重建

（7）锁骨多段骨折(图 12-8)。

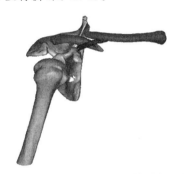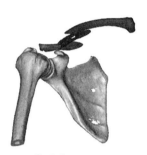

图 12-8　锁骨多段骨折病例 CT 三维重建

（二）各种分型对应闭合复位经皮髓内针固定技术难点及对应策略

1.锁骨中段横形骨折

（1）技术难点:锁骨中段横形骨折行闭合复位髓内针内固定是所有锁骨中段骨折中难度最低、最容易掌握的一种类型,建议初学者从这种类型开始学习掌握。其技术难点也是所有锁骨中段骨折经皮复位髓内针内固定中均会遇到的两个关键问题,即:①髓内针如何穿入锁骨远端髓腔;②复位后髓内针如何顺利穿入近端髓腔。

（2）手术策略:①提起锁骨远折端后,对横形骨折而言,触摸清楚锁骨远折端断面后,自断面中心插入髓内针,即可顺利将髓内针穿入远端髓腔内;②复位时注意手法的应用及复位感的体会,通常而言,锁骨骨折后断端会出现短缩移位,因此复位过程中对远折端进行适度牵引,复位成功后有时会有特殊的"咬合感",同时断端稳定性加强;③对于简单锁骨中段骨折而言,只要髓内针位于锁骨远端髓腔内,且复位良好,髓内针进入锁骨近端髓腔一般无太大难度。

2.锁骨中段斜形骨折

（1）技术难点:如何将髓内针顺利穿入锁骨远端髓腔内。

（2）手术策略:①术前仔细分析 X 线摄片及 CT 检查,术前明确骨折类型;②对标准短斜形骨折而言,提起远折端后,由于远折端断面朝向前内,提起远折端后触摸到的即为远折端断面,克氏针自触摸到的骨质尖端前方贴骨质向锁骨远端滑动,即可找到远端髓腔;③对于反斜形骨折,由于远折端断面朝向后内,提起远折端后,触摸不到断面,只能触摸到断面前侧的皮质,髓内针插入时容易贴锁骨前侧皮质滑行而无法进入髓腔,因此,提起远折端后自可触摸到的皮质后方插入髓内针,使其进入锁骨远折端髓腔内。

3.锁骨中段粉碎性骨折

(1)技术难点:①粉碎骨块的存在干扰复位固定;②粉碎骨块无法有效固定。

(2)手术策略:无须考虑粉碎骨块。穿针时直接找远端髓腔,复位时注意远近端对位,不考虑粉碎骨块,粉碎骨块一般不做特殊处理。

4.锁骨中外1/3骨折

(1)技术难点:①端提远折端时,因喙锁韧带牵拉,远折端不易提起;②髓内针沿中段髓腔进入后,远端髓腔固定范围小;③沿远端髓腔进入时易出现无法顺利进入近端髓腔可能性。

(2)手术策略:①锁骨钳钳夹远端上提时,助手扶持患肢肱骨远端上顶,通过肱骨上顶带动锁骨远端连同肩胛骨一并提起;②不提起锁骨外端,自骨折断端偏近端进针,使克氏针皮下潜行一段距离后,找寻锁骨远端髓腔,进入锁骨远端;③若髓内针沿锁骨中段髓腔方向进入远端后,远端骨皮质固定范围较小,虽反向锤击髓内针进入近端较容易,但稳定性差,需通过后期加强悬吊保护及适当延长制动时间来避免固定失败;④若髓内针沿远端髓腔进入后,反向锤击髓内针时需要将髓内针前段预先弯曲。

5.锁骨中内1/3骨折

(1)技术难点:髓内针沿中段髓腔进入后,近端髓腔内行程较短,固定欠可靠。

(2)手术策略:①尾部剪成锐角后折弯,使其通过锁骨中内1/3弯曲至胸锁关节处;②通过后期加强悬吊保护及适当延长制动时间来避免固定失败。

6.锁骨中段长螺旋骨折

(1)技术难点:①断端较长,端提远折端时提不起;②断端易出现短缩;③骨折断端多涉及中内1/3,近折端髓内针有效固定范围小,易出现固定失败。

(2)手术策略:①不强求提起,远折端髓内针离断端较远处潜行进入,"寻找"远端髓腔;②复位时注意牵引;③尾部剪成锐角后折弯,使其通过锁骨中内1/3弯曲至胸锁关节处或通过后期加强悬吊保护及适当延长制动时间来避免固定失败。

7.锁骨多段骨折

(1)技术难点:以三段多见,中段骨块穿入困难。

(2)手术策略:先穿远折端,再穿中段带髓腔骨块,最后穿近端。一段一段穿。此种类型是闭合复位髓内针内固定难度最大的一种,术前需向患者及其家属交代术中可能闭合复位失败,需改行切开复位接骨板内固定。

二、技术创新点与关键技术

(1)创建一种与闭合复位髓内针固定治疗锁骨中段骨折技术相关的锁骨中段骨折的分型。

(2)探讨每种类型的锁骨中段骨折闭合复位髓内针内固定技术要点及注意事项。

(3)利用三维动画演示锁骨中段骨折行闭合复位髓内固定的技术要点及注意事项。

三、结论

闭合复位髓内针技术治疗锁骨中段骨折是我院特色技术疗法,具有手术风险低、创伤小、花费少、恢复快、不需二次手术取内固定等优点,具有很好的社会经济效益。由于锁骨局部结构复杂、不同类型的骨折形态行闭合复位髓内固定技术要点不同,很多关键技术环节无法单纯应用文字、语言描述,极大地影响了临床推广应用。本课题根据三维 CT 显示锁骨中段骨折部位、折端形态并结合闭合复位髓内针固定策略的不同,将锁骨中段骨折分为横形骨折、短斜形骨折、粉碎性骨折、中外 1/3 骨折、中内 1/3 骨折、长螺旋骨折、多段骨折 7 类,并指出各种类型的治疗要点及难点,将锁骨中段骨折闭合复位髓内固定技术给予标准化、形象化,有利于此项技术的应用推广。

（聂伟志）

第十三章　不同方法治疗肱骨近端骨折的系列研究

一、项目简介

本项目属中医骨伤科临床应用领域、社会公益类项目。

肱骨近端骨折在临床上比较常见,而且其发生率近年来呈上升趋势。肱骨近端骨折有两个发病高峰年龄:一是青少年时期,二是中老年时期。两者的骨折病理不同,骨量不同,因此治疗上应该分别对待,进行个性化治疗。

目前,肱骨近端骨折的治疗方法存在以下问题:①钛制弹性钉髓内固定治疗青少年肱骨近端骨折尚未形成规范化的操作方案,也未见用于成人肱骨外科颈骨折的治疗;②对于中老年患者不稳定性肱骨近端骨折,切开复位锁定钢板内固定常会出现一些并发症,如肱骨头内翻移位、内固定失败及螺钉穿出等。对此,本研究针对不同人群采用不同方法进行了治疗肱骨近端骨折的系列研究,研究制订了钛制弹性钉髓内固定治疗青少年肱骨近端骨折的规范化操作方案;提出了内侧支撑螺钉重建肱骨近端内侧柱的理论;有效解决了中老年患者肱骨近端骨折手术治疗并发症高的问题。

本项目在医院资金的支持下历时 6 年,以影像解剖学研究和生物力学研究为基础,进行了"钛制弹性钉髓内固定规范化治疗肱骨近端骨折"和"内侧支撑螺钉重建肱骨近端内侧柱理论"的系列化临床研究,建立了肱骨近端骨折的个性化治疗方案和标准化技术。探索出安全、有效、系统、规范的肱骨近端骨折治疗新方案,取得了重要的科研成果。

本项目申请专利 5 项,发表论文 12 篇,其中中华系列期刊 1 篇,核心期刊 6 篇;培养科研技术骨干 3 名,培养研究生 5 名、进修学员 30 余名。本项目技术在国家级继续教育项目及省级继续教育项目授课 3 项次,项目组成员参加国家级学术交流 4 人次。本技术已在威海市经济技术开发区医院、广饶县人民医院、文登区人民医院、东平县人民医院等 20 家医疗机构推广使用。

二、技术创新点

(一)立项背景

肱骨近端骨折在临床上比较常见,占全身四肢骨折的 $2.15\% \sim 5.00\%$,而且其发生率近年来呈上升趋势。不稳定的移位肱骨近端骨折,一直是创伤骨科治疗中的难点,目前还存在较大的争议,从保守治疗到手术治疗文献报道各异,但多数学者同意给予手术治疗。手术方式包括经皮穿针、髓内钉固定、钢板固定及人工关节置换等。但上述治疗方法仍存在临床疗效不可靠、内固定失败、并发症发生率高等问题。

（二）目前亟待解决的问题

（1）钛制弹性钉固定治疗青少年肱骨近端骨折尚未形成规范化的操作方案，也未见用于成人肱骨近端 2 部分骨折的治疗。

（2）对于中老年患者不稳定性肱骨近端骨折，切开复位锁定钢板内固定常会出现一些并发症，如肱骨头内翻移位、内固定失败及螺钉穿出等。对此，本研究针对不同人群进行了不同方法治疗肱骨近端骨折的系列研究，研究制定了钛制弹性钉治疗青少年肱骨近端骨折的规范化操作方案，并提出了采用内侧支撑螺钉重建肱骨近端内侧柱理论，有效解决了中老年患者肱骨近端骨折手术治疗并发症发生率高等临床亟待解决的问题。

（三）技术路线

本研究主要从两方面进行：①以计算机辅助的数字模拟技术，利用 CT 扫描数据资料研究肱骨近端骨小梁的分布规律，并设计钛制弹性钉的最佳钉道轨迹，为提高钛制弹性钉固定效果提供参考数据；在以上研究基础上，进行"钛制弹性钉髓内固定治疗肱骨近端骨折"标准化技术的临床应用研究；②与上海市第六人民医院联合，进行"内侧支撑螺钉重建肱骨近端内侧柱理论"的生物力学研究，比较其相对于传统固定方式的生物力学优势；在以上研究的基础上进行"内侧支撑螺钉重建肱骨近端内侧柱"的临床应用研究。

1.创新点一

形成钛制弹性钉髓内固定治疗青少年肱骨近端骨折的规范化操作方案，克服了传统术式的弹性钉钉道轨迹不良、固定效果不佳等缺点，解决了弹性钉移位、穿出和骨折移位的难题。

所属学科：中医骨伤科。学科代码：3602240。证明材料：论文《经皮穿针与弹性髓内钉固定治疗青少年肱骨近端骨折的疗效比较》《钛制弹性髓内钉内固定治疗肱骨近端骨折的初步观察》《钛制弹性髓内钉内固定治疗青少年肱骨外科颈骨折》《钛制弹性钉髓内固定治疗老年人肱骨外科颈骨折》《经肱骨外上髁后方入路弹性髓内钉治疗肱骨外科颈骨折 31 例》《手法复位弹性髓内钉固定治疗青少年肱骨外科颈骨折并肩关节脱位》。

（1）基础研究：对 60 例正常成人肱骨近端的 CT 扫描数据进行影像解剖学研究，测量肱骨近端不同区域的骨小梁含量，并采用数字模拟技术描绘肱骨近端骨小梁分布。研究结果表明，肱骨近端骨小梁主要分布于肱骨头区域及肱骨大结节部位，提示钛制弹性钉的最佳固定区域为肱骨头区域及大结节区域。然后对患者肱骨近端 CT 扫描数据进行重建，取肱骨头—大结节平面作为研究弹性钉钉道轨迹的参考平面。以肱骨近端髓腔突然增大的平面作为钛制弹性钉预弯点，测量自该点向大结节及肱骨头的角度及长度（图 13-1）。结果表明，指向大结节的钉道与肱骨轴线（∠AOB）呈 14.6°夹角，长度为 4.96cm；指向肱骨头的钉道与肱骨轴线（∠AOC）呈 21.3°夹角，长度 5.57cm。

（2）小结：通过对肱骨近端骨小梁分布规律的研究，提示在适当位置对钛制弹性钉进行适度预弯，可使弹性钉锚定更多的肱骨近端骨小梁，增加弹性钉髓内固定治疗肱骨外科颈骨折的稳定性。根据影像解剖学研究结果，建议在临床应用时将钛制弹性钉分别在 5.0cm 处、5.6cm 处预弯 15°和 20°。

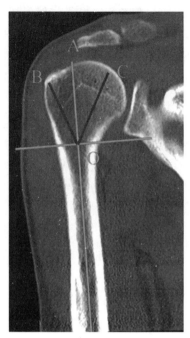

图 13-1 肱骨近端钉道轨迹测量示意图

(3)临床研究：2006 年 5 月至 2013 年 12 月，应用钛制弹性钉治疗肱骨近端骨折 107 例。其中青少年组 65 例，按 Neer-Horwitz 移位程度分型：Ⅱ型 8 例，Ⅲ型 32 例，Ⅳ型 25 例；术前成角移位 20°～65°，平均 38.5°。成人组 42 例，按照 Neer 分型：2 部分骨折(肱骨外科颈骨折) 34 例，3 部分骨折(肱骨外科颈骨折合并大结节骨折)8 例。

(4)结果：青少年组患者骨折均获骨性愈合。术后 6 周随访时 Constant-Murley 评分为 (90.4±9.6)分，术后 3 个月 Constant-Murley 评分为(95.9±5.1)分。本组术后内植物退出 1 例，皮肤刺激 4 例，针道感染 1 例；未发生严重并发症。成人组患者骨折均获骨性愈合，末次随访时，平均 VAS 评分 0.7 分(0～4 分)；平均 Constant-Murley 评分 86.7 分(68～100 分)，优 17 例，良 20 例，可 4 例，差 1 例，优良率 88.1%。本组术中 3 例出现针尾刺激症状，未发生严重并发症。

(5)结论：通过临床研究证实，标准化的弹性钉髓内固定治疗青少年、成人肱骨外科颈骨折是安全有效的。该技术可靠、操作简单、并发症少、学习曲线短、操作依从性强，易于被广大临床医师掌握使用，是治疗青少年及青壮年肱骨外科颈骨折的良好选择。

2.创新点二

提出了内侧支撑螺钉重建肱骨近端内侧柱的理论，并通过生物力学研究和临床研究证实其优势，克服了传统肱骨近端骨质疏松性骨折手术治疗并发症发生率高的临床难题。

所属学科：中医骨伤科，学科代码：3602240，证明材料：论文《移位性肱骨近端骨折的手术治疗进展》《肱骨近端骨折术后医护患合作康复治疗的随机对照研究》《临床护理路径在肱骨近端骨折患者中实施的效果评价》《肱骨近端锁定钢板治疗肱骨近端骨折的治疗体会》。

(1)基础研究：与上海市第六人民医院合作，对内侧支撑螺钉在肱骨近端锁定钢板固定肱骨近端骨折中的生物力学性能进行研究。将人工合成肱骨标本建立肱骨近端两部分骨折模型,并随机分成三组,均采用肱骨近端锁定钢板固定。A组:肱骨近端内侧骨皮质支撑,无内侧支撑螺钉支撑;B组:内侧支撑螺钉支撑,无内侧骨皮质支撑;C组:无内侧骨皮质、无内侧支撑螺钉支撑。然后在Shore-Western 306拉扭复合生物力学试验机分别进行轴向压缩、抗扭、剪切力压缩以及模型失效等生物力学测试。

实验过程中未发生钢板、螺钉的松动或断裂,未发生标本骨折;三组标本在4个实验步骤的最大扭矩、最大载荷、抗扭刚度及抗压刚度比较见表13-1。

(2)小结:采用内侧支撑螺钉组的生物力学性能较无内侧支撑时明显增强,故当肱骨近端内侧粉碎性骨折、骨缺损、骨皮质复位欠佳时,可通过置入内侧支撑螺钉来重建肱骨近端内侧柱,预防术后内固定失败。

表13-1　三组在4个实验步骤的实验结果比较

组别	抗扭测试		轴向压缩测试		剪切力测试		有效载荷(N)
	最大扭矩 (N·m)	抗扭刚度 (N/m)	最大载荷 (N)	抗压刚度 (N/mm)	最大载荷 (N)	抗压刚度 (N/mm)	
A组	8.92±0.25	1.80±0.07	240.9±19.1	424.4±101.2	444.7±20.9	470.0±54.4	2949.8±355.1
B组	9.09±0.31	1.86±0.07	169.0±19.3	230.7±40.5	228.8±29.0	183.9±29.6	2448.1±402.4
C组	7.51±0.53	1.53±0.10	128.6±17.5	147.0±29.2	188.7±26.2	140.2±32.1	2222.6±336.4
F值	40.060	45.14	92.94	47.67	290.53	198.05	10.36
P值	$<1\times10^{-4}$	$<1\times10^{-4}$	$<1\times10^{-4}$	$<1\times10^{-4}$	$<1\times10^{-4}$	$<1\times10^{-4}$	$<5\times10^{-4}$

(3)临床研究:2010年6月至2014年12月采用锁定钢板治疗且获得随访的肱骨近端骨折患者125例,骨折根据Neer分型:2部分骨折57例,3部分骨折62例,4部分骨折6例。根据术后X线摄片所示肱骨近端内侧柱重建情况分为两组:内侧柱支撑重建组(重建组,84例)和内侧柱支撑未重建组(未重建组,41例)。比较两组患者的肩关节功能Constant评分、肱骨头内翻角度、视觉模拟评分(VAS)及并发症发生情况。

(4)结果:所有患者术后平均获13.6个月随访。重建组与未重建组平均Constant评分分别为(77.9±13.0)分、(67.3±11.3)分,优良率分别为72.6%、43.9%,平均VAS评分分别为(1.6±2.0)分、(3.2±2.4)分,两组比较差异均有统计学意义($P<0.05$);重建组术后肱骨头内翻角度(1.2±3.3)°小于未重建组(4.4±4.0)°,术后并发症发生率(16.6%)、二次手术率(4.8%)均较未重建组(34.1%、17.0%)低,差异均有统计学意义($P<0.05$)(图13-2)。

(5)结论:采用"内侧支撑螺钉重建肱骨近端内侧柱"不仅能使肱骨头得到有效的支撑、预防术后肱骨头内翻及内固定失败,且术后能获得更满意的功能恢复,疼痛更轻微。

3.创新点三

研制设计了一系列用于骨折复位固定的手术器械,为手术的顺利进行提供了有力保障。

所属学科:中医骨伤科,学科代码:3602240,证明材料:专利《一种具有定位功能的骨折复位器》《钻头深度控制器》《创伤科用植骨修整器》《骨折复位钳》《髁部骨折复位钳》。

设计的具有定位功能的骨折复位器(图13-3),由两个钳柄经销轴交叉铰接而成,其特征是在其中一个钳柄上设有连接杆和梯形锁,连接杆末端设有导向套筒,指向同一钳柄上的钳爪尖端。本专利能够在手术中快速复位并固定骨块,保障手术顺利进行。

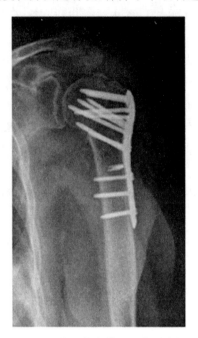

图 13-2　内侧柱支撑理论典型病例

钻头深度控制器(图 13-4),由内环和活动外环组成,内环与活动外环联接,内环上端高于活动外环上端,内环下端高于活动外环下端,内环高于活动外环的上端设有固定螺栓。本专利能够在钻孔时有效控制钻孔深度,避免穿透肱骨头下骨皮质,保证固定效果和患者的安全。

创伤科用植骨修整器(图 13-5),包括底盘,底盘一端设有立柱,立柱上端通过活动轴与压杆相联,压杆前部设有横向活动压板,活动压板下设有多道刀槽及切刀。该专利可以快速将自体移植骨修整成规格相同的骨条,有利于快速、充分植骨。

骨折复位钳,包括齿血管钳,将齿血管钳后部的梯形锁延长,使梯形锁随时处于临锁状态。该专利用于复位及临时固定骨折,节省人力,使用方便,有利于手术的顺利进行。

髁部骨折复位钳,由两个钳柄经销轴交叉铰接而成,其特征是尾部有较长的梯形锁,在距钳爪尖端约 2mm 处设有一铁饼样结构。该专利能有效增加钳爪钳夹骨折的接触面积,避免钳爪陷入骨内造成骨劈裂或骨质塌陷。

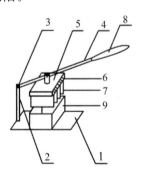

图 13-3　一种具有定位功能的骨折复位器

注　1.底盘;2.立柱;3.活动轴;4.压杆;5.活动压板;6.刀槽;7.切刀;8.把手;9.活动套。

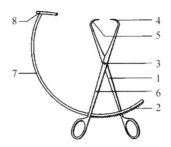

图 13-4　钻头深度控制器

注　1.钳柄 A;2.梯形锁;3.销轴;4.钳爪 B;5.钳爪 A;6.钳柄 B;7.连接杆;8.导向套筒。

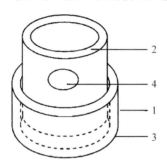

图 13-5　创伤科用植骨修整器

注　1.器体;2.内环;3.活动外环;4.固定螺栓。

（孙晋客）

第十四章　肱骨髁部复杂骨折的临床研究

一、研究目的与社会效益

(一)研究目的

(1)早期及时正确处理,减轻患肢肿胀,避免神经、血管损伤。

(2)术中的准确复位,尽可能解剖复位有利于骨折的愈后,神经、血管及关节囊的缝合处理有利于血液的重新建立,减轻骨不连及坏死的发生。

(3)有效而少的内固定,加强骨折端的紧密接触,促进骨折更快愈后。

(4)术后关节康复的及时干预,促进功能恢复。

(二)社会效益

通过对肱骨髁部复杂骨折的临床研究,我们在术前积极处理,术中采用适宜的固定方式,术后早期予以关节康复。肘关节调节器及肘关节功能康复训练装置的创新可以在不加重局部损伤的基础上取得良好的复位及可靠的固定,可以使患肢早期进行功能锻炼,有利于患肢功能恢复,有效减少了肘关节创伤性关节炎及肘关节僵硬的发生率,使众多患者免除了后期行关节松解的二次手术,减轻了大量的医疗费用及休假、陪护等社会负担,可以明显提高社会效率。

此外,通过对肱骨髁部复杂骨折的临床研究,对于患者生活质量的提高、病变程度的减轻、家庭生活的改善以及由此带来的社会效益更是难以估算,因而,具有广阔的应用前景及良好的社会效益。

二、技术创新点与关键技术

(一)术前积极处理的创新

早期及时手法复位纠正成角、恢复肢体长度,并用石膏固定于肘关节半伸位,防止二次损伤,给予中药、冷疗等促进消肿,受伤 7～10d 肘关节明显消肿后择期手术。

(二)术中固定方式的创新

术中根据患者骨折类型选用尺骨鹰嘴截骨式和肱三头肌切开入路。目的是解剖复位关节面,同时重建肱骨力线,采用钢板及钢针的灵活及坚强内固定,避免过多的剥离软组织,预防骨折不愈合,避免内植物较多,加重损伤及骨化性肌炎的发生。

(三)术后早期关节康复的创新

术后采用我院研制的肘关节调节器辅助患者早期进行肘关节屈伸练习,并采用舒筋活络汤熏洗辅助关节康复,根据骨折愈合情况负重强化肘关节早期复锻炼。

(四)肘关节调节器及肘关节功能康复训练装置的创新

(1)肘关节调节器。

(2)肱骨髁部骨折术后肘关节功能康复训练装置。

(3)一种用于上肢固定的背心。

三、技术路线

　　肱骨髁解剖结构十分复杂,前方分布正中神经和肱动脉血管,后侧联合尺骨鹰嘴滑车切迹组成肱尺关节,髁上前后部分扁平,两髁之间较宽大,肱骨髁部和髁上部连接部分较脆弱,当受到外界暴力击打时,极易发生肱骨髁间骨折,且骨折常伴有严重移位和粉碎,使得骨折复位和内固定均面临极大挑战。早期手术是目前临床治疗肱骨髁间骨折的首选方案,由尺骨鹰嘴截骨入路,能够充分暴露骨折区域,有助于保护肱三头肌的完整性,其疗效已获得临床认可。虽然手术切开复位能够重建肘关节解剖结构,双钢板内固定有助于术后早期开展肘关节功能训练,但肘关节对创伤具有高度的敏感性,术后仍存在异位骨化、不愈合、肘关节僵硬甚至肘关节功能丧失等并发症。临床研究发现,肘关节骨折术后早期给予系统的康复训练,能够有效缓解关节肿胀、疼痛,增强肘关节软组织结构的稳定性,预防关节功能丧失,促进肘关节功能康复。CPM 机能够促使肌肉无收缩被动训练,因而不会引起骨折端剪应力,避免骨折端发生移位或内固定出现松动,在术后肿胀期和出血期对促进关节组织和软骨修复具有重要的意义。但术后早期单纯应用功能锻炼疗效不十分理想,且部分患者因应激性疼痛会影响锻炼的依从性,采用中医药辅助治疗成为提高手术疗效的新方向。

　　治疗后观察组患者 VAS 评分、QOL 评分、ROM 评分、Mayo 评分及肘关节屈伸活动度改善程度均明显优于对照组,且治疗总有效率明显高于对照组,术后并发症发生率明显低于对照组。提示舒筋活络汤熏洗联合早期功能锻炼能够降低肱骨髁间骨折术后疼痛感,改善肘关节功能,减少术后并发张,提高患者术后生活质量。

四、技术研发情况

(一)资料和方法

1.一般资料

　　选择 2018 年 2 月至 2019 年 6 月我院收治的肱骨髁间骨折患者 84 例作为研究对象。本研究通过了医院伦理委员会的审核。将入选患者随机分为两组:观察组 42 例患者中,男 29例,女 13 例;年龄 20～48(35.2±6.1)岁;病因:车祸撞击 15 例,高处坠落 18 例,外力击打 9例;AO/ASIF 分型:C2 27 例,C3 15 例。对照组 42 例患者中,男 30 例,女 12 例;年龄 21～47(34.8±6.2)岁;病因:车祸撞击 16 例,高处坠落 16 例,外力击打 10 例;AO/ASIF 分型:C2 28例,C3 14 例。两组患者一般资料比较差异无统计学意义($P＞0.05$)。

2.治疗方法

　　所有患者入院后至手术前给予塞来昔布(辉瑞制药有限公司,国药准字 J20140072,规格:0.2g)止痛治疗,每次 0.2g,每天 2 次;入院后 7d 内采用切开复位内固定术治疗,麻醉方式采用臂丛神经阻滞麻醉,尺骨鹰嘴截骨入路,双钢板内固定,解剖复位骨折块,重建关节面。术后肘关节屈肘90°进行石膏托外固定,塞来昔布口服5d,抗生素使用3~5d。引流管拔出后,指导患者在关节持续被动活动仪(CPM机)辅助下进行患肘功能锻炼,CPM机调整至患者未感觉疼痛的最大速度和角度,每天锻炼2次,每次约40min。同时指导患者进行患肢等长肌力锻炼:制动肘关节,静力收缩肱二头肌与肱三头肌,每次持续6s后松弛,每天锻炼2次,每次约10min。术后2周创口甲级愈合后,锻炼肘关节主动活动,以患者无疼痛为宜,每天锻炼2次,每次约20min。肘关节主动活动无疼痛及患肢基本无肿胀后,停止使用CPM机,训练肘关节有限开链运动,每天4次,每次约20min。观察组在肘关节有限开链运动同时,给予舒筋活络汤熏洗治疗,药物组成:桂枝、怀牛膝、蕲艾叶、威灵仙各10g,川椒、忍冬藤各9g,海桐皮、红花、乳香、透骨草各8g,生川乌、刘寄奴、苏木各6g,细辛5g,枷南香、防风、生草乌各3g。将上述中药倒入砂锅,加冷水3000mL,大火煎煮,收汁1500mL,将滤出的药液放入盆中,患肘放置于药液上40mm左右,使用浴巾将患肘连同盛放药液的盆覆盖,形成一个较为密闭的空间,以防止热量过快流失。先以蒸汽熏蒸患肘,待药液温度降低至40℃后,摘除浴巾,使用毛巾浸洗或淋渍患肘,每天1剂,每天熏洗2次,每次熏洗30min,再次使用前需将药液加热。以2周为1个疗程,共治疗2个疗程。两组均治疗4周后评估临床疗效。

(二)观察指标

1.视觉模拟评分法(VAS)评分

采用VAS对患者治疗前后疼痛状况进行评估,以0分为无痛,10分为难以忍受的疼痛。

2.生活质量(QOL)量表评分

采用QOL量表对患者治疗前后生活质量进行评估,主要包括20项日常生活问题,满分100分,分值越高,代表患者生活质量越高。

3.肘关节活动度(ROM)评分

采用ROM评分对患者肘关节功能进行评估,总分120分,分值越高,代表关节活动度越高。

4.Mayo肘关节功能评分

采用Mayo评分对患者治疗前后肘关节功能进行评估,主要包括关节稳定性、活动范围、功能及疼痛4个方面内容,满分100分,分值越高,代表患者关节功能越佳。

5.肘关节屈伸活动度

测量并比较患者治疗前后肘关节屈伸活动度改善状况。

6.临床疗效判定标准

(1)痊愈:治疗后,患者骨折处基本愈合,肘关节肿胀消失,关节功能恢复正常,肘关节屈肘130°和伸肘15°,活动无疼痛。

(2)显效:治疗后,患者骨折处基本愈合,肘关节功能得到显著改善,肿胀得到明显缓解,肘关节屈肘120°和伸肘30°无疼痛,肘关节功能部分恢复,关节肿胀程度减轻,肘关节伸肘40°和屈肘90°~110°伴有明显疼痛明显改善。

(3)无效:治疗后,患者骨折处愈合不良,肘活动度低于60°,肘关节功能恢复不佳,伴有较明显疼痛及肿胀。

痊愈＋显效＋有效＝总有效。

7.并发症发生情况

比较统计患者术后肌肉萎缩、关节僵硬、创伤性关节炎、骨折不愈合等并发症发生率。

（三）结果

1.两组治疗前后疼痛和生活质量评分比较

与治疗前比较，治疗后两组 VAS 评分均明显降低（$P<0.05$），QOL 评分均明显升高（$P<0.05$）；与对照组治疗后比较，观察组 VAS 评分和 QOL 评分变化更为明显（$P<0.05$），见表 14-1。

表 14-1　肱骨踝间骨折术后患者治疗前后 VAS 评分和 QOL 评分比较（$\bar{x}\pm s$,分）

组别	例数	VAS 评分		QOL 评分	
		治疗前	治疗 4 周后	治疗前	治疗 4 周后
观察组	42	5.36±0.62	1.79±0.32[①②]	71.98±8.25	87.91±10.15[①②]
对照组	42	5.28±0.67	2.65±0.37[①]	72.13±8.36	80.70±9.38[①]

注　①与治疗前比较，$P<0.05$；②与对照组比较，$P<0.05$。

2.两组治疗前后关节功能评估比较

与治疗前比较，两组 ROM 评分、Mayo 评分及肘关节屈伸活动度均明显升高（$P<0.05$）；与对照组治疗后比较，观察组 ROM 评分、Mayo 评分及肘关节屈伸活动度升高更明显（$P<0.05$），见表 14-2。

表 14-2　肱骨踝间骨折术后患者治疗前后关节功能评估比较（$\bar{x}\pm s$）

组别	例数	ROM 评分（分）		Mayo 评分（分）		肘关节屈伸活动度（°）	
		治疗前	治疗 4 周后	治疗前	治疗 4 周后	治疗前	治疗 4 周后
观察组	42	73.97±8.51	106.14±12.73[①②]	70.16±8.23	92.26±10.15[①②]	71.89±8.29	126.36±15.76[①②]
对照组	42	75.11±8.36	87.56±9.68[①]	69.86±8.16	83.70±9.59[①]	72.26±8.36	103.71±12.19[①]

注　①与治疗前比较，$P<0.05$；②与对照组比较，$P<0.05$。

3.两组治疗后临床疗效比较

观察组总有效率明显高于对照组（$P<0.05$），见表 14-3。

表 14-3　肱骨踝间骨折术后患者治疗 4 周后临床疗效比较［例（%）］

组别	例数	痊愈	显效	有效	无效	总有效
观察组	42	21(50.0)	13(31.0)	5(11.9)	3(7.1)	39(92.9)[①]
对照组	42	13(31.0)	8(19.0)	11(26.2)	10(23.8)	32(76.2)

注　①与对照组比较，$\chi^2=4.459$，$P<0.05$。

4.两组治疗后并发症比较

观察组并发症发生率明显低于对照组，见表 14-4。

表 14-4　肱骨踝间骨折术后患者治疗后并发症比较[例(%)]

组别	例数	肌肉萎缩	关节僵硬	创伤性关节炎	骨折不愈合	并发症
观察组	42	1(2.4)	1(2.4)	1(2.4)	0(0)	3(7.1)[①]
对照组	42	2(4.8)	2(4.8)	4(9.5)	3(7.1)	11(26.2)

注　①与对照组比较，$\chi^2=5.486$，$P<0.05$。

(四)讨论

该部位入路常见于肱三头肌上翻舌状瓣、尺骨鹰嘴截骨。首先肱三头肌舌状瓣入路目前仍然存在较多争议，多数医生认为该方式破坏了肘关节的伸屈装置，同时经此入路对于 C 型骨折的可视程度不如尺骨鹰嘴截骨显露清晰。而对于尺骨鹰嘴截骨入路，由于其显露得较为充分，得到较多医者的推荐。对于采用 V 形还是斜形截骨，也有医者进行了相关方面的研究，认为 V 形截骨更加稳定。但该群体本身多合并有退行性的肘关节病变，截骨后会增加关节炎发生的可能性。

1.内植物的选择

肱骨远端骨折目前大多采取钢板内置，复杂骨折常联合克氏针内固定或者外固定支架外固定。目前普遍采用双钢板平行固定，认为这种方式对于骨折断端复位骨块有较好的稳定性，可进行早期功能锻炼，避免肘关节长期外固定辅助造成僵硬；对于传统的 Y 形接骨板，由于其可移动范围较小，固定范围有限，容易造成骨折断端的微动而导致骨折不愈合、内植物断裂等，目前已大多不予采用。

2.中药的作用

肱骨髁间骨折归属中医"骨断筋伤"范畴。中医认为，本病经手术切开内固定治疗后，骨折端虽获得接骨续筋，但术后早期瘀血未完全消除，脉络闭塞，气滞血瘀，筋骨不得荣养，加上受外邪侵犯，术后易发生关节僵硬和关节粘连，临床表现出关节疼痛、患肢肿胀、肘关节屈伸不利等症状。治宜采用活血化瘀、通络止痛之法。中药熏洗治疗是根据中医理论和具体病证，以辨证论治为原则，将中药煎煮好后，先以蒸汽熏蒸，再以药液浸浴或淋洗局部病灶的治病方法。对骨折术后患者进行熏洗，能够发挥中药药力和熏洗理疗的双重治疗作用，促使腠理疏通、玄府洞开，药物作用由筋到骨，由皮肤至肌肉，直达病灶，最终起到改善血液循环、减轻疼痛、消除粘连、促进骨折术后患者康复的作用。

五、结　论

本研究结果显示，治疗后观察组患者 VAS 评分、QOL 评分、ROM 评分、Mayo 评分及肘关节屈伸活动度改善程度均明显优于对照组，且治疗总有效率明显高于对照组，术后并发症发生率明显低于对照组。提示中药熏洗联合早期功能锻炼能够降低肱骨髁间骨折术后疼痛感，改善肘关节功能，减少术后并发症，提高患者术后生活质量。具有广泛的临床推广价值，经济效益和社会效益前景较好。

（王　飞）

第十五章　闭合复位钛制弹性钉髓内固定治疗肱骨外科颈骨折的研究

肱骨近端骨折是临床常见的肩部损伤类型,占四肢骨折的 4%～5% 甚至更高。近年来,随着社会人口老龄化的进程,肱骨近端骨折的发生率呈上升趋势。肱骨外科颈骨折是其中常见的骨折类型之一。多数无移位或轻微移位的肱骨外科颈骨折经非手术治疗能获得满意的临床疗效。不稳定的移位性肱骨外科颈骨折的治疗,一直是创伤骨科中的热点,目前还存在较大的争议。对于不稳定的移位性外科颈骨折,从保守治疗到手术治疗有着不同的文献报道,但多数学者建议进行手术治疗。充分认识肱骨外科颈骨折后的病理改变,选择合理的治疗方案是取得良好治疗结果的关键。

目前关于肱骨外科颈骨折治疗的研究趋向于微创治疗。肱骨近端骨折经皮内固定术由Jaberg 首先描述,主要适用于 Neer 2 部分骨折及骨质较好的外展嵌插型骨折,甚至对于某些骨质情况良好的 3 部分或 4 部分骨折都非常有效。有一项研究回顾了 71 例闭合复位经皮穿针治疗的患者,与年龄和骨折类型相匹配的一组切开复位内固定患者进行对比,结果显示,切开复位内固定术后骨坏死的发生率较高,并有潜在的二次手术创伤。经皮穿针的缺点在于可能损伤腋神经、肌皮神经和旋肱后动脉。因此,Kamineni 等推荐采用小切口显露进针点处的骨皮质,并用套筒保护软组织,以避免发生神经血管等重要结构的损伤。

黄强等应用经皮穿针固定治疗 46 例移位的 Neer 2 部分肱骨外科颈骨折,其中 34 例经随访 10～34 个月,所有骨折在术后 6～8 周愈合,无固定失效,未出现肱骨头坏死;平均Constant-Murley 评分 92 分(76～100 分),优良率 86%。Fenichel 等回顾性研究了 50 例闭合复位经皮穿针固定治疗的不稳定性 2 部分或 3 部分肱骨近端骨折,经 1～4 年随访,未发现肱骨头缺血性坏死或神经血管损伤,平均 Constant 评分 81 分(60～100 分),优良率 70%。然而,7 例患者发生骨折复位的继发性丢失,其中 3 例进行了二次手术固定。因此,微创手术具有减少损伤、减轻术后疼痛、降低术后感染风险等优点。但是传统经皮穿针术存在针道感染、皮肤刺激、钢针游走、固定失效、影响功能锻炼等问题,总并发症发生率甚至高达 26.9%。

目前临床有采用钛制弹性钉(TEN)髓内固定治疗儿童肱骨外科颈骨折的方法,该技术具有穿针部位远离肩关节、不影响肩关节活动、固定可靠、针道反应少等优点。但目前该技术尚未应用于成人肱骨外科颈骨折的治疗,也未形成规范的手术操作技术,钛制弹性钉钉道轨迹不良,固定效果不佳,且常发生钛制弹性钉移位、穿出肱骨头或退出。为克服上述问题及不足,我们设计了本课题。

本项目在医院资金、人力和设备的支持下历时 6 年,通过下列步骤完成研究。①CT 扫描肱骨近端采集数据后使用 Xiphoid 软件及 Image Pro Plus 软件对 DICOM 数据进行伪彩处理和数据测量,判断肱骨近端松质骨的空间分布情况,探索松质骨分布较为集中的区域作为钛制弹性钉固定区。②对采集到的 DICOM 数据进行多平面重建,然后选择松质骨分布密集的冠状面重建图像对钛制弹性钉的钉道轨迹进行设计,以使钛制弹性钉尽可能地穿过松质骨密集区,为临床提高钛制弹性钉固定效果提供数据参考。③在以上研究的基础上,进行规范技术的临床应用研究,通过治疗青少年及成人肱骨外科颈骨折的临床观察及统计学分析,证实该技术的安全性及有效性,取得了重要的技术成果。

一、研究内容与技术指标

(一)研究内容

1.肱骨头内松质骨含量及空间分布的影像学研究

对 60 例患者的肱骨近端进行 CT 扫描,根据年龄将患者分为 A 组(20～59 岁)和 B 组(≥60 岁)。使用多平面重建工具对 CT 扫描进行重建,每例患者选取 2 个参考平面,并将每个参考平面划分为内、外 2 个部分。使用 Xiphoid 软件对 CT 图像进行伪彩处理,并使用 Image Pro Plus 软件测量每一参考平面的总松质骨含量和内外侧的松质骨含量。

2.肱骨近端钛制弹性钉钉道轨迹的影像学测量

对 60 例患者肱骨近端 CT 图像进行多平面重建,在冠状位图像上定义钛制弹性钉钉道轨迹的起点和终点,测量钉道轨迹起点与终点间的距离及其与纵轴线的夹角。

3.钛制弹性钉髓内固定治疗青少年及成人肱骨外科颈骨折的临床研究

在上述研究的基础上,进行规范化手术操作技术的临床研究。应用钛制弹性钉治疗肱骨外科颈骨折107 例,其中青少年组 65 例,男 37 例,女 28 例;年龄 10～18 岁,平均 13.6 岁;致伤原因:摔伤 24 例,运动伤 21 例,车祸伤 11 例,坠落伤 9 例;按 Neer-Horwitz 移位程度分型:Ⅱ型 8 例,Ⅲ型 32 例,Ⅳ型 25 例;术前成角移位 20°～65°,平均 38.5°;骨折线累及骨骺者 21 例,按 Salter-Harris 骨骺损伤分型:Ⅰ型 13 例,Ⅱ型 8 例。成人组 42 例,男 28 例,女 14 例;年龄 22～78 岁,平均 58.8 岁;左侧 17 例,右侧 25 例;受伤原因:摔伤 24 例,车祸伤 13 例,坠落伤 5 例;按照 Neer 分型:2 部分骨折(肱骨外科颈骨折)34 例,3 部分骨折(肱骨外科颈骨折合并大结节骨折)8 例。记录手术时间、术中出血量、透视次数及术后并发症情况。采用 VAS 评分对肩关节疼痛情况进行评价,采用 Constant-Murley 绝对值评分对肩关节功能进行评价。

(二)技术指标

1.目标指标

(1)通过肱骨近端松质骨分布的研究,了解肱骨近端松质骨分布情况,以指导临床钛制弹性钉在肱骨头内的最佳分布。

(2)通过临床应用和随访,评价术后肩关节功能,通过与经皮穿针技术治疗的疗效进行比较,探讨钛制弹性钉髓内固定的临床优越性。此技术有望成为青少年肱骨外科颈骨折优选的治疗技术。

(3)发表相关论文 2～4 篇,参加学术交流 2～3 次。在 3～5 家医院进行临床推广应用。

2.实际指标

(1)建立了闭合复位钛制弹性钉髓内固定治疗肱骨外科颈骨折的标准方法体系,使该方法成为我院治疗青少年肱骨外科颈骨折的优选方案。

(2)授权国家专利 2 项:专利一,骨折复位钳,授权专利号 ZL 2010 20107950.1;专利二,髁部骨折复位钳,授权专利号 ZL 2010 20114519.X。

(3)发表核心期刊论文 4 篇。分别为《经皮穿针与弹性髓内钉固定治疗青少年肱骨近端骨折的疗效比较》(中华临床医师杂志,2014 年 8 卷 6 期);《钛制弹性髓内钉内固定治疗青少年肱骨外科颈骨折》(中国骨与关节损伤杂志,2013 年 28 卷 7 期);《钛制弹性髓内钉内固定治疗肱骨近端骨折的初步观察》(中国骨与关节损伤杂志,2014 年 29 卷 7 期);《移位性肱骨近端骨折的手术治疗进展》(中国中医骨伤科杂志,2007 年 16 卷 7 期)。

(4)本项目参加学术交流 3 次,培养科研技术骨干 3 名,培养研究生 5 名、进修学员 30 余名。已在枣庄市中医医院等 8 家省内外医疗机构推广应用。

目标技术指标完成。

二、技术创新点与关键技术

目前临床有采用钛制弹性钉髓内固定治疗儿童肱骨外科颈骨折的方法,该技术具有穿针部位远离肩关节、不影响肩关节活动、针道反应等并发症少的优点。但目前该技术尚未应用于成人肱骨外科颈骨折的治疗,也未形成规范的手术操作技术,弹性钉钉道轨迹不良,固定效果不佳,且常发生弹性钉移位、穿出肱骨头或退出。为克服上述问题及不足,我们设计了本课题,对肱骨近端骨小梁的分布情况进行研究,通过计算机辅助技术确定钛制弹性钉在肱骨近端的最佳钉道轨迹,以提高和固定效果,减少弹性钉移位及骨折再移位等情况的发生,为临床推广应用钛制弹性钉髓内固定治疗肱骨外科颈骨折提供理论基础。

本研究主要从 3 方面进行。①对 CT 扫描数据使用计算机软件对数据进行伪彩处理和数据测量,判断肱骨近端的松质骨骨小梁分布情况。②对 DICOM 数据进行重建,模拟钛制弹性钉的钉道轨迹,为临床提高钛制弹性钉固定效果提供参考数据。③在以上研究的基础上,进行新技术的临床应用研究,通过治疗青少年及成人肱骨外科颈的大量临床观察及统计学分析,验证该技术具有良好的可操作性及实用性。

(一)创新点一

研究测量了肱骨近端骨小梁的分布规律,并在此基础上对固定肱骨外科颈的弹性钉钉道轨迹进行计算,为规范钛制弹性钉固定肱骨外科颈骨折的操作技术提供数据及理论基础。CT扫描健康志愿者双侧肱骨近端,采集 DICOM 数据后使用计算机软件对数据进行伪彩处理和数据测量。判断肱骨近端的松质骨骨小梁分布情况,探索骨小梁分布较为集中的区域作为穿针固定区。然后对采集到的 DICOM 数据进行多向单平面重建,对弹性钉的钉道轨迹进行模拟,以使钛制弹性钉尽可能地穿过骨小梁密集区,为临床提高钛制弹性钉固定效果提供参考数据。

(二)创新点二

将上述研究结果通过临床实践应用于儿童肱骨近端骨折,并将该技术应用于治疗成人肱骨外科颈骨折。经临床应用证实了该技术操作简单可靠,创伤小,固定牢固,并发症少,实施方法简单易行,学习曲线相对较短,操作依从性强,易于被广大临床医师掌握使用,便于推广应用。该技术可作为肱骨外科颈骨折的良好选择,深受患者和医师欢迎,具有较好的临床推广应用价值。

(三)创新点三

将肱骨外髁的后方平坦处作为两根钛制弹性钉的进针点。我们对钛制弹性钉进针点进行改进,选择肱骨外髁后方较为平坦的部位作为进针点。此进针点位于肱骨鹰嘴窝的外侧,软组织薄弱,便于触摸和定位进针点,便于建立进针通道,有利于将弹性钉导入肱骨髓腔,减少了针尾对肘关节活动的影响。

(四)创新点四

研制设计了一系列用于骨折复位固定的手术器械,包括:骨折复位钳,授权专利号 ZL 2010 20107950.1;髁部骨折复位钳,授权专利号 ZL 2010 20114519.X 等。通过一系列手术器械的研制,为手术的顺利进行提供了有力保障。

三、技术研发情况

(一)肱骨头松质骨含量及空间分布的影像学研究

1.研究对象

选取在山东省文登整骨医院进行肱骨近端 CT 检查的患者 60 例,其中男 32 例,女 28 例,左侧 23 例,右侧 39 例;年龄 20～72 岁,平均 49.0 岁。临床诊断:慢性肩关节不稳定 20 例,肩胛骨骨折 29 例,肩胛骨肿瘤 2 例,无异常发现 9 例。排除既往有肱骨近端肿瘤、骨折、手术、关节炎病史或肩关节活动受限的患者。

将 60 例患者按照年龄分为两组:A 组为年龄 20～59 岁患者 41 例,其中男 22 例,女 19 例;左侧 15 例,右侧 28 例;平均年龄 40.9 岁(20～59 岁);B 组为年龄≥60 岁患者 19 例,其中男 10 例,女 9 例;左侧 8 例,右侧 11 例;平均年龄 67.3 岁(61～72 岁)。

2.研究方法

使用 Simens128 层 CT 对纳入本研究的 62 例患者的肱骨近端进行连续断层扫描。扫描条件为:120kV,自动 mA,扫描层厚为 0.6mm,层距为 0.6mm,分辨率为 512×512Pixel,扫描范围从肱骨头的最高点到肱骨三角肌结节。像素的 CT 值采用亨氏单位(HU)进行记录。将得到的二维断层扫描数据经 syngo Multimodality 工作站处理:使用系统多平面重建(MPR)工具将 3 个相互垂直平面的其中 2 个调整至与肱骨干轴线相平行,得到肱骨近端的真正横断面图像,将得到的图像资料以 DICOM 格式导出,并使用 DVD 光盘刻录备用。

以肱骨头最高点及肱骨头最低点作肱骨干纵轴的垂线,取其中上 1/3、中下 1/3 处扫描平面作为参考平面;取肱骨头关节面边缘作连线,将肱骨近端分为内侧和外侧 2 个部分(图 15-1、图 15-2)。使用 Xiphoid 软件对 DICOM 数据进行伪彩处理,将 CT 值 130～230HU 的组织标记为蓝色,将 CT 值大于 230HU 的组织标记为红色(图 15-3),将数据以 JEGP 格式保存。使用 Image Pro Plus 软件对不同伪彩的组织进行标色,并对不同 CT 值的组织分布情况及其百分体积进行分析。

选定参考平面后,使用 Xiphoid 软件对参考平面的 DICOM 格式图像进行伪彩处理,将 CT 值在 130～600HU 的像素进行值掩影并标记为黄色(图 15-1、图 15-3)。值掩影后将图像以 JEPG 格式导出。将 JPEG 格式图像导入 Image Pro Plus 软件中,然后对参考平面内的感兴趣区域(Region of Interest,ROI)进行定义。定义 ROI 的意义在于将肱骨头周围软组织和皮质骨排除在测量分析之外,便于观察和计算肱骨头内松质骨的含量。由于一般将肱骨头软骨下骨 5mm 作为内固定的所谓安全距离,采用 Image Pro Plus 软件的自带多边形工具在皮质骨下 5mm 范围内划定 ROI。使用软件系统对 ROI 范围内的像素进行标色,CT 值在 130～600HU 部分使用红色标注,CT 值低于 130HU 的部分使用蓝色进行标注。使用系统自带的测量工具对每一参考平面的总体松质骨含量、内侧和外侧部分的松质骨含量分别进行测量计算,并进一步分析、判断松质骨的空间分布规律。

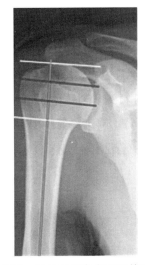

图 15-1　肱骨近端参考平面的确定

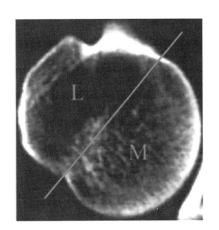

图 15-2　肱骨近端参考平面的划分

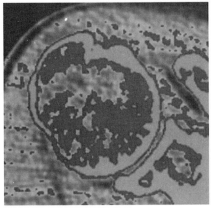

图 15-3　Xiphoid 软件伪彩处理

3.结果

患者肱骨近端骨小梁集中分布于肱骨近端的内侧(肱骨头内),CT 值大于 230HU 的高质量骨小梁分布于肱骨头关节面处。在 20～59 岁组,肱骨大结节区有中量骨小梁分布,而在≥60 岁组肱骨大结节区骨小梁仅少量分布。肱骨近端骨小梁的百分含量随年龄增加而降低,≥60岁组平均骨小梁百分含量为10.33%。研究结果表明,肱骨近端骨小梁主要分布于肱骨头区域及肱骨大结节部位,因此提示钛制弹性钉的最佳固定区域为肱骨头区域及大结节区域,而老年患者的最佳固定区域为肱骨头区域,大结节部位不宜进行钛制弹性钉髓内固定,因此对功能要求高的老年患者应用该技术时应谨慎。

(二)肱骨近端钛制弹性钉钉道轨迹的影像学测量

1.研究对象

选取在山东省文登整骨医院进行肱骨近端CT检查的患者60例,其中男32例,女28例;左侧23例,右侧39例;年龄20~72岁,平均49.0岁。临床诊断:慢性肩关节不稳定20例,肩胛骨骨折29例,肩胛骨肿瘤2例,无异常发现9例。排除既往有肱骨近端肿瘤、骨折、手术、关节炎病史或肩关节活动受限的患者。

2.研究方法

根据上述的研究结果,钛制弹性钉的尖端固定进入近侧参考平面的关节面下和大结节能够提供最佳的稳定性。因此,我们选取经过大结节和关节面最远点连线的冠状面图像作为参考平面进行研究。将肱骨近端髓腔陡然增宽的平面的中心作为两枚钛制弹性钉在肱骨近端钉道轨迹的起点(点O);将肱骨大结节平面上、距离大结节皮质和关节面皮质3mm的两点确定为钛制弹性钉钉道轨迹的终点(大结节—点A、关节面—点B)。将作为参考平面的冠状面图像导入Xiphoid软件,首先画出肱骨干的纵轴线,按照前述方法确定点O、A、B,连接OA、OB,使用软件自带的测量工具测量外侧钉道轨迹平均长度(OA)内侧钉道轨迹平均长度(OB)以及它们与肱骨干纵轴线的夹角(∠AOC、∠BOC),见图15-4。

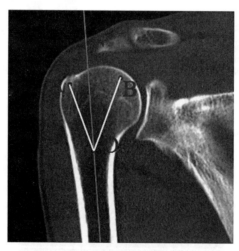

图15-4　肱骨近端钉道轨迹测量示意图

3.结果

指向大结节的弹性钉与肱骨轴线(∠AOB)呈14.6°夹角,长度为4.96cm;指向肱骨头的弹性钉与肱骨轴线(∠AOC)呈21.3°夹角,长度5.57cm。通过对肱骨近端骨小梁分布规律进行研究,提示在适当部位对钛制弹性钉进行适度的预弯可以使其尽可能多的通过肱骨近端骨小梁密集区域,增加钛制弹性钉髓内固定治疗肱骨外科颈骨折的可靠性。通过上述研究,建议在临床应用时将指向大结节和肱骨头的弹性钉分别在 5cm 处、5.6cm 处预弯 15°和 20°。

(三)钛制弹性钉髓内固定治疗青少年肱骨外科颈骨折的研究

1.临床资料

(1)纳入标准:①采用钛制弹性钉髓内固定(TEN 组)或者经皮穿针固定(PP 组)治疗的移位性肱骨外科颈骨折;②年龄 10～18 岁;③随访时间超过 3 个月,随访资料完整。

(2)排除标准:①严重的开放骨折;②陈旧性骨折;③病理性骨折;④合并血管和(或)神经损伤者;⑤同侧上肢多处骨折;⑥既往有同侧肢体骨折,手术或疾病致肩、肘关节功能受损者;⑦随访时间<3 个月或随访资料不完整者。

本研究共纳入青少年肱骨外科颈骨折患者 113 例。TEN 治疗组 65 例,其中男 37 例,女 28 例;平均年龄 13.6 岁(10～18 岁);左侧 30 例,右侧 35 例;致伤原因为:摔倒致伤 24 例,运动致伤 21 例,车祸致伤 11 例,坠落致伤 9 例;按照 Neer-Horwitz 骨折移位程度分型:Ⅱ型 8 例,Ⅲ型 32 例,Ⅳ型 25 例;术前成角移位平均 38.5°(20°～65°)。其中骨折线累及骺板者 21 例,按 Salter-Harris 骨骺损伤分型:Ⅰ型 13 例,Ⅱ型 8 例。受伤至手术时间 2～6d,平均 3.8d。2 例合并下肢骨折,2 例合并桡骨远端骨折。PP 治疗组 48 例,其中男 27 例,女 21 例;平均年龄 13.1 岁(10～17 岁);左侧 23 例,右侧 25 例;致伤原因为:摔倒致伤 19 例,运动致伤 15 例,车祸致伤 8 例,坠落致伤 6 例;按照 Neer-Horwitz 骨折移位程度分型:Ⅱ型 6 例,Ⅲ型 24 例,Ⅳ型 18 例;术前平均成角移位 39.7°(18°～62°)。其中骨折线累及骨骺者 21 例,按 Salter-Harris 骨骺损伤分型:Ⅰ型 11 例,Ⅱ型 6 例。受伤至手术时间 2～5d,平均 3.4d。1 例合并多发肋骨骨折,1 例合并桡骨远端骨折,1 例合并颌面部骨折。两组患者术前一般资料比较,差异无统计学意义($P>0.05$),具有可比性。

2.治疗方法

(1)TEN 治疗组:患者仰卧于手术台上,患肩置于床旁可透 X 线的木板上,手术在 C 臂机透视下进行。根据 X 线摄片上的髓腔宽度选择直径 2～3mm 钛制弹性钉 2 根,在弹性钉尖端 5.0～5.6cm 处预弯 15°、20°。上臂略外展,肘关节屈曲 90°,前臂保持旋转中立位,在肱骨外上髁偏后 1cm 处切开皮肤,直达骨质,长约 5mm。用钛制弹性钉专用开口器在肱骨外髁后侧的骨质上开口,开口方向与肱骨干纵轴线呈 25°～35°。通过开口处向髓腔内导入预弯的钛制弹性钉,将其尖端推进至骨折处的远侧。闭合手法复位骨折,旋转钛制弹性钉尾端,使其尖端呈分散状,15°折弯者指向大结节,20°折弯者指向肱骨头中部,并推进至软骨下骨下方 5mm 处,注意避免穿透软骨下骨。在正位及侧位下证实骨折复位满意,钛制弹性钉指向大结节及肱骨头中部且未穿出关节软骨。折弯并剪短钉尾,埋于皮下或留于皮外。

(2)PP 治疗组:患者取沙滩椅体位或仰卧位,肩胛骨下用小枕垫高,C 臂机置于手术床头端。复位操作同 TEN 固定组(闭合复位或有限切开复位);选取直径 2.0～2.5mm 克氏针 2 枚,由三角肌止点近侧的干骺端外侧交叉进针,向内上通过骨折线进入肱骨头,距离软骨下骨约 5mm 处。如果骨折不稳定,则另加一枚克氏针自大结节处进针,向内下通过骨折线固定于远骨折端的内侧骨皮质上。正位及侧位透视下证实骨折复位良好,克氏针分布满意,且未穿出肱骨头。折弯并剪短钉尾,埋于皮下或留于皮外。

3.术后处理

术后常规给予消肿止痛、预防感染等对症处理;24h内应用一代头孢菌素预防感染,必要时应用非甾体类抗炎药镇痛。术后三角巾悬吊患肢4周,用束臂带将上臂固定于胸壁,麻醉消退后开始肘关节及腕手部的屈伸活动。术后第3周开始进行肩关节钟摆样运动,第4周开始进行肩关节被动屈伸及外展活动。X线摄片提示骨折初步愈合后进行肩关节的主动锻炼,骨折愈合后进行肩部肌力训练。

4.结果

TEN治疗组患者术后获平均13.6个月(3～30个月)随访,PP治疗组术后获平均14.7个月(2～32个月)随访;两组患者的术中透视次数分别为(8.2±2.7)次、(11.6±4.1)次,差异有统计学意义($P<0.05$);两组患者手术时间、出血量及骨折愈合时间比较,差异无统计学意义($P>0.05$)。TEN治疗组及PP治疗组患者术后6周随访时Constant-Murley评分分别为(90.4±9.6)分、(81.8±9.3)分,差异有统计学意义($P<0.05$);术后3个月随访时Constant-Murley评分分别为(95.9±5.1)分、(96.3±4.8)分,差异无统计学意义($P>0.05$),见表15-1。

表15-1　两组患者术中情况、骨折愈合时间及功能情况比较($\bar{x}\pm s$)

组别	例数	手术时间（min）	透视次数	出血量（mL）	骨折愈合时间(周)	Constant-Murley评分(分)	
						术后6周	术后3个月
TEN治疗组	65	33.1±6.3	8.2±2.7	22.6±13.7	6.2±1.2	90.6±9.6	95.9±5.1
PP治疗组	48	36.3±8.2	11.6±4.1	23.5±10.1	6.1±1.1	81.8±9.3	96.3±4.8
t值		1.418	2.198	0.428	0.527	3.016	0.364
P值		0.230	0.029	0.705	0.668	0.003	0.815

两组患者骨折均获骨性愈合。末次随访时,TEN治疗组Neer-Horwitz移位程度分型:Ⅰ型58例,Ⅱ型6例,Ⅲ型1例;PP治疗组Neer-Horwitz移位程度分型:Ⅰ型44例,Ⅱ型3例,Ⅲ型1例,差异无统计学意义;两组患者成角畸形分别为3.9°±1.1°、4.2°±0.9°,差异无统计学意义。PP治疗组并发症总发生率显著高于TEN治疗组,差异有统计学意义。PP治疗组患者针道感染、皮肤刺激征、内植物移位发生率均明显高于TEN治疗组。两组患者全部患者取出内植物,TEN组2例患者计划前取出内固定,PP组5例患者计划前取出内固定。两组患者均未发生神经血管损伤、骨不连、肱骨头坏死、创伤性关节炎或骨骺早闭等严重并发症。典型病例见图15-5。

(四)钛制弹性钉髓内固定治疗成人肱骨外科颈骨折的临床观察

在上述研究的基础上,我们拓展钛制弹性钉治疗肱骨外科颈骨折的适应证,采用钛制弹性钉治疗成人不稳定性肱骨外科颈骨折44例,效果满意,现报道如下。

1.临床资料

选择成人不稳定性肱骨外科颈骨折的患者,采用钛制弹性钉固定手术治疗并予以术后随访。

(1)纳入标准:①采用钛制弹性钉髓内固定治疗的移位性肱骨外科颈骨折;②年龄>18岁;③随访时间超过3个月,随访资料完整。

（2）排除标准：①严重的开放骨折；②陈旧性骨折；③病理性骨折；④合并血管和（或）神经损伤者；⑤同侧上肢多处骨折；⑥既往有同侧肢体骨折，手术或疾病致肩、肘关节功能受损者；⑦随访时间＜3个月或随访资料不完整者。

本研究共纳入成人肱骨外科颈骨折患者44例，其中男30例，女14例；平均年龄48.6岁（22～72岁）；左侧17例，右侧27例；致伤原因：摔倒致伤21例，运动致伤8例，车祸致伤11例，坠落致伤4例；参照Neer-Horwitz骨折移位程度分型：Ⅱ型7例，Ⅲ型25例，Ⅳ型12例。受伤至手术时间3～10d，平均4.3d。均为闭合性骨折，无神经、血管损伤，3例合并肋骨骨折，1例合并踝部骨折，1例合并对侧锁骨骨折。

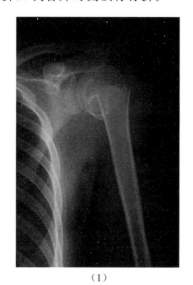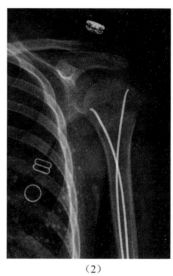

（1）　　　　　　　　　　（2）

图15-5　左肱骨近端Salter-HarrisⅡ型骨骺损伤

注　患者，女，14岁，自行车摔伤。（1）术前X线摄片；（2）术后6周X线摄片。

2.治疗方法

患者仰卧于手术台上，患肩置于床旁可透X线的木板上，手术在C臂机透视下进行。根据X线摄片上的髓腔宽度选择直径2～3mm钛制弹性钉2根，在弹性钉尖端5.0～5.6cm处预弯15°、20°。上臂略外展，肘关节屈曲90°，前臂保持旋转中立位，在肱骨外上髁偏后1cm处切开皮肤直达骨质，长约5mm。用钛制弹性钉专用开口器在肱骨外髁后侧的骨质上开口，开口方向与肱骨干纵轴线呈25°～35°。通过开口处向髓腔内导入预弯的钛制弹性钉，将其尖端推进至骨折处的远侧。闭合手法复位骨折，旋转钛制弹性钉尾端，使其尖端呈分散状，15°折弯者指向大结节，20°折弯者指向肱骨头中部，并推进至软骨下骨下方5mm处，注意避免穿透软骨下骨。在正位及侧位下证实骨折复位满意，钛制弹性钉指向大结节及肱骨头中部，且未穿出关节软骨。折弯并剪短钉尾，埋于皮下或留于皮外。

3.术后处理

术后常规给予消肿止痛、预防感染等对症处理：24h内应用一代头孢菌素预防感染，必要时应用非甾体类抗炎药镇痛。术后三角巾悬吊患肢4周，用束臂带将上臂固定于胸壁，麻醉消退后开始肘关节及腕手部的屈伸活动。术后第3周开始进行肩关节钟摆样运动，第4周开始进行肩关节被动屈伸及外展活动。X线摄片提示骨折初步愈合后进行肩关节的主动锻炼,骨折愈合后进行肩部肌力训练。

4.结果

44例患者均获得随访,平均16个月(10～30个月)。手术时间20～60min,平均27min;术中出血量20～100mL,平均42mL;术中透视次数8～14次,平均9.6次。44例骨折均骨性愈合,愈合时间6～12周,平均8.8周。末次随访时,平均VAS评分0.4分(0～2分);平均Constant-Murley评分89.5分(68～100分),优20例,良20例,可3例,差1例,优良率90.9%。3例患者出现针尾激惹症状,取出钛制弹性钉后症状消失;1例患者出现钛制弹性钉退出,骨折于6周愈合,未发生骨折再移位,疗效评价为优;1例72岁患者发生钛制弹性钉穿出,8周后骨折愈合,取出钛制弹性钉,疗效评价为差(68分)。本组未发生血管及神经损伤、感染、骨不连及肱骨头坏死等并发症。典型病例见图15-6。

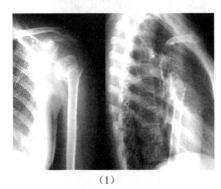 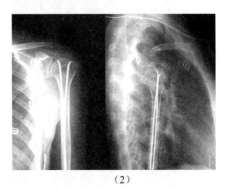

(1)   (2)

图15-6 肱骨近端骨折

注 (1)术前X线摄片;(2)术后6个月X线摄片显示复位良好,骨折愈合。

四、结 论

(1)肱骨头内松质骨分布为非均一性,松质骨的密集区主要位于肱骨头关节面的邻近区域,其次是大结节区域,肱骨头中央及偏外区域的骨小梁含量最少。

(2)本研究推荐两枚钛制弹性钉的固定部位分别为肱骨头近端的关节面临近区域以及大结节部位,避免将钛制弹性钉固定在肱骨头的中央区域。对于老年患者,推荐两枚钛制弹性钉均固定在肱骨头近端的关节面临近区域。因老年人肱骨头内松质骨含量较少,采用钛制弹性钉固定时需谨慎。

(3)将肱骨近端髓腔陡然增宽的平面的中心作为肱骨近端理想钉道轨迹的起点;将肱骨大结节平面上、距离大结节皮质和关节面皮质5mm的两点作为理想钉道轨迹的终点。钛制弹性钉在肱骨近端的理想通道参数如下:外侧钉道轨迹与肱骨干纵轴线的夹角为15°,内侧钉道轨迹与纵轴线的夹角为20°;外侧通道和内侧通道的长度分别为50mm和56mm。

(4)本研究显示,钛制弹性钉髓内固定可实现肱骨外科颈骨折的弹性固定,能获得良好的临床效果和影像学结果。与经皮穿针固定相比,钛制弹性钉固定具有透视次数少、功能恢复早、并发症少等优点,是治疗肱骨外科颈骨折的一项安全有效的手术方式。

（5）本研究为钛制弹性钉髓内固定治疗肱骨外科颈骨折提供了有力的影像解剖学和临床证据支持。同时,本研究也存在一定的局限性和不足之处,如未进行生物力学研究等,需要进行更多、更深层次的研究和探讨;临床研究为回顾性研究,随访时间短且样本量较少,其远期疗效需要大样本的随机对照研究进一步证实。

（孙晋客）

第十六章　距骨颈骨折并距骨体脱位的临床研究

一、研究内容与技术指标

（一）研究内容

（1）早期的及时正确手法复位处理减轻患肢的肿胀，保留残留的血管，避免血管的二次损伤。

（2）术中的准确复位，尽可能解剖复位有利于骨折的愈后；神经、血管及关节囊的缝合处理，有利于血液的重新建立，减轻骨不连及坏死的发生。

（3）有效而少的内固定＋外固定，加强骨折端的紧密接触，减轻距骨的压力，促进骨折的更快愈后。

（4）术后关节康复的及时干预，促进功能的恢复。

（二）技术指标

1.目标指标

（1）本科研预计生成期刊论文 2 篇，国家实用新型发明专利 1 项。

（2）术后采用美国足踝外科协会 AOFAS 踝—后足评分系统进行疗效评估。AOFAS 评分包括疼痛（40 分）、功能和自主活动支撑情况（10 分）、最大步行距离（5 分）、地面步行（5 分）、异常步态（8 分）、前后活动（8 分）、后足活动（6 分）、踝—后足稳定性（8 分）、足部对线（10 分）9项指标，满分为 100 分。

2.实际指标

（1）本科研生成期刊论文 2 篇，国家发明专利 1 项。

（2）VAS 评分由术前（3.92±1.10）分，降为术后末次随访时的（1.65±0.61）分，差异有统计学意义（$t=25.91, P<0.05$）。末次随访时 AOFAS 踝—后足评分，总分（77.66±11.68）分，其中疼痛（36.63±0.71）分，功能和自主活动支撑（7.88±0.71）分，最大步行距离（3.65±0.69）分，地面步行（3.56±0.93）分，异常步态（7.86±0.23）分，前后活动（5.16±1.65）分，后足活动（2.86±0.63）分，踝—后足稳定性（7.16±0.32）分，足部对线（7.96±1.36）分。

（三）项目的社会效益情况

该项目具有骨折复位满意、减轻血运破坏、降低骨折创伤性关节炎并发症、减少二次手术的优点，有明显的社会效益。对于患者方面，可大大降低其经济负担和临床疾病痛苦。撬拨复位微创克氏针固定，每次可降低耗材费用约 4000 元，术后住院时间从约 21d 缩短为 7d，假如每日住院费用约 500 元，每年 100 例距骨颈骨折患者，可降低约 40 万元耗材费及 70 万元住院费。目前创伤性关节炎、感染等二次手术平均费用约 20000 元,手术前保守治疗门诊费用约 2000 元,在撬拨复位、切开复位内固定一期手术成功的前提下,假如每年约 100 例距骨颈骨折患者,可节约 200 万元住院费用及 20 万元门诊费用。因此,无论是在经济上还是在医疗过程中都极大地减轻了患者负担。

二、技术创新点与关键技术

(一)技术难点

(1)本课题主要技术难点和问题在于距骨颈周围血运差,严重的 HawkinⅡ、Ⅲ型骨折不仅是距骨关节面粉碎骨折,并且伴有距下关节的脱位及周围软组织损伤,血运破坏严重,在手术复位过程中既要解剖复位,又必须保证残存的血液供应,否则会带来距骨缺血、坏死等严重并发症,所以必须认识到 HawkinsⅡ、Ⅲ型距骨颈骨折特点,明白在手术中如何选择恰当手术入路及采用何种手术操作来提高治疗效果。

(2)本课题另一技术难点是术中撬拨复位过程中的手法复位固定技巧。在传统的切开复位内固定的技巧上,我们采用我院传统的闭合复位手法及撬拨技术,减少对软组织破坏,保护了血供,促进了骨折愈合。

(二)技术创新点

(1)早期采用文登整骨 12 法尽可能地早期手法复位,减轻血管的进一步损伤,促进软组织及血液的再生,根据患肢肿胀情况,给予适当牵引,减轻距骨的压力,减轻患肢的肿胀。

(2)术后复位康复的研究创新,术中精确地直接、间接复位相结合,保护骨质及血运,缝合损伤的软组织,促进血运供应的建立。

(3)术中固定方式的研究创新。根据骨折的类型,选择合适的内、外固定,对于严重的 HawkinsⅡ型股骨颈骨折,经内踝 Chevron 截骨充分暴露骨折断端,并且保护距骨周围血运,能够获得良好的手术治疗效果。对于严重的 HawkinsⅢ型骨折,采用外固定支架合并内固定的方式治疗,创新性地应用了外固定支架,可有效牵开踝关节,降低距骨承受压力,有效降低距骨缺血坏死的发生。避免固定物太多、时间太长影响关节康复锻炼。

(4)功能康复的创新内容。采用新式下肢功能康复设备,早期行可控的关节功能康复锻炼。

三、技术研发情况

(一)设计方案

1.研究对象

选取 20 例本院本科室住院手术的 HawkinⅡ、Ⅲ型距骨颈骨折患者。

2.病例入选

按照 Hawkin 分型,Ⅱ型占 13 例、Ⅲ型占 7 例。一组使用撬拨复位法治疗,另一组作为对照组行切开复位接骨板内固定。

3.纳入标准

(1)符合距骨颈骨折的诊断标准。

1)病史:有明确的足跟部外伤史。

2）症状及体征：足跟部肿胀，尤以内外踝下、跟骨上、足背部近踝关节处为甚，并有明显压痛。移位明显的骨折具有畸形、骨擦音。踝关节活动受限，背伸时疼痛加重。足底叩痛、纵叩痛阳性。

3）影像学检查：足跟部轴侧位，CT＋MPR＋三维重建。

（2）年龄 18～65 岁。

（3）Hawkin Ⅱ、Ⅲ 型距骨颈骨折。

4.排除标准

（1）病理性骨折患者。

（2）有严重心脑血管疾病及其他疾病影响本次手术者。

（3）既往有足跟部疾患病史者。

（4）全身复合性损伤、多发骨折者。

（5）患者要求保守治疗、拒绝手术者。

5.治疗方法

Hawkin Ⅱ 型距骨颈骨折，患者取仰卧位，大腿中上部绑气囊驱血带，常规消毒铺单，于内踝内侧、内踝尖近端 3cm 至舟骨结节做一弧形切口，前后切开皮肤及皮下组织，暴露内踝及三角韧带。预先用骨刀在内踝截骨处做 2 条骨性复位标志，为术后复位做准备。在胫骨远端内侧，一胫骨穹顶上方约 0.5cm 处的中点作为截骨定点，用电锯做向下开口约 150° 的 Chevron 截骨，连同三角韧带把骨块向下翻转，外翻踝关节，充分显露距骨颈的内侧及距骨体的 70% 关节面，直视下复位距骨颈骨折，并在距骨前缘向后进针，打入 2 枚埋头空心螺钉，复位距骨颈骨折，透视见复位满意，闭合切口。Hawkin Ⅲ 型距骨颈骨折在 Ⅱ 型基础上加用外固定支架固定，螺钉分别置于胫骨远端、跟骨、内侧楔骨周围，连接外固定支架撑开，降低距骨颈骨折周围压力，促进骨折愈合。

6.术后处理

术后给予抬高患肢等消肿对症治疗，术后 2d 拔除引流后即建议患者行足趾屈伸锻炼，术后 2 周拆线并更换石膏为可拆卸式夹板，允许患者进行踝关节和距下关节的活动，术后 6～8 周可穿戴行走支具进行部分负重锻炼，常规术后 3 个月可完全负重。

术后采用美国足踝外科协会 AOFAS 踝—后足评分系统进行疗效评估。AOFAS 评分包括疼痛（40 分）、功能和自主活动支撑情况（10 分）、最大步行距离（5 分）、地面步行（5 分）、异常步态（8 分）、前后活动（8 分）、后足活动（6 分）、踝—后足稳定性（8 分）、足部对线（10 分）9 项指标，满分为 100 分。优：90～100 分；良：75～89 分；可：50～74 分；差：＜50 分。

（二）结果与讨论

（1）本研究中，本组 20 例获得随访，失访 2 例，平均随访时间 18 个月（18～38 个月），术后无切口感染、皮缘坏死及内固定失败等并发症。未见骨不连及畸形愈合发生。6 例于术后 13 个月时出现距下关节炎，主要表现为行走时有疼痛，后经使用非甾体类抗炎药及踝—足矫形器使疼痛缓解。63 例术后 9 周内随访发现 Hawkins 征阴性，但无临床症状。20 例距骨骨折患者 VAS 评分由术前的（4.92±1.01）分，降为术后末次随访时的（1.85±0.78）分，差异有统计学意义（$t=26.27$，$P<0.05$）。末次随访时 AOFAS 踝—后足评分，总分（77.66±11.68）分。其中

疼痛(36.63±0.71)分,功能和自主活动支撑(7.88±0.71)分,最大步行距离(3.65±0.69)分,地面步行(3.56±0.93)分,异常步态(7.86±0.23)分,前后活动(5.16±1.65)分,后足活动(2.86±0.63)分,踝—后足稳定性(7.16±0.32)分,足部对线(7.96±1.36)分。其中优 6 例,良 10 例,可4 例。

(2)距骨颈骨折的主要手术入路有前内侧入路、前外侧入路、后外侧入路、后内侧入路 4种,应该根据骨折的类型来选择最佳手术入路。前外侧切口主要应用于距骨颈外侧移位骨折的复位;前内侧入路适用于距骨折线位于内侧的骨折;后外侧入路主要应用于辅助复位、前侧软组织条件欠佳或螺钉自后向前固定等情况中;后内侧入路有利于复位距骨脱位。上述单一手术入路都无法满足 Hawkins Ⅲ 型骨折的治疗,往往都需要采用联合入路,这就加重了对距骨颈周围血运的破坏,增加了手术难度及患者痛苦。本研究我们采用内侧切口联合内踝 Chevron 截骨,其主要优点在于:①能充分暴露距骨颈、体的内侧,直视骨折断端,利于脱位的距骨体的复位,并且可以探查距下关节前、中、后关节面受累情况,能够充分恢复距骨颈的力线及长度,从而达到距骨颈的解剖复位;②内踝 Chevron 截骨后三角韧带及其周围软组织连同内踝一起向下翻转,有效地保护了三角韧带和距骨内侧的残存血运,为复杂距骨颈的愈后创造了良好的条件,显著降低术后并发症的发生率;③Chevron 截骨相对于内踝斜形截骨来说,能够提供更广泛的接触面积、更好的解剖复位标志,使得截骨后的内踝骨块获得更加稳定而准确的复位,防止内踝骨块的移位,显著降低因截骨导致的创伤性关节炎的发生率。

综上所述,经内踝 Chevron 截骨充分暴露骨折断端,并且保护距骨周围血运,能够获得良好的手术治疗效果。

四、结　论

该项目具有骨折复位满意,减轻血运破坏,降低骨折创伤性关节炎并发症、减少二次手术的优点,有明显的社会效益。对于患者方面,可大大降低其经济负担和临床疾病痛苦。撬拨复位微创克氏针固定,每次可降低耗材费用约 4000 元,术后住院时间从约 21d 缩短为 7d,假如每天住院费用约 500 元,每年 100 例跟骨骨折患者,可降低约 40 万元耗材费及 70 万元住院费。目前创伤性关节炎、感染等二次手术平均费用约 20000 元,手术前保守治疗门诊费用约2000 元,在撬拨复位、切开复位内固定一期手术成功的前提下,假如每年约 100 例距骨颈骨折患者,可约省 200 万元住院费用及 20 万元门诊费用。因此,无论是在经济上还是在医疗过程中都极大地减轻了患者负担。

(王　飞)

临床实践篇

第十七章　肩部及上臂损伤

第一节　锁骨骨折固定方式的生物力学特性

[摘要]锁骨骨折是骨折中比较常见的一类,常由跌倒导致,国内外学者对锁骨骨折的类型、治疗及其生物力学特点进行了大量的研究。随着科学技术的不断发展与治疗措施的成熟,对于锁骨骨折的治疗及固定方式的选择越来越多,无论是保守治疗还是手术治疗,都有其优缺点。归纳总结目前国内外关于锁骨骨折固定方式及其生物力学性能的研究进展,有利于指导临床选择合适的方法治疗锁骨骨折。通过计算机检索万方医学网、中国知网、PubMed、Embase、Web of Science 中 2010～2020 年发表的相关文献,中文检索词为"锁骨骨折、固定方式、生物力学、保守治疗",英文检索词为"clavicle,fixation,biomechanics"。根据纳入标准,最终纳入 38 篇相关文献进行归纳总结。结果发现,对于锁骨骨折,无论是保守治疗还是手术治疗都有其局限性,因此临床上应根据患者年龄、骨折性质、骨折程度、骨折位置以及术后锻炼的评估选择最佳的治疗方法,不仅要恢复锁骨正常的生物力学与解剖关系,还要做到尽量保持美观以及固定的稳定性。

[关键词]锁骨;骨折;分型;固定方式;生物力学

锁骨骨折是指锁骨在遭受直接或间接的外力打击后导致锁骨断裂,文献报道锁骨骨折约占全身骨折的 5.98%[1]。锁骨中段由于直径小,摔倒时受剪切应力作用,最易发生骨折,占锁骨骨折的 76%～81%。锁骨骨折若不及时治疗,不仅会导致畸形愈合或不愈合,还可能因为韧带、血管及神经的损伤而产生其他的后遗症,无移位的骨折可用 8 字绷带或三角巾悬吊固定4～6 周;而存在移位的骨折,因其有可能合并其他的血管、神经、韧带损伤,仅通过保守治疗不能完全恢复正常的生物力学关系,且易产生后遗症,因此需要通过手术来复位并固定。文章针对目前国内外关于锁骨骨折固定方式及其生物力学性能的研究现状进行论述,从而指导临床选择合适的方法治疗锁骨骨折。

一、资料和方法

(一)资料来源

2020 年 11 月,通过计算机检索万方医学网、中国知网(CNKI)、PubMed、Embase、Web of

Science 中 2010～2020 年发表的相关文献,通过主题检索、篇名检索、关键词检索等进行检索,中文检索词为"锁骨骨折,固定方式,生物力学,保守治疗",英文检索词为"clavicle,fixation,biomechanics",文献类型包括综述、研究原著、病例报告、荟萃分析等。另外,手工检索《骨与关节损伤》。

(二)入选标准

(1)通过计算机及手工检索锁骨骨折保守治疗及内固定、外固定治疗生物力学分析的相关文献。

(2)所有文献均已公开发表,排除研究主题为摘要、信函、案例报告、案例系列、指导方针或不相关的文献。

(三)文献质量评估

共检索到相关文献 2682 篇,排除重复文献、理论依据缺乏文献、年代久远文献以及与此次研究无密切关系的文献,最终纳入相关文献 38 篇进行归纳总结。

二、结　果

(一)锁骨的解剖与受伤机制

锁骨由膜内成骨方式骨化,连接着上臂与肩部,是人体最早发生骨化的部位,于妊娠的第5 周发生骨化[2],但完全骨化时间较晚,在 18～22 岁锁骨才与骨干完全融合,锁骨内、外侧各有一次级骨化中心,内侧的骨化中心约占锁骨纵向生长的 80%。锁骨近似 S 型,外侧凸向后方,内侧凸向前方,为了适应肌肉的附着和牵拉,锁骨外 1/3 呈扁平状;中 1/3 呈管状,以抵抗轴向的压力与拉力;内 1/3 呈菱形。锁骨外端与肩峰形成肩锁关节,由肩锁韧带、喙锁韧带以及三角肌、斜方肌来维持其位置;内端则是胸骨柄与胸骨端的锁骨切迹相关节,有胸锁乳突肌和胸大肌附着。前后缘分别构成锁骨下动脉的前后界。

锁骨血供主要来自滋养动脉、骨膜动脉、肩胛上动脉及胸肩峰动脉;锁骨主要被胸前神经及锁骨上神经所支配,手术时要避开锁骨的血管及神经,以免发生二次创伤。

锁骨骨折常由摔伤导致,当摔倒时手掌着地,外部暴力经前臂、肩部再传至锁骨,间接外力与剪切应力共同作用,从而引起骨折。

(二)锁骨骨折的分型

锁骨骨折可分为锁骨外 1/3 骨折、锁骨中 1/3 骨折及锁骨内 1/3 骨折。锁骨外 1/3 骨折又可分为微小移位、喙锁韧带内侧骨折、肩锁关节面骨折、儿童移位骨折及粉碎性骨折 5 个亚型;锁骨内 1/3 骨折又可分为微小移位、移位伴韧带损伤、胸锁关节面骨折、骨骺分离及粉碎性骨折 5 个亚型。

(三)锁骨骨折的生物力学分析

锁骨是诸多肌肉的附着点,三角肌和斜方肌附着于外侧,胸大肌锁骨头附着于内侧,胸锁乳突肌锁骨头附着于后缘,它们是锁骨产生动力的必要条件。喙锁韧带附着于锁骨中外 1/3来制约肌肉所产生的动力,当垂直向下的力作用于弯曲的锁骨时,会形成剪切应力,造成中段骨折;向下的力作用于锁骨远端就会导致锁骨远端骨折;锁骨近端骨折则由锁骨外侧受到间接外力而导致内侧骨折。

Harnroongroj 等[3]为了证实锁骨骨折的机制及受力分析,将 12 具锁骨模型沿锁骨轴面进行加压负重,结果发现,锁骨骨折平均负荷为 1526.19N,且集中分布于锁骨中 1/3。杨晓霞等[4]通过有限元分析锁骨骨折以及骨裂的多发部位,结果显示,锁骨上表面中 1/3 靠近远端处以及锁骨下表面中 1/3 靠近近端处应力最大,容易出现骨裂及骨折。桂斌婕等[5]利用有限元分析构建锁骨模型,发现锁骨在遭受垂直向下的力时,应力分布于锁骨的中 1/3,且锁骨后上方存在最高应力,前下方存在高应变,从而得出结论:锁骨中 1/3 最易发生骨折。

当锁骨及其周围的组织、骨连接维持正常位置时,诸多力相互制约,维持着动态平衡,而当动态平衡被破坏时,力的正常关系同时也被破坏,就会造成锁骨骨折。因此,治疗锁骨骨折的关键就在于能否恢复锁骨的正常生物力学关系。

(四)锁骨骨折固定方式的生物力学分析

1.保守治疗

目前锁骨骨折的保守治疗主要是针对无移位或者有轻微移位的骨折,在手法复位以后,通过绷带 8 字固定或者三角巾悬吊、锁骨带来维持位置,固定骨折断端,防止再移位。徐招跃等[6]对 146 例患者分别使用了保守治疗与手术治疗进行对照研究,发现相对于手术治疗,虽然保守治疗发生创伤性关节炎的概率较高,但是保守治疗的操作简单、费用较低、愈合快且不会留下瘢痕,容易被医患所接受,且手术治疗会损伤锁骨的血运,导致骨折延迟愈合,因此对不产生移位或者移位不明显、锁骨力学关系良好的骨折,有学者仍然建议采用保守治疗的方式来治疗[7]。刘维统等[8]通过斜向 8 字绷带固定治疗了 35 例患者,在进行合理术后康复后,肩部关节功能整体评价优良率为 82.8%。孙可[9]通过改良锁骨带治疗了 98 例患者,发现相对于传统的 8 字绷带固定,改良锁骨带有着更高的有效率,值得应用于临床。在手术治疗出现之前,保守治疗是治疗锁骨骨折最有效的方法,但是随着手术治疗的普及以及各种内固定方法的不断探索与创新,保守治疗的一些弊端逐渐显现出来,如易发生创伤性关节炎、畸形愈合及肩关节活动障碍等。Nowak 等[10]通过长时间观察患者,发现保守治疗的不愈合率高达 7%,只有 54% 的患者能够通过保守治疗恢复正常的锁骨生理功能,而 46% 的患者会留下后遗症状,如锁骨的疼痛和局部隆起。因此,对于有移位的锁骨中段骨折,目前越来越多的学者认为手术是最佳的治疗选择[11]。

2.手术治疗

针对移位明显、合并有神经血管及韧带损伤、开放损伤及合并有肩部损伤的患者,需采用手术治疗的方式。手术治疗锁骨骨折的方法及固定方式较多,内固定包括克氏针与髓内钉固定、钢板内固定、体外钢板微创治疗等,外固定包括钉棒外固定和外固定支架等。

(1)克氏针与髓内钉固定治疗的生物力学分析:克氏针内固定相对于传统的钢板内固定来说,其创伤小、手术时间短、骨折愈合周期短、功能恢复好、二次骨折风险低[12],且克氏针与锁骨之间的微小摩擦及轴向牵拉力有助于刺激骨折愈合。但是克氏针由于材质等原因,易发生术后的并发症,如退针、弯针、断针、针尾反应等,生物力学稳定性不足。1.5mm 的克氏针仅仅达到锁骨生理载荷的 30%,2.0mm 的克氏针才能承受锁骨骨折产生的剪切应力[13]。锁骨的解剖形状呈 S 形,中 1/3 骨折受到较大的剪切力影响,当上肢活动时会带动锁骨沿人体长轴旋转,导致克氏针脱落,因此需限制肩关节的活动;但是长时间的固定会导致肩关节僵硬及活动障碍,且尚无有效的方法来预防这些并发症[14]。更有临床报道过克氏针自肩锁关节断裂进入胸腔的案例[15]。相对于克氏针来说,螺纹克氏针不仅具有克氏针的优点,而且刚度及稳定性都要优于克氏针,不易滑动导致克氏针脱落,无感染、退钉等手术并发症[16],手术简单,价格低廉,易被患者所接受[17]。谢扬等[18]将锁骨横断骨折模型分别用直径 2.0mm 的普通克氏针与螺纹克氏针固定,再施加相同的压力,在测量其扭转强度和拉伸强度后,通过处理得出,螺纹克氏针上的螺纹能够增加轴向摩擦力,从而显著增强锁骨固定后的稳定程度。在髓内钉固定方面,空心髓内钉以及弹性髓内钉的应用比较普遍。孙军战等[19]通过轴向挤压负荷实验和三点弯曲载荷实验对空心螺钉与钢板固定的生物力学特性进行比较,实验得出:直径 6.5mm 的空心螺钉相较于目前使用的锁骨钢板来说,在抗轴向负荷及三点弯曲负荷上均更具优势,但是由于锁骨的直径平均只有 6.7mm,且髓内钉多在锁骨胸骨端腹侧及肩峰端背侧进入髓腔,此处锁骨的皮质最为薄弱,风险较高,因此在使用髓内钉固定时,需选取合适直径的髓内钉进行固定。陈奕等[20]则建立了锁骨拉伸试验、弯曲试验和扭转试验 3 种锁骨力学模型,以此比较钛制弹性髓内钉和传统的锁骨重建板、克氏针的优劣,实验证明,基于钛制弹性髓内钉生物及结构的特性,尽管弯曲强度与扭转强度比重建钢板低,但是远远高于克氏针,而应力遮挡率则比重建钢板小,接近于克氏针固定。由于弹性髓内钉能够可靠地固定锁骨,并且具有增大摩擦力、抗弯、抗扭转、抗拉伸、抗压缩的能力,因此已经被越来越多地应用于临床治疗。李晏乐等[21]通过 Meta 分析结果证明,髓内钉相比于钢板内固定来说,无论是在手术时间、切口长度还是愈合时间方面都更具优势。

(2)钢板内固定治疗的生物力学分析:钢板内固定作为应用广泛的操作之一,通过对骨折的加压固定来恢复锁骨的生物力学关系并维持其稳定性,无论是稳定性、强度还是抗压缩、抗扭转及抗弯曲能力都比克氏针、髓内钉更加可靠,被认为是治疗锁骨移位骨折的"金标准"[22]。目前使用最多的钢板内固定有重建型钢板和解剖型钢板,在治疗锁骨中段骨折时,重建型钢板一般选择放置在前置位或上置位。汤凌[23]通过三点弯曲试验来测试前置与上置的生物力学性质,发现相对于上置钢板来说,前置钢板的强度、弯曲刚度和扭转刚度等更加稳定。Calisal等[24]用有限元分析的方法分析钢板前置与上置的差别,得出结论:钢板上置相对于前置来说,能够有效地抗扭转和抗弯曲,具有生物力学优势,前置中的钢板、螺钉及韧带应力都比较低,但在抗压缩能力下,二者没有明显的区别,对抵抗断端产生的应力也没有区别。而刘川[25]在比较前置位与上置位顺时针抗扭转及抗弯曲能力时,发现前置位钢板的最大应力显著大于上置位,因而得出前置位钢板更可靠的结论。有研究通过对锁骨模型进行生物力学测试得出:前置位与上置位的抗弯曲及抗扭转强度大致相同,但抗拉伸强度及抗拔强度都要优于上置位钢板。尽管诸多学者对前置位究竟哪一力学特性优于上置位有争议,但对钢板前置位优于上置位的结果持统一意见。

传统的重建型接骨板不仅会破坏锁骨的血运,而且术后早期难以进行功能锻炼,损伤较大[26]。解剖型锁定板相对于重建型接骨板来说,更加符合锁骨的 S 形解剖形态,并且能够重新塑型,从而有效贴合锁骨形态,不易松弛脱落[27]。彭远来等[28]根据解剖型接骨板的形态对重建型接骨板分别进行了多次弯制,并通过静态压缩实验测试比较了各组模型的生物力学差异性,在用统计学软件对数据进行处理后,得出结论:相对于普通未塑性的锁骨板,解剖型锁定板能够贴合锁骨,固定刚度和强度更佳。窦庆寅等[29]通过轴向压缩实验、三点弯曲实验、扭转实验,比较传统重建板与解剖型钢板的生物学特性,结果证明,锁定钢板组轴向刚度值、应力遮挡率均显著优于重建钢板。

尽管切开复位钢板内固定无论是稳定性还是刚度等生物力学特性都优于其他固定方式,但切开复位的创伤较大,需二次手术取出,术后易留下瘢痕,且锁骨周围有锁骨上神经与多条血管纵横交错,由于锁骨骨折多采用横行或斜行切口,一旦手术不当,就会导致神经与血管的损伤,从而导致上肢感觉障碍。

(3)体外钢板固定的生物力学分析:1990年,国外学者首先在临床上提出了微创接骨板技术,作为一种新型的锁骨骨折治疗技术,体外钢板手术损伤小,不需要较大的手术切口,不会对骨膜、锁骨周围软组织、血管、神经造成伤害,有效解决了传统钢板内固定手术损害较大的缺点。王诗波等[30]比较了体外钢板、克氏针及重建钢板的生物力学特性,结果显示,钢板微创治疗的最大拉伸载荷为1048N,是克氏针固定的2倍;而重建板的载荷为1126N,与体外钢板没有显著差异。无论是强度、刚度还是稳定性上体外钢板与重建型钢板都大致相同,明显高于克氏针固定,而应力遮挡率则优于其他2种固定方式。李东等[31]通过对82例临床患者分别采用体外钢板与传统钢板内固定治疗,发现体外钢板固定存在可扭转的特性,能够贴合锁骨S形的解剖形状,且不良反应发生率仅为7.3%,是一种较为理想的治疗方式。但是体外钢板微创治疗作为一种新型的手术方式,目前国内临床应用仍较为局限,技术不太成熟,且由于无法暴露骨折断端的位置,需要术者具有较为系统的解剖学知识,若临床经验不足,贸然进行手术,可能会造成重要的神经血管损伤。

(4)钉棒固定治疗的生物力学分析:钉棒外固定是临床治疗锁骨中段骨折的新方法,不需要切开固定,能最大程度保持骨膜的完整性。刘亚云等[32]通过锁骨标本建立力学模型,并把标本分为钉棒外固定组和钢板内固定组,分别进行压缩、扭转和三点弯曲实验,实验证明,2种固定方式的抗压缩、抗扭转、抗弯曲能力并没有太大区别,但是钉棒外固定相较于钢板内固定来说,切口小、手术时间短、出血量少、固定物取出简单,既有钢板内固定的可靠性,又有克氏针固定的简便性,能够自由选择固定位置,为锁骨骨折手术治疗提供了一种新方法。桥接组合式钉棒外固定能够保证螺钉位于锁骨髓腔内,从而避免螺钉位置的偏离,降低手术失败的概率,且能够为骨痂提供足够的生长空间,不仅能够降低内固定高应力压迫下导致的骨质疏松,而且能够加快骨折愈合的速度[33]。有学者利用有限元分析将桥接组合式内固定在不同载荷下进行压缩弯曲,发现桥接组合式内固定的生物力学特性均强于钢板内固定。尽管桥接组合式内固定优点多,但通过陶金国等[34]的试验发现,并不适用于NeerⅢ型及合并肩锁关节损伤、尤其合并锁骨头粉碎性的Ⅱ型骨折患者。因此在治疗时,要针对骨折的类型及特点,选择最安全有效的固定方式。

(5)外固定架治疗的生物力学分析:外固定架常用来治疗锁骨开放性骨折。开放性骨折相对于其他骨折来说,内部与外界环境相通,常合并伤口污染及软组织损伤。任俊涛等[35]用外固定支架治疗了78例骨折患者,发现对于全身多处软组织损伤及合并有伤口污染的患者,使用外固定架能够稳定断端,从而提高手术的成功率。冯锡光等[36]通过测验微型外固定支架的生物力学特性,发现微型外固定支架的生物力学稳定性良好,能够保证肩关节的灵活性,其非平行的固定针能够相互制约,拥有良好的抗旋转特性,而骨折断端的加压及动力化支架则符合BO原则,有效降低骨不连的概率,拆除方便,在术后8～12周即可拆掉外固定支架,避免了二次手术,降低患者痛苦。但是外固定支架并不适用于锁骨外1/3骨折[37],这是由于外1/3骨折的位置难以保持合适的外固定间距并固定螺纹针,会导致手术风险的增加。

三、小结

针对锁骨骨折,目前常用的是保守治疗和手术治疗,但是究竟哪一种固定方式的生物力学性能最可靠,国内外学者尚无统一的答案。根据目前临床报道及文献来看,对于青少年青枝骨折、未发生移位或者轻度移位的患者,可以在手法复位以后通过保守治疗,如8字绷带固定、三角巾悬吊或锁骨带固定限制患肢活动4～6周,以维持正确的生物力学关系并保持稳定,即可在不发生二次骨折的前提下保证锁骨在愈合后恢复正常的生理功能。但是保守治疗不能保证断端的稳定性,容易发生畸形愈合,导致局部隆起、创伤性关节炎等后遗症。手术治疗能够最大程度地恢复锁骨解剖形态、正常生理功能及其生物力学关系,有效避免并发症及畸形愈合、局部隆起等后遗症。克氏针内固定操作简单、创伤小、愈合快、不需要二次手术、功能恢复好,是锁骨骨折固定最常用的方法,但克氏针稳定性及固定能力较差,易发生断针及退针、针道感染等风险。螺纹克氏针固定在克氏针的基础上,增加了轴向摩擦力,并且提高了抗弯曲、抗扭转、抗拉伸、抗压缩的能力,但是相对于钢板固定来说,依然有断裂的风险。髓内钉无论是刚度、稳定性还是极限载荷等生物力学性能都与钢板类似,但综合性能略差于钢板,且髓内钉直径较大,而锁骨髓腔较小,因此在髓内钉的直径、长短及生物力学性能选择上仍需继续观察与探讨。钢板内固定强度、稳定性、抗扭转及抗弯曲能力都高于其他手术方式,但是钢板的价格昂贵,并且有可能产生排异,对局部组织产生刺激,且有二次手术、断裂、瘢痕等弊端[38]。体外钢板微创治疗作为近30年来新兴的固定方式,无论在生物力学性能还是手术创伤小等方面上都是较为可靠的选择,但是其操作难度大,需要术者有较为扎实的基本功及过硬的技术能力。钉棒外固定及外固定支架治疗尽管在刚度、稳定性等生物力学性质上与钢板类似,但是有其手术局限性:桥接组合式钉棒外固定不适用于Neer III型及合并肩锁关节损伤,尤其合并锁骨头粉碎性的 II 型骨折患者;外固定支架治疗则不适用于锁骨外1/3骨折。因此,在固定物的选择上,要对患者年龄、骨折性质、骨折程度以及骨折位置、术后锻炼情况进行评估,选择合适的固定方法,不仅要恢复锁骨正常的生物力学关系与解剖关系,还要做到美观以及保持固定的稳定性。

参考文献

[1]FARAUD A,BONNEVIALLE N,ALLAVENA C,et al.Outcomes from surgical treatment of middle-third clavicle fractures non-union in adults:a series of 21 cases[J].Orthop Traumatol

Surg Res,2014,100(2):171-176.

[2]GARDNER E.The embryology of the clavicle[J].Clin Orthop Relat Res,1968,(58):9-16.

[3]HARNROONGROJ T,TANTIKUL C,KEATKOR S.The clavicular fracture:a biomechanical study of the mechanism of clavicular fracture and modes of the fracture[J].J Med Assoc Thai,2000,83(6):663-667.

[4]杨晓霞,许金泉,张二虎.锁骨三维有限元应力分析[J].力学季刊,2012,33(4):584-589.

[5]桂斌捷,刘德宝.锁骨三维模型构建和力学分析[J].中国组织工程学研究与临床康复,2009,13(30):5827-5830.

[6]徐招跃,袁临益,杨巧燕.锁骨骨折保守治疗与手术治疗的比较研究[J].中国中医骨伤科杂志,2014,22(6):37-40.

[7]查晔军.绝大多数锁骨中段骨折建议保守治疗[J].中国肩肘外科电子杂志,2017,5(4):241-244.

[8]刘维统,董伟."斜向8字绷带固定法"治疗锁骨骨折35例[J].中国中医骨伤科杂志,2019,27(8):60-62.

[9]孙可.改良锁骨带外固定治疗锁骨骨折的临床近期效果观察[J].中华中医药学刊,2016,34(4):897-899.

[10]NOWAK J,HOLGERSSON M,LARSSON S.Can we predict long-term sequelae after fractures of the clavicle based on initial findings? A prospective study with nine to ten years of follow-up[J].Shoulder Elbow Surg,2004,13(5):479-486.

[11]林岐,杨卫国,徐毅明.肺保护性通气策略在严重烧伤并发急性呼吸窘迫综合征患者救治中的运用[J].中国血液流变学杂志,2015,25(4):469-471.

[12]ZHU Y,TIAN Y,DONG T,et al.Management of the mid-shaft clavicle fractures using plate fixation versus intramedullary fixation:an updated meta-analysis[J].Int Orthop,2015,39(2):319-328.

[13]龙剑池,吴仲华,卢进.应用带螺纹克氏针内固定治疗锁骨骨折[J].临床骨科杂志,1999,2(4):291.

[14]何晓宇,王朝强,李惠梅,等.锁骨骨折微创治疗体会[J].中国医药科学,2019,9(24):27-31.

[15]陈大伟,姜新华,教荣广,等.锁骨骨折术后克氏针移位到胸腔一例报告[J].中国肩肘外科电子杂志,2016,4(1):54-55.

[16]杨卫斌,雷方亮.带螺纹克氏针治疗锁骨骨折[J].医药保健,2014,22(2):59.

[17]李登学.针尖带螺纹克氏针内固定治疗锁骨骨折[J].局解手术学杂志,2009,18(4):286.

[18]谢扬,蔡桂嘉,崔华中,等.螺纹克氏针固定锁骨骨折的生物力学实验研究[J].汕头大学医学院学报,2010,23(3):163.

[19]孙军战,王光辉,吴成如,等.空心螺钉治疗锁骨骨折的生物力学研究[J].东南国防医药,2014,16(5):482-484.

[20]陈奕,吕建元,陈吉,等.钛制弹性髓内钉微创治疗锁骨中段骨折的生物力学研究[J].中国

矫形外科杂志,2011,19(20):1723-1725.

[21]李晏乐,岳肖华,王佩,等.髓内钉与钢板内固定治疗成人移位型锁骨中段骨折的 Meta 分析[J].中国组织工程研究,2021,25(3):471-476.

[22]王满宜.锁骨骨折的治疗现状[J].中国骨伤,2008,21(7):487-489.

[23]汤凌.前置与上置钢板内固定治疗锁骨中段骨折的生物力学对比分析[J].创伤外科杂志,2016,18(6):334-337.

[24]CALISAL E,UGUR L.Evaluation of the plate location used in clavicle fractures during shoulder abduction and flexion movements:a finite element analysis[J].Acta Bioeng Biomech,2018,20(4):41-46.

[25]刘川.锁骨中段骨折修复:重建钢板前置与上置的生物力学差异[J].中国组织工程研究,2014,18(53):8646-8650.

[26]李剑.锁定接骨板内固定治疗锁骨骨折的效果分析[J].中国医药指导,2020,18(7):117.

[27]吴明明,张仁良.解剖型锁定钢板内固定治疗锁骨骨折患者的效果[J].医疗装备,2020,33(20):60-61.

[28]彭远来,马新硕,危紫翼,等.锁骨接骨板预弯塑形的生物力学研究[J].医用生物力学,2018,33(1):1-5.

[29]窦庆寅,仰明莉.锁定板固定锁骨骨折生物力学测试[J].中国医药导报,2016,13(18):89-92.

[30]王诗波,骆宇春,季航宇,等.体外钢板固定治疗锁骨骨折的对比性生物力学研究[J].中国矫形外科杂志,2011,19(6):488-491.

[31]李东,姜立义,高宗伯.体外钢板固定治疗锁骨骨折82例临床疗效分析[J].中国实用医药,2012,7(16):137-138.

[32]刘亚云,汤晓正,李经堂,等.钉棒外固定治疗锁骨中段骨折的生物力学研究及其临床应用[J].实用临床医学(江西),2017,18(8):39-41.

[33]牛峰,马勇,田涛,等.桥接系统治疗成人锁骨中段骨折[J].中国骨伤,2019,32(1):38-42.

[34]陶金国,杨俊宇,段洪,等.桥接组合式钉棒系统与锁骨钩钢板固定治疗桡骨远端骨折的近期临床疗效观察[J].生物骨科材料与临床研究,2019,16(5)75-79.

[35]任俊涛,胡勇,付红军,等.前臂吊带结合外固定架治疗锁骨中段骨折78例[J].中国中医骨伤科杂志,2016,24(10):58-59.

[36]冯锡光,肖翠梅,唐俊,等.微型外固定架与内固定治疗锁骨骨折的疗效比较[J].中国骨与关节损伤杂志,2016,31(5):533-534.

[37]姜峰,王晓,张明辉,等.组合外固定架治疗成人锁骨中1/3 不稳定骨折[J].中国骨伤,2013,26(12):1033-1036.

[38]WIJDICKS FJ,VAN DER MEIJDEN OA,MILLETT PJ,et al.Systematic review of the complications of plate fixation of clavicle fractures[J].Arch Orthop Trauma Surg,2012,132:617-625.

（吴青松）

第二节　手术治疗漂浮锁骨1例

漂浮锁骨由 Porral 于 1831 年描述,指同侧肩锁关节、胸锁关节同时发生脱位,临床较为少见,治疗上仍存在较大争议。笔者手术治疗 1 例,疗效满意,现报道如下。

一、临床资料

患者张某,男,31 岁。因车祸致伤左肩部入院,无呼吸及吞咽困难。查体:左肩部肿胀,呈"阶梯状"畸形,压痛,触诊锁骨肩峰端有浮动感;左胸锁关节处肿胀、压痛,触诊锁骨胸骨端向前隆起,有浮动感。站立位 X 线摄片示:左肩锁关节分离,锁骨肩峰端向上移位;双侧胸锁关节间隙不对称。CT 检查示:左胸锁关节前上脱位。诊断:左漂浮锁骨。治疗:锁骨钩钢板固定术。颈丛麻醉下手术,常规显露肩锁关节,直视下清理关节间隙,复位肩锁关节并以一枚锁骨钩钢板固定,修复关节囊、肩锁韧带及喙锁韧带,透视复位满意后关闭切口。取一枚直径 2.5mm 克氏针自锁骨中部经皮穿入近段髓腔,手法复位左胸锁骨关节,快速锤击克氏针,使之通过胸锁关节进入胸骨柄,透视满意后剪短针尾、折弯埋于皮下(图 17-1)。术后三角巾悬吊患肢,1 周后行肩关节被动功能锻炼,3 周后开始主动功能锻炼。术后 8 周取出克氏针,6 个月取出锁骨钩钢板,随访 1 年,肩关节活动范围正常,仅劳累后感肩部隐痛不适,X 线摄片示肩锁、胸锁关节间隙正常。

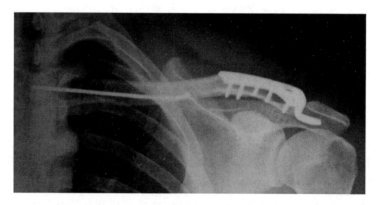

图 17-1　左漂浮锁骨术后 X 线摄片

二、讨论

漂浮锁骨的创伤机制文献中报告有多种,本例与 Scapinelli[1] 报道的 1 例相似,即暴力向后作用于肩部,肩锁韧带、关节囊及喙锁韧带首先撕裂,锁骨肩峰端向后上方脱位;暴力继续作用,以第一肋骨为支点使锁骨胸骨端旋转、抬高,导致锁骨胸骨端向前上脱位。

目前对漂浮锁骨尚无明确的治疗方案,存在较大争议。早期多主张保守治疗,Sanders 等[2] 报告 1 组 6 例,除 2 例因肩关节活动较少而效果满意外,其余 4 例均遗留有较严重的肩锁关节疼痛,需经肩锁关节重建缓解疼痛。目前多主张外科手术治疗[1,3],我们采用锁骨钩钢板复位固定肩锁关节,并修复关节囊、肩锁韧带及喙锁韧带,钢板取出后无畸形复发,仅于劳累后出现隐痛不适;对胸锁关节进行闭合复位,经皮克氏针轴向固定,取出内固定后畸形无复发,效果满意。因此,我们认为对两端同时进行内固定是治疗漂浮锁骨的较好方法之一。

参考文献

[1]SCAPINELLI R.Bipolar dislocation of the clavicle:3D CT imaging and delayed surgical correction of a case[J].Archorthopt Raumasurg,2004,124(6):421.

[2]SANDERS JO,LYONS FA,ROCKWOOD CA Jr.Management of dislocations of bothends of the clavicle[J].J Bone Joint Surg Am,1990,72(3):399.

[3]DIEM EC,BOUSSO A,SANE A,et al.Bipolar dislocation of the clavicle or floatting clavicle.Areport of 3 cases[J].Chir Main,2007,26(2):113.

（吴青松）

第三节　经皮逆行穿针内固定治疗不稳定型锁骨骨折83例

我院自 1986 年 11 月以来,采用经皮逆行穿针法治疗不稳定型锁骨骨折 98 例,经临床验证,效果满意,现将资料完整的 83 例总结报道如下。

一、临床资料

性别:男 58 例,女 25 例。侧别:左 35 例,右 48 例。年龄 15～60 岁,其中年龄 15～22 岁 21 例,22～45 岁 49 例,46～60 岁 13 例。跌伤 60 例,撞伤 23 例。横断骨折 14 例,斜形骨折 39 例,粉碎骨折 30 例。锁骨内 1/3 骨折 1 例,中 1/3 骨折 71 例,外 1/3 骨折 1 例,合并肋骨骨折 3 例,肩胛肿骨骨折 1 例,上肢骨折 1 例,臂丛神经不全损伤 2 例。伤后 3 日内就诊 62 例, 4～7 日就诊 13 例,8～10 日就诊 5 例,11～14 日就诊 2 例,18 日就诊 1 例。外院诊治后就诊 27 例,均有不同程度旋转重迭移位。

二、方法

(一)操作方法

肌间沟臂丛神经阻滞麻醉或局部浸润麻醉。患者取坐位或仰卧位,常规消毒皮肤,铺无菌巾。患侧前臂置于胸前,用一把自制锁骨复位钳经皮夹持并回旋提起远折端,将其最大限度翘起于前侧皮下,摸清远折端后用一枚直径 2mm 或 2.5mm 克氏针擂入远端髓腔内,然后缓缓摇动骨钻或锤击钢针,使钢针向后保持一定弧度,以保证钢针沿肩锁关节后内方(出针点距肩锁关节 3cm 以内为好),肩胛骨上缘穿出皮肤,至钢针末端与断面平齐(图 17-2),此时回旋远端向后上,令另一助手一膝抵于患者两肩胛间,两手水平方向向后缓缓搬拉两肩,矫正重迭移位的同时矫正折端旋转(一般近端向后旋转,远端向前旋转)。触摸骨嵴连续后,方可顺行将钢针钻入或打入近端髓腔(图17-3)。如进针阻力大,系针尖顶在近端皮质上,进针无阻力,则钢针未进入近端髓腔,术者以手的触感确定钢针的位置,尔后调整进针角度。横断及短斜形骨折一般1～2次可完成。粉碎性骨折时骨折块往往竖直于两断端间,多有骨膜附着,可通过内收患肩,减低肌肉张力,回提远折端向后上按压近折端向前下的方法骨折块一般可随之复位。切不可用力按压碎骨块,以免损伤锁骨下动静脉及臂丛神经。进针时可通过钢针触顶之方法来选择髓腔,此法亦可成功。针尾折弯、留于皮下。无菌纱布包扎,三角巾悬吊。

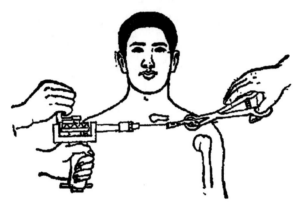

图17-2　钢针末端与断面平齐

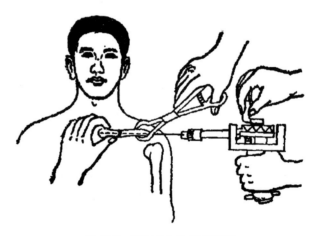

图17-3　将钢针打入近端髓腔

(二)术中注意事项

(1)依据X线摄片显示髓腔粗细而选择直径2.0～2.5mm克氏钢针为宜,过粗进针困难,过细抗应力差,易成角。

(2)钢针刺入皮肤时,应严格控制其深度,防止发生意外。选择髓腔时,应用钢针在骨端滑顶法,当针尖触及髓腔的周壁均有阻力感时,方可进针。进针的深度以超过骨折线3～4cm为宜,过浅固定不牢,过深易穿破其他组织。

(3)在操作中应防止复位钳夹持过深,误伤重要组织,因此,应夹其上下径的1/3～1/2为宜。

（三）临床愈合时间

愈合标准为局部无压痛,肩关节活动时无明显不适,X 线摄片示有中量骨痂生长,拔针 2 周后肩关节功能基本恢复。本组拔针时间最短 21d,最长 42d,平均 25.6d。无一例感染及延迟愈合。有 1 例 55 岁男患者,因固定中未按医嘱很好活动肩关节而并发肩周炎,经推拿治疗,肩关节功能很快恢复正常。

三、结 果

依照 X 线摄片表现、功能恢复及外形情况,将治疗结果分为 4 级。优:X 线摄片示解剖复位,功能正常,局部平坦,无不适。良好:X 线摄片示近乎解剖对位,功能正常,局部平坦,无不适。尚好:X 线摄片示轻度移位及成角,局部轻微隆起,劳累后偶有酸痛。差:X 线摄片示有严重重迭旋转移位,肩部常有酸痛,功能受限。本组随访最长 54 个月,最短 2 个月,平均 21 个月,14 例外地患者失去随访,1 例术后 3 个月死于车祸,其余 83 例均有完整临床记录及 X 线摄片。按上述标准:优 59 例,占 71%;良好 15 例,占 18%;尚好 5 例,占 6%;差 4 例,占 4.8%。

四、讨 论

锁骨骨折是临床常见的一种损伤,据统计约占全身骨折的 6.8%[1]。由于锁骨的解剖特点,骨折好发于中 1/3,青壮年居多,占本组 85% 以上。若处理不当,则影响美观及功能。如何降低或避免骨折畸形愈合的发生率,是骨科医生面临的重要课题。

锁骨骨折整复尚易,但固定难。目前临床常用的单"8"字绷带固定法、双圈固定法、按胶布"8"字绷带固定法等,操作比较简便,有一定维持作用,但不能可靠阻止骨折再移位。就使用较普遍的粘胶布"8"字绷带固定而言,表面看既可防止骨折重迭移位,又可防上骨折端向上移位,实际则不然,很难掌握松紧度,胶布也很难使压垫保持骨折端的恒定压力,易发生松脱或拧成一股绳,达不到治疗目的。整复固定后,开始往往尚好,几经起卧活动后绷带易松动,日久便失去固定作用。单"8"字绷带固定法、双圈固定法更存在上述不足。最后还是在重迭旋转移位上愈合,这不仅造成锁骨缩短,而且改变了锁骨本身的旋转轴,日久在非解剖位上磨损,关节增生,软组织损伤,难免发生创伤性关节炎。

手术治疗虽然可获得解剖复位和可靠的固定,但开放整复不仅会遗留伤痕,影响美观,而且有不愈合的危险,即使能够愈合,其时间也会大大延长,易发生肩周炎。1960 年 Neer[2] 统计了 2236 例锁骨骨折,其中闭合治疗不愈合率 0.1%,而切开复位者不愈合率为 4.6%。Neer[3] 1968 年还分析了 18 例锁骨骨折不愈合,10 例因早期开放复位损伤了软组织及剥离骨膜而影响局部血供所致。另外有学者尝试使用外固定支架或布巾钳外固定等方法,手术复杂烦琐,常因切口外露而增加感染机会。

闭合手法复位经皮逆行穿针内固定的方法,国内文献尚未见报道。本法早期明显优于手术疗法,是符合梁氏提出的能用较小的内固定物固定而尽量不切开的治疗原则。Clayroy Murreny 说:"能用一种理想的方法将骨折复位固定而不影响肢体的功能活动,让患者在骨折愈合过程中能像正常人一样才是一种理想的骨折治疗方法。"本法集中体现了动静结合、筋骨并重、内外兼治的治疗原则,使之能可靠地对抗各个方向再移位的力量,减少折端剪力,从而保证骨折在正常位愈合。

(1)操作简便易行,安全可靠。

(2)保证骨折能解剖或近乎解剖对位,不但能早期活动肩关节,有效防止肩周炎发生,而且加快了骨折愈合速度,恢复了锁骨的生物力学功能。

(3)局部平坦,不留瘢痕,因而满足了美容要求。

(4)避免了外固定不适及皮肤损伤,减少了治疗中的不必要环节。本组优良率89%,满意率95%,因此是目前值得推广的一种治疗方法。

骨折治疗的最终目的是恢复其功能及正常形态,与早期复位和固定的好坏有密切关系。因此,我们的观点是:锁骨骨折必须整复,要力求良好对位并保持这种位置,用本法均可达到。本组治疗效果判定为差的4例中,1例术中误将钢针滑出远端髓腔而致穿针失败;1例在外地治疗后第18天来院,远折端不能提起而无法穿针;2例进针过浅,2周后复查钢针退至折端而致完全移位。此系经验不足所致,均改用粘胶布"8"字绷带固定5周。2个月后骨折畸形愈合,肩关节有不同程度外展受限及酸痛感。5例原属优级的20d后复查钢针外退,接近骨折线,导致折端向上轻度移位成角而降为尚好级,此均系活动量过大所致。

严格掌握适应证,对伤后超过2周以上者,因骨折端周围骨痂形成,远折端不易提起。因此,锁骨骨折的整复固定只要局部皮肤完好,年龄在15～60岁,无严重合并症的应尽可能早期处理。固定中虽然钢针在髓腔内有一定弧度,一般不易外退,但若早期活动量过大,不但会增加折端剪力,影响骨折愈合,也可导致钢针外退。

参考文献

[1]陈中伟.创伤骨科与断指再植[M].上海:上海人民出版社,1974:77.

[2]NEER CS Jr.Non-union of the clavicle[J].JAMA,1960,172(10):1006-1011.

[3]NEER CS Jr.Fraeture of the clistal third of the clavlde[J].Clin Orthop,1968,58:43.

(吴青松)

第四节　端提回旋复位经皮逆行穿针内固定治疗锁骨骨折253例临床观察

锁骨骨折为常见骨折之一,尽管治疗方法一再改进,但效果仍不令人满意。自1986～1992年,我们采用自行设计的端提回旋复位经皮逆行穿针内固定法治疗锁骨骨折253例,并与传统疗法进行对比观察,现总结如下。

一、临床资料

本组253例,其中男165例,女88例;左侧134例,右侧119例;年龄15～20岁56例,21～45岁118例,46～65岁79例;斜形骨折81例,粉碎性骨折107例,横断骨折65例;外1/3

骨折 42 例,中 1/3(中外 1/3 交界处)骨折 208 例,内 1/3 骨折 3 例,合并肋骨骨折 11 例,肩胛骨骨折 7 例,上肢骨折 5 例,下肢骨折 3 例,臂丛神经不全损伤 2 例,内脏损伤 1 例;伤后至就诊时间最短 4h,最长 14d。其中 3d 内就诊 127 例,4～7d 内就诊 98 例,8～10d 内就诊 16 例,11～14d 内就诊 12 例。

二、治疗方法

(一)固定材料

(1)自制锁骨端提钳 1 把(形似布巾钳,长 20cm,钳环内径 2.3cm,钳夹间距 0.4cm,钳尖直径 0.1cm,根部直径 0.25～0.30cm,成锥形)。

(2)两端有扁平尖,直径 0.20～0.25cm,长 10～12cm 的克氏针数枚。

(3)常规消毒用具及骨锤、骨钻各 1 把。

(二)操作方法

臂丛神经阻滞麻醉(肌间沟)或局部浸润麻醉,常规消毒铺巾。患者取坐位或仰卧位(患侧肩部垫高约 30°),患侧上肢置于胸前。术者立于患者侧前方,一手轻轻按揉骨折肿胀处以驱散血肿,另一手持锁骨端提钳经皮夹持锁骨外折段,并回旋提起,使断端明显翘起于皮下,摸清远折端断面后用一枚 2.0～2.5mm 克氏针经皮自断端由内向外插入钢针,进入髓腔时针下有滞涩感。然后用骨锤击打或缓缓摇动骨钻,使钢针向背部保持一定弧度,以保证针尖沿肩锁关节内后方,自肩胛岗上缘穿出皮肤(出针点距肩锁关节 3～4cm 为宜),至针尾与断面平齐时(图 17-4),可根据锁骨远折段向下、向外、向前,近折段向上、向外及向后旋转重迭移位的机制,一手拇、示指扣捏近折段向下、向前牵拉,一手持钳将远折段向外牵拉,纠正重迭移位,同时向后回旋去对近断端,通过触摸确定骨峰连续后,顺行将钢针击入或钻入近折段髓腔内(图 17-5)。若为粉碎性骨折,可根据移位方向摇摆或回旋远端,并加以手法理顺,使之复位,然后以手捏住骨片维持位置,在向外牵引锁骨远端的同时,将针徐徐击入近折段髓腔。至进针有明显阻力时,再击入 2～3mm 即可,针尾弯曲、埋于皮下,无菌包扎,颈腕带悬吊前臂于胸前。

(三)术中注意事项

(1)依据 X 线摄片显示髓腔粗细而选择直径 2.0～2.5mm 克氏针,过粗进针困难,过细抗应力力差,易成角及旋转移位。

(2)钢针刺入皮肤时,应严格控制其深度,防止发生意外。选定髓腔时,应用针在骨折端滑触法,当针尖触及髓腔的周壁均有阻力时,方可进行。进针深度以超过骨折线 3～4cm 并进入骨皮质为宜。过浅固定不牢,过深穿破骨皮质时易损伤其他组织。

(3)在操作中应防止端提钳夹持过深,以免误伤锁骨下的重要神经和血管,一般夹持锁骨前后缘上下径的 1/2～2/3 为宜。

(4)手法理顺碎骨片时不要用力按压,以免损伤骨膜及其周围的软组织。

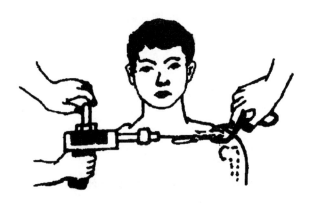

图 17-4　针尾与断面平齐

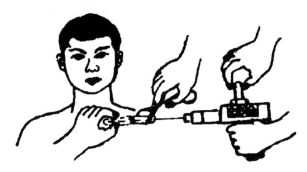

图 17-5　将钢针钻入近折段髓腔内

三、治疗效果

(一)疗效评定标准

依照 X 线摄片表现、功能恢复及外形情况进行疗效评定。优:骨折解剖复位,愈合良好,功能正常,局部平坦无不适。良好:骨折近解剖对位,愈合良好,功能正常,局部平坦,无不适。尚可:骨折错位 1/3 及轻度成角,局部轻微隆起,劳累后偶有酸痛。差:骨折严重重叠或旋转移位,畸形愈合或不愈合,肩部常有酸痛,功能受限。

(二)疗效评定结果

本组 253 例,随访 3～60 个月,平均随访 23 个月,按上述标准评定,优 242 例,占 95.65%;良 7 例,占 2.77%;尚可 4 例,是初开展此疗法时收治的,除可能初期经验不足外,其中 1 例 58 岁,2 例 60 岁,与年老体弱、功能活动差有一定的关系,随访时因肩周炎而影响患肩功能,另 1 例因取内固定过早,出现向 10°成角。与传统疗法各组比较,不仅优良率高,而且愈合时间较短。

四、讨论

对锁骨骨折治疗方法的评价:锁骨骨折是临床常见的损伤之一,约占全身骨折的 68%。其好发于中 1/3 段(本组占 85% 以上),治疗上目前常用的外固定方法如单"8"字绷带固定法、双圈固定法、胶布加"8"字绷带固定法等,因难以掌握固定的松紧度,很难维持对骨折端的恒定压力。往往整复固定后,开始尚有一定的维持作用,但几经起卧活动,使绷带松动或拧成一股绳时即失去固定作用,最后还是在重迭旋转位中畸形愈合。不仅影响美观,而且因锁骨短缩和锁骨旋转轴的改变,必然影响肩关节的正常功能。日久,肩锁关节和胸锁关节在非解剖位置上磨损、关节增生、软组织损伤、创伤性关节炎等并发症在所难免。再者,因这种长期强迫姿势的外固定较痛苦,使患者往往在固定的中途而自行解除,势必造成畸形愈合、不愈合。

手术治疗虽然可获得解剖对位和牢固的内固定,但切开复位不仅切口疤痕影响美观,而且由于软组织及骨膜损伤大,势必影响骨折愈合,增加了创伤性无菌性炎症的发生率。

(林治建)

第五节　钳持端提回旋手法复位经皮逆行穿针内固定治疗锁骨骨折的随机对照试验

[摘要]目的:探讨钳持端提回旋手法复位经皮逆行穿针内固定治疗锁骨骨折的疗效及安全性。方法:采用前瞻性对照研究,随机将 201 例锁骨骨折分为:治疗组 101 例,应用钳持端提回旋手法复位经皮逆行穿针内固定方法治疗;对照组 100 例,采用切开复位克氏针内固定治疗。对所有病例进行 4～21 个月(平均 10.6 个月)随访观察,并采用 SPSS 软件对两组骨折临床愈合时间及肩关节功能优良率进行比较分析。结果:治疗组骨折均愈合,骨折愈合时间 28～49d,平均(34.5±2.7)d,肩关节功能优良率 100%;对照组 4 例骨折未愈合,96 例骨折愈合时间 36～92d,平均(55.3±4.8)d,肩关节功能优良率 83%。分别采用 t 检验及 χ^2 检验进行比较,两组疗效差异有统计学意义($P<0.05$)。结论:钳持端提回旋手法复位经皮逆行穿针内固定治疗锁骨骨折适用于各种类型锁骨干部骨折,具有操作简便、安全,固定准确、可靠,骨折愈合时间短,肩关节功能恢复好,无手术切口瘢痕影响美观等优点。

[关键词]锁骨;骨折;骨折固定术,内;骨科手法;随机对照试验

锁骨骨折是骨伤科临床常见病、多发病,学者们一直在寻求更为有效、安全、痛苦小、成本低廉的治疗方法。钳持端提回旋手法复位经皮逆行穿针内固定治疗锁骨骨折已广泛应用于临床几十年,取得了良好的疗效,但在临床应用过程中,尚缺乏明确的适应证、禁忌证选择标准和客观、科学、安全的治疗技术操作规范,因而出现疗效不一、存在安全隐患等问题[1]。2002 年 2 月至 2004 年 12 月,对 201 例锁骨骨折进行钳持端提回旋手法复位经皮逆行穿针内固定治疗的随机对照试验,目的是通过严格的临床试验进一步观察其临床疗效,探讨该方法的操作标准及安全性,制订临床操作技术规范。

一、资料和方法

1.诊断标准

参照人民卫生出版社出版的谢立信主编的第 2 版《诊疗常规》锁骨骨折的诊断标准。

(1)间接或直接暴力受伤史。

（2）局部肿胀、压痛，锁骨中外 1/3 畸形或骨擦感。

（3）少数患者臂丛神经及锁骨下血管损伤。

（4）参照 X 线摄片检查。

2.纳入标准

（1）符合锁骨骨折诊断标准。

（2）年龄为 18～65 岁。

（3）骨折发生在 2 周以内。

（4）锁骨干部骨折，骨折端明显移位。

（5）患者本人或法定监护人知情同意，自愿受试，并填写知情同意书。

3.排除标准

（1）不符合上述诊断标准和纳入标准者。

（2）合并臂丛神经或锁骨下血管损伤需手术探查者。

（3）已接受过其他方法治疗，其治疗影响本研究的效应指标观测者。

（4）合并严重的病症，不能耐受治疗操作者。

4.分组方法

采用 SAS 6.12 软件对 201 例患者进行随机化设计，按 1∶1 分组，治疗组 101 例，对照组 100 例。

5.一般资料

本组男 144 例，女 57 例；年龄 18～65 岁，平均 39.8 岁。致伤原因：车祸伤 159 例，摔伤 17 例，高处坠落伤 13 例，打击伤 8 例，挤压伤 4 例。病程 1 小时至 2 周，平均 2.1d。骨折类型：粉碎性骨折 172 例，长斜形骨折 15 例，短斜形或横断骨折 14 例。骨折移位程度：均为闭合性骨折且骨折端完全错位，骨折端重叠 8～22mm，平均 12.2mm。

6.分组

按随机数字表法分组。治疗组男 75 例，女 26 例；年龄 18～65 岁，平均（40.5±2.4）岁。骨折类型：粉碎性骨折 84 例，长斜形骨折 9 例，短斜形或横断骨折 8 例。骨折移位程度：骨折端重叠 9～21mm，平均（12.0±0.7）mm。对照组男 69 例，女 31 例；年龄 19～65 岁，平均（39.1±3.6）岁。骨折类型：粉碎性骨折 88 例，长斜形骨折 6 例，短斜形或横断骨折 6 例。骨折移位程度：骨折端重叠 8～21mm，平均（12.0±0.6）mm。两组经 χ^2 检验或 t 检验，两组在性别构成、年龄分布、分型组成、骨折移位程度等方面的差异无统计学意义（$P > 0.05$）。

7.治疗方法

（1）治疗组：以右侧锁骨骨折为例。术者站于右侧，手法按揉骨折端周围肿胀区，消除血肿，并通过手指触摸确定骨折断端的位置。用锁骨端提钳于远折端前后缘距近折端约 1cm 左右由上向下刺入皮肤，通过各层软组织，两钳齿探及远折端上缘骨皮质，此时，令两钳齿在骨质表面滑动张开，逐步沿远折端前后缘向深部滑动，直至钳齿尖达远折端上下径 1/2～2/3 时，扣紧钳齿，使两钳齿夹持住远折端，试行向上提拉端提钳以确定夹持可靠。

术者用左膝部向上轻顶患者右肘部（或令一助手托起），使其下移的肩部恢复正常高度，以利于复位操作，左手握端提钳带动锁骨外折端先向后轻轻牵拉，紧接着向上提拉，同时右手拇、示指捏住近折端向前下方按压,以解除近折端对远折端的阻挡,使远折端绕过近折端达到近折端的前上方,术者可清晰触摸到位于皮下的远折端。

回旋提起远折端时,如手下有明显弹性阻挡感,则证明断端被软组织阻挡,应在回旋的同时向外牵拉远折端,通过矫正重叠移位解脱软组织对断端的阻挡。

术者左手维持回旋提起的位置,右手持克氏针自远折端刺入皮肤,探及骨质,结合 X 线摄片及针尖在骨端滑动触探的方法确定断面的形态及范围,确定髓腔的位置,将克氏针刺入髓腔内,如手下有明显的涩滞感,则证明克氏针在髓腔内,助手用骨锤击打针尾,至阻力明显增大时,改用骨钻带动克氏针钻入,边进针边调整方向,使克氏针保持弯向后侧的弧形,以利于针尖沿外折端髓腔方向前进,最终从锁骨外侧向后的弯曲处突破,并从肩锁关节内侧 3cm 以内、肩胛冈上缘穿出皮肤(检查针尖处可见少量骨屑,有助于确定克氏针通过外折端髓腔,而不是通过骨膜下或软组织)。用骨钻自肩胛骨上缘夹持并带动克氏针向后退,直至针尾平外折端断面。

术者左手持端提钳提起远折端向后下绕过近折端,右手拇、示指捏住近折端维持其正常的解剖位置不动,当远折端达近折端后下方时,左手持端提钳带动外折端向上提拉的同时向外牵拉,同时矫正侧向移位与重叠移位。当手下有明显的骨折复位感,且触摸锁骨骨嵴连续时,则证明复位准确,两手分别维持远、近折端位置,助手用骨锤自外向内击打克氏针,使其进入近折端髓腔。如克氏针顺利进入近折端髓腔,可听到胸腔的共鸣音,进入 3~5cm 停止;如克氏针进入2~3cm 后阻力明显增大且继续进入困难,则为克氏针尖抵于锁骨前侧弯曲处,可用骨钻带动克氏针突破骨皮质;如开始时即出现很大阻力且克氏针进入不明显,则为克氏针抵于近折端骨皮质,应轻微调整方向再进入;如克氏针无明显阻力且无进入髓腔内所特有的共鸣音,则为克氏针进入软组织内,应立即停止并退出。复位与固定成功后,手法检查骨折端的稳定性好,将针尾折弯,埋入肩胛骨上缘皮下。

手法理顺骨折端周围旋转移位的骨片,沿皮纹走向捏挤针孔,使其自然闭合,消毒,无菌包扎。检查桡动脉搏动,颈腕带悬吊前臂,结束手术。术后 4~5 周骨折达临床愈合,取出内固定克氏针。

(2)对照组:患者仰卧位,患侧肩部垫高,沿锁骨走行方向横行切口,长约 5cm,切开皮肤、皮下组织,显露两侧骨折端,从远折端插入 1 枚直径 2.0~2.5mm 克氏针,穿出皮肤,骨折端复位后,再将克氏针自外端穿入骨折内端,剪除过长的克氏针外端,折弯埋于皮下。对复位后不稳定的骨折片行丝线捆扎固定。检查并缝合切口,无菌包扎,颈腕带悬吊前臂于胸前。术后 4~5 周骨折达临床愈合,取出内固定克氏针。

8.疗效评价

(1)骨折临床愈合标准:参照人民卫生出版社出版的周秉文等编写的《简明骨科学》(1999 年):骨折局部无压痛及纵向叩击痛;局部无反常活动;X 线摄片显示骨折线模糊,有连续的骨痂通过骨折线。外固定解除后肢体能满足以下要求:上肢能向前平举 1kg 达 1min;连续观察 2 周骨折不变形。从观察开始之日推算到最后一次复位的日期,为临床愈合所需时间。

(2)肩关节功能评定标准:参照人民卫生出版社出版的戴戎主编的《肩部外科学》(1994 年)进行量化评分。疼痛(75 分):无痛 75 分;偶有轻微疼痛,不影响活动 60~74 分;轻度疼痛,剧烈活动可加重 45～59 分;中度疼痛,尚可忍受,但需服镇痛药 30～44 分;剧烈疼痛,活动明显受限,甚至丧失功能 0～29 分。功能(12.5 分):前屈、外展达 180°并能充分内旋活动 12.5 分;前屈、外展达 135° 7.5～12 分;外展、前屈 90°,主动抬臂困难 5.5～7 分;主动外展、前屈障碍仅 45° 4～5 分;完全不能抬臂,尽全力前屈仅达 30° 0～3.5 分。活动度(12.5 分):后伸 0°～25° 0.5 分,26°～50° 1 分;前屈 0°～60° 1 分,61°～120° 2 分,121°～180° 3 分;外展 0°～60° 1.5 分,61°～120° 2.5 分,121°～180° 3.5 分;内收 0°～25° 1 分,26°～50° 1.5 分,51°～75° 2 分;内旋 0°～30° 1 分,31°～60° 1.5 分,61°～80° 2 分;外旋 0°～30° 0.5 分,31°～65° 1 分。

(3)疗效评定标准:比较不同治疗方法肩关节功能优良率(优 90～100 分,良 80～89 分,一般 70～79 分,差<70 分)及临床愈合时间的差异。

9.统计学处理

数据均采用 SPSS 11.0 统计软件进行处理,计量资料(骨折平均愈合时间)采用 t 检验,计数资料采用 χ^2 检验。

二、结果

1.随访

本组均获随访,时间 4～21 个月,平均 10.6 个月。治疗组术后住院 3～7d,针孔闭合、无渗出及明显红肿即可出院;对照组术后住院 10～12d,切口拆线后出院,两组病例术后均达解剖或近解剖复位,无手术部位感染及内固定断裂或松动。所有病例分别于术后 3 周开始复诊,检查骨折端压痛及纵向叩击痛情况(查体时骨折局部不显露,以形成盲法效果),对局部无压痛及纵向叩击痛者进行骨折临床愈合标准中其他项目检查,以确定临床愈合时间。骨折达临床愈合后,经肩关节功能锻炼,连续至少 2 个月肩关节功能无改善或确定骨折不愈合超过 1 个月时进行肩关节功能评价。典型病例见图 17-6、图 17-7。

2.疗效

治疗组优 88 例,良 13 例,优良率 100%;对照组优 54 例,良 29 例,可 11 例,差 6 例(4 例骨折未愈合),优良率 83%。两组比较差异有统计学意义($P<0.05$),见表 17-1。

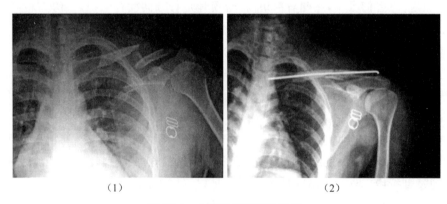

(1)　　　　　　　　　　　　　　(2)

图 17-6　左锁骨干粉碎性骨折

注　患者,女,33 岁。(1)术前 X 线摄片示骨折片明显旋转移位;(2)术后 X 线摄片示骨折达解剖复位,复位准确。

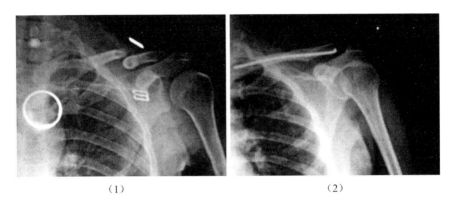

（1）　　　　　　　　　　　　　　（2）

图 17-7　左锁骨干骨折

注　患者,女,43 岁。(1)术前 X 线摄片示骨折端上下方明显分离,合并肩峰骨折,移位不明显,外有锁骨带固定;(2)术后 X 线摄片示骨折达解剖复位。

表 17-1　肩关节功能疗效[例(%)]

组别	例数	优	良	一般	差
治疗组	101	88(87.1)	13(12.9)	0(0)	0(0)
对照组	100	54(54.0)	29(29.0)	11(11.0)	6(6.0)

注　对照组与治疗组比较,$P<0.05$。

3.骨折愈合时间

治疗组骨折均愈合,骨折愈合时间 28～49d,平均(34.5±2.7)d;对照组 3 例粉碎性骨折及 1 例短斜形骨折未愈合,余 96 例骨折愈合时间 36～92d,平均(55.3±4.8)d,两组比较差异有统计学意义($P<0.05$)。

三、讨论

1.锁骨骨折准确复位与固定的必要性

锁骨骨折是骨伤科临床常见病、多发病,约占全身骨折的 6.8%,目前常见的治疗方法有多种,单纯手法复位外固定方法常用“8”字绷带、弹力带、T 形夹板、石膏、纸板等[2]。对于明显移位的锁骨骨折,手法复位均不能达到解剖或近解剖复位,骨折端存在重叠、旋转、成角等多种移位形式。骨折的治疗结果是一种明显的畸形愈合,这将影响肩部上提及内收时锁骨相应的旋转活动,并导致双肩不平衡。这种功能影响早期尚不明显,但随肩部活动增加,肩峰及肩锁关节部位疼痛症状日趋明显,将逐步出现创伤性关节炎[3]。另外,患侧肩部甚至双侧肩部长期的强迫体位及骨折局部明显外观畸形,也不能满足人们对治疗越来越高的要求。因此,近年来学者们对锁骨骨折的治疗多主张恢复锁骨的正常解剖结构,减少骨折治疗后的并发症和后遗症,以切开复位内固定为主。不同手术方法的疗效有明显不同,切开手术对骨折端广泛暴露、剥离及钢板应力遮挡导致的不良后果也十分明显[4]。Schwarz 等[5]报道,钢板固定锁骨骨折总失败率为 12%,Poigenfürst 等[6]随访 110 例手术治疗锁骨骨折,4 例发生内固定取出后再骨折,5 例因假关节形成而再次手术。目前,切开复位内固定方法仍不能很好地解决切开手术内固定常见的并发症和后遗症,更不能解决手术切口瘢痕对肩部美观的严重影响[7-9]。因此,寻求更好的复位与固定方法一直是骨科医生所面临的难题。

2.钳持端提回旋手法复位经皮逆行穿针内固定治疗锁骨骨折的安全性与有效性

该方法治疗锁骨骨折既达到了复位与固定准确的目的,又避免了切开手术所带来的各种弊端,更易为患者所接受[1]。经临床广泛应用,取得了良好的疗效,但其应用的安全性一直是人们关心的问题,即锁骨端提钳及骨折端是否会伤及锁骨下血管与神经的问题。从解剖中观察,锁骨下动、静脉及臂丛神经紧贴锁骨中段下缘走行,不正确的操作极易损伤血管和神经。我们根据局部的解剖特点,将钳夹点确定于骨折端略偏外侧处,可避开血管和神经的走行部位,钳夹时只钳夹锁骨上、下径的1/2～2/3,而不是将钳齿环抱锁骨,以免有时因局部肿胀定位不准确而发生误伤,进一步提高了操作的安全性。回旋复位时,一方面避免进行强力旋转,遇到阻力时先将骨折端牵开,以解脱断端软组织的嵌夹;另一方面将远折端经近折端后方旋转,以远离锁骨下的血管、神经,同时将近骨折端向前下方按压以减少对远折端的阻挡,可缩小远折端的旋转范围,从而最大程度地避免对锁骨下的血管、神经的损伤。通过前瞻性对照研究,未发生血管神经损伤问题,所以,从理论与临床实践两方面证实,按该规范操作具有良好的安全性。

通过对比研究,治疗组101例术后愈合时间为(34.5±2.7)d,明显短于对照组的(55.3±4.8)d,肩关节功能优良率(100%)明显优于对照组(83%),说明该方法治疗锁骨骨折对骨折端周围血运及附着于锁骨干部的肌肉等组织的干扰小,更有利于骨折的早期愈合及功能恢复。治疗组手术部位的外观美学指征明显优于对照组,满足了患者对治疗越来越高的要求。此外,治疗组患者的住院时间、陪护时间、术后生活自理程度、住院费用及患者对治疗结果的满意程度等多方面均优于对照组,其原因还需进一步进行分析与研究。

参考文献

[1]杨茂清,朱惠芳,于述国,等.端提回旋复位经皮逆行穿针内固定治疗锁骨骨折253例临床观察[J].中医正骨,1994,6(1):18-20.

[2]楼激,傅玲俐.闭合整复加纸板外固定治疗锁骨骨折[J].中国骨伤,2006,19(1):51.

[3]POST M.Current concepts in the treatment of fractures of the clavicle[J].Clin Orthop Relat Res,1989,245:89-101.

[4]KITSIS CK,MARINO AJ,KRIKLER SJ,et al.Late complications following clavicular fractures and their oprative management[J].Injury,2003,34(1):69-74.

[5]SCHWARZ N,HZCKER K.Osteosynthesis of irreducible fractures of the clavicle with 27 millimeter ASIF plates[J].J Trauma,1992,33(2):179-183.

[6]POIGENFÜRST J,RAPPOLD G,FISCHER W.Plating of fresh clavicular fractures:results of 122 operations[J].Injury,1992,23(4):237-241.

[7]李接兴,肖翊南.形状记忆合金环抱锁骨接骨板治疗不稳定性锁骨骨折[J].中国骨伤,2006,19(8):512.

[8]袁淑君.几种内固定治疗锁骨骨折的疗效分析[J].中国骨伤,2003,16(2):109-110.

[9]丁卫华,洪军,刘明.锁骨骨折内固定不稳定因素的探讨[J].中华创伤骨科杂志,2006,8(1):83-84.

（林治建）

第六节　钳持端提回旋手法复位经皮逆行穿针内固定治疗锁骨骨折技术

锁骨骨折为骨伤科临床常见病,约占全身骨折的6.8%。由于锁骨的解剖形态特殊,骨折好发于中1/3,青壮年居多。锁骨骨折传统的外固定治疗方法因不能维持骨折良好的对位及长期强迫姿势固定,患者难以接受。目前国内外广泛采用的切开复位内固定法,虽可达到骨折的解剖或近解剖复位,但该方法不仅存在切口瘢痕影响美观的缺点,而且由于手术对软组织及骨膜损伤大,导致骨折不愈合率较高或愈合时间延迟。

钳持端提回旋手法复位经皮逆行穿针内固定治疗锁骨骨折是根据锁骨的生理解剖特点及生物力学原理,通过反复的模拟试验而应用于临床。锁骨端提钳结合手法复位,使锁骨干各段各型均能达到解剖对位或近解剖对位。经皮逆行穿针内固定能可靠地维持复位后的位置,从而保证了骨折在解剖或近解剖位置上愈合,克服了其他疗法存在的不足,达到了恢复锁骨正常形态和功能的目的,具有骨折复位好、固定牢固、操作简便、易于推广等优点。

一、诊断标准

（一）西医标准

参照谢立信主编的第2版《诊疗常规》的锁骨骨折诊断标准。

(1)间接或直接暴力受伤史。

(2)局部肿胀、压痛,锁骨中外1/3畸形或骨擦感。

(3)臂丛神经及锁骨下血管的损伤。

(4)参照X线平片检查。

（二）中医标准

参照中华人民共和国中医药行业标准及第1版《中医病证诊断疗效标准》的锁骨骨折诊断标准。

(1)有外伤史。

(2)发生于锁骨中1/3或中外1/3交界处。

(3)骨折局部肿胀、压痛明显,有移位骨折,可触及异常活动及骨擦音。

(4)X线摄片检查可确定骨折类型及移位情况。

（三）症候分类

(1)青枝骨折:多见于幼儿,骨折处形成向上弯曲的弓形。

(2)横断骨折:多见于成年人,骨折可具有典型的重叠,近端向上后方移位,远端向下前方移位。

(3)粉碎性骨折:多为直接暴力引起,常于中 1/3 处有小骨片,呈重叠移位。

二、适应证

(1)符合锁骨骨折诊断标准。

(2)年龄 18～65 岁。

(3)骨折发生于 2 周内。

(4)锁骨干部骨折,骨折端明显移位。

三、禁忌证

(1)合并臂丛神经或锁骨下血管损伤,需手术切开探查者。

(2)已接受其他治疗方法,影响该法治疗者。

(3)合并严重疾病,对治疗操作不能耐受者。

四、技术操作方法

(一)术前准备

(1)术前常规检查血常规、肝功能、心电图、血凝四项,确认无手术禁忌证。

(2)术前清洁皮肤,监测患者生命体征,确认其无严重并发损伤,符合课题纳入标准。

(3)签订各项协议书。

(二)麻醉方式

抽取 2％利多卡因 10～15mL,用 0.9％氯化钠注射液稀释至 1％。采用臂丛神经(肌间沟)阻滞或局部浸润麻醉。

(三)手术体位

患者取端坐位,坐于高度适宜的椅子上,双手各指相互交叉置于胸腹部,双上臂自然下垂于体侧。采用仰卧位时,患肩应接近手术床的边缘并垫高约 30°,肩胛冈上缘悬空,以利于克氏针从肩后侧穿出。

(四)消毒与铺巾

采用肩部手术常规消毒方法进行消毒。坐位时用无菌巾遮挡患侧头面部,于肩部铺无菌洞巾,充分显露骨折端及肩胛骨上缘。仰卧位时,按常规肩部手术铺巾,注意肩后侧应充分暴露。

(五)器械选择

根据患者体形及 X 线摄片所示锁骨形态选择适宜的锁骨端提钳及克氏针。

(六)复位与固定(以端坐位治疗右锁骨骨折为例)

1.钳夹远折端

术者站于右侧,手法按揉骨折端周围肿胀区,驱散血肿,并通过手指的触摸确定骨折断端的位置,通常可清楚触及近折端及远折段外侧部分,而远折端多因位于近折端后下方而无法触摸。用锁骨端提钳于远折段前后缘距近折端约 1cm 由上向下刺入皮肤,进而通过各层软组织,两钳齿探及远折段上缘骨皮质。此时,把两钳齿在骨质表面滑动张开,逐步沿远折段前后缘向深部滑动,直至钳齿尖深度达远折段上下径 1/2～2/3 时,扣紧钳齿,使两钳齿夹持住远折段,试行向上提拉端提钳,以确定夹持牢靠。

2.回旋骨折端

术者用左膝部向上轻顶患者右肘部(或令一助手托起),使下移的肩部恢复正常高度,以利于复位操作。术者左手提端提钳带动锁骨外折段先向后轻轻牵拉,紧接着向上提拉,同时右手拇、示指捏住近折端向下前方按压,以解除近折端对远折端的阻挡,使远折端绕过近折端的阻挡,达到近折端的前上方,手法可清楚触摸到位于皮下的远折端。回旋提起远折端时,如手下感到有明显弹性阻挡感时,则证明断端被软组织阻挡,应在回旋的同时向外牵拉远折端,通过矫正重叠移位解脱软组织对断端的阻挡。

3.逆行穿针

手法维持回旋提起的位置。手法摸清远折端断面的形态,结合 X 线摄片使克氏针自远骨折断端刺入皮肤,探及骨质,通过针尖在骨端滑动触探的方法确定断面的形态及范围,从而确定髓腔的位置。将克氏针刺入髓腔内,刺入时手下有明显的涩滞感时则证明克氏针在髓腔内,用骨锤击打针尾,至阻力明显增大时,改用骨钻带动克氏针钻入,边进针边调整方向,使克氏针保持弯向后侧的弧形,以利于针尖沿髓腔外折段髓腔方向前进,最终从锁骨外侧向后的弯曲处突破,并从肩锁关节内侧 3cm 以内肩胛冈上缘穿出皮肤(检查针尖处可见少量骨屑,有助于确定克氏针通过外折段髓腔,而不是通过骨膜下或软组织内)。用骨钻自肩胛骨上缘夹持并带动克氏针向后退,直至针尾平外折段断面。

4.骨折端复位与固定

术者左手持端提钳提起远折段向后下绕过近折端,右手拇指、示指捏住近折端维持其正常的解剖位置不动。当远折端达近折端后下方时,左手持端提钳带动外折段向上提拉,并向外牵拉,同时矫正侧向移位与重叠移位。当手下有明显的骨折复位感,且手下触摸锁骨骨峰连续,则证明复位准确,两手分别维持远、近折端位置,助手用骨锤自外向内击打克氏针,使其顺行进入近折段髓腔,如顺利进入,可听到胸腔的共鸣音,当克氏针进入 3～5cm 时停止;如克氏针进入 2～3cm 后阻力明显增大而继续进入困难时,则为克氏针尖抵于锁骨前侧弯曲处,可用骨钻带动克氏针突破骨皮质;如开始即出现很大阻力,且克氏针进入不明显,则为克氏针抵于近折端骨皮质,应轻微调整方向再进入;如克氏针无明显阻力,且无进入髓腔内所特有的共鸣音时,则为克氏针进入软组织内,应立即停止操作并退出克氏针。

5.术后处理

复位与固定成功后,克氏针进入近折段应达 3～5cm 或从其前方突破骨皮质。手法检查骨折端的稳定性好,将针尾折弯、剪短、锉平,埋于肩胛骨上缘皮下。手法理顺骨折端周围旋转移位的骨片,顺皮纹方向捏挤针孔,使其自然闭合,消毒,无菌包扎。检查桡动脉搏动,颈腕带悬吊前臂。结束手术。

(七)治疗时间及疗程

一般操作时间为5~10min,术后麻醉消退后患者即可行一般活动,生活完全可自理。术后3d针孔即可闭合,4~6周骨折可达临床愈合,内固定可取出。

(八)关键技术环节

(1)锁骨端提钳夹持锁骨远折段时,钳夹点应尽量位于喙锁韧带粗隆内侧,以利于回旋提起远折段;提起远折段时,应将远折端自近折端后下方回旋上提,并用另一手拇、示指向下前方按压近折端,以利于远折段避开近折段的阻挡回旋提起至皮下。

(2)克氏针刺入远折端时,应用克氏针在骨端滑顶的方法,当针尖触及髓腔的周壁均有阻力感时,手下有明显涩滞感,方可进针。进针方向应尽量调整克氏针沿肩锁关节方向自内向外穿出,以针尖自肩锁关节后内方3cm以内、肩胛冈上缘穿出皮肤为宜,以利于克氏针进入近折段髓腔。

(3)复位时,按骨折断端类型及移位方向复位,同时要注意持锁骨端提钳向外牵拉锁骨远折端,以矫正其重叠移位。

(4)复位的判断方法:手下触摸锁骨骨嵴连续,无成角畸形时,即证明复位良好,方可将克氏针顺行击入或钻入近折段髓腔。

五、注意事项

内固定克氏针的选择,应据X线摄片所显示的锁骨髓腔粗细选择直径2.0~2.5mm的克氏针,过粗则进针困难,过细则抗应力差,易发生成角或旋转移位。操作中锁骨端提钳应夹持锁骨远折段前后缘上下径的1/2~2/3为宜,过深易伤及锁骨下血管、神经,过浅则夹持不牢固。克氏针刺入皮肤时,应严格控制其深度,防止发生意外。手法理顺粉碎性骨折片时,切勿用力按压,以免损伤锁骨下重要组织。应在无菌条件下进行操作。

六、可能的意外情况及处理方案

坐位操作过程中,少数患者可能发生晕倒,可立即采取平卧位,给予吸氧等处理,必要时可采用针刺人中穴的方法治疗,患者即可恢复。对已发生晕倒或可能发生晕倒的患者可采用仰卧位治疗。

(林治建)

第七节 轴位逆行穿针内固定治疗锁骨内侧端骨折

[摘要]目的:观察轴位逆行穿针内固定治疗锁骨内侧端骨折的临床疗效和安全性。方法:2004年5月至2011年4月,采用轴位逆行穿针内固定治疗锁骨内侧端骨折患者22例,男15例,女7例。年龄37~61岁,中位数47岁。4例合并同侧肋骨骨折,3例合并同侧肩胛骨体部骨折。按照锁骨骨折的Robinson分型,ⅠA1型6例、ⅠB1型16例。受伤至手术时间1~7d,中位数3d。术后随访观察骨折愈合、并发症发生及肩关节功能恢复情况。结果:所有患者均

获随访,随访时间 13~27 个月,中位数 21 个月。骨折均达到解剖复位或接近解剖复位,均获得骨性愈合。均无克氏针松动或断裂、切口感染、神经和血管损伤等并发症发生。按 Rockwood 标准评价患者肩关节功能,优 20 例、良 1 例、可 1 例。结论:轴位逆行穿针内固定治疗锁骨内侧端骨折,具有创伤小、复位准确、骨折愈合好、可早期进行功能锻炼、并发症少等优点,有助于促进肩关节功能恢复,值得临床推广应用。

[关键词]锁骨骨折;骨折固定术,内

锁骨内侧端骨折临床较为少见[1],多由直接外力所致,常合并肋骨骨折、胸膜及肺部损伤或神经和血管损伤,为了取得良好的解剖复位效果,常采用手术方法治疗。2004 年 5 月至 2011 年 4 月,我们采用轴位逆行穿针内固定治疗锁骨内侧端骨折患者 22 例,疗效满意,现报道如下。

一、临床资料

本组 22 例,男 15 例,女 7 例;年龄 37~61 岁,中位数 47.5 岁;均为锁骨内侧端骨折患者。4 例合并同侧肋骨骨折,3 例合并同侧肩胛骨体部骨折。致伤原因:交通事故伤 13 例,高处坠落伤 6 例,重物压砸伤 3 例。按照锁骨骨折的 Robinson 分型[2],Ⅰ A1 型 6 例、Ⅰ B1 型 16 例。受伤至手术时间 1~7d,中位数 3d。

二、方法

(一)手术方法

采用臂丛神经阻滞麻醉,患者取仰卧位,两肩胛骨间垫高 5cm。通过手指触摸确定骨折端具体位置,选择 1 枚直径为 2.5mm、两端带尖的克氏针,于锁骨断端由内向外刺入远侧骨折段髓腔。适当调整克氏针方向,使其沿锁骨内侧 1/3 段髓腔方向进入,针尖于锁骨前侧弯曲处突破骨皮质,用止血钳的钳环抵住针尖突破处,引导针体穿出皮肤,距针尖约 2cm 处折弯,与骨折断端保持平齐并指向内下方。术者站于患者头侧,双手拇指置于骨折端前侧上缘,向后下方按压复位。当畸形明显消失,手下感到骨折端骨质连续,且形态与健侧锁骨相比无明显差别时,嘱助手一手维持克氏针内侧端针尖方向,另一手用骨锤由外向内击打进针。针尖出现轻微突破感且再继续进针阻力明显增大时,术者放松复位的双手。若锁骨内侧端未再度翘起,表明针体已进入胸骨内。保持骨折端复位状态,沿原方向继续进针,当进针阻力突然减小或针体插入胸骨内约 2cm 时停止进针。X 线透视下确定骨折端复位及固定情况良好、克氏针未从胸骨后侧突破骨皮质、被动活动患侧肩关节时骨折端未再度翘起,则将克氏针内侧端折弯 90°后埋于皮下。肋骨骨折及肩胛骨体部骨折者未采用手术治疗。

(二)术后处理

患侧前臂采用颈腕吊带悬挂固定。麻醉解除后视患者恢复情况,适度进行患侧肩关节前屈、后伸功能锻炼。术后 4 周,患侧肩关节进行不负重功能锻炼。术后 6 周取出克氏针。

三、结果

（一）疗效评价标准

参照 Rockwood 标准[3]评价患者肩关节功能。疼痛:无 3 分,轻微 2 分,中度 1 分,严重 0 分;活动范围:正常 3 分,轻微受限(＜25％)2 分,中度受限(25％～50％)1 分,重度受限(＞50％)0 分;肌力强度:正常 3 分,轻微减弱(＜25％)2 分,中度减弱(25％～50％)1 分,严重减弱(＞50％)0 分;日常活动受限:无 3 分,轻微 2 分,中度 1 分,严重 0 分;主观评价结果:优 3 分,良 2 分,可 1 分,差 0 分。总体评价:优 13～15 分,良 10～12 分,可 7～9 分,差＜7 分。

（二）疗效评价结果

所有患者均获随访,随访时均达到解剖复位或接近解剖复位,均获得骨性愈合。均无克氏针松动或断裂、切口感染、神经和血管损伤等并发症发生。按上述标准评定疗效,本组优 20 例,良 1 例,可 1 例。典型病例影像检查情况见图 17-8。

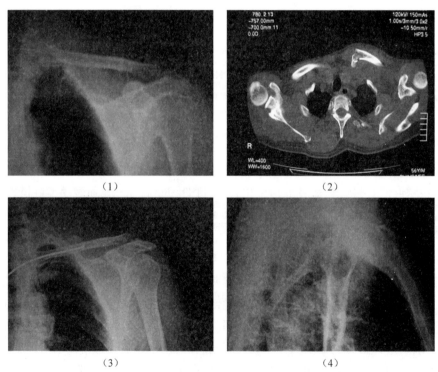

（1）　　　　　　　　　　　　（2）

（3）　　　　　　　　　　　　（4）

图 17-8　左锁骨内侧端 Robinson Ⅰ B1 型骨折

注　患者,男,49 岁。(1)术前正位 X 线摄片,锁骨内侧骨折端略向上成角;(2)术前 CT 片,锁骨内侧端骨折,远端明显向前移位、成角;(3)术后正位 X 线摄片,锁骨内侧端骨折复位后克氏针固定;(4)术后侧位 X 线摄片,克氏针远端位于胸骨内。

四、讨论

锁骨内侧端的横截面呈三角形,与胸骨柄形成鞍状的胸锁关节,位置表浅,骨折后局部肿胀、畸形明显,诊断较为容易。多数锁骨骨折可采用手法复位单纯外固定等非手术疗法,但是单纯外固定仅起到限制患侧肩关节活动、减少骨折端异常活动等作用,并不能维持骨折端的良好复位状态,因此难以获得解剖复位。锁骨内侧端骨折常用的手术疗法包括切开复位克氏针内固定、张力带或钢丝内固定[4]等。切开复位克氏针内固定虽然可以维持复位状态,但是局部固定作用较小,骨折端容易移位[5],针体滑脱退出后可损伤胸膜及大血管,且术后容易遗留瘢痕,严重影响皮肤美观。张力带或钢丝内固定虽然固定强度较高,但是钢丝可随呼吸运动切割胸骨,容易出现钢丝断裂、胸骨撕裂等并发症。

轴位逆行穿针内固定治疗锁骨内侧端骨折可以充分解决上述问题。克氏针沿锁骨内 1/3 段髓腔进入,通过胸锁关节进入胸骨内,可以降低穿刺操作的危险程度;克氏针走行方向与胸锁关节间隙、骨折端移位方向垂直,可以有效防止骨折端向前上方成角;克氏针沿锁骨内段纵轴走行距离较长,胸锁关节能够绕克氏针轻微地旋转,可以减少克氏针承受的应力,从而避免出现针体移位或断裂[6]。

手术注意事项如下。

(1)复位骨折端时,若阻力较大,应禁止粗暴用力,以免骨折端压迫气管,可嘱助手进行肩部对抗牵引,然后在此状态下复位。

(2)插入克氏针时注意谨慎操作,由内向外进针时可将针尖部略弯向前,使其沿锁骨后下方向前走行,以便针尖准确进入胸骨内,避免向后误入胸腔。

(3)克氏针进入胸骨内时,注意观察进针速度及针体进入胸骨的长度,避免出现意外损伤。

(4)术后 6 周取出克氏针,避免因应力长时间集中而导致针体断裂。

本组患者治疗结果显示,轴位逆行穿针内固定治疗锁骨内侧端骨折,具有创伤小、复位准确、骨折愈合好、可早期进行功能锻炼、并发症少等优点,有助于促进肩关节功能恢复,值得临床推广应用。

参考文献

[1]石真安.T 形钢板内固定治疗锁骨内端骨折[J].中医正骨,2011,23(3):64.

[2]ROBINSON CM.Fractures of the clavicle in the adult.Epidemiology and classification[J]. J Bone Joint Surg Br,1998,80(3):476-484.

[3]ROCKWOOD CA Jr,GROH GI,WIRTH MA,et al. Resection arthroplasty of the sternoclavicular joint[J].J Bone Joint Surg Am,1997,79(3):387-393.

[4]石海林,张慧君,杨正权,等.不同内固定方法治疗不同部位锁骨骨折的应用体会[J].中国骨伤,2004,17(5):287-288.

[5]谢恒俊,都卓,杨茂清.克氏针结合锁定重建钛板内固定治疗胸锁关节脱位[J].中医正骨,2011,23(3):60.

[6]毕宏政,杨茂清.轴位穿针经皮缝合内固定治疗胸锁关节脱位[J].中国骨与关节损伤杂志,2008,23(3):239-240.

(林治建)

第八节　闭合复位髓内钉固定治疗锁骨中段骨折的疗效分析

[摘要]目的：分析闭合复位髓内钉固定术治疗锁骨中段骨折的疗效。方法：将我院手术治疗的74例锁骨中段骨折患者随机分为研究组和对照组，每组37例患者。研究组采用闭合复位和髓内钉固定治疗，对照组采用复位和钢板固定治疗。比较两组的疗效、手术时间、围手术期出血量、住院时间、骨折愈合时间、手术前后肩部的Constant-Murley(CM)评分健康侧与术后患侧的Neer评分以及并发症的发生情况。结果：两组治疗效果比较，CM评分和Neer评分均无显著差异($P>0.05$)。研究组的手术时间和围手术期出血量均低于对照组，差异有统计学意义($P<0.05$)；研究组的住院时间和骨折愈合时间均低于对照组，差异有统计学意义($P<0.05$)。对照组的并发症发生率高于研究组，差异有统计学意义($P<0.05$)。结论：闭合复位髓内钉固定与传统的开放复位钢板固定在锁骨中段骨折治疗中无明显差异，但前者可以更好地促进骨折的愈合，并发症少，安全性更高。

[关键词]闭合复位髓内钉固定；锁骨中部骨折；并发症

锁骨位于人体的浅表部位，因此在外部因素的作用下很容易发生骨折。锁骨骨折是成人中最常见的骨折类型之一，并且大多数骨折都发生在锁骨中部[1-2]。既往锁骨骨折通常采用保守治疗，但由于骨折移位等并发症，需要反复调整外固定架，增加了患者的痛苦[3]。因此，目前锁骨骨折在临床上主要是手术治疗，但是关于锁骨中段骨折的手术治疗仍存在很多争议[4]。

目前，传统的切开复位钢板固定、闭合复位、髓内钉固定术是对于具有明显移位的锁骨中段骨折的主要手术方法[5]。有研究[6]认为，传统的切开复位钢板固定术具有复位效果好、固定可靠的优点，生物力学表明，与髓内钉固定相比，其可提供更好的内固定强度，有利于早期功能锻炼。但有研究[7]指出，传统的切开复位钢板固定术不仅会引起明显的手术瘢痕，影响外观，而且会增加移除内固定板的二次手术的风险和经济负担。随着微创技术的发展，髓内钉固定技术由于具有微创和弹性固定的优点而被广泛应用于临床[8]。然而，闭合复位和髓内钉固定的技术要求很高，因此以前的研究大多报道了闭合复位髓内钉固定和开放复位固定失败的案例[9-10]。

本研究通过比较闭合复位髓内钉固定和开放复位钢板固定的治疗效果，以探讨前者对锁骨中段骨折的治疗效果，并为闭合复位髓内钉固定的临床应用和技术推广提供理论依据。

一、材料和方法

（一）一般资料

选取了我院的74例锁骨中段骨折患者进行手术治疗，其中男41例，女33例。所有患者的平均年龄为(35.82±10.37)岁。跌倒受伤17例，绊倒受伤18例，交通事故受伤28例，重物致伤11例。将患者随机分为研究组和对照组，每组37例。研究组采用封闭复位髓内钉固定治疗,对照组采用开放复位钢板固定钉治疗。纳入标准:经影像学检查诊断为中段锁骨骨折的患者。排除标准:无手术指征的患者;其他开放性骨折伤患者;有凝血功能障碍的患者;患有严重免疫系统疾病的患者;严重肝肾功能不全的患者;有认知和沟通障碍的患者;不配合实验的患者。所有患者及其家属均同意参加实验并签署知情同意书。该试验已获文登整骨医院伦理委员会批准。

(二)手术方法

对照组患者采用钢板固定治疗。将患者置于仰卧位,并进行臂丛神经阻滞麻醉。常规消毒并进行无菌铺巾后,沿锁骨纵轴经骨折中心切一个长度为8～12cm的切口。逐层切开皮肤、皮下组织和筋膜,并通过电凝止血。然后清除血肿和骨折断端的碎片,并进行骨折端复位。将钢板固定在锁骨上方,并放置固定螺钉。然后用C臂机观察骨折端复位情况。确认各部位复位完成后,清洗伤口,闭合伤口并用无菌敷料覆盖。

研究组采用闭合复位髓内钉固定治疗。对患者进行臂丛神经阻滞麻醉。将患者置于沙滩椅体位,患侧的肩胛骨区域升高。常规消毒并进行无菌铺巾后,确定患者的骨折部位,并将髓内钉穿过肩胛骨上缘皮肤,置于骨折断端外约2cm处。然后沿髓腔反向旋转髓内钉,并拉到锁骨近端段的前面。确认髓内钉已完全旋转入髓腔后,从骨折断端的两侧用布巾钳夹住锁骨,并在C臂机的监测下旋转复位骨折断端。髓内钉沿着骨折的近端髓腔旋转。当髓内钉穿透远端锁骨皮质时,停止旋转。然后将髓内钉切开并嵌入皮肤下。最后伤口用无菌敷料包扎。

所有患者术后均进行常规抗生素抗感染治疗和锁骨环固定,术后2周停药,术后3周开始进行功能锻炼。

(三)结果比较

(1)比较治疗3个月后的优良率,将两组患者分为优、良、差3个等级。具体评价标准[11]:优,锁骨骨折无畸形,X线摄片示伤口愈合良好,肩关节活动正常;良,X线摄片显示锁骨有轻微移位,伤口仍愈合良好,肩关节功能正常;差,骨折畸形,并且肩关节活动严重受阻。优良率＝(优秀数＋良好数)/总数×100％。

(2)记录手术时间和术中失血量,并进行比较。

(3)记录并比较两组的住院时间和骨折愈合时间。

(4)使用Constant Murley(CM)[12]的肩关节功能评分来评估两组之前和之后3个月的肩部功能,分数越高,肩部功能越好。

(5)应用Neer[13]评分比较两组术后3个月患侧和健侧的肩关节功能。

(6)比较两组患者术后3个月内的并发症,包括伤口感染、骨折畸形愈合、内固定支架断裂和神经损伤。

二、统计学方法

统计分析使用SPSS 19.0软件。计算数据以百分比形式表示,并通过卡方检验在两组之间进行比较。测量数据以均数±标准差表示。独立t检验用于两组之间的比较。配对t检验用于手术前后的比较。$P<0.05$表明差异存在统计学意义。

三、结果

（一）一般资料比较

两组的性别、年龄、BMI 和损伤原因的差异无统计学意义（$P>0.05$），具有可比性，见表 17-2。

表 17-2　基本数据比较[$n(\%)$]

项目	分类	研究组（$n=37$）	对照组（$n=37$）	t/χ^2 值	P 值
性别	男	20(54.05)	21(56.76)	0.055	0.815
	女	17(45.95)	16(43.24)		
年龄	≥35	18(48.65)	17(45.95)	0.054	0.816
	<35	19(51.35)	20(54.05)		
体重指数	≥23	22(59.46)	23(62.16)	0.057	0.812
	<23	15(40.54)	14(37.84)		
受伤原因	跌落	9(24.32)	8(21.62)	0.515	0.916
	摔伤	8(21.62)	10(27.03)		
	交通事故	15(40.54)	13(35.14)		
	重物	5(13.51)	6(16.22)		
凝血功能	活化部分凝血活酶时间（s,$\overline{x}\pm s$）	27.34±2.56	27.45±2.48	0.188	0.852
	凝血酶原时间（s,$\overline{x}\pm s$）	12.21±1.13	12.23±1.15	0.940	0.075
	纤维蛋白原（g/L,$\overline{x}\pm s$）	3.54±0.15	3.55±0.14	0.297	0.768
	凝血酶时间（s,$\overline{x}\pm s$）	14.32±1.12	14.38±1.13	0.229	0.819
营养状况	良好	25(67.57)	24(64.86)	0.069	0.967
	一般	10(27.02)	11(29.73)		
	差	2(5.41)	2(5.41)		
肾功能（μmol/L,$\overline{x}\pm s$）	肌酐	60.33±4.45	61.02±4.47	0.665	0.508
	尿素	5.12±0.33	5.14±0.37	0.245	0.867
	尿酸	276.38±10.65	278.55±10.71	0.874	0.385

（二）术后 3 个月两组治疗效果优良率对比

术后 3 个月，研究组有 21 例治疗效果优秀，有 15 例治疗效果良好，有 1 例治疗效果较差。研究组的治疗效果优良率达到 97.30%。术后 3 个月，对照组 20 例治疗效果优秀，15 例治疗效果良好，2 例治疗效果较差。对照组治疗优良率达到 94.59%。两组手术治疗效果的差异无统计学意义（$P>0.05$），见表 17-3。

表 17-3　两组术后 3 个月的疗效优良率比较[n(%)]

疗效	研究组($n=37$)	对照组($n=37$)	χ^2 值	P 值
优秀	21(56.76)	20(54.05)	0.055	0.815
良好	15(40.54)	15(40.54)	—	—
差	1(2.70)	2(5.41)	0.347	0.556
治疗效果优良率	36(97.30)	35(94.59)	0.347	0.556

（三）手术时间及围手术期出血体积对比

研究组的手术时间和围手术期出血量分别为(26.91±3.26)min 和(29.82±4.61)mL。对照组的手术时间和围手术期出血量为(43.52±5.79)min 和(48.37±5.15)mL。研究组的手术时间和围手术期出血量均低于对照组,差异有统计学意义($P<0.05$)。

（四）住院时间及骨折治疗时间对比

对照组的住院时间和骨折愈合时间分别为(13.90±2.46)d 和(11.87±2.22)周。研究组的住院时间和骨折愈合时间分别为(8.03±2.06)d 和(9.29±2.18)周。研究组的住院时间和骨折愈合时间均低于对照组,差异有统计学意义($P<0.05$)。

（五）术前及术后 3 个月的 CM 评分

研究组在手术前和术后 3 个月的 CM 评分分别为(65.31±12.35)分和(97.26±13.68)分。对照组在手术前和术后 3 个月的 CM 评分分别为(65.36±12.39)分和(96.67±12.28)分。两组术前和术后 3 个月比较,差异无统计学意义($P>0.05$)。术后 3 个月的 CM 评分高于术前,差异有统计学意义($P<0.05$)。

（六）患侧及健侧术后 3 个月的 Neer 评分

术后 3 个月,研究组患侧和健康侧的 Neer 评分分别为(98.81±2.33)分和(97.92±2.35)分。术后 3 个月,对照组患侧和健康侧的 Neer 评分分别为(98.17±2.29)分和(97.32±2.05)分。两组健侧的 Neer 评分之间的差异无统计学意义($P>0.05$)。两组患侧的 Neer 得分之间的差异无统计学意义($P>0.05$),见表 17-4。

表 17-4　术后 3 个月患侧和健侧的 Neer 评分(分,$\bar{x}\pm s$)

项目	研究组($n=37$)	对照组($n=37$)	t 值	P 值
健侧	98.81±2.33	98.17±2.29	1.192	0.237
患侧	97.92±2.35	97.32±2.05	1.170	0.246
t 值	1.636	1.682	—	—
P 值	0.106	0.100	—	—

（七）并发症发生率

术后 3 个月内,研究组伤口感染、骨折畸形、内固定断裂和神经损伤的患者例数分别为 1、0、0 和 1。研究组并发症发生率为 5.41%。对照组中伤口感染、骨折畸形、内固定断裂和神经损伤的患者例数分别为 3、3、2 和 1。对照组并发症发生率为 24.32%。对照组的并发症发生率高于研究组,差异有统计学意义($P<0.05$),见表 17-5。

表 17-5　两组并发症发生率[n(%)]

项目	研究组(n＝37)	对照组(n＝37)	χ^2 值	P 值
伤口感染	1(2.70)	3(8.11)	1.057	0.304
骨折畸形	0	3(8.11)	3.127	0.078
内固定件破裂	0	2(5.41)	2.056	0.152
神经损伤	1(2.70)	1(2.70)	—	—
并发症发生率	2(5.41)	9(24.32)	5.232	0.022

四、讨论

锁骨直径小，周围的肌肉和韧带的附着很少，因此其为脆弱的骨段。当锁骨受到直接或间接的力时，非常容易断裂。大多数锁骨骨折发生在锁骨中部，大多数锁骨中部骨折会移位[14]。发生锁骨骨折时，会引起肩关节功能障碍，严重影响患者的日常生活[15-16]。因此，如何有效治疗锁骨中段骨折具有重要的临床意义。

在我们的研究中，分析了切开复位钢板固定和闭合复位髓内钉固定在锁骨中段骨折中的治疗效果。目前，这两种方法是锁骨骨折治疗的主要方式[17]。首先比较了两组手术治疗效果，结果表明，两组 CM 和 Neer 评分差异有统计学意义。说明与闭合复位髓内钉固定术相比，锁骨骨折切开复位钢板固定术具有更好的治疗效果。切开复位钢板内固定可于直接观察下进行锁骨钢板的复位固定，具有良好的生物力学环境，可以加强术后的固定强度[18]。髓内钉固定同样具有较高的生物力学稳定性，并且组织剥离较少，可以减少手术后的瘢痕形成[19]。这些研究表明，切开复位钢板固定比闭合复位髓内钉固定对锁骨骨折有更好的治疗效果，这与我们的结论一致。继续比较两组的手术时间、围手术期出血量、住院时间和骨折愈合时间，以进一步比较两种治疗方法。结果表明，研究组的手术时间、围手术期出血量、住院时间和骨折愈合时间均低于对照组，说明锁骨闭合复位髓内钉固定术具有一定的实用价值，与切开复位钢板固定术相比，其创伤小、愈合快。有学者[20]指出，髓内钉是一种弹性固定方法，应力屏蔽较小，可以促进骨折断端愈伤组织的形成，从而促进骨折的愈合。还有研究[21-22]表明，髓内钉固定具有创伤轻微、手术时间短和可尽可能多地保留骨折周围骨膜的优点，这可以减少对骨骼血液供应的影响，有利于骨折的愈合。所有这些都证实了我们的实验结论。根据记录的并发症，对照组的并发症发生率高于研究组，差异有统计学意义。提示尽管两种方法均具有良好的治疗效果，但显然髓内钉固定对患者更安全。研究[23]显示，当采用开放切口进行锁骨骨折手术时，相比于闭合手术，切口要更大，这将对患者造成更大的伤害，影响患者骨折部位的血液供应并增加术后感染的风险。研究[24]表明，用钢板治疗锁骨中段骨折，虽然骨折端的稳定性可以保持良好，但骨折两端的骨膜仍需剥离脱落，这将减少骨折端的血液供应，并进一步导致骨折愈合缓慢和其他并发症。从技术上讲，当使用髓内钉固定时，应将髓内钉插入骨折断端外约 2cm 处。一方面，该区域有利于锁骨中间部位的手术操作，另一方面，该区域不再有重要的血管和神经，可以减少神经损伤的发生[25-26]。

综上所述，闭合锁骨髓内钉固定术与传统的切开复位钢板固定术在治疗锁骨中段之间无明显差异。但是,闭合复位髓内钉固定可以更好地促进骨折愈合,并发症少,安全性高,在临床实践中值得推广。但是,这项研究存在一些不足,例如,我们没有探讨切开复位髓内钉固定的治疗效果(尽管该种治疗方案大多在闭合复位髓内钉固定失败后进行,但其也是一种重要的治疗方法)。另外,我们的样本量相对较小,在以后的试验中,样本量将需要进一步增加,并且进行更全面的比较。

参考文献

[1]NAVEEN BM,JOSHI GR,HARIKRISHNAN B.Management of midshaft clavicular fractures:comparison between non-operative treatment and plate fixation in 60 patients[J].Strategies Trauma Limb Reconstr,2017,12:11-18.

[2]WOLTZ S,STEGEMAN SA,KRIJNEN P,et al.Plate fixation compared with nonoperative treatment for displaced midshaft clavicular fractures:a multicenter randomized controlled trial[J].J Bone Joint Surg Am,2017,99:106-112.

[3]PARRY JA,VAN STRAATEN M,Luo TD,et al.Is there a deficit after nonoperative versus operative treatment of shortened midshaft clavicular fractures in adolescents? [J].J Pediatr Orthop,2017,37:227-233.

[4]OCHEN Y,FRIMA H,HOUWERT RM,et al.Surgical treatment of neer type Ⅱ and type Ⅴ lateral clavicular fractures:comparison of hook plate versus superior plate with lateral extension:a retrospective cohort study[J].Eur J Orthop Surg Traumatol,2019,29:989-997.

[5]GOVINDSAMY R,KASIRAJAN S,MELEPPURAM JJ,et al.A retrospective study of titanium elastic stable intramedullary nailing in displaced midshaft clavicle fractures[J].Rev Bras Ortop,2017,52:270-277.

[6]HUNG LK,SU KC,LU WH,et al.Biomechanical analysis of clavicle hook plate implantation with different hook angles in the acromioclavicular joint[J].Int Orthop,2017,41:1663-1669.

[7]BI H,WANG Y,XIONG Q,et al.Minimally invasive fixation of midclavicular fractures with threaded elastic intramedullary nails[J].Eur J Orthop Surg Traumatol,2015,25:833-840.

[8]KETTLER M,SCKIEKER M,BRAUNSTEIN V,et al.Flexible intramedullary nailing for stabilization of displaced midshaft clavicle fractures:technique and results in 87 patients[J].Acta Orthop,2007,78:424-429.

[9]DEHGHAN N,SCHEMITSCH EH.Intramedullary nail fixation of non-traditional fractures:Clavicle,forearm,fibula[J].Injury,2017,48(Suppl 1):S41-S46.

[10]CALBIYIK M,ZEHIR S,IPEK D.Minimally invasive implantation of a novel flexible intramedullary nail in patients with displaced midshaft clavicle fractures[J].Eur J

Trauma Emerg Surg,2016,42:711-717.

[11]KIHLSTROM C,MOLLER M,LONN K,et al.Clavicle fractures:epidemiology,classification and treatment of 2 422 fractures in the swedish fracture register:an observational study[J]. BMC Musculoskelet Disord,2017,18:82.

[12]VROTSOU K,AVILA M,MACHON M,et al.Constant-murley score:systematic review and standardized evaluation in different shoulder pathologies[J].Qual Life Res,2018,27: 2217-2226.

[13]HAN L,HU Y,QUAN R,et al.Treatment of neer Ⅱb distal clavicle fractures using anatomical locked plate fixation with coracoclavicular ligament augmentation[J].J Hand Surg Am, 2017,42:1036 e1031-1036 e1036.

[14]ZHANG T,CHEN W,SUN J,et al.Minimally invasive plate osteosynthesis technique for displaced midshaft clavicular fracture using the clavicle reductor[J].Int Orthop, 2017,41:1679-1683.

[15]ZHANG C,LIN L,LIANG J,et al.Efficacy analysis of a novel sternoclavicular hook plate for treatment of unstable sternoclavicular joint dislocation or fracture[J].J Orthop Surg(Hong Kong),2017,25:2309499016684488.

[16]ROBERTSON GA,WOOD AM,OLIVER CW.Displaced middle-third clavicle fracture management in sport:still a challenge in 2018.Should you call the surgeon to speed return to play? [J].Br J Sports Med,2018,52:348-349.

[17]FRIGG A,RILLMANN P,RYF C,et al.Can complications of titanium elastic nailing with end cap for clavicular fractures be reduced? [J].Clin Orthop Relat Res,2011,469: 3356-3363.

[18]COLE PA.Open reduction and plate fixation reduced nonunion after displaced midshaft clavicular fracture[J].J Bone Joint Surg Am,2014,96:1397.

[19]CALBIYIK M,IPEK D,TASKOPARAN M.Prospective randomized study comparing results of fixation for clavicular shaft fractures with intramedullary nail or locking compression plate[J].Int Orthop,2017,41:173-179.

[20]YE Y,LI J,JING JH,et al.Meta-analysis of titanium plate and elastic intramedullary nail in the treatment of midshaft clavicular fractures[J].Chinese Journal of Tissue Engineering Research,2016,20(26):3938-3945.

[21]MUELLER M,RANGGER C,STRIEPENS N,et al.Minimally invasive intramedullary nailing of midshaft clavicular fractures using titanium elastic nails[J].J Trauma,2008, 64:1528-1534.

[22]CHEN QY,KOU DQ,CHENG XJ,et al.Intramedullary nailing of clavicular midshaft fractures in adults using titanium elastic nail[J].Chin J Traumatol,2011,14:269-276.

[23]ANDERMAHR J,JUBEL A,ELSNER A,et al.Anatomy of the clavicle and the intramedullary nailing of midclavicular fractures[J].Clin Anat,2007,20:48-56.

［24］VAN ER MEIJDEN OA，HOUWERT RM，HULSMANS M，et al.Operative treatment of dislocated midshaft clavicular fractures：plate or intramedullary nail fixation？ A randomized controlled trial［J］.J Bone Joint Surg Am,2015,97:613-619.

［25］ABO EL NOR T.Displaced midshaft clavicular fractures：surgical treatment with intramedullary screw fixation［J］.Arch Orthop Trauma Surg,2013,133:1395-1399.

［26］JIANG W，WANG H，LI YS，et al.Meta-analysis of differences in Constant-Murley scores for three midshaft clavicular fracture treatments［J］.Oncotarget，2017，8：83251-83260.

（梅永林）

第九节　术中超声精准引导下闭合复位弹性髓内钉固定治疗锁骨骨折的疗效

［摘要］目的：探讨超声精准引导在锁骨骨折闭合复位弹性髓内钉（TEN）固定手术中的应用效果。方法：回顾性分析 2017 年 1 月至 2019 年 3 月山东省文登整骨医院急诊创伤科术中应用超声精准引导进行骨折闭合复位 TEN 固定治疗的 40 例新鲜锁骨骨折患者资料。男 25 例,女 15 例；年龄 25～68 岁,平均 52.1 岁；左侧 27 例,右侧 13 例。观测术中骨折端复位固定情况,规避锁骨下臂丛神经、锁骨下动静脉及胸腔等医源性损伤。末次随访时采用 Neer 评分评定肩关节功能,同时记录并发症发生情况。结果：40 例患者均在超声引导下成功进行闭合复位 TEN 固定手术,手术时间 20～56min,平均 36min；出血量 10～35mL,平均 22mL。均未造成锁骨下臂丛神经、锁骨下动静脉及胸腔损伤。40 例患者术后获 4～6 个月（平均 4.8 个月）随访。骨折均获骨性愈合,未发现内固定物移位、断裂及骨折畸形愈合等情况。末次随访时肩关节功能良好,Neer 评分为 85～95 分,平均 93.1 分。结论：术中超声精准引导下闭合复位 TEN 固定技术治疗锁骨骨折是一种安全、微创的治疗手段,可提升手术的精准度和安全性。

［关键词］超声检查；锁骨；骨折固定术，髓内；骨钉

锁骨骨折是常见的上肢骨折,占全身骨折的 5％～6％[1],未移位的锁骨骨折可选择保守治疗,对于移位明显的锁骨骨折通常选择手术治疗。传统的切开复位钢板内固定手术,虽然可获得坚强固定的效果,但存在手术切口长、容易损伤锁骨上神经、手术创伤大、出血多、骨膜剥离严重、局部血供破坏明显、皮肤软组织容易感染坏死、内固定取出术后易再骨折等不足[2]。为规避切开复位钢板内固定手术的缺陷,减少患者的痛苦,越来越多的医生和患者选择了微创闭合复位弹性髓内钉（TEN）髓内固定治疗锁骨骨折,但闭合复位固定过程中不可避免地会增加 X 线透视次数,并且术中 X 线和 CT 检查既无法观察到复位过程中锁骨骨折断端是否存在软组织嵌顿,也无法解决闭合复位固定过程中断端及髓内钉可能会损伤胸腔和锁骨下血管、神经等问题[3]。围绕如何进一步减少术中透视辐射伤害,避免断端软组织嵌顿,规避复位和穿钉过程中的盲目性,减少医源性损伤等问题[4],我们尝试运用超声技术引导来解决闭合复位内固

定手术中这一技术难题。超声具有经济、无创、简便、灵活的特点,随着超声仪器的不断更新和诊断技术的不断发展,超声作为诊治工具已经广泛应用于麻醉、骨科等医学领域,并取得良好的临床疗效。自 2017 年 1 月至 2019 年 3 月,我们采用在术中全程超声精准引导下闭合复位经皮 TEN 内固定的方法治疗 40 例新鲜锁骨骨折患者,临床效果满意,本研究回顾性分析这些患者的资料,旨在探讨其治疗优势。

一、资料和方法

(一)病例纳入与排除标准

1.病例纳入标准

(1)患者年龄≥18 岁。

(2)AO15-B1 型的单侧新鲜锁骨中段骨折,移位超过锁骨直径或短缩＞2cm 的患者。

(3)受伤前肩关节功能正常的患者。

(4)接受本治疗方案的患者。

(5)获得完整随访的患者。

2.病例排除标准

(1)开放性锁骨骨折者。

(2)合并血管及神经损伤者。

(3)合并其他部位骨折者。

(4)病理性骨折者。

(5)手术区域皮肤软组织损伤严重者。

(6)合并其他疾病无法耐受手术者。

(7)不能配合要求完成治疗者。

(二)一般资料

按照上述标准本研究共纳入 40 例患者,男 25 例,女 15 例;年龄 25～68 岁,平均 52.1 岁;左侧 27 例,右侧 13 例;均为单侧新鲜闭合锁骨骨折;骨折 AO 分型:15-B1.1 型 9 例,15-B1.2 型 18 例,15-B1.3 型 13 例;致伤原因:跌伤 19 例,交通伤 15 例,高处坠落伤 6 例。合并伤:颅脑外伤 5 例,胸部外伤 3 例。手术均由同一组手术医师团队在患者入院后 1 周内完成。

术中应用便携式超声(型号 LOGIQe,美国 GE 公司),选用高频线阵探头,表面涂耦合剂,外用一次性无菌探头套。所有患者使用的 TEN 均为厦门大博医疗器械有限公司提供,术前根据患者髓腔直径选择合适的 TEN。

本研究已获得山东省文登整骨医院伦理委员会批准(201703),所有患者均同意并签署知情同意书。

(三)手术方法

选用臂丛神经阻滞麻醉后,患者取半卧位,用铅衣、铅帽给予患者保护,常规消毒铺巾,以高频线阵探头确定锁骨骨折断端位置和形态,观测锁骨骨折端内有无肌肉软组织、血管嵌顿,观察锁骨下臂丛神经、锁骨下动静脉走行以及与锁骨断端的位置距离,如超声显示骨折断端存在软组织嵌顿,可通过手法牵拉回绕骨折端的方法来解除,对于难以通过手法解除的软组织嵌顿,可采用克氏针在超声引导下经皮刺入用针尾挑拨的方法解除软组织嵌顿。在超声定位下用锁骨钳钳夹锁骨外侧骨折端并向上方提起,使锁骨外侧骨折端于皮肤下方凸出,在超声引导下将 TEN 钉头经皮肤准确刺入锁骨外侧骨折端髓腔,锤击钉尾,使 TEN 沿髓腔滑行,至锤击声音清脆成鼓音时,改用电钻夹持 TEN 钉尾沿髓腔轻柔钻入,直至将 TEN 自锁骨远端后上方突破骨质穿出,然后用电钻夹持 TEN 钉头,将 TEN 向外侧缓慢抽出,在超声引导下观察,当髓内钉钉尾完全没入外侧骨折端后立即停止抽出动作。再次用超声确定锁骨骨折端无软组织嵌顿,确认锁骨下臂丛神经、锁骨下动静脉与锁骨断端的位置距离,用两把锁骨钳在超声定位下分别于距离锁骨内、外侧骨折端 2cm 处钳夹,矢状位钳尖位于锁骨干部前外 1/3 处,避免过深损伤锁骨下动、静脉,通过牵引回旋的方法复位锁骨骨折端,复位成功后用超声探头分别于锁骨前上方、前下方、后方 3 个方向观察锁骨对线及断端皮质对合情况,并在超声引导下通过手法逐渐调整至最佳复位,然后将髓内钉自远端轻柔回敲,顺髓腔滑行经骨折端进入锁骨近端,超声下确认锁骨近端无针尾穿出,骨折端复位满意,骨皮质对合良好,锁骨下臂丛神经走形及锁骨下动、静脉及肺组织无损伤。最后在超声观察下于锁骨骨折端进行挤压、提拉、旋转等应力实验,观测锁骨固定后骨折端在应力状态下皮质对位情况和骨折线变化,动态评估骨折端固定后的稳定性,超声检查满意后,钉头折弯,埋于皮下。最后可以用 C 臂机拍摄锁骨全长片,再次确认骨折复位满意及 TEN 位置良好,以此验证超声透视结果。

(四)术后处理及随访评估

术后患侧上肢悬吊固定于曲肘 90°功能位 3~4 周,术后第 1 天即指导患者卧位非负重下患肢腕肘关节主动功能康复训练,训练后再次悬吊保护。术后 2 周进行肩关节被动康复训练。术后 4~6 周依据骨折愈合情况进行肩关节主动康复训练,3 个月内不进行患肢负重及剧烈活动。术后 6 个月内定期行 X 线摄片复查观察骨折断端骨痂生长情况,术后 4~6 个月依据骨折愈合情况及肩关节功能恢复情况决定拆除 TEN 时间。末次随访时采用 Neer 肩关节评分标准评价肩关节功能。

二、结　果

40 例患者均在超声引导下成功闭合复位 TEN 固定,骨折复位后断端均未出现软组织嵌顿情况,TEN 在通过骨折断端入钉及逆行回敲固定过程中均未造成锁骨下动静脉、神经及肺组织损伤,手术时间 20~56min,平均 36min;出血量 10~35mL,平均 22mL。40 例患者术后获 4~6 个月(平均 4.8 个月)随访。末次随访骨折均获骨性愈合,肩关节功能恢复良好,Neer 评分为 85~95 分,平均 93.1 分。未发现内固定物移位、断裂及骨折畸形愈合等情况,有 2 例出现钉尾激惹反应,内固定物取出后症状消失。典型病例影像检查情况见图 17-9。

三、讨　论

(一)闭合复位 TEN 固定治疗锁骨骨折的临床意义

对于完全移位或短缩超过 2cm 的锁骨中段骨折治疗原则是解剖复位、坚强内固定、恢复锁骨的正常解剖形态和上肢功能[5]。切开复位钢板内固定是锁骨骨折手术治疗的"金标准"，其优势非常突出，但是缺点也很明显，首先钢板固定属于偏心固定，钢板易出现应力集中导致断板，其次手术切口长、创伤大、出血多、手术时间长，锁骨前方的锁骨上神经也极易在术中显露锁骨时被损伤，可导致锁骨下区域皮肤感觉缺失，术中电钻钻孔过深或螺钉过长均可能会误伤锁骨下动、静脉，甚至进入胸腔出现气胸，术后因骨折部位软组织纤薄，血供差，容易出现切口感染、骨不连，并且需要二次手术取出钢板，取板后于螺钉钉孔附近易出现二次骨折的可能。近年来国内外学者使用 TEN 治疗锁骨骨折取得良好的临床疗效，部分研究显示 TEN 治疗锁骨骨折优于钢板内固定[6-7]。

　　TEN 属于中心性内固定，可有效对抗旋转、折弯、分离、短缩等应力[8]，在锁骨内的应力分布与锁骨形态高度相似[9]，有利于维持骨折端的稳定，符合 BO 固定理念。TEN 的扁弯钉头设计可帮助术者感受 TEN 在髓腔内的位置，便于通过骨折端并顺利推进，又可防止退钉及旋转的发生。TEN 在髓腔内并不仅仅是简单的填塞固定，而是在髓腔内通过钉头、弧顶、钉尾构成 3 点支撑产生弹性力矩[10]，矫正骨折的横向移位和成角移位并维持复位。还可在骨折端产生纵向应力刺激，这种应力因为不存在钢板的应力遮挡效应，所以可以促进骨愈合，增加骨折愈合强度。TEN 属于可屈性髓内钉，术中无须扩髓，从而不破坏骨内膜血供，也无须切开骨膜和清除骨折端血肿，避免了损伤骨折块周围的血供，术中操作远离骨折端，有利于骨折的自然愈合[11]，术中无须暴露骨折端，降低了感染风险。闭合复位 TEN 固定手术创伤小、手术时间短、术中出血少、手术应激小、术后外形美观、瘢痕小、骨折愈合快，平均愈合时间 12 周[12]，特别适合青少年患者、老年及多发伤患者。TEN 固定治疗锁骨骨折虽然优点突出，但由于其不属于坚强内固定，因此对于严重粉碎性骨折和长斜形骨折可能无法达到满意的复位和固定，多用于横断骨折和短斜形骨折，故此术式存在一定局限性。只要适应证选择恰当，此术式可成为钢板内固定的有效替代和补充。

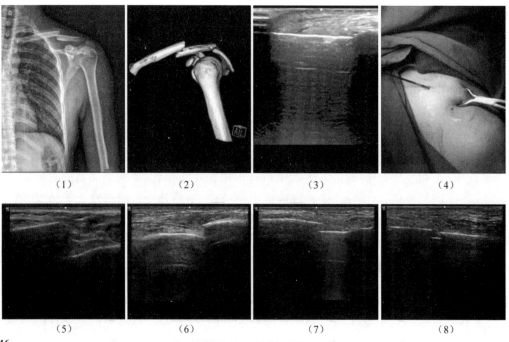

| (1) | (2) | (3) | (4) |

| (5) | (6) | (7) | (8) |

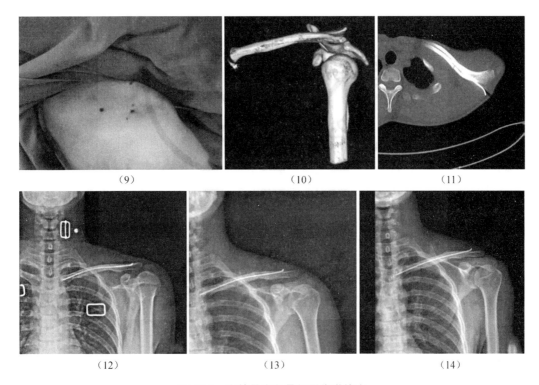

图 17-9　左锁骨中段骨折影像学检查

注　患者,男,25岁,车祸撞伤左肩致左锁骨中段骨折。(1)和(2)术前 X 线摄片及术前 CT 三维重建影像示 AO15-B1 型锁骨中段骨折;(3)术中超声引导下髓内钉钉头插入断端髓腔;(4)术中外观照;(5)~(8)术中超声引导下复位断端,逐步调整断端直至皮质完全对齐;(9)术后外观照;(10)~(12)术后 CT 锁骨长轴位影像及 CT 三维重建图像和术后即刻 X 线摄片示骨折解剖复位,内固定位置好;(13)术后 1 个月 X 线摄片示骨折线模糊;(14)术后 4 个月 X 线摄片示骨折愈合满意。

(二)超声引导技术引入锁骨骨折闭合复位微创内固定手术的背景

锁骨骨折手术区域是包含着臂丛神经、锁骨下动静脉、肺尖等重要组织结构的一个危险解剖区域。这些解剖组织在直视下切开复位内固定过程中尚且存在因视野盲区和操作不当引起的医源性损伤风险,闭合复位内固定更是加大了手术操作的风险系数。没有患者具有完全相同的锁骨周围解剖,也没有完全相同的锁骨骨折病例,在闭合复位固定手术中,术者只能凭借解剖知识、手术经验以及个人手感进行复位和固定,因为不具备观察骨折断端具体情况的直视条件,所以既无法判断骨折端是否有血管或肌肉组织嵌顿,也无法判断锁骨下动脉在锁骨下方的具体走行以及是否存在解剖变异,术者无法在术中精准控制 TEN 在锁骨周围的运动轨迹,从而极易出现 TEN 戳伤锁骨下臂丛神经、锁骨下动脉和误入胸腔造成气胸,危险性极高[13-14]。为了降低手术风险,只能通过不间断地大量使用 C 臂机透视来监视髓内钉的位置和深度,并且 C 臂机持续透视下复位穿钉具有一定的盲目性,不但耗时费力,还给医患双方都带来巨大的辐射伤害[15]。而如何避免术中损伤血管、神经、胸腔以及复位时骨折端出现软组织嵌顿等问题一直无法有效解决,这是目前所有闭合复位髓内固定手术中的技术性短板。

鉴于闭合复位 TEN 固定治疗锁骨骨折手术中存在的问题,术中迫切需要一种无创且能动态连续观测手术进程的方法,可以动态观察锁骨周围重要解剖组织位置结构、避免术中放射线辐射、减少术中医源性损伤、提高手术精准度、增加手术安全性、提高复位固定成功率、多维度监测骨折的复位固定以及动态监测骨折复位后的稳定性的方法,而术中超声精准引导就是一个能满足以上条件的方法[4]。

(三)超声精准引导在闭合复位 TEN 固定治疗锁骨骨折中的优势

由于锁骨位置表浅,该处周围仅有少量软组织附着,便于超声能迅速、准确地确定骨折部位,清晰显示骨折的形态和移位方向,指导术中的骨折手法复位[16]。以往的闭合手术有时因锁骨前方软组织肿胀明显或患者肩部肌肉丰满而造成定位不准确,不能精准地找到断端的进针点,容易造成误伤,也有闭合复位失败而改用切开复位。我们认为软组织嵌顿于骨折端是造成锁骨骨折闭合复位失败的关键因素,也是锁骨骨折术后发生骨不连的诱因之一,所以精准定位与排除骨折端软组织嵌顿是锁骨骨折闭合复位 TEN 内固定手术的 2 个关键技术。手术中超声可以清楚显示锁骨周围臂丛神经位置、锁骨下动静脉的搏动走行、骨折断端的位置形态以及分离的距离,对于隐匿性骨折线也能清晰显示,还可以非常清晰地显示骨折端血肿和软组织嵌顿情况,接近于直视下切开复位内固定的视野效果。我们在超声引导下的进钉点选择均一次成功,减少了传统闭合复位过程中的盲目穿刺次数,不需要通过术中 C 臂机的透视定位,缩短了手术中的定位和透视时间,复位前先用超声观察骨折端是否存在软组织嵌顿,如果有,则在超声下通过手法牵拉回绕和克氏针挑拨来解除,再行复位,超声的介入提升了复位固定的成功率和骨折复位的满意度,避免了反复复位引起的软组织肿胀。术中全程超声的应用,首先大大降低了传统手术中 X 线及 CT 检查的辐射损害,其次术中超声克服了 X 线及 CT 只能静态检查的缺点,超声具有多平面、多角度、实时、动态、可视化的特点,可以对骨骼进行多平面扫查,从而更直观、准确地了解骨折端情况[17],并能够实时动态显示骨折移位情况,指导术者在复位过程中随时进行调整。可以动态监测骨折复位过程中骨折端的运动轨迹,精准控制 TEN 在骨折端的入针点和出入深度,当超声探查到髓内钉到达断端时,只需轻柔旋转即可使髓内钉通过骨折断端。复位后分别在锁骨前上方、锁骨前下方、锁骨后方 3 个方向多维度观察锁骨对线及断端皮质对合情况,并在超声透视下逐渐调整至皮质最佳复位,极大提升了锁骨骨折闭合复位内固定手术的精准度和安全性。在骨折固定完毕,还可以在超声观测下通过挤压、提拉、旋转等手法动态评估锁骨骨折端在应力状态下的稳定性,这是术中 X 线机和术中 CT 等静态影像检查无法比拟的。术中全程超声精准引导下的复位固定不但提高了闭合复位的准确性和成功率,而且规避了髓内钉误穿胸腔和穿出髓腔引起的锁骨周围重要血管、神经组织的医源性伤害,解决了闭合复位 TEN 固定锁骨骨折术中长期存在的皮下全是视野盲区的技术难题,同时也解决了术中超大量射线辐射的问题。

(四)超声引导下闭合复位 TEN 固定治疗锁骨骨折的技术要点

良好的骨折端复位是 TEN 固定治疗锁骨骨折成功的基础。传统锁骨骨折顺行髓内钉固定方法是先将骨折复位,然后在维持断端复位的同时自锁骨胸骨端顺行进钉,顺行进钉弧度陡峭,不便于掌控髓内钉方向,弧度过小难以准确进入锁骨髓腔,弧度过大则容易进入胸腔。先复位再穿钉,在进钉过程中因为 TEN 的震动影响骨折端对位,往往还需二次调整复位,我们认为自断端先顺行穿钉后逆行髓内回敲至锁骨断端,再行骨折复位固定更便于操作。

　　主要技术要点：术中患者体位选择半卧位，我们习惯于患者两肩之间稍偏患侧垫一小枕，这样的好处是使肩部自然下垂，让胸廓打开，带动锁骨中段的骨折向前方突出，便于手术操作。然后用超声对锁骨骨折断端位置和形态进行初步判断，观察锁骨骨折端内有无肌肉软组织嵌顿，了解锁骨下臂丛神经、锁骨下动静脉走行以及与锁骨断端的位置距离，以便手术操作时准确定位。如超声显示骨折断端存在影响复位与愈合的软组织嵌顿，首先通过手法牵拉回绕骨折端的方法来解除，如果手法无效，再将克氏针在超声引导下经皮刺入，用圆滑针尾轻柔挑拨的方法解除嵌顿，这是提升锁骨骨折复位满意度和减少术后骨不连的关键技术。先用一把锁骨钳在超声定位下于锁骨远侧骨折端钳夹锁骨并向前上方提起，使锁骨远侧骨折端于皮肤下方凸起，这样做有两个目的：一是进钉方便，二是让进钉点远离锁骨下危险区域。钳夹离断端太远或太近均不利于操作，太远会因为肩锁关节的牵拉而难以提起锁骨远侧骨折端，太近则会因锁骨钳互相碰撞影响骨折断端复位，我们的经验是断端旁开 2cm 处效果最优。需要注意矢状位锁骨钳钳尖应位于锁骨干部前外 1/3 处而不是环抱住锁骨，这样做的目的是避免锁骨钳探入过深，损伤锁骨下血管和神经。在超声定位后将 TEN 经皮顺行穿入锁骨远侧骨折端髓腔后，我们的方法是不用电钻推进而用骨锤轻柔小幅度敲打针尾，使 TEN 依靠自身弹性在髓腔内顺势自然滑行，不采用电钻进钉的原因是如果 TEN 头部进入髓腔的方向欠佳或者深度过浅，电钻的强烈旋转可能会导致 TEN 钉头与骨折端碰撞摩擦后发生剧烈摇摆而滑出，误伤胸腔，还可能将断端周围潜在的隐匿骨折劈裂。骨锤敲打针尾会有轻微的艰涩感觉，这是由于 TEN 在锁骨髓腔内滑行与髓腔摩擦产生阻力，是我们闭合手术中验证 TEN 顺锁骨髓腔滑行的第 1 个证据。当 TEN 滑行至锁骨远端生理弯曲时，与后侧骨皮质碰撞会发出"砰砰"的清脆鼓音，这是确定髓内钉在锁骨髓腔内的第 2 个证据。当清脆的鼓音出现时，将骨锤换成电钻，把持锁骨钳将锁骨远侧骨折端向前下方牵拉，同时持电钻顺势将 TEN 钉尾向剑突方向下压，这样做是为了让 TEN 前进方向朝向锁骨远端后上方，提高手术安全性。此处技术要点是让 TEN 高速原位旋转打磨，目的是将与 TEN 接触的锁骨后侧皮质磨穿，一定注意电钻切勿因求快而过度向前施压，防止进入锁骨远端或者突破入胸腔。待电钻有突破感时，再次换用骨锤敲击 TEN 钉尾，使 TEN 自锁骨远端后上方皮下凸出，尖刀点破皮肤显露 TEN 钉头，此时可以看见钉头附着有少许白色骨屑，这是确定髓内钉通过锁骨髓腔的第 3 个证据。然后将 TEN 向外侧缓慢抽出，在超声引导下观察，当髓内钉钉尾完全没入骨折端后立即停止抽出动作。同法另取 1 枚锁骨钳夹持锁骨近侧骨折端，超声下手法复位骨折满意后，将髓内钉头自外侧轻柔回敲，顺髓腔滑行经骨折端进入锁骨近侧，至再次出现清脆鼓音时停止敲击，这是 TEN 钉尾逆行靠近锁骨胸骨端骨质的标志，也是术中确定髓内钉在锁骨髓腔内的第 4 个证据。这 4 个证据分布在穿钉全程的不同阶段，环环相扣，缺一不可。最后在超声观察下于锁骨骨折端进行挤压、提拉、旋转等应力实验，观测锁骨固定后骨折端在应力状态下皮质对位情况和骨折线变化，动态评估骨折端固定后的稳定性。我们的经验是于锁骨前上方、前下方和后方 3 个方向依次观察锁骨对线及断端皮质对合情况，锁骨骨折端在超声下显示强回声图像连续、无台阶感，提示骨折对位对线，复位良好。固定完毕，将钉头剪短、折弯，埋于皮下，需要注意的是钉头不宜保留过大，以减少皮肤激惹反应。由于髓内钉不是坚强内固定，术后需要悬吊患肢进行保护，逐步进行患肢的功能康复。就骨折稳定性而言，不稳定的锁骨中段骨折首选钢板内固定而不是髓内钉治疗,这是大家的共识,然而我们的经验是对于具有手术指征而拒绝切开手术的患者以及无须从事重体力劳动的中老年患者或者身体基础较差、心肺功能不佳、手术耐受性差的老年患者和严重的多发伤患者,不稳定的锁骨中段骨折采用闭合复位髓内固定也不失为一种优秀的折中手术方案,既规避了切开复位的一系列风险,又改善了保守治疗引起的锁骨畸形愈合、肩关节僵硬等弊端,术后骨折的稳定性虽不及钢板固定,但明显优于保守治疗,术后稳定性的增加可以明显减轻局部疼痛,便于早期功能锻炼,方便护理,改善肢体功能,因此本研究的病例肩关节后期评分均满意。本研究的病例手术时间和术中出血量也优于传统切开手术的相关报道,骨折均在术后4~6个月内到达愈合,我们认为,弹性固定、微创、不破坏血供的BO手术理念更有利于骨折的愈合[18]。本着科学谨慎的研究理念,本次纳入的病例均为移位超过锁骨直径或短缩超过2cm的锁骨中段简单骨折,对于锁骨中段粉碎骨折仍然建议首选钢板固定。锁骨远端和近端的骨折因髓内钉固定长度的限制,均不适宜采用这项技术。

(五)术中超声在骨折闭合复位内固定手术中的局限性

首先术中超声不能用于皮肤软组织严重损伤的肢体,其次因为高频探头尺度的限制,超声透视视野窗窄、成像面积较小,超声波也不能完全穿透骨骼,只能显示探头下方的骨皮质形态,不能像X线摄片那样可以直观地显示骨骼全貌,需要沿骨骼走行滑动,分段检查,对管状骨同一骨折部位需要绕骨干旋转探头运行至少2个维度的超声检查,来确定骨折端复位情况。我们认为这些不足会随着宽景超声技术的不断发展而得到解决。综上所述,微创是骨科发展的潮流和必然趋势,锁骨微创技术外形美观且痛苦小,但传统锁骨微创技术伴随的是术中视野盲区范围大,手术难度和不安全系数增大,术中容易损伤血管、神经以及X线辐射量增加等挑战。术中全程超声精准引导下闭合复位TEN固定治疗锁骨骨折,极大地提升了锁骨骨折闭合复位内固定手术的精准度和安全性,降低了医源性损伤,具有术中创伤小、无辐射、可动态观测等诸多优点,为骨科医生进行锁骨微创手术提供了一个新的思路和方向,具有较高的临床应用价值。但我们的研究样本量较小,还需要更大的样本量做进一步的随机对照研究。

参考文献

[1]DHAKAD RK,PANWAR M,GUPTA S.Plating versus conservative treatment in midshaft fractures of clavicle:a comparative study[J].J Cin Oethup Trauma,2016,7(suppl2):166-170.

[2]陈阳,马信龙,马剑车,等.锁骨中段1/3骨折不同内固定物及固定方式的生物力学研究[J].中华创伤杂志,2013,29(10):986-990.

[3]RING D,HOLOVACS T.Brachial plexus palsy after intramedullary fixation of a clavicular fracture.A report of three cases[J].J Bone Joint Surg Am,2005,87(8):1834-1837.

[4]王雷.王孝辉,沈素红,等.超声引导下闭合复位微创固定治疗肢体骨折的研究进展[J].中国医学影像技术,2017,33(11):1740-1743.

[5]BURNHAM JM,KIM DC,KAMINENI S.Midshaft clavicle fracture:a critial review[J].Orthopedics,2016,39(5):e814-821.

[6]MISHRA PK,GUPTA A,GAUR SC.Midshaft clavicular fracture and titanium elastic intramedullary nail[J].J Clin Diagn Res,2014,8(1):129-132.

[7]梁杰,向飞帆,杨琨,等.弹性髓内钉与钢板内固定治疗移位型锁骨中段骨折的 Meta 分析[J].中国组织工程研究,2020,24(6):947-955.

[8]林鸿宽,周之平,赖草生.微创逆行插弹性髓内钉治疗儿童移位锁骨骨折[J].中国骨伤,2018,31(9):808-811.

[9]ZENG L,WEI H,LIU Y,et al. Titanium elastic nail (TEN) versus reconstruction plate repair of midshaft clavicular fractures：a finite element study[J]. PLOS One, 2015, 10(5):1-12.

[10]徐学鹏,鲁晓波,罗雷茗,等.弹性髓内钉及股骨锁定加压钢板治疗大龄儿童股骨粗隆下骨折的临床疗效比较[J].中国修复重建外科杂志,2017,31(10):1184-1189.

[11]FUGLESANG HFS,OKSUM MA,WIKERDY AKB.Mini-invasive intramedullary fixation of displaced midshaft clavicle fractures with an elastic titanium nail[J].JBJS Essent Surg Tech,2018,8(2):e16.

[12]FU B.Minimally invasive intramedullary nailing of clavicular fractures by a new titanium elastic nail[J].Acta Orthop Traumatol Ture,2016,50(5):494-500.

[13]TROIA A,TECCHIO T,AZZARONE M,et al.Endovascular treatment of aninnominate artery iatrogenic pseudoaneurysm following subclavian vein catheterization[J].Vasc Endovascular Surg,2011,45(1):78-82.

[14]ABI-JAOUDEH N,TURBA UC,ARSLAN B,et al.Management of subclavian arterial injuries following in advertent arterial puncture during central venous catheter placement[J].J Vase Interv Radiol,2009,20(3):396-402.

[15]HUGHES K,KIMPTON J,WEI R,et al.Clavicle fracture nonunion in the paediatric population:a systematic review of the literature[J].J Child Orthop,2018,12(1):2-8.

[16]兰俊,周明平,周崇斌,等.超声对股骨干骨折移位和复位及手法复位髓内钉固定术的指导意义[J].中华超声影像学杂志,2016,2(7):616-619.

[17]付世杰,张文云,吴希瑞,等.超声判断股骨干中段骨折闭合复位髓内钉固定术后股骨的旋转畸形[J].中华创伤骨科杂志,2014,16(2):98-102.

[18]李仁斌,熊圣仁,熊国胜,等.斜行小切口和传统横行切口治疗锁骨中段骨折的疗效比较[J].中华创伤骨科杂志,2018,20(2):99-104.

（孙卫强）

第十节　经皮肩峰—锁骨—喙突"三联"固定治疗新鲜肩锁关节全脱位

肩锁关节脱位是运动系统常见伤病,2000～2006 年,我们采用闭合复位经皮肩峰—锁骨—喙突"三联"固定治疗成人新鲜肩锁关节全脱位 96 例,收到了较好的治疗效果,报道如下。

一、临床资料

本组 96 例,男 68 例,女 28 例;年龄 18～50 岁,平均 35.1 岁。左侧 42 例,右侧 54 例;骑自行车、电动车或摩托车摔伤 41 例,奔跑及走路滑倒摔伤 25 例,车祸撞伤 16 例,肩部压砸伤 7 例,高处坠落伤 5 例,其他原因 2 例。排除偏瘫等影响功能评价的合并症。从受伤到手术时间 1～10d,伤后患肩均肿胀、疼痛、外展、耸肩、提重物乏力;查体发现患肩锁骨部隆起,肩前方喙锁韧带处明显压痛,肩锁关节弹性固定、压痛,琴键征阳性,患肩活动受限。本组全部病例肩关节应力位 X 线摄片示患侧肩锁关节间隙较健侧明显增宽,锁骨远端完全移位于肩峰之上,符合 Tossy 分类Ⅲ型肩锁关节脱位[1]。

二、治疗方法

(一)中药辨证论治

治则:活血化瘀、消肿止痛。方药:口服消肿止痛胶囊(本院院内制剂),每次 1.8g,每天 3 次。

(二)"三联"固定操作方法

臂丛神经阻滞麻醉,患者取端坐位,无菌操作。取直径 2.0mm 克氏针安装于手摇钻备用,钢针前方外露于骨钻的长度与术者手握钻柄、示指伸直的长度等长,便于操作过程中以示指控制进针深度及方向,避免损伤重要组织结构。经皮可触及肩峰外缘呈扁薄的弧形,将此弧线按长度均分为 4 份,标记其 3 个分界点,由前向后的第 1、2 分界点分别作为 2 枚钢针的进针点。手法检查肩锁关节脱位情况,经皮可扪及脱位的肩锁关节间隙,用针刀自间隙刺入,挑拨嵌夹于其间的关节软骨盘等软组织。一助手于屈肘 90°、肩关节屈曲 30°上臂略内收位将肘关节顺上臂轴线向后上方推顶,另一助手双手拇指将翘起的锁骨外端向前下方推按,复位肩锁关节,术者手法检查肩峰及锁骨外端前缘连成一平滑的凸向后的曲线,证实复位成功。术者迅速以钢针经皮钻入第 1 进针点,抵达肩峰骨质后感觉有明显阻力,瞄准锁骨外端方向钻入,阻力明显减轻时为钢针钻入关节间隙,嘱助手加大复位力量,继续钻入钢针,阻力增加时为钢针进入锁骨外端,随后又觉阻力稍减,为钢针进入锁骨外端骨髓腔(有时此感觉不明显),手感阻力明显增加时为针尖抵达锁骨外端后侧骨皮质,维持进针方向,平稳钻入,至有突破感、阻力明显减轻时立即停止摇钻,钢针恰好钻出骨皮质,长度适中,把持力强,且针尖外露部分不至于引起术后患者明显不适感。此时令助手放松复位手法,锁骨外端已固定、不再高起,检查肩峰及锁骨外端前缘形成的平滑曲线无形态改变,证实复位成功,手提 X 线机透视可见肩锁关节复位良好,钢针进入长度适中。同法于第 2 进针点钻入另一枚直径 2.0mm 克氏针,与第 1 枚克氏针在水平面交叉约 10°。至针尖到达关节间隙、即将钻入锁骨外端时,仍需助手重复前述复位手法,直至针尖突破锁骨外端后侧皮质。此时脱位的肩锁关节已达解剖复位,克氏针尾端折弯、剪短,埋入皮下。经皮触及肩胛骨喙突,向上至锁骨外端引一垂线,此垂线与锁骨外端的交点为空心螺纹钉的"进钉点"。取直径 2.5mm 克氏针安装于手摇钻或电钻上,经皮粗略测量喙突至"进钉点"的长度,克氏针前端外露长度与此长度相等。于"进钉点"瞄准喙突方向钻入钢针,钢针突破锁骨两侧皮质时均有穿空感,穿破锁骨下侧皮质后进针应缓慢、平稳,到达喙突后阻力明显增加,钻入约 0.5cm 停止钻入,切勿钻透喙突下侧皮质。于钢针皮肤进针点处切开皮肤约 0.5cm,退出钢针,顺针道插入直径 1mm 导针,测量针道长度,选用直径 3.5mm 空心钛制自攻螺纹钉,长度比针道长度长 2mm。顺导针拧入空心钉,到达喙突后手感阻力明显,拧入螺钉全长后觉力量可靠,提示操作成功,退出导针。手提 X 线机透视证实螺钉位置满意。进钉点皮肤缝合 1 针。用自制弯针引双 10 号丝线经皮"8"字缝合撕裂的肩锁关节囊韧带,线结留于皮下,术区无菌包扎[2]。以上臂固定带固定上臂于中立位、贴于侧胸壁,腕颈带悬吊前臂于屈肘 90°位,术毕。

(三)术后处理

术后口服抗生素 3d,以防止感染,口服消肿止痛胶囊 2 周。术后 2 周,解除上臂固定带,保留腕颈带,行主动肩关节屈伸活动,活动范围前屈、后伸各约 45°;术后 4 周,肩关节主动屈伸活动范围增加至前屈、后伸各约 90°,主动外展范围约 45°;术后 6 周,在上述活动的基础上,主动外展范围增加至 90°;术后 8 周,局部麻醉下取出内固定钢针及螺钉,手术小切口一般 1 周后即可愈合,嘱患者逐渐加大肩关节活动范围,尤其是外展、上举,指导患者操练"壁虎爬墙"功。一般操练 2 周后肩关节功能可基本恢复正常。整个术后康复过程约 10 周。

(四)适应证

(1)伤后 2 周内的新鲜肩锁关节脱位。

(2)心肺功能正常,辅助检查无手术禁忌证。

(3)年龄 50 岁以下的成人。

(4)无重度骨质疏松症。

(五)操作要点及注意事项

(1)闭合操作有一定风险,为避免克氏针、螺钉钻入过程中误伤重要组织结构,首先应熟悉手术区解剖:锁骨下动脉第三段位于本式式螺丝钉"进钉点"的内侧,其间距超过 2cm,因此按上述操作方法,不易损伤;臂丛神经包绕腋动脉、外有被膜形成腋鞘,当上肢外展时,此血管神经束紧张并紧贴于喙突的内下方,上臂内收时,此血管神经束则松弛并远离喙突。操作时助手注意维持上臂于略内收位,穿针严格瞄准喙突方向,勿突破喙突下侧皮质,即可避免损伤臂丛及腋动脉;锁骨"进钉点"与喙突连线远离胸廓,只要控制钢针前端长度,即可避免因进入胸腔而引起胸腔脏器损伤。

(2)根据我们多年闭合穿针的经验,固定肩锁关节的钢针直径以 2mm 为宜,过细则强度不足,过粗则易穿出扁薄的肩峰或在后期引起肩峰骨质劈裂。

(3)本法将肩峰—锁骨—喙突完全固定,因此术后应限制肩关节活动,以免钢针及螺钉松动、滑脱。

三、结果

(一)疗效评价标准

参照 Karlsson[3] 的报道疗效标准如下:优,不痛,有正常肌力,肩关节能自由活动,X 线检查肩锁关节解剖复位或半脱位间隙＜3mm；良，满意，微痛，功能受限，肌力中度，肩关节活动范围 90°～180°，X线检查肩锁关节解剖复位或半脱位间隙 3～5mm；差，疼痛并在夜间加剧，肌力差，肩关节在任何方向均受限，且＜90°，X线检查肩锁关节脱位间隙＞5mm。

（二）疗效评价结果

患者随访时间为 11 个月至 6 年 7 个月，平均 5 年 6 个月，按上述评价标准，本组优 79 例，良 14 例，差 3 例。优良率为 96.8%。全部病例均未出现胸腔脏器损伤、臂丛神经及腋动脉损伤等严重并发症。疗效差的 3 例患者，均由于术后过早活动导致螺钉、钢针松动、滑脱，其中 1 例术后 3d 自动出院，患肢自由活动，术后 1 个月，螺钉、钢针均松动、后退，螺钉高耸于皮下，钢针后退磨穿皮肤，针尾外露，有表浅感染，取出螺钉、钢针后，钉孔、针孔 1 周愈合，改行切开复位韧带修补、锁骨钩钢板内固定，术中见经皮缝合线断裂。1 例运动员，术后 4 周拍片未见明显异常，术后 6 周以"钢针后退、突起于皮下、疼痛不适"复诊，考虑为主动行肩关节外展后，由于患者肩周肌力强大，活动导致钢针、螺钉滑脱。复以上臂固定带固定，完全限制肩关节活动，术后 8 周取出钢针、螺钉。康复训练 1 个月后功能不满意，改行切开复位韧带修补锁骨钩钢板内固定，术中见经皮缝合线断裂。1 例年龄 50 岁女患者，骨质疏松，术后 3 周拍片见螺钉有松动、后退迹象，加强外固定，术后 6 周螺钉后退、高耸于皮下，取出螺钉，保留钢针至术后 8 周取出，患者未出现钢针、螺钉滑脱进入胸腔的严重并发症；患者生活能自理，对治疗结果尚能接受，未行进一步处理。

四、讨 论

（一）"三联"固定法的形成过程

肩锁关节全脱位的治疗方法较多，经粗略统计，杂志报道的非手术疗法有 60 余种；10 年前的报道，可供选择的手术方法已达 70 种以上[4]，大致可分为以下几类。①肩锁关节的复位、内固定及重建，内固定物有钢针、螺纹针、钢针—钢丝张力带、锁骨钩钢板等。②喙锁韧带的修复、重建或喙锁间固定，内固定物有钢丝、螺钉等。③锁骨外端切除。④喙突—肌肉动力转位。

无论是保守疗法或切开手术疗法，均有一定不足，保守疗法缺点如下。①外固定压迫皮肤造成发炎、溃破。②外固定易松动，残留肩锁关节半脱位。③固定时间久，易产生肩锁关节僵直，影响肩关节的活动。④肩锁关节退化性关节炎、肩锁关节疼痛症。

切开手术疗法缺点如下。①发生感染机会大。②创伤大，费用高，患者不易接受。③关节干扰大，易产生肩锁关节僵硬，肩锁关节疼痛。

近年来推出的锁骨钩钢板能够维持垂直和水平两个方向的稳定，弯钩可以在肩峰下滑动，保留了肩锁、胸锁关节的微动，且内固定不经过肩锁关节面，术后并发创伤性关节炎的概率降低，允许喙突、锁骨间相对运动，不影响肩关节功能，因而在肩锁关节脱位的治疗中取得了令人满意的效果，但钢板钩部对软组织和骨膜的反复压迫可引起疼痛，钢板或钛板价格昂贵，通常还须再次手术取出，整体治疗费用高，尤其在经济欠发达地区不易推广。数十年来，我们始终致力于四肢骨与关节损伤的闭合复位经皮内固定，积累了数千例肩锁关节脱位的诊治经验。早年，我们曾试用锁骨外端放置压垫、单肩肘臂"8"字弹力绷带外固定的方法治疗肩锁关节全脱位,出现了皮肤受压迫坏死等并发症,且外固定不可靠,难以达到完全复位,因而效果不理想。后来采用经皮单枚钢针固定,因单枚钢针不能控制锁骨外端旋转,改用双枚钢针交叉固定,钢针固定操作简单,对肩锁关节面的创伤小,但偶有断针、退针等不良后果。近年来,我们在闭合复位肩锁关节穿针的基础上,加用经皮缝合,疗效较单纯穿针明显改善。2000年以来,我们反复研读中外文献,综合切开复位肩锁关节囊及韧带修补、锁骨喙突间固定等术式的优点,采用闭合复位经皮肩峰—锁骨—喙突"三联"固定、经皮缝合肩锁关节囊、韧带的方法,取得了较好效果。

(二)"三联"固定法的优缺点

(1)绝对稳定是软组织损伤修复的最佳条件,"三联"固定法控制了肩峰—喙突—锁骨间的活动,为肩锁关节囊及其周围韧带的修复提供了良好的环境;单用钢针固定,即使是两枚交叉钢针,也不能完全控制锁骨的轴向旋转,且在垂直方向上对肩锁关节的控制力不足,锁骨—喙突间的螺钉固定解决了垂直方向的稳定,经皮缝合进一步确保关节囊、韧带修复,整套术式更加完整、可靠。本组钢针、螺钉松动的2例患者,改行切开复位时均发现关节囊及韧带的缝合线断裂,足以佐证牢固的固定是关节囊及韧带修复的保证。术后8周取出内固定,时间长短适中,既为肩锁关节周围软组织的修复提供了足够的时间,又不至于因固定时间过长导致钢针、螺钉松动、断裂。部分病例出现轻微的创伤性关节炎,可能是创伤本身造成的关节软骨面缺损、软骨盘损伤和脱位状态下关节对合不良以及关节不稳等综合因素所致,直径2mm克氏针的损伤极小,目前尚无证据表明创伤性关节炎是由于穿针所致,据我们的经验,即使保守治疗,关节未遭受人为破坏,也有许多病例出现创伤性关节炎。

(2)局部麻醉下小切口取出钢针、螺丝钉,不需住院,克服了切开复位创伤大、二次切开手术取内固定物的弊端,患者痛苦小,其治疗费用仅是其他切开术式的1/3~1/2,易于在基层医院尤其是经济欠发达地区推广。

(3)愈后局部无显著瘢痕,满足了美学要求,尤其适用于爱美的年轻女性及演员、运动员等。

(4)对于肩锁关节区域有皮肤损伤、不宜采用切开复位者也可采用本法,扩大了适用范围。"三联"固定的缺点:本法行肩峰—锁骨—喙突绝对固定,由于正常喙突、锁骨间存在较大范围的活动,因此术后必须加用外固定限制肩关节活动,以间接控制肩锁关节、胸锁关节及喙突—锁骨间的运动,避免出现钢针、螺钉松动或断裂;限制肩关节活动后必然导致其功能障碍,特别是对于老年患者,易于继发肩周炎;骨质疏松患者易出现钢针、螺钉固定失败;本法的适用对象年龄越低越好,一般不宜超过50岁。对于50岁以下的患者,尽管短期内遗留肩部功能受限,但只要经过正确的功能康复训练,一般都能恢复。

五、结论

经皮肩峰—锁骨—喙突"三联"固定治疗新鲜肩锁关节全脱位,综合了闭合复位与切开复位的优点,创伤小,费用低,不影响美观;内固定牢靠,为肩锁关节囊、韧带的修复提供了稳定的环境;掌握手术指征及闭合穿针的操作技巧,几乎无风险;只要对患者提供科学的术后康复训练指导,即能避免术后肩部功能障碍,收到满意的治疗效果。因而,"三联"固定是一种疗效确切的新鲜肩锁关节全脱位治疗方法,值得临床推广应用。

参考文献

[1] TOSSY JD,MEAD NC,SIGMOND HM.Acromioclavicular separations:useful and practical classification for treatment[J].Clin Orthop,1963(28):111-119.

[2] 杨茂清,朱惠芳,谭庆远,等.经皮内固定治疗陈旧性肩锁关节全脱位临床观察[J].中医正骨,1998,10(1):10-12.

[3] KARLSSON J,SIGURJIONSSON HA.Acromicolavicular dislocations treated by coracoacromial ligament transfer[J].Arch Orthop Trauma Surg,1986,106(1):8-11.

[4] SIM E,SCHWARZ N,HOCHER K,et al.Repair of complete acromioclavicular separations using acromioclavicular hook plate[J].Clin Orthop,1995,(314):134.

（孙 滨）

第十一节 克氏针结合锁定重建钛板内固定治疗胸锁关节脱位

胸锁关节脱位根据锁骨内端移位的方向分为前脱位和后脱位,以前者多见。传统治疗方法多为非手术治疗,因其复位容易但固定难,多失败,对手术治疗及术式的选择常是让临床医生感到棘手的问题[1]。2003年3月至2009年3月,我们采用克氏针结合锁定重建钛板内固定治疗胸锁关节脱位患者18例,疗效满意,现报道如下。

一、临床资料

本组18例,男13例,女5例。年龄20~76岁。左侧8例,右侧10例。前脱位14例,后脱位4例。均合并锁骨胸骨端骨折。伤后至就诊时间30min至1周,平均6h。

二、方法

(一)手术方法

采用肌间沟麻醉＋局部浸润麻醉,患者取仰卧位。以胸锁关节为中心做一长5cm的横行切口,逐层切开皮肤及皮下组织,暴露胸锁关节及锁骨胸骨端骨折块,清除骨折端血肿、嵌夹纤维组织。直视下按锁骨内端移位方向施加反方向力进行复位,巾钳临时固定。选取一直径2mm的克氏针,在锁骨内端关节面以远1.5mm处、锁骨前侧,与锁骨呈30°角用电钻顺行钻入固定至胸骨柄。选择5孔锁定重建钛板置于胸骨柄、锁骨前面,分别用2枚螺钉固定。克氏针针尾折弯,留于皮外。X线摄片证实胸锁关节脱位及锁骨胸骨端骨折复位、固定满意后,冲洗切口,逐层缝合。

（二）术后处理

常规应用抗生素预防感染；三角巾悬吊患肢 4 周；术后 4 周加强肩关节功能锻炼，直至恢复工作或劳动；术后 6 周拔除克氏针。

三、结果

本组患者均获得随访，随访时间 6～12 个月，平均 7.5 个月。切口均Ⅰ期愈合。无内固定物断裂、脱落发生。胸锁关节无疼痛及隆起畸形。上肢活动正常。典型病例 X 线摄片见图 17-10。

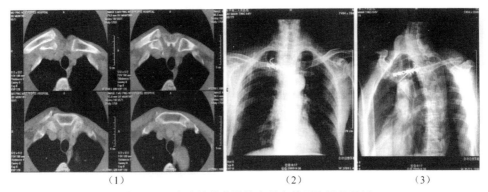

|（1）|（2）|（3）|

图 17-10　右胸锁关节脱位合并右锁骨胸骨端骨折

注　患者，男，76 岁。(1)术前 CT 片；(2)术后正位 CT 片；(3)术后侧位 CT 片。

四、讨论

胸锁关节脱位通常是在上肢外展时肩前方受到间接暴力所致[2]。最常见的类型是胸锁关节前脱位，即锁骨内端向前移位。胸锁关节后脱位或胸骨后脱位较少见。因胸锁关节缺乏骨性稳定，所以脱位后采用单纯闭合复位固定位置难以维持。采用传统牵引进行治疗，使患者限于一种体位，且牵引时间长，患者痛苦大。采用闭合复位交叉克氏针固定进行治疗，因脱位骨折端嵌夹软组织而影响复位。采用单纯克氏针固定胸锁关节易出现克氏针滑脱、退出，且易损伤胸膜及大血管，术后易再脱位。我们采用切开复位克氏针结合锁定重建钛板固定进行治疗可以避免上述缺点。切开复位克氏针固定能限制胸锁关节前后移位，重建锁定钛板固定能限制胸锁关节上下移位，且锁钉无须穿透胸骨后侧皮质，避免损伤胸膜及大血管，利于骨折端、关节囊、韧带的修复愈合，防止了再脱位及创伤性关节炎的发生。术后无须外固定，可以使患者早期进行肘关节、腕关节、肩关节的功能锻炼，预防肩周炎的发生。

（一）锁定重建钛板的优点

(1)钛板较薄，容量小，不会引起术后胸锁关节部的隆起。

(2)重建锁定钛板易塑形，符合胸锁关节解剖学特点。

(3)采用钢针及锁定钛板固定后，固定牢靠，不需要任何外固定，有利于早期功能锻炼。

(4)坚强的内固定更有利于锁骨胸骨端骨折的愈合。

(5)有利于受损的胸锁关节囊及胸锁前韧带的修复和重建[3]。

（二）手术的适应证

新鲜的胸锁关节脱位及锁骨端骨折,无气管、大血管损伤的胸锁关节脱位者。此外,仅单纯气管、大血管受压者在胸科医生监护下可应急使用本法。

（三）手术注意事项

(1)穿克氏针时要严格掌握进针方向,勿钻入胸腔及钻透胸骨皮质。

(2)锁定钉勿过长,以免穿透胸骨柄后侧皮质进入胸腔,造成气胸及损伤大血管、气管或纵隔。

(3)克氏针针尾一定要折弯,防止松动而进入胸腔及纵隔内损伤脏器。

参考文献

[1]方伟松,石高才,楼才俊,等.重度胸锁关节脱位的内固定治疗[J].中国骨伤,2006,19(2):112.

[2]CANALE T.坎贝尔骨科手术学[M].卢世璧,主译.9版.济南:山东科学技术出版社,2001:2582.

[3]周望者.T形钢板内固定治疗胸锁关节前脱位[J].中国骨伤,2009,22(3):234.

（孙　滨）

第十二节　免切口改良入路弹性髓内钉逆行内固定治疗成人肱骨干骨折的临床研究

[摘要]目的:探讨免切口改良入路弹性髓内钉逆行内固定治疗成人肱骨干骨折的方法,并评价其疗效。方法:回顾性分析从2012年1月至2018年7月山东省文登整骨医院创伤科以手法复位免切口改良入路弹性髓内钉逆行内固定治疗52例成人肱骨干骨折患者的临床资料。其中男30例,女22例;年龄18～79岁,平均45.4岁。患者均应用手法复位结合免切口改良入路弹性髓内钉经皮逆行穿针内固定治疗,术后观察患侧肩疼痛、功能、运动范围、解剖复位情况,观察患侧肘关节疼痛、运动功能、稳定性、日常活动等情况。末次随访时采用VAS评估患臂疼痛情况,采用Neer评分评定患侧肩关节疗效,采用Mayo评分评价患侧肘关节总体功能。结果:52例患者均顺利完成手术,手术时间12～74min,平均35min;出血量10～45mL,平均28mL。52例患者随访10～48个月,平均21.5个月。患者术后均无神经及血管损伤、骨不连、关节僵硬等情况发生。骨折均获得愈合,愈合时间为9～24周,平均18.5周。末次随访时VAS评分为0～3分,平均0.6分,Neer评分为85～100分,平均95分;Mayo评分为90～100分,平均97分。疗效评定,优50例,良2例,优良率100%。结论:手法复位结合免切口改良入路弹性髓内钉经皮逆行穿针内固定治疗成人肱骨干骨折疗效满意,该方法具有微创、易于操作、出血少、固定可靠、并发症少、无须二次住院取内固定、无明显手术瘢痕、费用低等优点。

[关键词]肱骨干骨折;弹性髓内钉;手法复位;改良入路;髓内固定;逆行;微创

肱骨干骨折各种年龄均可发生,占全身骨折发生率的3%,多由直接暴力所致,如打击伤,也可因摔倒时手或肘部着地、投掷或掰手腕等间接暴力引起[1]。绝大多数肱骨干骨折患者经过非手术治疗可获得满意的结果,随着内固定技术的开展和进步,骨折移位不稳定者越来越多地开展了手术治疗。主要手术治疗方式有钢板、髓内钉固定[2-4],其中切开复位钢板内固定(ORIF)仍是主要手术方式[2],目前以锁定钢板为主流,髓内钉一般是交锁髓内钉。弹性髓内钉作为髓内钉的一种特殊类型,多用于儿童,目前公认是儿童长骨干骨折的首选手术方法[5-6]。文登整骨医院创伤科一直致力于四肢骨折闭合复位穿针固定技术的研究和创新,自20世纪末即开展了肱骨干骨折闭合复位逆行弹性髓内钉固定术,初始仅应用于儿童,采用肱骨内外髁双边进钉,疗效满意,但内侧进钉存在尺神经损伤风险,需辅助切口,钉尾激惹症状较明显,存在一定不足。经不断临床研究和总结,改良规范手术操作流程和康复训练方法,技术不断成熟,使用范围也从儿童扩展到成人,从2012年1月至2018年7月,以手法复位免切口改良入路弹性髓内钉逆行内固定治疗成人肱骨干骨折52例,取得了满意的疗效,现总结如下。

一、资料和方法

(一)一般资料

1.病例纳入标准

(1)年龄≥18岁。

(2)单侧肱骨干闭合性骨折,不稳定。

(3)按AO骨折分型,A、B型骨折。

(4)患者依从性较高,无精神类疾患。

2.病例排除标准

(1)肱骨干病理性骨折。

(2)合并神经、血管损伤。

(3)合并同侧肱骨外科颈、肱骨髁部骨折,骨折线距鹰嘴窝上缘<6cm的干部骨折。

(4)巨大的长螺旋和长斜形骨折。

回顾性分析2012年1月至2018年7月文登整骨医院创伤科采用手法复位免切口改良入路弹性髓内钉逆行内固定治疗的52例成人肱骨干骨折患者的临床资料。其中男32例,女20例;年龄18～79岁,平均45.4岁;左侧20例,右侧32例;受伤原因:车祸伤19例,摔伤16例,重物砸伤9例,高处坠落伤6例,掰手腕扭伤2例;其中多发伤10例,均为闭合性骨折,无神经、血管损伤;合并糖尿病8例,高血压6例,慢性胃炎4例,慢性支气管炎3例;按AO分型:A型34例,B型18例,其中A1简单螺旋形9例,A2简单斜形12例,A3简单横形13例,B1螺旋楔形6例,B2折弯楔形7例,B3粉碎楔形5例;受伤至手术时间:2～7d,平均4.2d。术前患者均常规拍摄包括上下关节的肱骨正、侧位X线摄片,患者入院时,采用轻柔手法纠正骨折成角及重叠畸形,给予石膏托临时固定。

(二)手术方法

采用臂丛神经阻滞麻醉。患者仰卧于手术台,于患肩一侧安装托板,便于侧移和术中透视,C臂机平行手术床置于患侧的头端,按照术前X线摄片上测量的髓腔最窄处宽度选择直径2.5～3.5mm弹性髓内钉2根。患侧腋窝绕无菌巾,必要时对抗牵引,屈曲肘关节90°,并保持前臂旋转中立位。在肱骨外上髁最高点沿棘向上1cm并偏后0.5cm为进钉点,以开口器与肱骨纵轴线呈30°～45°钻一骨性隧道,见有油性液体流出,证明位于髓内,引入塑形好的弹性钉弯头,使其弯头的凸侧对着肱骨远端髓腔内侧壁,在C臂机透视下进钉达接近骨折端。然后在该进针点偏上0.5～1.0cm,以肱骨外上髁棘至背侧鹰嘴窝外缘中点为第2进钉点,与肱骨纵轴呈约30°开骨性隧道,同法引入另一根弹性髓内钉,使其弯头凸侧对向肱骨远端髓腔前内侧缘或前缘,进钉亦达接近骨折端,两钉尖均以不超过断端为度。然后复位骨折:取上臂中立位,一助手把持围绕患侧腋窝的布巾向头端牵引,另一助手维持屈肘90°,前臂中立位向远端沿肱骨纵轴做对抗牵引,纠正短缩移位;术者根据骨折外展、内收的移位特点,通过端挤提按纠正成角畸形,使骨折复位。C臂机透视骨折复位满意后,第3名助手交替进钉通过骨折端,同时以手柄旋转弹性髓内钉,使其尖端凸侧呈背对背分叉状分布;继续交替轻柔锤击,使弹性髓内钉的尖端达到软骨下骨下方3～5mm处,避免穿透软骨进入关节;C臂机透视证实弹性髓内钉在肱骨头内分叉排列,且未穿出关节软骨。适当活动肩关节,无摩擦感,并判断骨折端固定的稳定性,最后钢钉尾端折弯、剪短,埋于皮下或留于皮外,各钉尾无菌包扎。对于依从性较差的患者不宜钉尾留于皮外,以免发生感染。

(三)术后处理

术中预防性应用抗生素1次,术后无须应用抗生素。钉尾留于皮外者定期钉尾消毒换药,预防钉尾感染。单纯骨折,骨折端稳定性好,术后患肢上臂贴胸中立位悬吊6周。A型骨折中螺旋形骨折、B型骨折或骨质疏松严重者,因术后稳定性稍差,辅以短夹板或石膏托固定,患肢也可置于外展架固定,时间均为4周,4周后改为上臂贴胸中立位悬吊。麻醉消除后即开始功能锻炼,早期指导患者握拳屈肘,行肌肉舒缩锻炼,促进消肿。骨折稳定单纯悬吊者,一般在第1周仰卧位避免重力沿床面做钟摆运动以及手肘部锻炼;3周开始被动加大肩关节活动。全部患者4周开始主动辅助活动训练,6周开始主动活动,但6周内禁止上臂旋转活动,10～12周开始力量训练。有夹板固定者每天观察其松紧度1次,以绑带上下活动不超过1cm为度,因夹板不限制肩肘关节,早期行仰卧位轻柔被动钟摆活动3～5min,6周拆除夹板后加大被动肩肘关节活动,以后依次按顺序进行功能锻炼。置于外展架者,早期依托支架行被动肘关节屈伸,4周后拆除支架行肘关节主动活动,同时行肩关节被动活动,6周肩关节开始主动活动。行石膏托固定者4周内行患肢肌肉舒缩锻炼,4～6周拆除石膏行肩肘关节锻炼,顺序同前。术后第2天、1个月、3个月进行X线摄片检查,动态观察骨折恢复情况,以便全程康复指导,确保动态循序渐进进行功能锻炼。骨折愈合后门诊拔出弹性钉。本组病例采用中西医结合用药方案促进骨折愈合,中医用药早期活血化瘀、消肿止痛,方以本院制剂消肿止痛胶囊;中期接骨续筋,方以本院制剂接骨药丸;后期补益肝肾、舒筋活络,方以本院制剂正骨伸筋胶囊或全程给予骨伤复元汤改善骨折局部血液循环,促进组织修复及骨质愈合。

(四)观察项目及疗效评价标准

术后观察患侧肩疼痛、功能、运动范围、解剖复位情况,观察患侧肘关节疼痛、运动功能、稳定性、日常活动等情况。术后随访期间采用VAS评分评估患臂疼痛情况:0分,无痛;1～3

分,有轻微的疼痛,能忍受;4～6分,患者疼痛并影响睡眠,尚能忍受;7～10分,患者有渐强烈的疼痛,疼痛难忍,影响食欲、睡眠。采用 Neer 肩关节评分标准评价疗效:优,≥90分;良,80～89分;可,70～79分;差,<70分。采用 Mayo 肘关节功能评分系统(Mayo elbow performance score,MEPS)评价患肘关节总体功能:优,≥90分;良,75～89分;中,60～74分;差,<60分。

二、结果

52例患者均顺利完成手术,术中无异常情况或严重并发症发生。手术时间12～74min,平均35min;出血量10～45mL,平均28mL。52例均获得随访10～48个月,平均21.5个月。患者术后均无神经及血管损伤、骨不连、关节僵硬等情况发生。骨折均获得愈合,愈合时间为9～24周,平均18.5周。随访期间,1例出现弹性髓内钉轻度退出,因骨折已基本愈合,无须特殊处理。4例B型骨折出现粉碎骨块轻度分离,经延长夹板外固定时间、局部加压垫等处置,骨折均未出现继发性移位,最终骨性愈合。3例出现轻度针尾激惹症状,拔钉后消失。2例钉尾留于皮外的患者出现钉尾皮肤轻度渗液,经短期口服抗生素和局部换药病情控制,无深部感染,拔钉后短期愈合。末次随访时VAS评分为0～3分,平均0.6分;Neer评分为85～100分,平均95分;Mayo评分为90～100分,平均97分;疗效评定优50例,良2例,优良率100%。典型病例见图17-11。

三、讨论

肱骨干骨折保守治疗疗效较为满意,但总有部分患者骨折愈合后会残留一定畸形。约40%的患者会出现>5°的内外翻畸形,30%的患者会出现>5°的成角畸形,24%～40%的患者会出现肩、肘关节活动度受限,高达35%的患者日常活动会受到影响[7],因此钢板与髓内钉固定成为临床最常用的治疗方式。钢板固定的缺点在于手术创伤大,术中需部分剥离骨膜,影响局部血供,对骨折愈合可能造成一定影响;操作不慎容易造成神经损伤。钢板螺钉系统属偏心性固定,无法提供轴向负荷,可能造成应力遮挡和局部骨质疏松。常规的髓内钉技术也存在着缺陷:放射线剂量大,可能对医护人员造成伤害;术中复位可能存在偏差,分离移位同样可能造成骨折不愈合;进钉点的入路会造成一定并发症,尤其顺行髓内钉的进钉点需要切开肩袖组织,术后可能存在肩关节不适或肩峰撞击症状。

山东省文登整骨医院依托骨伤整复重点实验室,在闭合手法复位和经皮穿针固定四肢骨折方面有深厚的技术积累,笔者通过近6年的临床研究,采用免切口弹性髓内钉逆行经皮穿针内固定治疗成人肱骨干骨折,疗效可靠,只要适应证选择恰当,可成为钢板内固定的有效替代和补充,具有一定优势。

(一)免切口改良进钉点解剖学基础及优点

肱骨髁部弹性髓内钉的穿入方法,临床上有肱骨外髁单边进钉和内外髁双边进钉法,有切开进钉,微创小切口,闭合开孔等不同手术方式[8-10],尚缺乏统一的标准。随着对肱骨髁部解剖形态深入认知以及对大宗病例的临床经验总结,笔者的体会是自外髁单边进钉优于双边进钉,进钉点经过改良规范,可大大降低钉尾激惹的发生率,而且完全可以做到免切口穿针,更加微创。

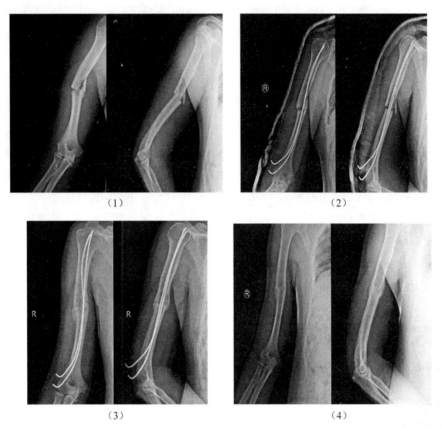

（1）　　　　　　　　　　　　　　　　　　（2）

（3）　　　　　　　　　　　　　　　　　　（4）

图 17-11　肱骨干骨折（B3 粉碎楔形）手法复位免切口改良入路弹性髓内钉逆行经皮穿针内固定治疗

注　患者,男,48 岁。（1）术前正、侧位 X 线摄片示肱骨干中段粉碎性骨折,骨折向外向前成角畸形;（2）术后正、侧位 X 线摄片示骨折端复位良好,弹性髓内钉钉尾留于皮外,因术后稳定性稍差,辅以石膏托外固定 4 周;（3）术后 14 周正、侧位 X 线摄片示骨折线模糊,骨折端大量骨痂形成,骨折端基本愈合;（4）术后 6 个月正、侧位 X 线摄片示拔出弹性髓内钉后,骨折端复位良好,骨性愈合。

肱骨下端扁宽,与肱骨干长轴形成 30°～50°的前倾角,其两端变宽,成内、外上髁。测量数据显示,肱骨下端外上髁以上的外侧柱宽度,男性约为 1.8cm,女性约为 1.7cm[11]。我们以往的研究将第一进钉点定位在外上髁最高点,第二进钉点取其背侧内移约 0.5cm,虽然有定位准确、骨质相对松软、易于开口的优点,但肘部骨骼生理角度和构造特点往往使进针方向受限:第一进钉点因外上髁前后皮质薄,容易滑脱,进针方向只能沿外上髁棘向肱骨髓腔,调整角度余地太小;第二进钉点因肱骨远端越靠下,前倾角越大,而骨质越薄,容易穿透骨质,会给临床操作带来一定困难。笔者认为,进钉点越靠下,屈伸肘关节时钉尾的激惹发生率越高,这与屈伸时局部腱膜紧张和伸直时鹰嘴外缘会对较为接近的钉尾形成挤压有关。

在本研究中,改良的第一进钉点在肱骨外上髁最高点沿棘向上 1cm 并偏后 0.5cm,在该进针点偏上 0.5～1.0cm,以肱骨外上髁棘至背侧鹰嘴窝外缘中点为第二进钉点。此时进钉点优势明显:①改良后的进钉点周围仅为肱三头肌腱膜覆盖,此处无明显的肌束,可有效避免对肌肉的损伤;腱膜滑动性小,减轻了钉尾的激惹;②改良进钉点适当上移,位于外侧柱偏外或中轴上,避免了伸直时鹰嘴外缘对其造成挤压,可进一步降低钉尾的激惹症状;③改良进钉点周围骨质较厚实,角度可调节范围较大,既可避免进钉轻易穿透对侧骨皮质,又可使进钉变得相当容易;④肱骨远端骨质表浅,改良的进钉点易于定位。根据解剖形态,可以把改良后的进钉点理解为直径1cm的小圆面,随时可以在该范围调整钉头方向,而开口时骨性隧道适当向内倾斜亦可方便进针操作,更增加了操作的灵活易控性。另外,该术式采用微创闭合操作,避免了切开手术可能出现的医源性桡神经损伤等危险[12]。

(二)成人肱骨干骨折弹性髓内钉内固定的技术要点和稳定性分析

良好的骨折端复位是肱骨干骨折弹性髓内钉固定成功的前提。骨折复位是一个动态的过程,应始于临床接诊,初始将顺并微力整复骨折端给予可靠的临时固定,可促进消肿和减少继发的神经、血管损伤,而手术时充分麻醉使肌肉完全放松对进一步骨折复位非常有利,在前期整复的基础上,此时先将弹性髓内钉引入远折端髓腔并进针至接近骨折端,再整复骨折,可以简化操作。对于中、下段骨折应避免反复整复骨折,以免损伤桡神经,偶有复位困难者可经皮撬拨帮助复位,甚至可以局部辅助小切口直视下复位和协助弹性钉引入近折端髓腔[13],但不做常规推荐。然后两根弹性钉交替进钉至干骺端呈分叉分布,最近端可达软骨下骨下方3~5mm处,但应避免穿透软骨进入关节。骨折端复位以功能复位为标准,不强求100%的解剖复位。存在蝶形骨块时允许骨折块轻度分离,但不接受过度旋转。

弹性髓内钉广泛被推荐用于儿童长骨干部骨折,应用于成人一直存在争议。弹性髓内钉固定长骨干骨折时一般要求在骨折端对应处C形或S形预弯弹性钉(预弯弧高度为髓腔最窄处直径3倍),可使其通过骨折端形成交叉后再分叉,在进钉点、骨折端、钉尖处形成3点支撑固定,双钉对称平衡插入髓腔后形成弹力性内夹板作用及6点支撑固定,从而对抗成角、短缩和旋转,增加了固定的牢固性[14]。

弹性髓内钉固定肱骨干等长骨骨折属于生物固定,允许骨折端存在微动,这种微动有利于骨折端形成骨痂愈合,此机制与小夹板固定骨折的机制相同[15],我们受此启发,将弹性髓内钉应用于成人肱骨干骨折,对于AOB型骨折,可以辅以小夹板等外固定,打消了稳定性不足的顾虑,保证了临床治疗效果。至于弹性钉的预弯,中段A型骨折可以完美实施,对于近肱骨头和肱骨下段的骨折不做强制要求,笔者的体会是单边进钉不影响弹性钉预弯,只不过弹性钉不是在冠状面,而是在矢状面形成对称交叉平衡结构,这种矢状面上的平衡结构亦能达到完美的6点支撑固定,形成完美6点支撑的固定我们认为较稳定,不需辅助外固定,如果弹性钉未预弯或不能形成完美6点支撑的则辅以4周的小夹板外固定,从而保证了固定和疗效。根据骨折的生物力学原理,分析大宗病例,对于肱骨干骨折,沿骨干长轴的压缩应力有利于骨折愈合,分离和旋转应力不利于骨折愈合,成角应力在弹性钉固定后和小夹板固定后一般可以避免,影响较小。对于功能锻炼的要求,我们强调在骨折端初步愈合前(一般6周)禁止上臂旋转,进行肩肘关节功能锻炼的间隔必须悬吊患肢,防止骨折端分离,而且对于单纯横断骨折,沿骨干轴向锤击肘部,使骨折端产生压缩应力也是必要的促进骨折愈合的措施。以上方法尤其在老年患者存在骨质疏松时更应注意。而长斜形骨折我们也有成功的病例,在保证复位和固定的前提下,避免旋转导致骨折端分离和接触面积减小是骨折顺利愈合的保证,所以长斜形和长螺旋不作为适应证推荐该技术。粉碎严重的干部骨折不适合该技术。

选用弹性髓内钉的直径,一般按髓腔最窄处直径的1/3,老年人骨质疏松髓腔较宽,选钉直径一般在3mm以上,钉尖越过骨折线处即应调整好钉头方向,有时借助钉头还可辅助复位,交替轻柔锤击,直达肱骨近端干骺端,透视确定钉头位置,确保勿穿透软骨,以免影响关节活动。如果在进钉时出现断端分离,在肘部沿肱骨长轴轴向叩击,多可纠正。青壮年骨质坚硬,单纯旋转手推持钉器有时难以完成进钉操作,此时轻柔锤击就是必需的,但切勿使用暴力,以免导致钉尖穿透皮质,甚至导致劈裂骨折。

(三)弹性髓内钉治疗肱骨干骨折的优点

成人肱骨干骨折的治疗分为保守治疗和手术治疗,而手术治疗方法有加压钢板、锁定钢板固定,交锁髓内钉、弹性髓内钉固定以及外固定支架固定等方法[2-5,10,16],不同的治疗方法各有适应证和优缺点。近年来,锁定钢板固定逐渐成为主流的治疗方法,尤其适用于老年骨质疏松患者和粉碎性骨折的患者[17]。但锁定钢板固定因切开复位剥离广泛,局部血运破坏较重,术后感染、粘连、关节僵硬、应力遮挡、骨不连、桡神经损伤、钢板断裂等情况亦时有发生[4,18]。根据临床经验和既往研究[12],笔者采用改良入路经皮弹性髓内钉固定治疗肱骨干骨折,具有微创、易于操作、出血少、固定可靠、并发症少、无须二次住院取内固定、无明显手术瘢痕、费用低廉等优点。我们根据骨折类型和创伤解剖特征,研究和规范弹性钉固定肱骨干骨折的技术要求和功能锻炼程序,强化了固定的可靠性,即便是骨质疏松的老年患者也可以规范、简便地施行该术式。笔者认为该技术只要适应证选择得当,疗效非常显著。

(四)弹性髓内钉治疗肱骨干骨折的适应证、禁忌证

采用改良入路经皮弹性髓内钉逆行固定治疗肱骨干骨折包括以下适应证。

(1)AO骨折分型中,不稳定的A、B型骨折,骨折形态一般为横形和短斜形。

(2)位于鹰嘴窝上方>6cm的干部骨折。

(3)骨折形态为长斜和长螺旋骨折的A型骨折,复位满意者,可试行此术式,可结合骨折端局部穿针,但一般要辅以外展架等外固定措施,并在骨折初步愈合前禁止旋转。

笔者认为,对于巨大的长螺旋和长斜形B型骨折和C型骨折,合并髁部骨折及合并神经、血管损伤者不宜行该术式。值得注意的是,肱骨干骨折术后合并桡神经损伤的概率为6.4%[18]。本组病例无桡神经损伤出现,可能与手法复位相对轻柔有关。患者依从性不高,不能很好配合医生进行功能锻炼的患者,也不建议采取此术式。因本组病例数仍偏少,对于适应证的选择方面仍需进一步系统研究。

四、思考

弹性钉治疗肱骨干部骨折一般遵循自远离骨折端一侧进钉的原则,这与肱骨外科颈骨折可行弹性髓内钉固定的机制一致,符合相关手术原则[14]。临床研究显示,采用其他髓内钉固定肱骨干骨折时多数从肱骨近端进钉,此时钉尾对肩袖的损害和肩关节的影响是临床关注的焦点之一,而我们对于肱骨远端6cm以内甚至肱骨远端1/3的骨折亦在探索改良的近端弹性钉髓内固定顺行进钉方法,可有效避免钉尾相关并发症。采用闭合复位经皮弹性钉固定肱骨

干骨折优点突出,但对于复杂粉碎性骨折和部分长螺旋和长斜形骨折存在不能满意复位的情况,而且该技术不属于坚强内固定,主要不足是控制旋转能力较差[19],故此术式存在一定局限性。所以临床工作中,必须严格掌握手术的适应证,此技术可作为钢板等主流技术的有效补充。本组患者样本量偏小,病例选择谨慎,且部分患者随访时间偏短,对于该术式的远期并发症和疗效仍需要进一步观察。未来拟开展此技术与锁定钢板或其他髓内钉固定术式的疗效对比研究,对于成人肱骨干内弹性钉固定状态的生物力学研究也有待进一步开展。

参考文献

[1]冯传汉,张铁良.临床骨科学[M].2版.北京:人民卫生出版社,2004:812-813.

[2]NOWAK LL,NNILOOFAR D,MCKEE MD,et al.Plate fixation for management of humerus fractures[J].Injury,2018,49:S33-S38.

[3]SUKKARIEH HG.Antegrade intramedullary nailing:humerus shaft fractures[M]// Operative dictations in orthopedic surgery.New York:Springer,2013.

[4]赵刚,刘昊楠,李宁,等.锁定加压钢板与顺行交锁髓内钉治疗肱骨干骨折的中期疗效观察[J].中华医学杂志,2016(96):2992.

[5]ZHAO JG,WANG J,WANG C,et al.Intramedullary nail versus plate fixation for humeral shaft fractures[J].Medicine,2015,94(11):e599.

[6]林龙,付德生,樊展,等.弹性髓内钉内固定治疗儿童肱骨干骨折疗效体会[J].实用骨科杂志,2018,24(2):175-177.

[7]SHIELDS E,SUNDEM L,CHILDS S,et al.The impact of residual angulation on patient reported functional outcome scores after non-operative treatment for humeral shaft fractures[J].Injury International Journal of the Care of the Injured,2016,47(4):914-918.

[8]万永鲜,徐丽丽,王远辉,等.两种方法治疗成人肱骨干骨折的疗效比较[J].重庆医学,2016, 045(019):2626-2628,2631.

[9]VERMA A,KUSHWALHA SS,KHAN YA,et al.Clinical outcome of treatment of diaphyseal fractures of humerus treated by titanium elastic nails in adult age group[J].J Clin Diagn Res,2017,11(5):RC01-RC05.

[10]王建华,雪原.弹性髓内钉内固定治疗老年肱骨干骨折的效果观察[J].山东医药,2014,54 (29):49-50.

[11]郭世绂.骨科临床解剖学[M].济南:山东科学技术出版社,2002:507.

[12]李伟元,孙卫强,刘坤,等.手法复位结合改良入路经皮弹性髓内钉内固定治疗老年人肱骨外科颈骨折的临床观察[J].中华解剖与临床杂志,2019,24(4):410-414.

[13]王邦,孙祥水.弹性髓内钉治疗儿童四肢长骨骨折后并发症的研究进展[J].中华创伤杂志, 2019,35(3):282-288.

[14]HUNTER JB.The principles of elastic stable intramedullary nailing in children[J]. Injury,2005,36(1):20-24.

[15]张元民,王志彬.小夹板治疗骨折的微动观[J].中国骨伤,2000,13(12):722-723.

[16]黄俊武,周玉龙,周一飞,等.有限内固定结合外固定支架治疗肱骨干粉碎性骨折[J].中华创伤杂志,2016,32(8):683-687.

[17]刘智,凌超,李连华.肱骨干骨折内固定治疗临床研究与比较[J].国际骨科学杂志,2013,34(1):20-22.

[18]冯涛.髓内钉和钢板置入修复成人肱骨干骨折:桡神经损伤及骨不愈合发生率比较[J].中国组织工程研究,2015,19(13):2086-2090.

[19]徐蕴岚,沈恺颖,王志刚.弹性髓内钉在儿童长骨干骺交界区骨折中的治疗体会[J].中国矫形外科杂志,2016,24(16):1455-1461.

(孙　滨)

第十三节　钛制弹性髓内钉内固定治疗肱骨近端骨折的初步观察

[摘要]目的:探讨钛制弹性髓内钉内固定治疗成人不稳定肱骨近端骨折的可行性及疗效。方法:回顾性分析自2009年6月至2012年12月采用钛制弹性髓内钉内固定治疗的42例成人肱骨近端骨折的临床资料。结果:本组42例平均随访17.2个月(10~30个月)。平均手术时间28min(20~60min),平均出血量45mL(20~100mL)。骨折均获愈合,平均愈合时间为8.8周(6~12周)。末次随访时,VAS疼痛评分平均0.7分(0~4分);Constant-Murley绝对值评分平均86.7分(68~100分),优17例,良20例,可4例,差1例,优良率88.1%。未发生神经及血管损伤、感染、骨折不愈合及肱骨头坏死等并发症。结论:采用钛制弹性髓内钉内固定治疗成人肱骨近端骨折效果良好,具有创伤轻微、固定可靠、并发症少等优点,适用于肱骨外科颈骨折以及部分合并大结节骨折的3部分骨折。

[关键词]肱骨骨折;钛制弹性髓内钉;闭合复位;内固定

肱骨近端骨折是临床常见的骨折类型,发生于肱骨解剖颈与肱骨干移行处。多数无移位或轻微移位的肱骨近端骨折经非手术治疗效果良好。但对于移位的不稳定肱骨近端骨折,多数学者建议予手术治疗[1-2]。笔者自2006年开始采用钛制弹性髓内钉(TEN)固定治疗青少年肱骨外科颈骨折,取得了满意的临床疗效,优良率达100%。在此基础上,笔者扩展TEN治疗肱骨近端骨折的适应证,将其用于治疗肱骨外科颈骨折以及部分合并大结节骨折的3部分骨折。自2009年6月至2012年12月,笔者采用TEN治疗成人不稳定肱骨近端骨折42例,疗效满意,现报道如下。

一、资料和方法

(一)一般资料

本组42例,男28例,女14例;年龄22~78岁,平均58.8岁;左侧17例,右侧25例;受伤至手术时间 3～7d,平均 4.4d;受伤原因:摔伤 24 例,车祸伤 13 例,坠落伤 5 例;按照 Neer 分型:2 部分骨折(肱骨外科颈骨折)34 例,3 部分骨折(肱骨外科颈骨折合并大结节骨折)8 例;均为闭合性骨折,无神经、血管损伤,2 例合并肋骨骨折,1 例合并踝部骨折。

(二)手术方法

采用臂丛神经阻滞或全身麻醉。患者仰卧于手术台上,患肩置于床旁可透 X 线的木板上,手术在 C 臂机透视下进行。根据 X 线摄片上的髓腔宽度,选择直径 2～3mm TEN 2 根,在远端 5～8cm 处预弯 15°～20°。上臂略外展,肘关节屈曲 90°,前臂保持旋转中立位,在肱骨外上髁偏后 1cm 处切开皮肤直达骨质,长约 5mm。用 TEN 专用开口器在肱骨外髁后侧的骨质上开口,开口方向与肱骨干纵轴线呈 25°～35°。通过开口处向髓腔内导入预弯的 TEN,将其尖端推进至骨折处的远侧。闭合手法复位骨折,旋转 TEN,使其尖端呈分散状分布,并推进至软骨下骨下方 5～10mm 处,注意避免穿透软骨下骨。在正位及侧位下证实骨折复位满意,TEN 呈分散状分布,且未穿出关节软骨。折弯并剪短钉尾,埋于皮下或留于皮外。对于合并大结节骨折的 3 部分骨折,在复位大结节后给予空心钉或经皮穿针固定。

(三)术后处理

术后三角巾悬吊患肢 4 周,术后第 3 周开始进行上臂钟摆样运动及肘关节屈伸活动。术后第 4 周开始进行肩关节的被动外展及前屈活动。X 线摄片证实骨折端出现骨痂后开始肩关节的主动功能锻炼,X 线摄片证实骨折愈合后进行力量训练。

(四)疗效评价

术后第 1 天和第 4 周、6 周、8 周及 12 周复查 X 线摄片。术后第 3 个月、6 个月及以后每隔半年随访,采用 VAS 疼痛评分、Constant-Murley 绝对值评分[3]进行疗效评价。

二、结果

42 例均获得随访,平均 17.2 个月(10～30 个月)。平均手术时间 28min(20～60min);平均术中出血量 45mL(20～100mL)。骨折均获骨性愈合(图 17-12、图 17-13),平均愈合时间 8.8 周(6～12 周)。末次随访时,平均 VAS 评分 0.7 分(0～4 分);平均 Constant-Murley 评分 86.7 分(68～100 分),优 17 例,良 20 例,可 4 例,差 1 例,优良率 88.1%。3 例出现针尾刺激症状,取出 TEN 后症状消失;2 例出现 TEN 退出,骨折分别于 6 周、8 周愈合,骨折未发生继发性移位,疗效评价优 1 例,可 1 例;1 例发生 TEN 穿出,8 周后骨折愈合取出 TEN,疗效评价为差。本组术中未发生神经及血管损伤、感染、骨折不愈合及肱骨头坏死等并发症。

三、讨论

肱骨近端骨折是临床常见的骨折类型,占全身骨折的 4%～5%。对于移位的不稳定肱骨近端骨折,多数学者建议采用各种形式的内固定进行手术治疗,主要包括经皮穿针固定、髓内钉固定以及钢板固定等。肱骨近端骨折内固定治疗的原则是恢复肱骨近端的解剖状态,保持骨折端的稳定,尽量保留肱骨头的血供,并早期开始功能锻炼。内固定方法的选择需要综合考虑骨折类型、骨质量、患者活动能力、一般状况及预期等。因能提供更好的成角稳定性,肱骨近端锁定钢板提高了治疗肱骨近端骨折的疗效,近年来已经成为治疗肱骨近端骨折的主流技术[1,4]。但是由于术中软组织剥离大,损伤肱骨头血运,固定过于牢固,因而有较高的肱骨头缺血性坏死率及螺钉切出等内固定失败率,尤其是对于老年骨质疏松患者[5]。

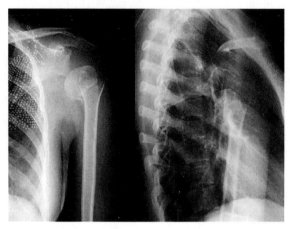

图 17-12　肱骨近端骨折术前 X 线摄片

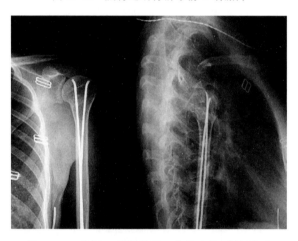

图 17-13　术后 X 线摄片显示复位良好,骨折愈合

　　生物力学研究显示,在循环负荷下,高强度内植物固定骨质疏松的肱骨近端容易发生早期松动及内植物—骨界面的失效;而低强度弹性内植物的内植物—骨界面应力峰值较小,内植物的失败率较低[6]。因而,弹性内固定治疗肱骨近端骨折引起了学者们关注[7],目前肱骨近端骨折采用坚强内固定还是采用弹性有限内固定仍有争议。常用的治疗肱骨近端骨折的弹性内固定方法有经皮穿针及"Hackethal"技术等。El-Alfy[8]采用改良"Palmtree"经皮穿针技术治疗肱骨近端骨折 18 例,平均 Constant 评分 73 分,优良率为 77%,该学者认为该技术治疗肱骨近端骨折创伤小,固定牢固,能够早期活动,但有 2 例发生针道感染,3 例出现针道周围皮肤坏死。Harrison 等[9]的 10 年随访研究显示,采用经皮穿针治疗肱骨近端骨折,肱骨头缺血性坏死及创伤性关节炎发生率分别达 26% 及 37%。"Hackethal"技术自 1961 年开始应用于固定肱骨干骨折,其后逐渐开始用于治疗肱骨近端骨折。Kosaka 等[10]采用"Hackethal"技术治疗肱骨近端 2 部分及 3 部分骨折 34 例,患者平均 69.5 岁,获得 10 年以上的随访,Conatant 评分

平均80分。该技术常见的问题是异位骨化及肘关节伸直受限。由于在肱骨髁上后侧皮质开窗,形成应力集中,有发生应力骨折的危险。

TEN最初用于治疗儿童长骨骨干部骨折。此后,有学者将此项技术逐步应用于治疗儿童肱骨外科颈骨折。TEN在进针点、髓腔内壁及TEN尖部形成"三点固定",为骨折提供良好的抗折弯及抗扭转负荷,提高了骨折稳定性,减少内植物移位等并发症。有研究[11]显示,骨折类型及年龄是影响患者预后的独立危险因素。在本研究中,34例Neer 2部分骨折患者中,优14例,良18例,可2例,优良率94.1%;而在8例Neer 3部分骨折中,优1例,良4例,可2例,差1例,优良率62.5%。因此,骨折类型对于治疗预后具有重要的临床意义,建议对Neer 3部分肱骨近端骨折采用TEN固定应谨慎。在本研究中,老年患者仍取得了较好的临床疗效,仅1例发生严重并发症(TEN穿出)。笔者认为,TEN提供弹性固定,有效减少了内植物—骨界面的失效,从而降低了骨质疏松患者发生内植物穿出的可能性。在TEN治疗肱骨近端骨折中,年龄是否是影响患者预后的独立危险因素尚需进一步研究。

Hutchinson等[12]比较了经皮穿针及TEN髓内固定治疗儿童肱骨近端骨折,研究显示,两者的临床疗效相当,但TEN治疗组的并发症明显少于经皮穿针固定组,且不影响肩肘关节的早期功能锻炼。本研究结果显示,TEN治疗成人肱骨近端骨折最常见的并发症为针尾刺激及TEN移位。3例出现针尾刺激症状,但由于针尾远离肩关节周围,不影响肩关节的早期功能锻炼,取出TEN后症状消失,疗效评价优2例,良1例。TEN移位3例,其中2例为TEN退出,骨折分别于6周、8周愈合,骨折未发生继发性移位,疗效评价优1例,可1例。1例TEN穿出肱骨头,患者72岁,骨折类型为Neer 3部分骨折,合并严重的骨质疏松,8周后骨折愈合取出TEN,最终疗效评价为差。

因此,采用钛制弹性髓内钉固定治疗肱骨近端骨折具有手术创伤小、出血少、操作方便、固定可靠、并发症少等优点,是一种安全有效的微创手术方法。笔者推荐将该技术用于治疗肱骨外科颈骨折以及部分合并大结节骨折的3部分骨折,不推荐用于复杂的3部分及4部分骨折。由于本研究为回顾性研究,缺乏对照组,且样本量较少,随访时间短,该技术的远期疗效仍需要大样本的前瞻性随机对照研究以及长期的临床随访观察。

参考文献

[1]赵大海,谭平先,周国新,等.肩峰下劈三角肌扩展入路钢板内固定治疗肱骨近端骨折[J].中国骨与关节损伤杂志,2013,28(5):418-420.

[2]孙晋客,刘晓静,王年芳,等.钛制弹性髓内钉内固定治疗青少年肱骨外科颈骨折[J].中国骨与关节损伤杂志,2013,28(7):665-666.

[3]CONSTANT CR,MURLEY AH. A clinical method of functional assessment of the shoulder[J].Clin Orthop,1987,214:160-164.

[4]LEKIC N,MONTERO NM,TAKEMOTO RC,et al. Treatment of two-part proximal humerus fractures:intramedullary nail compared to lockedplating[J].HSS J,2012,8(2):86-91.

［5］BRUNNER F,SOMMER C,BAHRS C,et al.Open reduction and internal fixation of proximal humerus fractures using a proximal humerallocked plate：a prospective multicenter analysis[J].J Orthop Trauma,2009,23(3)：163-172.

［6］LILL H,HEPP P,KORNER J,et al.Proximal humeral fractures：how stiff should an implant be? A comparative mechanical study with new implants in human specimens[J]. Arch Orthop Trauma Surg,2003,123(2-3)：74-81.

［7］NARVANI A,LEVY O.Minimal invasive flexible fixation for fractures of the proximal humerus[J].Ann R Coll Surg Engl,2010,92(8)：635-638.

［8］EL-ALFY BS.Results of the percutaneous pinning of proximal humerus fractures with a modified palm tree technique[J].Int Orthop,2011,35(9)：1343-1347.

［9］HARRISON AK,GRUSON KI,ZMISTOWSKI B,et al.Intermediate outcomes following percutaneous fixation of proximal humeral fractures[J].J Bone Joint Surg(Am),2012,94 (13)：1223-1228.

［10］KOSAKA T,YAMAMOTO K.Long-term results after treatment of humeral neck fractures using modified Hackethal bundle nailing[J].West Indian Med J,2011,60(1)： 82-85.

［11］薛鸣丰,戴加平,童春民,等.锁定钢板治疗老年人复杂性肱骨近端骨折疗效分析[J].中华老年医学杂志,2012,31(1)：48-50.

［12］HUTCHINSON PH,BAE DS,WATERS PM.Intramedullary nailing versus percutaneous pin fixation of pediatric proximal humerus fractures：a comparison of complications and early radiographic results[J].J Pediatr Orthop,2011,31(6)：617-622.

（孙　滨）

第十四节　闭合复位逆行弹性髓内钉内固定治疗肱骨近端骨折34例

　　［摘要］目的：探讨肱骨近端骨折的治疗方法并分析其疗效。方法：自2015年1月至2019年9月,采用闭合复位逆行弹性髓内钉内固定治疗肱骨近端骨折34例,男15例,女19例；年龄12～72岁,平均54.6岁；受伤至手术时间为2h至7d,平均4d。采用Constant-Murley评分标准进行疗效评价。结果：33例获得随访,随访时间6～36个月,平均17个月,1例失访。末次随访时Constant-Murley评分,优27例,良4例,可2例,优良率93.9％。结论：闭合复位逆行弹性髓内钉内固定治疗肱骨近端骨折具有创伤小、骨折愈合率高、关节功能恢复好等优点。

　　［关键词］闭合；髓内钉；肱骨近端骨折

　　肱骨近端骨折是肩部最常见的骨折,多由间接暴力引起,因跌倒时手或肘部触地,暴力通过肱骨干传导到肱骨近端,由于颈干角的存在,暴力易于在外科颈部位集中而引起骨折。骨折可发生在任何年龄,尤以青少年及老年人群多见,占全身骨折的 4%～5%,占肱骨骨折的 40%～50%[1]。对于移位较大的肱骨近端骨折,保守治疗效果较差,目前临床上治疗以切开复位内固定为主,但也存在较多的术后并发症。自 2015 年 1 月至 2019 年 9 月笔者采用闭合复位逆行弹性髓内钉内固定治疗肱骨近端骨折 34 例,取得了满意的疗效,现报道如下。

一、临床资料

本组 34 例,男 15 例,女 19 例;年龄 12～72 岁,平均 54.6 岁;右侧 22 例,左侧 12 例;摔伤 20 例,坠落伤 8 例,其他 6 例。均为闭合性骨折,无合并神经、血管损伤。按 Neer 分型:Ⅱ型 10 例,Ⅲ型 18 例,Ⅳ型 6 例。受伤至手术时间为 2h 至 7d,平均 4d。术前患肢悬吊制动,给予消肿止痛等药物治疗。

二、方法

患者取端坐位坐于高度适宜的椅子上或沙滩椅位仰卧于手术台上,充分暴露患侧肩部及患侧上肢,进行患侧肩部及整个上肢的常规消毒方法进行消毒及铺无菌巾。以右侧外展型为例,助手 1 于患者右前方把持患者的腕及肘关节,屈肘 90°,助手 2 一手把持肘关节内侧,另一手把持肱骨近端靠近骨折端处,拇指置于肱骨上段外侧,将上肢置于肩部外展 80°～90°、前屈 30°～50°位。术者手法触摸定位肱骨外上髁,以肱骨外上髁最高点后方 5mm 处为进针点,取直径 3mm 克氏针进入骨质,进针的方向沿肱骨外侧轴线与肱骨干轴线成 30°～40°,使克氏针进入肱骨远端髓腔内。退出克氏针,取弹性髓内钉自针孔进入肱骨髓腔内,并沿髓腔方向向近端滑行,结合 X 线透视证实进针的深度,使针尖与远端骨折线平齐或稍低于骨折线。助手 2 握持肘关节,屈肘 90°,肩部外展 60°,向外下方进行牵引,助手 3 取牵引带(用无菌巾折成条形即可)绕过患侧的腋下,进行对抗牵引,术者站于患者侧方,双手拇指于肩峰下方抵于肱骨头外侧,余指于腋下环抱上臂近端。将肩关节略外展位进行牵引,逐步纠正骨折端的重叠移位后,术者双手拇指用力向内推挤肱骨头的同时,余指向外提拉上臂近端。助手在维持牵引下将上肢内收,并视骨折前后方向成角情况前屈或后伸予以矫正,此时术者可明显感到骨折复位及稳定,表明复位良好。助手 4 将髓内钉打入 3～4cm,至阻力增大时停止,达肱骨头软骨下方约 0.5cm,避免穿出肱骨头,透视下证实骨折复位与固定满意。自第 1 枚髓内钉进针点旁约 0.5cm 处穿入第 2 枚髓内钉,X 线透视下见复位固定满意后,将钉尾折弯、剪短,埋于皮下。典型病例 X 线摄片情况见图 17-14。

术后屈肘 90°位,上肢贴于胸壁,用上臂固定带固定,颈腕带悬吊前臂即可。麻醉消退后即可进行患侧肘、腕关节的屈伸活动及手的握拳活动;4～6 周后根据 X 线摄片视骨折愈合情况,去除外固定。外固定去除后开始进行上臂钟摆样活动,后行肩关节外展及屈伸活动,X 线摄片证实骨折愈合后再行大幅度的肩关节主动功能锻炼。

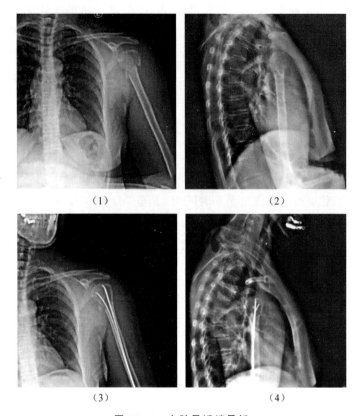

图 17-14　左肱骨近端骨折

注　患者,女,58 岁,走路摔伤。(1)和(2)为术前 X 线摄片;(3)和(4)为术后 X 线摄片。

三、结果

(一)观察指标及疗效评价标准

观察手术时间、术中出血量、骨折愈合时间、术后并发症。肩关节活动度采用 Constant-Murley 评分标准进行评价[2],根据 4 个方面进行评估:疼痛(0~15 分),日常生活能力(0~20 分),关节活动(0~40 分),肌力(0~25 分),总分为 100 分,≥90 分为优,80~89 分为良,70~79 分为可,<70 分为差。

(二)治疗结果

本组患者手术时间 15~40min,平均 28min;术中出血量 10~40mL。33 例获得随访,随访时间 6~36 个月,平均 17 个月,1 例失访。X 线摄片显示骨折均获得骨性愈合,愈合时间 6~13 周,平均 8.4 周。无神经及血管损伤,无骨折不愈合及肱骨头坏死情况发生。3 例因钉尾刺激出现钉眼周围红肿、渗出,经过定期换药处理后好转,骨折愈合取出髓内钉后痊愈。本组未发生骨折明显移位、骨不愈合、骨髓炎、肱骨头坏死等严重并发症。末次随访时 Constant-Murley 评分:疼痛评分为(13.9±0.9)分,日常生活能力评分为(18.5±1.4)分,关节活动评分为(36.4±3.2)分,肌力评分为(23.4±1.6)分,总分(92.2±7.1)分,其中优 27 例,良 4 例,可 2 例,优良率 93.9%。

四、讨论

肱骨近端骨折是指大结节基底部以上部位的骨折,是临床常见的骨折,尤以老年人群多见,约占老年人全身骨折的1/3,女性发病率是男性的2倍[3]。尽管肱骨近端骨折很常见,但并非所有的骨折都需要手术治疗。85%的肱骨近端骨折为无移位或仅有轻微移位,可采取非手术治疗,配合康复锻炼,均可以得到较好的治疗效果。但对于粉碎程度严重、移位明显、骨质量差的患者,保守治疗往往效果较差,应尽可能手术治疗[3-4]。

肱骨近端骨折的手术治疗方法一直存在争议,由于位置及其解剖结构的因素,术后常出现感染、骨折不愈合、关节功能障碍、肱骨头坏死等并发症。切开复位内固定与闭合复位髓内钉内固定仍然是临床治疗上主要的手术方式[5]。切开复位内固定在以往的治疗中已取得较好的治疗效果,在骨折复位的准确性及固定牢固程度上有较大的优势,术后可以早期进行功能锻炼,尤其是在 MIPPO 技术的应用以后,有研究者采用 MIPPO 技术应用锁定加压接骨板治疗肱骨近端骨折,在手术时间、出血量及术后肩关节功能恢复等方面均优于传统的切开复位内固定治疗方式[6-7]。但同时也存在一定的弊端,包括手术切开创伤较大,对骨折端附着的肌肉及软组织剥离较多,对骨折周围血运破坏严重,易导致骨折不愈合,甚至肱骨头缺血性坏死。术中需切开部分三角肌纤维及关节囊等组织,术后出血,局部血肿机化,造成关节囊及周围软组织粘连,影响关节活动范围,导致关节僵硬。该类型骨折多见于老年患者,常合并糖尿病、高血压、冠心病等基础疾病,增加了手术风险,对于儿童及青少年患者还可损伤骨骺,导致日后生长畸形。

目前有较多研究者采用闭合复位经皮克氏针固定肱骨近端骨折,复位后选用2~3枚克氏针通过三角肌向肱骨头方向穿入固定骨折,但术后存在较多的并发症,早期并发症如钢针松动退出、针眼刺激症状,晚期并发症如骨折端固定不牢固,造成骨折不愈合,钢针位于三角肌内,对三角肌产生阻挡,影响关节活动,固定时间过长,导致关节功能障碍等[8]。有研究者比较了弹性髓内钉固定与经皮克氏针固定治疗肱骨近端骨折,发现两者的疗效相当,但在并发症上,弹性髓内钉固定明显少于经皮克氏针固定[9-10]。Giannordis 等[11]报道,应用髓内钉治疗 Neer Ⅱ、Ⅲ型骨折患者的愈合率为96%~100%。髓内钉比克氏针能提供更牢固的固定,但较锁定钢板内固定的稳定性差,所以术后需要辅助上臂固定带外固定,并且对患者的依从性要求较高。经过笔者多年来的探索及临床实践,采用经皮逆行弹性髓内钉内固定治疗肱骨近端骨折,可取得满意疗效。髓内钉在通过肱骨全长髓腔时,由前端弧度的引导沿近似螺旋形路线进入,髓内钉具有良好的弹性,可在钉与骨干内壁接触处产生"压力"作用,这种"压力"可保持髓内钉在髓腔内的稳定性,从而有效控制肱骨头的移位。利用髓内钉前端弧形设计与肱骨近端颈干角相适应的弧度可准确进入肱骨头,并选用2枚髓内钉呈发散式固定,以增强稳定性。髓内钉内固定属于髓腔内轴心位固定,可以有效防止骨折的再次移位。操作过程中,髓内钉不与骨质以外组织接触,最大可能减少了对血管和神经的损伤,并对骨折断端周围的血运几乎不造成破坏,有利于骨折的愈合。内固定位于髓腔内,可避免内固定对肩关节周围动力组织的阻挡和损伤,可早期进行功能锻炼,更加有效地预防肩关节粘连,同时髓内钉钉尾位于肱骨外髁外后侧,不影响肘关节屈伸活动。

综上所述,通过临床疗效观察,闭合复位逆行弹性髓内钉内固定治疗肱骨近端骨折具有以下优点:①创伤小,操作简便,尽可能减少对骨折断端周围软组织覆盖的损伤,保护了血运,有利于骨折愈合;②固定牢固,可以早期进行功能锻炼,防止术后肩关节僵硬;③费用低,住院时间短,二次取出内固定简单,为患者减轻负担。

参考文献

[1]NOLAN BM,KIPPE MA,WIATER JM,et al.Surgical treatment of displaced proximal humerus fractures with a short intramedullary nail[J].J Shoulder Elbow Surg,2011,20(8):1241-1247.

[2]CONSTANT CR,MURLEY AHG.A clinlcal method of functional assessment of the shoulder [J].Clin Orthop,1985,214:160-164.

[3]王亦璁.骨与关节损伤[M].4版.北京:人民卫生出版社,2007:756.

[4]蒋电明,苏保.肱骨近端骨折治疗方法选择与现状[J].中国骨伤,2014,27(12):975-979.

[5]沈诚纯,连霄,孙洪军,等.经结节间沟入路应用肱骨近端内锁定系统钢板治疗肱骨近端骨折 [J].中国骨伤,2018,31(12):1164-1167.

[6]张海波,孙永强,周中华,等.经三角肌 MIPPO 技术肱骨近端锁定接骨板内固定治疗肱骨近端骨折[J].中国骨与关节损伤杂志,2018,33(1):68-69.

[7]邱文奎,苏振炎,张益宏,等.经皮微创钢板内固定术和传统切开复位内固定术治疗肱骨外科颈骨折对比研究[J].创伤外科杂志,2019,21(3):197-200.

[8]SEYHAN M,KOCAOGLU B,NALBANTOGLU U,et al.Technique of kirschner wire reduction and fixation of displaced two-part valgus angulated proximal humerus fractures at the surgical neck[J].J Orthop Trauma,2012,26(6):46-50.

[9]HUTCHINSON PH,BAE DS,WATERS PM.Intramedullary nailing versus percutaneous pin fixation of pediatric proximal humerus fractures:a comparison of complications and early radiographic results[J].J Pediatr Orthop,2011,31(6):617-622.

[10]孙晋客,刘晓静,王年芳,等.经皮穿针与弹性髓内钉固定治疗青少年肱骨近端骨折的疗效比较[J].中华临床医师杂志:电子版,2014,8(6):1004-1008.

[11]GIANNORDIS PV,XYPNITOS FN,DIMITRIOU R,et al.Internal fixation of proximal humeral fractures using the Polarus intramedullary nail:our institutional experience and review of the literature[J].Orthop Surg Res,2012,7(1):39.

(杨　晶)

第十五节　经皮导入内固定治疗肱骨近端骨折并肩关节前脱位临床观察

[摘要]采用自行设计的尾部加压调角空心螺纹钉经皮导入内固定术治疗肱骨近端骨折并肩关节前脱位 62 例,从疼痛、功能、活动度、解剖位置 4 个方面评分,优良率达 96.8%。表明经

皮导入内固定治疗肱骨近端骨折并肩关节前脱位复位成功率高,骨折复位与固定可靠,术后不需复杂外固定,可早期活动肩关节,有效防止关节粘连,达到了骨折愈合、关节稳定与功能恢复并进的目的。此方法是目前治疗肱骨近端骨折并肩关节前脱位的创新性方法。

[关键词]肱骨近端骨折并肩关节脱位,治疗;外科手术;手法复位;骨折固定术;经皮导入内固定术;临床研究

肱骨近端骨折并肩关节前脱位是一种复杂而严重的创伤,闭合治疗极为困难,常因失去可操纵肱骨头的"杠杆",使留滞于囊外的肱骨头不能从脱出的"通道"还纳复位。因此,目前国内外对该损伤的治疗大都采用切开复位内固定方法,但存在着创伤大、易感染、肩关节功能恢复差、手术瘢痕影响美观等缺点。我们在以往闭合治疗新鲜肩关节脱位并肱骨大结节骨折的经验基础上,在1999~2004年,应用经皮导入内固定的方法治疗肱骨近端骨折并肩关节前脱位62例,疗效满意,现总结如下。

一、临床资料

(一)一般资料

本组62例,男45例,女17例。年龄最小23岁,最大79岁,平均43.3岁,其中21~30岁11例,31~40岁8例,41~50岁24例,51~60岁8例,61~70岁7例,71~80岁4例。病程最短1h,最长12d,平均1.6d。车祸伤21例,高处坠落伤30例,走路摔伤9例,单纯肩关节脱位治疗不当形成骨折脱位者2例。合并尺桡骨骨折3例,桡骨远端骨折6例、肋骨骨折1例、臂丛神经不全损伤3例。

(二)临床表现

患侧肩部肿胀明显,上臂及胸部有广泛皮下瘀斑,无肩关节脱位特有固定畸形。触诊时肩部广泛压痛,肩峰前下方空虚,可在喙突下、腋窝内侧壁触及脱位的肱骨头。被动活动时疼痛加重,头部常倾向患侧以缓解疼痛。

(三)临床分型

本组病例均常规拍摄肩关节正位及侧位(穿胸位)X线摄片,按Neer[1]分型,2部分骨折脱位中解剖颈骨折脱位6例,外科颈骨折脱位5例;3部分骨折脱位中解剖颈骨折脱位并肱骨大结节骨折26例,外科颈骨折脱位并肱骨大结节骨折12例;4部分骨折脱位13例。

二、方法

(一)适应证的选择

凡年龄在20岁以上,肱骨近端骺已闭合,身体状况良好,局部皮肤条件不影响操作,无严重血管、神经损伤,脱位时间在2周以内,肱骨头无碎裂,肱骨折端外侧骨皮质劈裂不超过4cm,不影响螺纹钉的进入的肱骨近端2、3、4部分骨折并肩关节前脱位,均为本法适应证。

(二)器械准备

(1)尾部加压调角空心螺纹钉:由钛6铝4钒(Ti_6Al_4V)材料加工而成,外径6mm,内径2.6mm,长度50~85mm,分5个型号。前半部分螺纹长均为30mm,特点是容屑空间大,把持

力强,尖端有自攻槽,拧入时切割有力;螺纹钉其余部分为普通公制螺纹,配有45°角垫圈,以与骨皮质紧密接触,尾端有固定螺帽及宽度为1.5mm的一字槽,与配套的专用操作工具相匹配。

(2)导针:长250mm,直径2.5mm,尖端扁平,针身有刻度。

(3)备有直径2.0～2.5mm克氏针、骨钻及常规消毒用具。尾部加压调角空心螺钉、导针及专用工具(由山东省文登整骨科技开发有限公司生产)。

(三)操作方法

在肌间沟臂丛神经阻滞加腋窝内浸润麻醉下,取仰卧位,患肩垫高约30°,局部皮肤常规消毒,铺无菌巾。用直径2.5mm导针自肱骨折端外下3～4cm,肱骨前后缘中点,并保持与骨干成45°角进入达肱骨折端断面。然后用形似反"?"号手法复位,即将上臂外展30°、内旋45°并向外后牵拉,以紧张的肱二头肌长头腱为中心,在持续牵引力下,使上臂近端由外后向前内做弧形环绕的同时,顺势沿脱位的肱骨头折面方向将上臂外展、后伸及外旋,使其与肱骨头折面相对。然后术者以双手拇指从腋窝抵于肱骨头外下球形面,余四指环绕肩峰处做反向力点,用力向外、上、后推顶肱骨头,使之与折端紧密对位后,方可使导针继续进入固定肱骨头,当出现较大阻力且导针进入深度与肱骨头的高度基本一致时,再将尾部加压调角空心螺纹钉在导针引导下缓缓拧入达肱骨头软骨下,安放垫圈并拧入螺帽加压,退出导针,即将骨折脱位变为"单纯"脱位。再按肩关节脱位手法复位,这在以往肩关节脱位的手法复位中我们已有了成熟的经验,利用一助手固定躯干作对抗,另一助手环抱肘部并使肘关节屈曲90°、上臂外展60°,做持续牵引,此时术者协助用力向外、上推顶肱骨头,并逐渐外展肩关节达90°～100°、外旋30°,当迫使肱骨头离开肩胛盂的阻挡,且手下感觉肱骨头已移至肩胛盂平面时,助手逐渐内收、内旋上臂,此时即感(听)肱骨头的滑动入臼声,视方肩畸形消失,Dugas征阴性,则证明复位成功。如伴有肱骨大结节骨折并仍有移位时,则可利用克氏针撬拨复位固定,钉尾留于皮下,无菌包扎。上臂环绕固定于胸壁,前臂颈—腕带悬吊胸前。术后不需特殊护理,2周后行肩关节屈伸活动,3周后行关节外展活动,并逐渐加大活动范围,8周后取出螺纹钉,继续行肩关节功能锻炼。

三、结 果

本组62例均获得随访,随访时间8～55个月,平均29个月。参照Neer[1]肩关节百分评分标准(表17-6),从疼痛、功能、活动度、解剖位置4个方面评分:90～100分为优,80～89分为良,70～79分为可,<70分为差。结果优50例,占80.6%;良10例,占16.1%;可2例,占3.2%,优良率为96.8%。其中2例可者,1例因术后未遵医嘱进行功能锻炼而诱发肩关节周围炎,评分为75分。另1例术后3周因患心肌梗死,延误了功能锻炼,而致肩关节活动受限,评分为70分。不同类型骨折的疗效比较(表17-7):2部分较3、4部分骨折治疗效果好,而4部分骨折脱位疗效稍差,与原始损伤程度相关。

表17-6　肩关节百分评分标准

项目	症状、体征	分值
疼痛	无疼痛	35分

项目	症状、体征	分值
疼痛	偶有轻度疼痛，不影响活动	30 分
	轻度疼痛，一般活动不受影响，较剧烈活动时疼痛加重	25 分
	休息时无疼痛，一般活动时有轻度疼痛	20 分
	持续轻度疼痛，但可忍受，偶尔需服镇痛药	15 分
	持续中度疼痛，仍可进行一般活动，经常服用镇痛药	10 分
	持续重度疼痛，影响一般活动，需经常服用强镇痛药	5 分
	持续重度疼痛，影响休息与睡眠，需按时服用强镇痛药	1 分
功能	无功能受限	30 分
	仅有轻微活动受限，但能进行高于肩部的活动	25 分
	部分活动受限，但能进行多数家务及驾车、梳头、穿衣、脱衣等活动	20 分
	部分活动受限，仅能进行少数家务及部分日常活动	15 分
	肢体明显活动受限，仅能进行少数日常活动	10 分
	肢体明显活动受限，多数活动受限	5 分
	肢体不能进行功能活动	1 分
活动度	前屈、外展＞150°，并可做充分内旋动作	25 分
	前屈、外展范围为 120°～150°	20 分
	前屈、外展＞90°，主动抬臂困难	15 分
	主动外展、前屈障碍，仅达 45°	10 分
	上臂完全不能抬起，前屈活动仅达 30°	5 分
	上臂完全不能抬起，尽全力活动仍不能达到 30°	1 分
解剖位置	肱骨头解剖或近解剖复位，肱骨头旋转、倾斜在 15°以内	10 分
	骨折端对位 2/3 以上，肱骨头旋转、倾斜在 30°以内	5 分
	骨折端对位 2/3 以下，肱骨头旋转、倾斜在 30°以上	1 分

表 17-7　肱骨近端骨折并肩关节前脱位疗效分析［例（%）］

骨折类型	分类	例数	疗效				
			优	良	可	差	优良率（%）
2 部分骨折	解剖颈	6	4(66.7)	2(33.3)	0	0	100.0
	外科颈	5	3(60.0)	2(40.0)	0	0	100.0
3 部分骨折	解剖颈	26	23(88.5)	2(7.7)	1(3.8)	0	96.2
	外科颈	12	10(83.3)	2(16.7)	0	0	100.0
4 部分骨折		13	10(76.9)	2(15.4)	1(7.7)	0	92.3
合计		62	50(80.6)	10(16.1)	2(3.2)	0	96.8

四、讨论

肩关节是全身活动范围最大的关节,肱骨头大而关节盂浅,关节囊及韧带结构薄弱松弛,这一解剖特点使肩关节既具有很大的灵活性,又具有潜在的脱位因素。当外力致肱骨近端骨折并肩关节前脱位时,若不能使骨折脱位复位与固定及关节囊、韧带等组织良好修复,将严重影响肩关节功能。目前对该损伤的治疗,非手术方法一直没有解决复位与固定这一难题。李炎川等[2]采用了手法复位治疗肱骨近端骨折并肩关节前脱位的方法,并提出"先复位脱位,再复位骨折"的治疗观点,但由于手法的效应力很难准确有效地作用于肱骨头,无法使肱骨头顺利地通过已闭锁的关节囊"通道",难以还纳肩胛盂内。雍宜民等[3]利用以肱骨折端撬顶肱骨头进行复位的方法,虽然重新开放了闭锁的关节囊"通道",但由于缺乏可操纵肱骨头复位的肱骨"杠杆"而不能带动肱骨头循原脱位的"通道"还纳复位,并且反复撬顶极易造成臂丛神经及血管损伤。即使偶尔可获得复位成功,但常因外固定不牢而影响肩关节功能。因此,国内外学者大都采用手术切开复位内固定方法,手术方法很多,但各有其不足和缺点,如切开复位克氏针内固定,虽在一定程度上减小了手术显露的范围,减轻了组织再损伤,但因骨折固定不牢而影响肩关节早期活动,易造成肩关节的粘连。用"T"形钢板内固定虽可达到骨折良好复位与可靠固定,但由于术中广泛的剥离,对肱骨头残存的血液循环及关节囊、韧带及肩袖组织造成严重破坏,不仅影响骨折的正常愈合,且易加重肱骨头缺血性坏死的发生率[4];张力带钢丝内固定虽然减小了手术创伤,但由于张力带钢丝固定压应力不均衡,使骨折端产生不稳,难以获得满意的肩关节功能。各种手术方法均存在着手术操作复杂、创伤大、感染机会多、遗留瘢痕影响美观等弊端。

我们在总结分析以往治疗肩关节脱位并肱骨大结节骨折过程中骨折脱位复位成功率高、肩关节功能恢复好的经验基础上,结合手术治疗与观察认为,肱骨近端骨折并肩关节前脱位复位困难的主要原因在于肱骨头与肱骨干的连续性破坏,在复位过程中不能充分发挥手法对肱骨头的有效操纵作用,要想使肱骨头顺利复位,就要重新建立完整的肱骨杠杆。

我们经过反复的尸体模拟实验及临床实践,在深入研究肱骨近端骨折并肩关节前脱位的创伤机制、病理特点及以往手法复位经皮穿针内固定治疗肩关节脱位并肱骨大结节骨折的成功经验基础上,创造性地提出肱骨近端骨折并肩关节前脱位"先复位固定骨折,再复位脱位"的治疗观点,研究出经皮导入内固定治疗肱骨近端骨折并肩关节前脱位的新方法,目前国内外未见相同或类似报道。先将骨折脱位变为真正意义上的"单纯"脱位,再复位"单纯"脱位,从而提高了骨折脱位的复位成功率,解决了以往先复位脱位再复位骨折方法所存在的复位成功率低的问题。手法复位经皮导入内固定实现了由开放到闭合的革新,利用尾部加压调角空心螺纹钉在导针引导下能准确进入,并结合系列手法对骨折端行牢固固定,恢复骨折的连续性,有利于肩关节脱位的复位,解决了以往手术方法创伤大、并发症及后遗症多、皮肤瘢痕影响美观及非手术方法复位成功率低、固定不可靠等缺点,为骨折正常愈合及损伤组织的良好修复提供了可靠保证。将形似反"?"手法创新性地应用于肱骨近端骨折并肩关节前脱位的治疗,解决了复位骨折时因肱二头肌长头腱对肱骨折端的缠绕与嵌入阻挡而影响折端的对位的问题,为恢复肱骨的连续性创造必需条件。复位与固定过程不损伤肩关节周围组织,复位后的肩关节囊、韧带破裂口可自然对合,有利于良好修复愈合。组织学实验也证明,只要为损伤的关节囊、韧带及肩袖组织提供良好稳定的修复环境,就可通过血肿机化并在生理应力下达到良好修复愈合,最终恢复其组织的生物力学性能,肩关节的稳定性足以达到静力与动力间的持续平衡。

该法治疗肱骨近端骨折并肩关节前脱位,解决了以往手术创伤大、并发症及后遗症多、肩关节功能恢复差及非手术方法多年来一直未能解决的骨折脱位复位与固定难题,复位成功率高,骨折复位与固定可靠,术后不需要复杂外固定,可早期活动肩关节,有效防止关节粘连,达到了骨折愈合、关节稳定与功能恢复并进的目的,是目前治疗肱骨近端骨折并肩关节前脱位的创新性方法,为肱骨近端骨折并肩关节前脱位开辟了一条新的治疗途径,具有广阔的推广应用前景。

手术中应注意以下问题。①应用形似反"?"手法避开或解脱肱二头肌长头腱的缠绕或嵌入阻挡时,手法应轻巧准确,切不可盲目粗暴操作,以免造成不应有的损伤。施行手术的范围要以紧张的肱二头肌长头腱为中心进行,手法环绕的范围过大,易损伤周围的组织,过小则达不到避开其缠绕或嵌入阻挡的目的,手法复位成功标志是手下无韧性阻力感,且肱骨折端能顺利通过肱骨头原脱位"通道"与肱骨头折面相对。②手法整复在纠正肱骨折端与肱骨头折面上下对位的同时,应注意纠正前后移位,判断指征是手下推顶肱骨头有明显接触稳定感,导针进入的深度与肱骨头的高度基本一致并有明显阻力感,则证明复位良好。③尾部加压调角空心螺纹钉的粗细以直径6mm为宜,过细把持力不足,抗应力差,达不到牢固固定的效果,过粗无疑加重了组织的损伤。尾部加压调角空心螺纹钉进入的径路与深度应恰好通过肱骨折端内侧骨皮质上缘达肱骨头中、下部的软骨下为宜。过浅则固定不牢,过深易损伤关节面及周围组织。

参考文献

[1] NEER CS.Displaced proximal humeral fracture:lassification and evluation[J].J Bone Surg,1970,52:1077.

[2] 李炎川,李毅中.肱骨外科颈骨折合并肩关节脱位12例治疗分析[J].中国骨伤杂志,1995,8(2):23.

[3] 雍宜民,王亦璁,焦玉琛.肩关节前脱位合并肱骨颈骨折[J].中华骨科杂志,1981,1:52.

[4] LILL H,LANGE K,BADDE J.T plate osteosynthesis in dislocated proximal humerus fractures[J].Unfallchirurgie,1997,23(5):183.

（杨　晶）

第十六节　手法整复经皮导入空心加压螺纹钉内固定治疗肱骨近端骨折脱位

[摘要]目的:探讨一种治疗新鲜肱骨近端骨折脱位的闭合整复和半开放手术方法,并对其疗效进行评价。方法:对43例肱骨近端骨折合并肩关节前脱位患者应用反"?"手法整复骨折,

经皮导入空心螺纹钉内固定后按单纯肩关节前脱位整复治疗。术后 2 年进行肩关节 Neer 评分。结果：术后针眼无感染，均Ⅰ期愈合。螺纹钉无折断。骨折均在术后 2 个月内愈合。经 24～52 个月的随访，无肱骨头坏死发生。疗效优 35 例，良 7 例，可 1 例，优良率为 97.7%。结论：反"?"手法设计合理，复位率高。经皮导入内固定可靠，无须外固定，术后可早期活动肩关节，有效预防了关节粘连，较好地保护了肱骨头的血供，避免了肱骨头缺血性坏死的发生。

[关键词]肱骨骨折；脱位；正骨手法；骨折固定术

肱骨近端骨折并肩关节前脱位是一种复杂而严重的创伤，闭合治疗极为困难。切开复位内固定虽然复位与固定相对容易，但创伤大，易感染，肩关节功能恢复差，而且切口瘢痕影响美观。1999 年 7 月至 2002 年 11 月，我们应用手法整复经皮导入空心螺纹钉内固定的方法治疗肱骨近端骨折并肩关节前脱位 46 例，疗效满意，现报道如下。

一、资料和方法

（一）一般资料

本组 43 例，男 33 例，女 10 例；年龄 23～72 岁，平均 43.5 岁；病程 1h 至 11d，平均 1.6d。受伤原因：交通伤 15 例，高处坠落伤 24 例，走路摔伤 4 例。单纯肩关节脱位医源性骨折 2 例，合并尺桡骨骨折 3 例，桡骨远端骨折 4 例，肋骨骨折 1 例，臂丛神经不全损伤 3 例。按 Neer[1] 分型，2 部分骨折脱位中解剖颈骨折脱位 4 例，外科颈骨折脱位 3 例；3 部分骨折脱位中解剖颈骨折脱位并肱骨大结节骨折 21 例，外科颈骨折脱位并肱骨大结节骨折 6 例；4 部分骨折脱位 9 例。随访时间 24～52 个月，平均 37.3 个月。

（二）适应证

年龄在 20 岁以上或肱骨近端骨骺已闭合，身体状况良好，局部皮肤条件不影响操作，无严重血管、神经损伤，脱位时间在 2 周以内，肱骨头无碎裂，肱骨折端外侧骨皮质劈裂不超过 3～4cm，不影响螺纹钉的进入，X 线摄片显示为肱骨近端 2～4 部分骨折并肩关节前脱位。

（三）器械

（1）空心加压螺纹钉：由钛 6 铝 4 钒（Ti_6Al_4V）制成。外径 6.0mm，内径 2.6mm，长度 50～85mm，分 5 个型号。前半部分螺纹长度均为 30mm，特点是容屑空间大，把持力强，尖端有自攻槽，拧入时切割有力；螺纹钉其余部分为普通公制螺纹，配 45°角垫圈，与骨皮质紧密接触，尾端有固定螺帽及"一"字槽，与配套的专用操作工具相匹配。

（2）导针：长 250mm，直径 2.5mm，尖端扁平，针身有刻度。

（3）备有直径 2.0～2.5mm 克氏针、骨钻及常规消毒用具。

（四）治疗方法

采用臂丛神经阻滞麻醉。患者取仰卧位，患肩垫高约 30°。局部皮肤常规消毒、铺巾。用直径 2.5mm 的导针自肱骨折端外下 3～4cm，肱骨前后缘中点，与骨干成 45°角钻入，达肱骨折端断面。然后用反"?"手法复位，即将上臂展 30°、内旋 45°，并向外后牵拉。在持续牵引下，以紧张的肱二头肌长头腱为中心，使上臂由外后向前内环绕。同时顺势沿脱位的肱骨头折面方向将上臂外展、后伸及外旋,使其与肱骨头折面相对。然后术者以双手拇指从腋窝抵于肱骨头外下球形面,余四指环绕肩峰处,用力向外、上、后推顶肱骨头,使之与折端紧密对位后,继续钻入导针,固定肱骨头。当出现较大阻力且导针进入深度与肱骨头的高度基本相一致时,在导针引导下将空心加压螺纹钉拧入达肱骨头软骨下。安放垫圈并拧入螺帽加压后退出导针。此时,骨折脱位变为"单纯"脱位,再按肩关节脱位手法整复。如伴有肱骨大结节骨折且骨折块仍有移位时,可利用克氏针撬拨复位固定。钉尾留于皮下,无菌包扎。上臂环绕固定于胸壁,前臂颈—腕带悬吊胸前。2 周后行肩关节屈伸活动,3 周后行关节外展活动,并逐渐加大活动范围,术后 8 周取出螺纹钉,继续行肩关节功能锻炼。

(五)疗效评价时间及标准

术后 24 个月按 Neer[1]肩关节百分评分标准,从疼痛、功能、活动度、解剖位置 4 个方面评分,90～100 分为优,80～89 分为良,70～79 分为可,<70 分为差。

二、结　果

术后针眼无感染,均Ⅰ期愈合。螺纹钉无一例折断。骨折均于术后 2 个月内愈合。经 24～52 个月随访,未发现有肱骨头缺血坏死发生。术后 24 个月进行 Neer 评分:优 35 例,良 7 例,可 1 例,优良率为 97.7%。其中 1 例可者因术后未遵医嘱进行肩关节功能锻炼而并发肩周炎,评分为 75 分。

三、讨　论

(一)治疗的难点及解决方案

对于肱骨近端骨折脱位,由于非手术方法难以解决复位与固定这一难题,因此,目前国内外学者多采用切开复位内固定的方法治疗。手术方法多种,但均有不足。切开复位 T 形钢板内固定虽可达到骨折良好复位与可靠固定,但由于术中广泛的剥离对肱骨头残存的血运破坏严重,不仅影响骨折的愈合,且易导致肱骨头缺血性坏死[2]。切开复位克氏针内固定虽在一定程度上缩小了手术显露的范围,减少了组织损伤,但因骨折固定不够可靠而影响肩关节的早期活动,易导致肩关节粘连。

近年来,不少学者在手法复位外固定治疗肱骨近端骨折并肩关节前脱位方面不断探索。李炎川等[3]提出先整复脱位、再复位骨折的治疗观点,但由于手法的效应力很难准确有效地作用于肱骨头,无法使肱骨头顺利地通过已闭锁的"通道"还纳肩胛盂内。雍宜民等[4]采用以肱骨远折端撬顶肱骨头进行复位的方法,由于缺乏可控制肱骨头的肱骨"杠杆",难以带动肱骨头循原脱位的"通道"复位,而且反复撬顶极易损伤臂丛神经与血管。上述方法虽然偶尔可获得复位成功,但仍不能较好地解决骨折脱位复位这一难题,且常因外固定不牢而不能获得良好的肩关节功能。

由于上述方法所存在的不足和缺点,研究一种既不需切开复位内固定又能使骨折脱位获得良好的复位与固定、患者痛苦小、疗效好的治疗方法,一直是国内外学者亟待解决的问题。肱骨近端骨折脱位闭合复位成功的关键在于重建肱骨近端骨的连续性,恢复肱骨的"杠杆"作用。肱骨近端骨折并肩关节前脱位时,关节囊破裂口位于前下方。上臂被动内收时,关节囊破裂口松弛,呈皱褶样关闭;外展时,关节囊前下部紧张关闭。脱位的肱骨头呈外展位留滞于肩胛盂下或前下,并嵌夹于前方的胸大肌、内侧的胸小肌及臂丛神经血管束、后侧的肩胛下肌、肩胛盂之间。用手法推顶肱骨头复位时,因受其周围诸多肌肉挤压,手法难以控制肱骨头的旋转,不易还纳盂内。这些创伤后的病理变化特点使以往的闭合治疗方法很难达到骨折脱位的复位与固定。因此,要想使脱位的肱骨头顺利还纳肩胛盂内,恢复肩关节正常解剖结构,必须先避开和解除肱二头肌长头腱的缠绕和阻挡,打开原闭锁的"通道",重新恢复可操纵肱骨头的"杠杆",使骨折脱位变为真正意义上的"单纯"脱位。为此,我们提出先复位并固定骨折再整复脱位的治疗方案。研究出反"?"手法绕过肱二头肌长头腱的缠绕和阻挡,使肱骨远折端能顺利通过已闭锁的关节囊"通道",为骨折的复位创造了条件。

经皮以导针引导空心加压螺纹钉内固定恢复了肱骨折端骨的连续性,更好地发挥肱骨"杠杆"力臂作用,使手法的效应力能有效作用于肱骨头,从而显著地提高了复位成功率,同时减少了手术创伤,有效保护了肱骨头复位后所依赖的残存血供,避免继发性缺血坏死。采用导针导入解决了螺纹钉拧入时方向易变动、摆动幅度大的问题,保证了螺纹钉进入方向与深度的准确。螺纹钉的前半部分有锐利的自攻槽和较大的容屑空间,不仅便于切削骨质,更重要的是增加了对松质骨的把持力,满足了复位与加压固定的力学要求,提高了螺纹钉内固定质量。螺纹钉与肱骨干保持45°角进入,并配合45°角垫圈及螺母的均匀加压固定,能使骨折端之间压力均衡,可有效对抗骨折端各个方向的应力。

本方法固定可靠,术后不需附加复杂的外固定,可早期活动肩关节,有效地预防了关节粘连,达到了骨折愈合、关节稳定与功能恢复并进的目的。

(二)术中的注意事项

(1)应用反"?"手法避开或解脱肱二头肌长头腱的缠绕或嵌入阻挡时,手法应轻巧准确,切不可盲目粗暴操作,以免造成不应有的损伤。施行手法的范围要以紧张的肱二头肌长头腱为中心进行,手法环绕的范围过大易损伤周围组织,过小则达不到避开其缠绕或嵌入阻挡的目的。术者手下无弹性阻挡感,且肱骨折端能顺利通过肱骨头原脱位"通道"与肱骨头折面相对,则说明手法复位成功。

(2)在手法纠正肱骨折端与肱骨头折面上下对位的同时,应注意整复前后移位。如推顶肱骨头有明显接触稳定感、导针进入的深度与肱骨头的高度基本一致并有明显阻力感时,则证明复位良好。

(3)螺纹钉的粗细以直径6mm为宜,过细把持力不足,抗应力差,达不到牢固固定的效果;过粗无疑加重了组织的损伤。螺纹钉进入的径路与深度应恰好通过肱骨折端内侧皮质上缘达肱骨头中、下部的软骨下为宜。过浅则固定不牢,过深易损伤关节面及周围组织。

参考文献

[1]NEER CS.Displaced proximal humeral fracture:classification and evaluation[J].J Bone Joint Surg(Am),1970,52:1077.

[2]LILL H,LANGE K,BADDE J.T plate osteosynthesis in dislocation proximal humerus

fractures[J].Unfallchirurgie,1997,23(5):183.

[3]李炎川,李毅中.肱骨外科颈骨折合并肩关节脱位12例治疗分析[J].中国骨伤,1995,8(2):23.

[4]雍宜民,王亦璁,焦玉琛.肩关节前脱位合并肱骨颈骨折[J].中华骨科杂志,1981,1(1):52.

（杨　晶）

第十七节　经皮导入内固定治疗肱骨近端骨折合并肩关节前脱位的力学分析

[摘要]目的:通过力学分析研究经皮导入内固定方法治疗肱骨近端骨折合并肩关节前脱位的可行性。方法:实验分两部分进行:一是用尾部加压调角空心螺纹钉按手术操作进行拉脱试验,测定将螺纹钉从肱骨头内拉出所需最小力(P_{min});二是利用生物力学测试机测定志愿者单纯肩关节前脱位麻醉下牵引复位所需的最大力(P_{max})。实验按年龄分为A、B两组,A组25～45岁,B组>45岁。对两组测试数据进行数据分析。结果:当尾部加压调角空心螺纹钉拧入肱骨头20mm时,螺钉自肱骨头内拉出所需最小拉力$P_{minA}=284N,P_{minB}=198N$,牵引复位单纯肩关节前脱位所需最大拉力$P_{maxA}=206N,P_{maxB}=195N$,通过比较极值,得出$P_{min}>P_{max}$,即牵引复位单纯肩关节前脱位所需最大拉力小于螺钉自肱骨头内拉出的最小拉力。结论:尾部加压调角空心螺纹钉对肱骨头的固定作用可满足经皮导入内固定治疗肱骨近端骨折合并肩关节前脱位过程中的要求。

[关键词]肱骨近端骨折;肩关节前脱位;生物力学

肱骨近端骨折合并肩关节前脱位是一种复杂而严重的创伤,我们在深入研究该类型损伤的创伤机制、病理特点及传统正骨手法的基础上,创造性地将形似反"?"形手法及尾部加压调角空心螺纹钉应用于该类型损伤的治疗,采用先复位与固定骨折,再复位肩关节前脱位的方法,成功解决了以往闭合复位的一系列问题[1]。经过尸体模拟试验及切开手术中观察与操作,解决了复位关键手法及其安全性问题,但由于肱骨近端、盂肱关节及其周围生理、病理解剖的特殊性,应用该方法进行复位与固定过程中存在一些不确定因素,其中的关键问题是自行设计制作的尾部加压调角空心螺纹钉进入肱骨头内对肱骨头的把持力能否满足进一步复位与固定的要求。为此,本研究将这个问题分解成两个环节并分别进行力学测试。一是采用肱骨近端骨折标本,经尾部加压调角空心螺纹钉固定后,在力学试验机上测试螺钉拉脱时最小拉脱力(P_{min});二是选取创伤性肩关节前脱位患者,测试其在手法复位过程中所需要的最大牵引力(P_{max})。

当手法将肱骨折端与肱骨头折面对合并用尾部加压调角空心螺纹钉固定后,可将"骨折—脱位"视为"单纯"脱位,再拉动肱骨干进行"单纯"脱位复位时,作用于肱骨干的拉力通过螺纹钉传至肱骨头,测试螺纹钉自肱骨头内拉脱的最小拉脱力及复位"单纯"肩关节前脱位所需的最大牵引力并进行比较分析,即可得知上述关键问题的结论。

一、肱骨近端骨折标本用尾调角空心螺纹钉固定后拉脱力测试

（一）标本采集与分组

选用 10 具新鲜成人尸体，取双侧肱骨头，经肉眼及 X 线检查，排除畸形、骨折和骨质破坏等病理改变，从肱骨头解剖颈处切断，双层塑料袋密封，－30℃冷冻储存，试验前自然解冻。10 具尸体的肱骨头标本中，年龄最小的 25 岁，最大 66 岁；男 7 例，女 3 例。标本取出后不分左右，按年龄分成 A、B 两组。A 组：年龄 25～45 岁，共 5 例；B 组：年龄＞45 岁，共 5 例。将 A 组从 5 对肱骨头中不分左右各随机抽取 1 个肱骨头形成 A1 组，余者为 A2 组；同法将 B 组分成 B1、B2 组。4 组中每组均包含 5 个来源不同的肱骨头。

（二）器材

由山东省文登整骨科技开发有限公司生产的尾部加压调角空心螺纹钉、导针及专用工具［国药管械（准）字 2002-3040211］；力学测试机（MTS 858Mini Bionix®，美国明尼苏达）；传感器（662.20D-03，JLBS-Ⅰ型，量程 40kg，安徽蚌埠金诺传感技术研究所）。

（三）试件制备及测试方法

进针点选择肱骨头断面下 1/4 处，斜向上用直径 2.5mm 导针与断面约成 75°角进入肱骨头（图 17-15），然后引导尾部加压调角空心螺钉以自攻丝的方式进入骨质中。对 A1、B1 组拧入 10mm，对 A2、B2 组拧入 20mm。最后用特制夹具夹持肱骨头，固定在生物力学试验机上进行螺钉轴向拔出试验。预加 20N 的预拉力，然后以 3mm/min 恒定速率加载，通过传感器，数据由连接的计算机记录，以载荷—变形曲线出现最高点为螺钉拔出破坏的标准。记录此时的拉力。如沿拉伸力与螺钉轴向成一定角度，则其拔出力大于此时的拉伸力，故此时的拔出力最小（$P_{\min}$）。为减小误差，每次测试均由同一人操作。

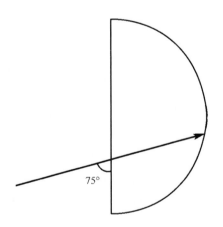

75°

图 17-15　针点位于肱骨头断面下 1/4 处，斜向上与断面约成 75°角进入肱骨头

（四）统计学方法

用 SPSS 软件对测量数据进行方差分析。

（五）结果

记录各组螺纹钉拉脱时的最小拉脱力，见表 17-8。

经统计学处理，A1 与 A2 相比，$t_d = 21.181$，$P = 0.000$；B1 与 B2 相比，$t_d = 21.605$，$P = 0.000$，差异具有统计学意义。结果提示，肱骨头最小拉脱力与进入深度有关，进入越深，肱骨头最小拉脱力越大。

表 17-8　各组肱骨头最小拉脱力 P_{min}（N）

组别	n	各标本测值					$\overline{x} \pm s$
		1	2	3	4	5	
A1	5	215	210	181	177	168	190.2±20.97
B1	5	154	168	142	134	128	145.2±16.04
A2	5	306	309	296	285	284	296.0±11.06
B2	5	243	246	216	204	198	221.4±22.09

为了分析年龄及进入深度不同时肱骨头最大拉脱力的变化，以年龄及进入深度为因素变量，肱骨头最小拉脱力为因变量进行方差分析。变量赋值：年龄 25～45 岁为 1；>45 岁为 2。拧入肱骨头内 10mm 为 1；拧入 20mm 为 2。分析结果见表 17-9。

表 17-9　成人肱骨头最小拉脱力主效应方差分析结果

来源	三型平方和	df	均方	F 值	P 值
校正模型	59285.200(a)	2	29642.600	79.134	0.000
截距	909084.800	1	909084.800	2426.891	0.000
年龄	17880.200	1	17880.200	47.733	0.000
方法	41405.000	1	41405.000	110.535	0.000
误差	6368.000	17	374.588		
总数	974738.000	20			
校正总数	65653.200	19			

两个主效应的 F 检验结果的 P 值均小于 0.05，结果提示，年龄和处理方法对因变量肱骨头最小拉脱力差异具有显著性。同年龄组中不同的进入深度肱骨头最大拉脱力明显不同；相同的进入深度在不同的年龄组中肱骨头最小拉脱力也明显不同。

总之，在临床上尾部加压调角空心螺纹钉拧进肱骨头内部深度为 20mm，也就是说手法复位时，作用在螺钉上的拉力小于 198N 时，就不会发生拉脱现象。

二、肩关节前脱位牵引复位时牵引力测试

为了解肱骨近端骨折经螺纹钉固定后能否承受单纯肩关节前脱位牵引复位时所施加的最大牵引力，我们在临床上选择肩关节前脱位志愿者做了单纯肩关节前脱位牵引复位的模拟测试。

（一）志愿者选择与分组

选用成人新鲜的创伤性肩关节前脱位（不包括习惯性、陈旧性、开放性脱位）患者共 70 例。最小年龄 25 岁，最大年龄 72 岁。男 52 例，女 18 例。按年龄分为 A、B 两组：A 组 25～45 岁，

共 42 例；B 组＞45 岁，共 28 例。

（二）复位及牵引力测试方法

所有志愿者均在肌间沟臂丛神经阻滞加腋窝内浸润麻醉下进行复位，采用经过改良的 Depalma 法[2]：志愿者仰卧，患侧上臂外展 90°、前屈 20°、肘关节屈曲 90°，用布巾固定肘关节，布巾另一端连接力学测机（型号同前），用软垫维持志愿者的体位，沿上臂轴向施加牵引力，预拉力 20N，然后以 3mm/min 速率加载，每加载 20N，观察复位情况，一旦复位则停止加载，并记录加载数值 P_{max}(N)。如拉力已超过 300N 仍不能复位，则中止实验。

（三）结果

A、B 两组牵引力测试结果为：A 组：80～100N，4 例；101～120N，3 例；121～140N，9 例；141～160N，8 例；161～180N，9 例；181～200N，8 例；201～220N，1 例。牵引力最小为 80N，最大为 206N，平均为 152.6N。B 组：40～60N，1 例；61～80N，4 例；81～100N，6 例；101～120N，5 例；121～140N，7 例；141～160N，2 例；161～180N，2 例；181～200N，1 例。牵引力最小为 50N，最大为 195N，平均为 115.7N。

三、讨论

从实验一、二的结果可知，当进入深度为 20mm 时，P_{min} 最小值：A 组 $P_{minA}=284N$；B 组 $P_{minB}=198N$；P_{max} 最大值：A 组 $P_{maxA}=206N$；B 组 $P_{max}B=195N$。通过极值比较可知，$P_{min}>P_{max}$。在肩关节脱位复位过程中，与牵拉肱骨干的力呈相反的作用力，除肱骨头周围组织对肱骨头的阻力(P_1)以外，还存在着肌肉等组织对肱骨折端的阻力(P_2)，当肩脱位可顺利复位时，$P_{max} \geq P_1+P_2$，已知 $P_2>0$，则 $P_{max}>P_1$，进一步可得出 $P_{min}>P_1$，即在经皮导入内固定治疗肱骨近端骨折合并肩关节前脱位的复位过程中，牵引复位的力量可通过尾部调角空心螺纹钉有效拉动肱骨头复位，而螺纹钉不会从肱骨头内拉出。

国内外学者很早就已注意到肱骨近端内的松质骨形态特殊，但对其松质骨的量化测定却很难找到确切的数据，以往只能参照动物松质骨及人体其他部位（如研究较多的髋部及腰椎体等）的试验数据[3]，而近年来国外关于椎体内螺钉轴向拔出试验的研究与本研究有部分类似之处[4]，但由于所用材料及固定方法的不同，其结果必然不相同[5]，无法直接按其试验数据说明问题，事实也证明其存在着很大的差别。通过试验，本研究得出了成人肱骨头内松质骨部分力学数据，具有一定的创新性。

经皮导入内固定治疗肱骨近端骨折合并肩关节前脱位过程中，肱骨头、尾部加压调角空心螺纹钉、肱骨折端等的受力是极其复杂的，很难作出准确分析，一般的试验模型代表不了实际复位过程中复杂的受力情况，而根据复位与固定过程中的特点，将复杂的过程分解成重要环节：①肱骨折端与肱骨头顺利复位与固定；②脱位复位过程中尾部加压空心螺纹钉对肱骨头的把持力能否满足复位过程中的要求。对于第一个问题，通过形似反"?"形手法创新性应用已得到很好解决[1]，而第二个问题成为影响复位最终结果的关键性因素，即在骨折复位与固定完成后，拉动肱骨干进行肱骨头脱位复位时，尾部加压调角空心螺纹钉是否能拉动肱骨头复位而不会中途从肱骨头内拉出。这里需要研究的几个力：尾部加压空心螺纹钉从肱骨头内拉出的最小力 P_{min}，肩脱位复位过程中牵拉肱骨干的力 P_{max} 及与其相反方向的肱骨头周围组织对肱骨

头的阻力 P_1 及肌肉等组织对肱骨折端的阻力 P_2，这 4 个力中只有前 2 个力是可以通过试验分别量化测量的，而后 2 个力是极难分别测出的。通过已知数据的分析得出 $P_{min} > P_{max} > P_1$，间接证明了尾部加压调角空心螺纹钉在肩脱位的复位过程中不会从肱骨头内拉出，解决了第二个问题，巧妙地避开了对诸多复杂因素的测量与分析。

另外，我们还对尾部加压空心螺纹钉固定肱骨头可能出现的扭转问题、骨折端的压力问题及螺纹钉弯曲问题进行力学方面的理论分析，证明在复位过程中出现的扭转力、骨折端的压力都不会对复位与固定过程产生负面影响，而螺纹钉的强度远远超出其可能受到的应力，在对单纯肩关节麻醉下牵引复位时按上述经过改良的 Depalma 法[2] 复位过程中，300～500N 的拉力是安全的，并且每增加 20N 载荷观察一次复位情况，能避免过度牵引可能造成的损害。

总之，通过对经皮导入内固定治疗肱骨近端骨折并肩关节前脱位的复位与固定过程的力学测试与理论分析，认为尾部加压调角空心螺纹钉可满足骨折—脱位复位与固定的要求。

参考文献

[1]杨茂清,谭远超,毕宏政,等.经皮导入内固定治疗肱骨近端骨折并肩关节前脱位临床观察[J].中医正骨,2005,17(6):7-9.

[2]DEPALMA AF.Surgery of the Shoulder[M].3rd Edition Philadelphia:Lippincott,1973：428-558.

[3]王以进,王介麟.骨科生物力学[M].北京人民军医出版社,1989:165-166.

[4]MAIMAN DJ, PINTAR FA, YOGANANDAN N, et al. Pull-out strength of Caspar cervical screws[J].Neurosurgery,1992,31(6):1097-1101.

[5]POLLY DW, ORCHOWSKI JR, ELLENBOGEN RG. Revision pedicle screws. bigger, longer shims-what is best? [J].Spine,1998,23(12):

（杨 晶）

第十八节 微创弹性髓内钉逆行固定治疗成人肱骨近端骨折的疗效观察

[摘要]目的:比较微创弹性髓内钉逆行固定与切开复位肱骨近端内固定锁定系统(PHILOS)钢板内固定治疗成人肱骨近端骨折的临床疗效。方法:回顾性分析自 2015 年 5 月至 2018 年 9 月诊治的 68 例肱骨近端骨折,36 例采用微创弹性髓内钉逆行固定治疗(弹性钉组),32 例采用 PHILOS 钢板内固定治疗(PHILOS 组)。比较两组手术时间、术中出血量、住院时间、术后 1d 疼痛 VAS 评分、并发症情况以及末次随访时 Neer 肩关节功能评分。结果:68 例均顺利完成手术并获得随访,随访时间 10～18 个月,平均 13.2 个月。弹性钉组手术时间、术中出血量、住院时间少于 PHILOS 组,术后 1d 疼痛 VAS 评分低于 PHILOS 组,差异有统计学意义（$P < 0.05$）。弹性钉组术后出现 1 例感染,1 例异物刺激反应,1 例内植物异位;PHILOS 组出现 1 例感染,1 例肩峰撞击征,2 例脂肪液化,1 例内植物反应。两组术后并发症

情况比较差异无统计学意义($P>0.05$)。末次随访时弹性钉组 Neer 肩关节功能评分：优 24 例，良 10 例，可 2 例；PHILOS 组 Neer 肩关节功能评分：优 20 例，良 9 例，可 2 例，差 1 例。两组比较差异无统计学意义($P>0.05$)。结论：微创弹性髓内钉逆行固定手术治疗成人肱骨近端骨折具有手术创伤小、术后恢复快、固定可靠等优点。

[关键词]肱骨近端骨折；弹性髓内钉；手法复位；内固定

肱骨近端骨折是临床常见的肩部骨折类型，占全身骨折的 4%～5%，发病率呈逐年递增趋势[1]。大多数无明显移位的肱骨近端骨折或高龄患者可以通过非手术治疗取得相对满意的疗效。骨折移位明显、复杂类型的肱骨近端骨折或年轻患者多采用手术治疗，但手术方案目前临床尚无统一定论，手术方法包括锁定钢板固定、髓内钉固定、外固定支架固定、半肩关节置换、反式肩关节置换等[2-3]。对于成人肱骨近端骨折中移位明显的肱骨外科颈骨折，笔者采用手法复位结合微创弹性髓内钉逆行固定的手术方法进行治疗，取得了满意的疗效，现报道如下。

一、资料和方法

(一)一般资料

1.纳入标准

(1)骨折移位明显的肱骨近端外科颈骨折(包括合并大结节骨折的 3 部分骨折)。

(2)新鲜单侧闭合骨折。

(3)年龄 18～75 岁。

(4)无血管、神经损伤者。

(5)患肢无手术、肩关节炎、肩袖损伤等肩关节病史者。

2.排除标准

(1)病理性骨折。

(2)开放性骨折或合并神经、血管损伤者。

(3)随访资料不完整者。

(4)依从性低、不能配合康复锻炼者。

回顾性分析自 2015 年 5 月至 2018 年 9 月诊治的 68 例肱骨近端骨折，36 例采用微创弹性髓内钉逆行固定治疗(弹性钉组)，32 例采用 PHILOS 钢板内固定治疗(PHILOS 组)。弹性钉组男 14 例，女 22 例；年龄(58.4±12.8)岁；Neer 分型 2 部分骨折 27 例，Neer 分型 3 部分骨折 9 例；左侧 19 例，右侧 17 例；致伤原因：摔伤 26 例，交通事故伤 6 例，高处坠落伤 4 例。PHILOS 组男 13 例，女 19 例；年龄(59.6±12.1)岁；Neer 分型 2 部分骨折 25 例，Neer 分型 3 部分骨折 7 例；左侧 18 例，右侧 14 例；致伤原因：摔伤 25 例，交通事故伤 5 例，高处坠落伤 2 例。两组性别($\chi^2=0.021,P=0.884$)、年龄($t=0.396,P=0.693$)、骨折分型($\chi^2=0.092,P=0.762$)、侧别($\chi^2=0.082,P=0.774$)、致伤原因($\chi^2=0.544,P=0.762$)比较，差异均无统计学意义($P>0.05$)。

（二）手术方法

臂丛神经阻滞麻醉或全身麻醉。弹性钉组取仰卧位，C 臂机置于可充分成像肩关节的位置，患肢外展 $20°\sim40°$，肘关节屈曲 $90°$，保持前臂于旋转中立位。选择肱骨外上髁最高点向后 0.5cm 并沿嵴部向近端 1cm 及 2cm 处为髓内钉两处进钉点，于远端进针点处切开皮肤约 0.5cm，钝性分离肌肉至肱骨。使用开口器分别在两处进钉点骨质上与肱骨长轴呈 $25°\sim40°$ 开口。根据术前影像学资料，肱骨髓腔最窄处宽度选择 2 根直径 $2\sim3$mm 弹性髓内钉，将顶端 $5\sim8$cm 处平滑弯曲 $10°\sim20°$。通过开口处将 2 枚髓内钉沿髓腔逆行穿入至骨折线水平下方。对骨折进行闭合复位，2 名助手沿上臂纵轴对抗持续牵引，恢复肱骨近端长度，矫正断端嵌插重叠，医师双手环抱于上臂近端，手法矫正外展或内收畸形。透视复位效果满意后，将髓内钉调整方向通过骨折线固定骨折，使 1 枚髓内钉沿肱骨近端内侧皮质方向走行，另外 1 枚与其呈分叉状。推进髓内钉至骨质下方 $5\sim8$mm 处，防止穿出进入关节。对合并的大结节骨折的损伤，外展肩部，按压大结节并结合钢针撬拨复位，使用空心钉皮下固定或经皮钢针固定。多角度透视确定骨折复位满意且髓内钉顶端未穿透骨质。活动肩关节，观察固定牢固程度及有无异物感，处理针尾，留于皮下或皮外。

PHILOS组取沙滩椅位，患肩垫高，取胸三角肌入路切开皮肤、皮下组织、筋膜，显露头静脉并连同胸大肌向内侧牵开，向外侧牵开三角肌，显露肱骨近端。沿上臂纵轴向下适当牵引，撬拨复位矫正骨折短缩及成角畸形。复位困难时，可于肱骨头后侧置入钢针或在肩袖肌腱处缝线辅助复位。复位后使用克氏针临时固定，将钢板置于大结节顶点下方、肱二头肌肌腱后方，透视确定复位效果满意及钢板位置适中后，置入螺钉。合并大结节骨折的将肩袖肌腱缝于钢板加强固定。透视确定螺钉长度，活动肩关节，观察骨折固定稳定程度及有无异物摩擦感，放置引流管 1 根，逐层关闭切口。

（三）术后处理

术后 48h 拔除引流管，上臂吊带悬吊患肢 4 周，术后第 1 周指导患者行手、腕关节活动，术后第 2 周取卧位行被动肘关节屈伸活动，术后第 3 周指导患者行上臂钟摆运动与弯腰回旋画圈，术后第 4 周进行肩关节被动前屈、后伸及外展练习，术后第 $5\sim8$ 周 X 线摄片显示骨折线模糊后，开始进行主动肩关节功能锻炼，根据骨折愈合情况逐渐加大锻炼强度。

（四）观察指标与统计学方法

比较两组手术时间、术中出血量、住院时间、术后 1d 疼痛 VAS 评分、并发症情况以及末次随访时 Neer 肩关节功能评分。数据采用 SPSS 23.0 软件进行统计学分析，符合正态分布的计量资料以均数±标准差（$\bar{x}\pm s$）表示，组间比较采用两独立样本 t 检验；计数资料比较采用 χ^2 检验，等级资料比较采用秩和检验，以 $P<0.05$ 为差异有统计学意义。

二、结果

68 例均顺利完成手术并获得随访，随访时间 $10\sim18$ 个月，平均 13.2 个月。弹性钉组手术时间为（28.7 ± 10.1）min，PHILOS组手术时间为（97.4 ± 12.6）min，弹性钉组手术时间明显少于 PHILOS组，差异有统计学意义（$t=-24.917$，$P<0.001$）。弹性钉组术中出血量为（$33.7\pm$

14.4)mL,PHILOS 组术中出血量为(143.0±28.9)mL,弹性钉组术中出血量少于 PHILOS 组,差异有统计学意义($t=-20.048,P<0.001$)。弹性钉组住院时间为(7.7±1.6)d,PHILOS 组住院时间为(11.7±1.7)d,弹性钉组住院时间少于 PHILOS 组,差异有统计学意义($t=-9.992,P<0.001$)。弹性钉组术后 1d 疼痛 VAS 评分(2.8±0.9)分,PHILOS 组术后 1d 疼痛 VAS 评分(4.7±1.4)分,弹性钉组术后 1d 疼痛 VAS 评分低于 PHILOS 组,差异有统计学意义($t=-6.971,P<0.001$)。弹性钉组术后出现 1 例感染,1 例异物刺激反应,1 例内植物异位,PHILOS 组出现 1 例感染,1 例肩峰撞击征,2 例脂肪液化,1 例内植物反应,两组术后并发症情况比较,差异无统计学意义($\chi^2=0.041,P=0.840$)。末次随访时弹性钉组 Neer 肩关节功能评分:优 24 例,良 10 例,可 2 例;PHILOS 组 Neer 肩关节功能评分:优 20 例,良 9 例,可 2 例,差 1 例,2 组比较,差异无统计学意义(秩和检验 $Z=-0.453,P=0.651$)。

三、讨论

肱骨近端骨折是一种常见的骨折,治疗应根据患者的病史、骨质量、影像学特征、心理预期、康复依从性等综合因素选择合理有效的个体化治疗方案。目前切开复位 PHILOS 钢板固定是治疗肱骨近端骨折的主流手术方法[4],PHILOS 钢板符合肱骨近端解剖形态,具有加压、锁定、缝合 3 种钉孔,作用相当于内置的外固定支架[5],具有成角稳定性、抗拔出性,但术中需要剥离大量软组织,手术损伤较大,术后并发症也较多,包括肱骨头坏死、钢板螺钉切出、骨折断端不愈合等[6]。微创弹性髓内钉技术减少了 PHILOS 钢板手术创伤大等问题,降低了医源性损伤,最大程度地保护了血管、肌肉、骨膜等软组织,为骨折愈合提供了良好的生物学环境。

弹性髓内钉技术早期应用于儿童长骨骨折,后逐渐应用于肱骨近端骨折[7-8]。笔者总结手法复位结合微创弹性髓内钉逆行固定手术治疗肱骨近端骨折的优点如下。

(1)术中损伤小,出血量少,术后疼痛轻,感染率低。手术仅在肱骨外髁皮肤切开 0.5cm,避免了肱骨近端开放的操作,相比经皮钢板内固定术、穿针结合外固定支架固定等其他微创技术,其在减小创伤上更具优势。

(2)双钉髓内多点支撑并形成弹性固定,允许断端微动刺激骨痂形成,促进骨折愈合,应用张力-应力法则,牵伸活性组织产生张力,激发组织再生潜能及活跃生长[9-10]。

(3)弹性固定减少了因应力峰值高导致的内置失效。骨质疏松患者内植物高强度固定时,应力过高容易导致内植物—骨界面失效,从而导致内固定失效,低强度弹性内植物可以减少应力峰值,失效率相对较低[8]。

(4)弹性髓内钉技术提供了良好的内侧支撑,提高了骨折固定的机械稳定性。临床及生物力学报道[11-12]指出,肱骨内侧柱的支撑对维持肱骨近端骨折固定起到了重要作用,可以有效减少复位丢失。学者们通过多种方式加强内侧支撑,如支撑螺钉、异体腓骨植骨、内侧辅助钢板等。弹性钉固定技术至少有 1 枚弹性钉在髓内沿肱骨内侧皮质及骨小梁方向走行,更好地维持肱骨头高度及颈干角,降低了内翻畸形的发生率。

(5)弹性钉取出操作较为简单。

本研究弹性钉组术后并发症情况与末次随访时 Neer 肩关节功能评分与 PHILOS 组比较

差异无统计学意义($P>0.05$),但手术时间、术中出血量、术后 1d 疼痛 VAS 评分、住院时间指标明显优于 PHILOS 组,差异有统计学意义($P<0.05$)。

笔者总结术前及术中注意事项如下。①锁定钢板适用指征宽泛,弹性钉技术主要适用于肱骨外科颈骨折及肱骨外科颈骨折合并大结节骨折,不推荐弹性钉技术用于治疗复杂类型的 3、4 部分骨折。术前影像资料显示,肱骨头内侧皮质延伸过长、内侧铰链破坏严重等容易导致肱骨头坏死时,应慎重选择手术方式。②锁定钢板为切开直视下复位,弹性钉手术为手法闭合复位,需要多位助手牵引、透视协同操作。③有研究[13-14]报道,肱骨近端骨折手术中传统的正侧位透视有 50% 概率会遗漏穿透螺钉,所以手术结束时应该多方位透视并活动肩关节,检查是否有异物摩擦感,减少内植物切出的风险。④术后应根据患者恢复情况早期指导功能锻炼,有助于提高患者肩关节功能。

参考文献

[1] AARON D,SHATSKY J,PAREDES JC,et al.Proximal humeral fractures:internal fixation [J].J Bone Joint Surg Am,2012,94(24):2280-2288.

[2] 周霖,刘德森,韦刘伟,等.弹性髓内钉内固定治疗儿童肱骨近端骨折的疗效观察[J].中国骨与关节损伤杂志,2020,35(7):694-696.

[3] 闫军,李雷,周劲松,等.髂骨条内侧支撑联合锁定钢板内固定治疗内侧不稳定肱骨近端骨折[J].中国骨与关节损伤杂志,2020,35(7):756-757.

[4] 李景光,徐名洪,黄爱民,等.微创双切口 PHILOS 钢板外侧放置桥接技术治疗老年复杂肱骨中上段骨折[J].中国骨与关节损伤杂志,2019,34(9):983-985.

[5] FATTORETTO D,BORGO A,IACOBELLIS C.The treatment of complex proximal humeral fractures:analysis of the results of 55 cases treated with PHILOS plate[J]. Musculoskelet Surg,2016,100(2):109-114.

[6] BOESMUELLER S,WECH M,GREGORI M,et al.Risk factors for humeral head necrosis and non-union after plating in proximal humeral fractures[J].Injury,2016,47(2):350-355.

[7] WANG XL,SHAO JF,YANG XJ,Closed/open reduction and titanium elastic nails for severely displaced proximal humeral fractures in children[J].Int Orthop,2014,38(1): 107-10.

[8] 孙晋客,王英振,刘晓静,等.钛制弹性髓内钉内固定治疗肱骨近端骨折的初步观察[J].中国骨与关节损伤杂志,2014,29(7):688-690.

[9] 陈勇,王罡.弹性髓内针逆行髓内固定治疗学龄儿童严重移位肱骨近端骨折[J].创伤外科杂志,2019,21(11):850-853.

[10] 梁斌,张锴.骨搬移并发症对接点不愈合的研究与进展[J].中国组织工程研究,2018,22(8):1275-1280.

[11] SHEN PC,ZHU Y,ZHU LF,et al.Effects of medial support screws on locking plating of proximal humerus fractures in elderly patients:a retrospective study[J].Ann Transl

Med,2019,7(20):560.

[12]ZHANG W,ZENG LQ,LIU YJ,et al.The mechanical benefit of medial support screws in locking plating of proximal humerus fractures[J].PLOS ONE,2014,9(8):e103297.

[13]WANG QK,LIU YF,ZHZNAG M,et al.Optimal viewing angles of intraoperative fluoroscopy for detecting screw penetration in proximal humeral fractures:a cadaveric study[J].BMC Musculoskelet Disord,2018,19(1):320.

[14]JIA XY,CHEN YX,QIANG MF,et al.Detection of intraarticular screw penetration of proximal humerus fractures:is postoperative computed tomography the necessary imaging modality[J].Acad Radiol,2019,26(2):257-263.

（孙晋客）

第十九节　经皮穿针与弹性髓内钉固定治疗青少年肱骨近端骨折的疗效比较

[摘要]目的:比较经皮穿针与弹性钉髓内固定治疗青少年肱骨近端骨折的临床疗效及安全性。方法:对我院 2006 年 5 月至 2013 年 6 月采用钛制弹性钉髓内固定(TEN 组)或经皮穿针固定(PP 组)治疗并获得随访的 113 例青少年肱骨近端骨折患者的临床资料进行回顾性分析。其中采用钛制弹性钉髓内固定 65 例,经皮穿针固定 48 例。比较两组患者的手术资料、影像学结果、临床疗效及并发症情况。结果:TEN 组患者手术时间(33.1±6.3)min、透视(8.2±2.7)次、骨折愈合时间(6.2±1.2)周;PP 组患者手术时间(36.3±8.2)min、透视(11.6±4.1)次、骨折愈合时间(6.1±1.1)周。TEN 组透视次数少于 PP 组,差异有统计学意义($t=2.198,P=0.029$);两组患者手术时间、骨折愈合时间差异无统计学意义($t=1.418、0.527,P=0.230、0.668$)。TEN 组与 PP 组术后 6 周随访时 Constant-Murley 评分分别为(90.4±9.6)分、(81.8±9.3)分,差异有统计学意义($t=3.016,P=0.003$)。两组患者术后 3 个月 Constant-Murley 评分分别为(95.9±5.1)分、(96.3±4.8)分,差异无统计学意义($t=0.364,P=0.815$)。末次随访时,两组 Neer-Horwitz 分型及最大成角差异无统计学意义($\chi^2=0.372,P=0.830$;$t=0.672,P=0.504$)。PP 组总体并发症发生率高于 TEN 组,差异有统计学意义($\chi^2=21.660,P=0.000$)。结论:TEN 与 PP 固定均是治疗青少年肱骨近端骨折的有效方法。与 PP 相比,TEN 固定具有透视次数少、功能恢复早、并发症少等优点。应对术者的经验及患者的因素等综合考虑,选择合适的固定方式。

[关键词]肱骨骨折;青少年;骨折内固定术;弹性髓内钉

肱骨近端骨折是儿童最常见的肩部损伤,大多数此类损伤非手术治疗能取得满意的临床疗效。然而,对于青少年严重移位的肱骨近端骨折,由于生长潜力有限,部分学者主张进行手术治疗以恢复解剖对线,改善肩部外观及功能,选择适当的内固定维持复位。经皮穿针固定(PP)是小儿肱骨近端骨折最为常用的微创固定方法[1-3]。近年来,有报道采用逆行弹性髓内钉(TEN)固定此类骨折[4-5],取得了满意的临床疗效。目前,较少有研究对两者的安全性及有效性进行比较[6]。本研究回顾性分析我院自 2006 年 5 月至 2013 年 6 月采用 TEN 或者 PP 治疗的 113 例青少年严重移位的肱骨近端骨折患者的临床资料,旨在评价 PP 及 TEN 固定治疗青少年肱骨近端骨折的临床疗效和并发症情况,现报道如下。

一、资料和方法

(一)一般资料

1.纳入标准

(1)采用 TEN 髓内固定(TEN 组)或者 PP 固定(PP 组)治疗的移位肱骨近端骨折。

(2)年龄 10～18 岁。

(3)随访时间≥3 个月,随访资料完整。

2.排除标准

(1)病理性骨折。

(2)合并血管、神经损伤。

(3)同侧上肢多发骨折。

(4)受伤前患肢有骨折、手术或影响肩关节功能的疾病史。

本研究共纳入 113 例。其中 TEN 治疗组 65 例,男 37 例,女 28 例;年龄 10～18 岁,平均 13.6 岁;右侧 35 例,左侧 30 例;致伤原因:摔伤 24 例,运动伤 21 例,车祸伤 11 例,坠落伤 9 例;按 Neer-Horwitz 移位程度分型:Ⅱ 型 8 例,Ⅲ 型 32 例,Ⅳ 型 25 例;术前成角移位 20°～65°,平均 38.5°;骨折线累及骨骺者 21 例,按 Salter-Harris 骨骺损伤分型:Ⅰ 型 13 例,Ⅱ 型 8 例。PP 治疗组 48 例,男 27 例,女 21 例;年龄 10～17 岁,平均 13.1 岁;右侧 25 例,左侧 23 例;致伤原因:摔伤 19 例,运动伤 15 例,车祸伤 8 例,坠落伤 6 例;按 Neer-Horwitz 移位程度分型:Ⅱ 型 6 例,Ⅲ 型 24 例,Ⅳ 型 18 例;术前成角移位 18°～62°,平均 39.7°;骨折线累及骨骺者 17 例,按 Salter-Harris 骨骺损伤分型:Ⅰ 型 11 例,Ⅱ 型 6 例。两组患者性别、年龄、受伤侧、受伤原因、术前骨折分型及最大成角差异无统计学意义,具有可比性。

(二)手术方法

手术在全身麻醉或臂丛阻滞麻醉下进行,患者取沙滩椅体位,C 臂机置于手术床头端。TEN 组:采用文献[5]的方法进行。在肱骨外上髁偏后切开皮肤,长约 5mm,避开远端骨骺,开口器在肱骨外髁后侧开口,开口方向与肱骨纵轴线呈 25°～35°。然后向髓腔内导入 2 枚直径 2.0～2.5mm TEN,将其尖端插入到骨折线部位。如闭合复位失败,则改为切开复位,取肌间隙入路,长 3cm,显露骨折端后以清除断端嵌夹的软组织,撬拨复位骨折;TEN 尖端呈散开状进入至肱骨头软骨下骨下 5mm 处,注意避免穿透软骨下骨;如果骨折线距离骺板较远,则 TEN 的尖端可不穿过骺板。折弯钉尾,39 例埋于皮下,26 例留于皮外(图 17-16、图 17-17)。PP 组:复位同 TEN 组;选取直径 2.0～2.5mm 克氏针 2～3 枚(平均 2.2 枚),由远折端干骺端外侧进针,向内上通过骨折线进入肱骨头软骨下骨下 5mm 处。克氏针折弯钉尾,28 例埋于皮下,20 例留于皮外。针尾是否留于皮外取决于术者偏好。

术后患肢三角巾悬吊 3 周,麻醉消退后开始肘关节屈伸活动。术后第 3 周进行肩关节钟摆样运动,第 4 周进行肩关节被动外展及前屈活动。X 线摄片证实骨折初步愈合后进行肩关节主动活动,骨折愈合后进行力量训练。

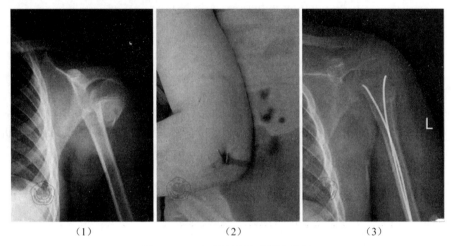

（1） （2） （3）

图 17-16　左肱骨近端干骺端骨折

注　患者,男,13 岁,机动车事故。(1)术前 X 线摄片;(2)术中照片;(3)术后 6 周 X 线摄片。

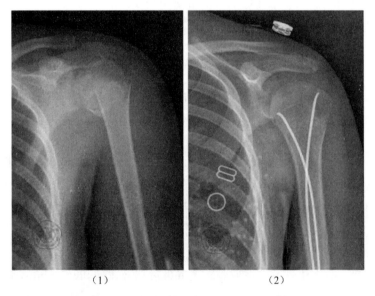

（1） （2）

图 17-17　左肱骨近端 Salter-Harris Ⅱ 型骨骺损伤

注　患者,女,14 岁,自行车摔伤。(1)术前 X 线摄片;(2)术后 6 周 X 线摄片。

（三）观察指标及疗效评定

记录患者的年龄、性别、受伤侧、受伤机制、骨折分型、手术时间、透视次数以及并发症情况。影像学随访:术后第 4、6、8、12 周及以后每半年进行 1 次影像学随访。术后 6 周及 3 个月采用 Constant-Murley 评分系统对肩关节功能进行评价。

（四）统计学方法

应用 SPSS 13.0 统计学软件进行统计,计量资料用均数±标准差($\bar{x}\pm s$)表示,采用两样本

独立 t 检验进行比较,计数资料采用 χ^2 检验或 Fisher 精确检验进行比较,$P<0.05$ 为差异有统计学意义。

二、结果

TEN 组患者术后获 3～30 个月(平均 13.6 个月)随访,PP 组获 2～32 个月(平均 14.7 个月)随访。两组患者的术中透视次数分别为(8.2±2.7)次、(11.6±4.1)次,差异有统计学意义($t=2.198,P=0.029$)。两组手术时间及骨折愈合时间差异无统计学意义($t=1.418、0.527$,$P=0.230、0.668$)。TEN 组及 PP 组术后 6 周随访时 Constant-Murley 评分分别为(90.4±9.6)分、(81.8±9.3)分,差异有统计学意义($t=3.016,P=0.003$)。两组患者术后 3 个月 Constant-Murley 评分分别为(95.9±5.1)分、(96.3±4.8)分,差异无统计学意义($t=0.364,P=0.815$)。

两组患者骨折均获骨性愈合。末次随访时,TEN 组 Neer-Horwitz 移位程度分型:Ⅰ型 58 例,Ⅱ型 6 例,Ⅲ型 1 例;PP 组Ⅰ型 44 例,Ⅱ型 3 例,Ⅲ型 1 例,差异无统计学意义($\chi^2=0.372,P=0.830$);两组患者最大成角畸形分别为 3.9°±1.1°、4.2°±0.9°,差异无统计学意义($t=0.672,P=0.504$)。PP 组并发症总发生率显著高于 TEN 组,差异有统计学意义($\chi^2=21.660,P=0.000$,表 17-10)。PP 组针道感染、皮肤刺激征、内植物移位发生率高于 TEN 组,差异均有统计学意义($P<0.05$,表 17-11)。两组患者全部取出内植物,TEN 组 2 例患者计划前取出内固定,PP 组 5 例患者计划前取出内固定。两组患者均未发生神经及血管损伤、骨不连、肱骨头坏死、创伤性关节炎或骨骺早闭等严重并发症。

表 17-10　两组患者术中情况、骨折愈合时间及功能情况比较($\bar{x}±s$)

组别	例数	手术时间(min)	透视次数(次)	骨折愈合时间(周)	Constant-Murley 评分(分)	
					3 个月	末次随访
TEN 组	65	33.1±6.3	8.2±2.7	6.2±1.2	90.4±9.6	95.9±5.1
PP 组	48	36.3±8.2	11.6±4.1	6.1±1.1	81.8±9.3	96.3±4.8
t 值		1.418	2.198	0.527	3.016	0.364
P 值		0.230	0.029	0.668	0.003	0.815

表 17-11　两组患者术后并发症发生情况比较(例)

组别	例数	内植物移位	皮肤刺激	针道感染	总并发症
TEN 组	65	1	4	1	6
PP 组	48	6	11	6	23
P 值		0.041	0.009	0.041	0.000

注　除皮肤刺激、总并发症采用 χ^2 检验(χ^2 值分别为 6.379、21.660)外,其他采用 Fisher 精确检验。

三、讨论

肱骨近端骨折相对少见,约占儿童骨折的 2%[7]。对于无移位或轻度移位的骨折,有学者推荐进行非手术治疗[3,8-9]。相反,对于严重移位的肱骨近端骨折,尤其在生长潜力有限的青少年,其治疗目前仍存在争议。10 岁以前,肱骨近端能够矫正达 60° 的轴向成角畸形,而 10 岁以上青少年的轴向矫正能力仅为 20°～30°,对外翻的矫正能力小于 10°[10]。而且,移位肱骨近端骨折非手术治疗制动困难,青少年对于制动的依从性较差,骨折复位后容易发生骨折再次移位。因此,近年来部分学者主张对严重移位的肱骨近端进行手术治疗[11-13]。本研究手术治疗的指征为年龄＞10 岁的 Neer-Horwitz Ⅲ、Ⅳ 型和(或)成角＞30°,手法复位失败或复位后骨折不稳定。最终是否采取内固定,采取何种内固定由手术医师决定。结合临床经验以及文献报道[4,14-15],我们认为青少年肱骨近端骨折的手术指征如下所列。

(1)骨折移位明显,手法复位失败。

(2)复位后不稳定的骨折。

(3)开放骨折。

(4)合并血管神、经损伤,需手术探查。

(5)多发骨折。

(6)骨骺接近闭合,复位后骨折成角＞30°和(或)移位＞1/2。

如果患者需要手术治疗,医师必须选择一种合适的固定方式。基于本研究的发现,PP 及 TEN 对于青少年肱骨近端骨折均能提供充分的稳定性维持骨折复位。末次随访时,TEN 组与 PP 组间骨折移位及成角畸形没有明显差异。两组患者在随访过程中均未发现有内固定失效、骨折再次移位等情况发生,显示两者的固定效果相当。但 PP 组总体并发症发生率较高,常见的并发症为内植物移位、皮肤刺激、针道感染,均为内植物相关的并发症,未发生与内植物相关的严重并发症,也无患者需要进行返修手术。这两种治疗方式的选择应基于各自的优势及缺点。我们的研究显示,TEN 组患者术中透视次数更少,并发症发生率低,但技术要求较高,手术花费较多,更多的患者需要麻醉手术取出内植物。而 PP 固定花费少,技术要求不高,临床应用更为普及,但并发症更常见。

尽管本研究的两组患者在 3 个月随访时均取得了满意的临床疗效,但在术后 6 周随访时,PP 组患者的肩关节功能评分低于 TEN 组,差异有统计学意义。我们分析认为,PP 组术后 6 周时肩关节功能评分较低,可能与 PP 组较高的并发症发生率有关。当患儿出现内植物移位、皮肤刺激、针道感染等并发症时,往往影响患者进行功能锻炼的信心,从而延迟患儿肩关节功能的恢复。儿童是否需要取出内固定仍存在争议[16-18],我们推荐所有患者骨折充分愈合后均推荐取出内固定。如果 PP 组患者的克氏针尾留于皮外,则不需要二次麻醉下取出内植物,但更易于发生钢针移位及针道感染。对于 TEN 组患者,针尾埋于皮下或留于皮外似乎对针道感染及针尾刺激等并发症的发生及是否需要麻醉下取出 TEN 没有明显影响,但本研究未对此进行深入研究。

术者对 PP 和 TEN 的熟悉程度及经验可能是内固定方式选择的最终决定因素。经常治疗成人骨折的骨科医师可能更熟悉 PP 技术,而小儿骨科医师经常使用弹性髓内钉技术治疗其他长骨骨折,因而更喜欢采用 TEN 技术治疗肱骨近端骨折。患者因素也会影响治疗决策,当患者随访困难或依从性较差时,应尽量选择 TEN,因其内植物相关并发症更少见。相反,如果患者能够按时进行随访,依从性较好时,PP 技术也是一种较为可靠的选择,因其二次取出内固定方便,极少需要在手术室麻醉下取出,即使对于针尾埋于皮下的患者也是如此。

本研究也存在一定的局限性,如本研究为回顾性研究,样本量较小,随访时间短,手术由不同医师完成等。尽管有这些局限性,本研究仍提供了一些有用的临床结论。首先,采用 PP 及 TEN 治疗青少年严重移位肱骨近端骨折,均能获得良好的临床疗效和影像学结果。其次,在选择固定方式时,应充分综合考虑术者及患者相关的因素。

参考文献

[1]BISHOP JY,FLATOW EL.Pediatric shoulder trauma[J].Clin Orthop Relat Res,2005(432):41-48.

[2]VERDANO MA,PELLEGRINI A,LUNINI E,et al.Salter-Harris type Ⅱ proximal humerus injuries:state of the art treatment[J].Musculoskelet Surg,2012,96(3):155-159.

[3]韦盛旺,赵友明,杨杰,等.大龄儿童肱骨近端骨折非手术治疗与手术治疗疗效比较[J].中华小儿外科杂志,2012,33(2):113-117.

[4]XIE F,WANG S,JIAO Q,et al.Minimally invasive treatment for severely displaced proximal humeral fractures in children using titanium elastic nails[J].J Pediatr Orthop,2011,31(8):839-846.

[5]孙晋客,刘晓静,王年芳,等.钛制弹性髓内钉内固定治疗青少年肱骨外科颈骨折[J].中国骨与关节损伤杂志,2013,28(7):665-666.

[6]HUTCHINSON PH,BAE DS,WATERS PM.Intramedullary nailing versus percutaneous pin fixation of pediatric proximal humerus fractures:a comparison of complications and early radiographic results[J].J Pediatr Orthop,2011,31(6):617-622.

[7]FERNANDEZ FF,EBERHARDT O,LANGENDÖRFER M,et al.Treatment of severely displaced proximal humeral fractures in children with retrograde elastic stable intramedullary nailing[J].Injury,2008,39(12):1453-1459.

[8]BERINGER DC,WEINER DS,NOBLE JS,et al.Severely displaced proximal humeral epiphyseal fractures:a follow-up study[J].J Pediatr Orthop,1998,18(1):31-37.

[9]LARSEN CF,KIAER T,LINDEQUIST S.Fractures of the proximal humerus in children.Nine-year follow-up of 64 unoperated on cases[J].Acta Orthop Scand,1990,61(3):255-257.

[10]KNORR P,JOERIS A,LIEBER J,et al.The use of ESIN in humerus fractures[J].Eur J Trauma,2005,31(1):12-18.

[11]SANKAR B,NICHOLSON S,HENMAN PD.Centromedullary manipulation and stabilization of completely displaced proximal humerus fractures in adolescents[J].Orthopedics,2012,35(10):856-860.

[12]BAHRS C,ZIPPLIES S,OCHS BG,et al.Proximal humeral fractures in children and adolescents[J].J Pediatr Orthop,2009,29(3):238-242.

[13]SÉNÈS FM,CATENA N.Intramedullary osteosynthesis for metaphyseal and diaphyseal humeral fractures in developmentalage[J].J Pediatr Orthop,2012,21(4):300-304.

[14]林浩,黄东,吴伟炽,等.闭合复位经皮克氏针内固定治疗儿童肱骨近端骨折[J].中华创伤骨科杂志,2012,14(4):355-356.

[15]韦盛旺,赵友明,杨杰,等.经皮克氏针固定治疗严重移位儿童肱骨近端骨折[J].中国骨伤,2012,25(2):158-161.

[16]STANITSKI CL.Metal removal in asymptomatic children and adolescents[J].J Pediatr Orthop,2005,25(4):557.

[17]PETERSON HA.Metallic implant removal in children[J].J Pediatr Orthop,2005,25(1):107-115.

[18]CHEE Y,AGORASTIDES I,GARG N,et al.Treatment of severely displaced proximal humeral fractures in children with elastic stable intramedullary nailing[J].J Pediatr Orthop B,2006,15(1):45-50.

（王　飞）

第二十节　弹性髓内钉逆行固定治疗成人肱骨近端骨折的疗效观察

[摘要]目的:比较弹性髓内钉逆行固定与切开复位肱骨近端内固定锁定系统(PHILOS)钢板内固定治疗成人肱骨近端骨折的临床疗效。方法:回顾性分析自2015年5月至2018年9月诊治的68例肱骨近端骨折,36例采用微创弹性髓内钉逆行固定治疗(弹性钉组),32例采用PHILOS钢板内固定治疗(PHILOS组)。比较两组手术时间、术中出血量、住院时间、术后1d疼痛VAS评分、并发症情况及末次随访时Neer肩关节功能评分。结果:68例均顺利完成手术并获得随访,随访时间10~18个月,平均13.2个月。弹性钉组手术时间、术中出血量、住院时间少于PHILOS组,术后1d疼痛VAS评分低于PHILOS组,差异有统计学意义($P<0.05$)。弹性钉组术后出现1例感染,1例异物刺激反应,1例内植物异位;PHILOS组出现1例感染,1例肩峰撞击综合征,2例脂肪液化,1例内植物反应。两组术后并发症情况比较差异无统计学意义($P>0.05$)。末次随访时两组Neer肩关节功能评分比较差异无统计学意义($P>0.05$)。结论:弹性髓内钉逆行固定手术治疗成人肱骨近端骨折具有手术创伤小、术后恢复快、固定可靠等优点。

[关键词]肱骨近端骨折;弹性髓内钉;手法复位;内固定

肱骨近端骨折是临床常见的肩部骨折类型,占全身骨折的4%~5%,发病率呈逐年递增的趋势[1]。肱骨近端骨折的手术方案目前临床尚无统一定论,手术方法包括锁定钢板固定、髓内钉固定、外固定支架固定、半肩关节置换、反式肩关节置换等[2-3]。对于成人肱骨近端骨折中移位明显的肱骨外科颈骨折,我们采用手法复位结合弹性髓内钉逆行固定的手术方法进行治疗,取得了满意的疗效,现报道如下。

一、资料和方法

(一)一般资料

1.纳入标准

(1)骨折移位明显的肱骨近端外科颈骨折,包括合并大结节骨折的 Neer 分型 3 部分骨折。

(2)新鲜单侧闭合骨折。

(3)年龄 18～75 岁。

(4)无血管、神经损伤者。

(5)患肢无手术、肩关节炎、肩袖损伤等肩关节病史者。

2.排除标准

(1)病理性骨折。

(2)开放性骨折或合并神经、血管损伤者。

(3)随访资料不完整者。

(4)依从性低、不能配合康复锻炼者。

回顾性分析自 2015 年 5 月至 2018 年 9 月诊治的 68 例肱骨近端骨折,36 例采用弹性髓内钉逆行固定治疗(弹性钉组),32 例采用 PHILOS 钢板内固定治疗(PHILOS 组)。弹性钉组男 14 例,女 22 例;年龄(58.4±12.8)岁;Neer 分型 2 部分骨折 27 例,Neer 分型 3 部分骨折 9 例;左侧 19 例,右侧 17 例;致伤原因:摔伤 26 例,交通事故伤 6 例,高处坠落伤 4 例。PHILOS 组男 13 例,女 19 例;年龄(59.6±12.1)岁;Neer 分型 2 部分骨折 25 例,Neer 分型 3 部分骨折 7 例;左侧 18 例,右侧 14 例;致伤原因:摔伤 25 例,交通事故伤 5 例,高处坠落伤 2 例。两组性别($\chi^2=0.021,P=0.884$)、年龄($t=0.396,P=0.693$)、骨折分型($\chi^2=0.092,P=0.762$)、侧别($\chi^2=0.082,P=0.774$)、致伤原因($\chi^2=0.544,P=0.762$)比较,差异均无统计学意义($P>0.05$)。

(二)手术方法

臂丛神经阻滞麻醉或全身麻醉。弹性钉组取仰卧位,C 臂机置于可充分成像肩关节的位置,患肢外展 20°～40°,肘关节屈曲 90°,保持前臂于旋转中立位。选择肱骨外上髁最高点向后 0.5cm 并沿嵴部向近端 1cm 与 2cm 处为髓内钉两处进钉点,于远端进针点处切开皮肤约 0.5cm,钝性分离肌肉至肱骨。使用开口器分别在两处进钉点骨质上与肱骨长轴呈 25°～40°开口。根据术前影像学资料中显示的肱骨髓腔最窄处宽度选择 2 根直径 2～3mm 弹性髓内钉,将顶端 5～8cm 处平滑弯曲 10°～20°。通过开口处将 2 枚髓内钉沿髓腔逆行穿入至骨折线水平下方。对骨折进行闭合复位,2 名助手沿上臂纵轴对抗持续牵引,恢复肱骨近端长度,矫正断端嵌插重叠,医师双手环抱上臂近端,手法矫正外展或内收畸形。透视复位效果满意后,将髓内钉调整方向通过骨折线固定骨折,使 1 枚髓内钉沿肱骨近端内侧皮质方向走行,另 1 枚与其呈分叉状。推进髓内钉至骨质下方 5～8mm 处,防止穿出进入关节。对合并大结节骨折的损伤,外展肩部,按压大结节并结合钢针撬拨复位,使用空心钉皮下固定或经皮钢针固定。

多角度透视确定骨折复位满意且髓内钉顶端未穿透骨质。活动肩关节,观察固定牢固程度以及有无异物感,处理针尾,留于皮下或者皮外。

PHILOS组取沙滩椅位,患肩垫高,取胸三角肌入路切开皮肤、皮下组织、筋膜,显露头静脉并连同胸大肌向内侧牵开,向外侧牵开三角肌,显露肱骨近端。沿上臂纵轴向下适当牵引,撬拨复位矫正骨折短缩及成角畸形。复位困难时,可于肱骨头后侧置入钢针或在肩袖肌腱处缝线辅助复位。复位后使用克氏针临时固定,将钢板置于大结节顶点下方、肱二头肌肌腱后方,透视确定复位效果满意及钢板位置适中后置入螺钉。合并大结节骨折者,将肩袖肌腱缝于钢板加强固定。C臂机透视确定螺钉长度,活动肩关节,观察骨折固定稳定程度及确认无异物摩擦感后,放置1根引流管,逐层缝合切口。

(三)术后处理

术后48h拔除引流管,上臂吊带悬吊患肢4周。术后第1周指导患者行手、腕关节活动,术后第2周取卧位行被动肘关节屈伸活动,术后第3周指导患者行上臂钟摆运动与弯腰回旋画圈运动,术后第4周行肩关节被动前屈、后伸及外展练习,术后第5~8周在X线摄片显示骨折线模糊后,开始进行主动肩关节功能锻炼,医师可根据骨折愈合情况嘱患者逐渐加大锻炼强度。

(四)观察指标与统计学方法

比较两组手术时间、术中出血量、住院时间、术后1d疼痛VAS评分、并发症情况及末次随访时Neer肩关节功能评分。数据采用SPSS 23.0软件进行统计学分析,符合正态分布的计量资料以均数±标准差($\bar{x}±s$)表示,组间比较采用两独立样本t检验;计数资料比较采用χ^2检验,等级资料比较采用秩和检验,以$P<0.05$为差异有统计学意义。

二、结 果

68例均顺利完成手术并获得随访,随访时间10~18个月,平均13.2个月(图17-18)。弹性钉组手术时间($28.7±10.1$)min,PHILOS组手术时间($97.4±12.6$)min,弹性钉组手术时间明显少于PHILOS组,差异有统计学意义($t=-24.917,P<0.001$)。弹性钉组术中出血量($33.7±14.4$)mL,PHILOS组术中出血量($143.0±28.9$)mL,弹性钉组术中出血量少于PHILOS组,差异有统计学意义($t=-20.048,P<0.001$)。弹性钉组住院时间($7.7±1.6$)d,PHILOS组住院时间($11.7±1.7$)d,弹性钉组住院时间少于PHILOS组,差异有统计学意义($t=-9.992,P<0.001$)。弹性钉组术后1d疼痛VAS评分($2.8±0.9$)分,PHILOS组术后1d疼痛VAS评分($4.7±1.4$)分,弹性钉组术后1d疼痛VAS评分低于PHILOS组,差异有统计学意义($t=-6.971,P<0.001$)。弹性钉组术后出现1例感染,1例异物刺激反应,1例内植物异位;PHILOS组出现1例感染,1例肩峰撞击综合征,2例脂肪液化,1例内植物反应。两组术后并发症情况比较差异无统计学意义($\chi^2=0.041,P=0.840$)。末次随访时弹性钉组Neer肩关节功能评分:优24例,良10例,可2例;PHILOS组Neer肩关节功能评分:优20例,良9例,可2例,差1例。两组肩关节功能比较差异无统计学意义($Z=-0.453,P=0.651$)。

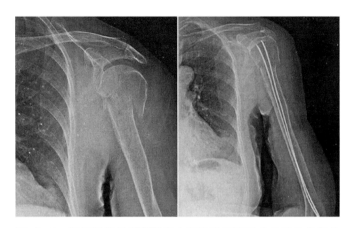

图 17-18　肱骨近端骨折弹性髓内钉逆行固定手术前后 X 线摄片

三、讨论

肱骨近端骨折是一种常见的骨折疾病,治疗应根据患者的病史、骨质量、影像学特征、心理预期、康复依从性等综合因素选择合理有效的个体化治疗方案。目前切开复位 PHILOS 钢板固定是治疗肱骨近端骨折的主流手术方法[4],PHILOS 钢板符合肱骨近端解剖形态,具有加压、锁定、缝合 3 种钉孔,作用相当于内置的外固定支架[5],具有成角稳定性与抗拔出性,但术中需要剥离大量软组织,手术损伤较大,术后并发症也较多,包括肱骨头坏死、钢板螺钉切出、骨折断端不愈合等[6]。微创弹性髓内钉技术有效减少了 PHILOS 钢板手术创伤大等问题,降低了医源性损伤,最大程度地保护了血管、肌肉、骨膜等软组织,为骨折愈合提供了良好的生物学环境。

弹性髓内钉技术早期应用于儿童长骨骨折,后逐渐应用于肱骨近端骨折[7]。笔者总结手法复位结合微创弹性髓内钉逆行固定手术治疗肱骨近端骨折的优点如下。

(1)术中损伤小,出血量少,术后疼痛轻,感染率低。手术仅在肱骨外髁皮肤切开 0.5cm,避免了肱骨近端开放的操作,相比经皮钢板内固定术、穿针结合外固定支架固定等其他微创技术在减小创伤上更具优势。

(2)双钉髓内多点支撑并形成弹性固定,允许断端微动刺激骨痂形成,促进骨折愈合,应用张力—应力法则,牵伸活性组织产生张力,激发组织再生潜能及活跃生长。

(3)弹性固定减少了因应力峰值高导致的内置失效,骨质疏松患者内植物高强度固定时,应力过高容易导致内植物—骨界面失效,从而导致内固定失效,低强度弹性内植物可以减少应力峰值,失效率相对较低[7]。

(4)弹性髓内钉技术提供了良好的内侧支撑,提高了骨折固定的机械稳定性,有报道[8]指出,肱骨内侧柱的支撑对维持肱骨近端骨折固定起到了重要作用,可以有效减少复位丢失。

本研究结果显示,弹性钉组术后并发症情况与末次随访时 Neer 肩关节功能评分与 PHILOS 组比较差异无统计学意义($P>0.05$),但手术时间、术中出血量、术后 1d 疼痛 VAS 评分、住院时间指标均明显优于 PHILOS 组,差异有统计学意义($P<0.05$)。笔者总结术前及术中的注意事项如下。

（1）锁定钢板适用指征宽泛，弹性钉技术主要适用于肱骨外科颈骨折及肱骨外科颈骨折合并大结节骨折，本研究不推荐弹性钉技术用于治疗复杂类型的 3、4 部分骨折，术前影像资料显示肱骨头内侧皮质延伸过长、内侧铰链破坏严重等容易导致肱骨头坏死时，应慎重选择手术方式。

（2）锁定钢板为切开直视下复位，弹性钉手术为手法闭合复位，需要多位助手牵引、透视，协同操作。

（3）肱骨近端骨折手术中传统的正侧位透视有 50% 概率会遗漏穿透螺钉[9]，所以手术结束时应该多方位透视并活动肩关节，检查是否有异物摩擦感，减少内植物切出的风险。

（4）术后应根据患者恢复情况早期指导功能锻炼，有助于提高患者肩关节功能。

参考文献

［1］AARON D，SHATSKY J，PAREDES JC，et al.Proximal humeral fractures：internal fixation［J］.J Bone Joint Surg Am，2012，94(24)：2280-2288.

［2］周霖，刘德森，辜刘伟，等.弹性髓内钉内固定治疗儿童肱骨近端骨折的疗效观察［J］.中国骨与关节损伤杂志，2020，35(7)：694-696.

［3］闫军，李雷，周劲松，等.髂骨条内侧支撑联合锁定钢板内固定治疗内侧不稳定肱骨近端骨折［J］.中国骨与关节损伤杂志，2020，35(7)：756-757.

［4］李景光，徐名洪，黄爱民，等.微创双切口 PHILOS 钢板外侧放置桥接技术治疗老年复杂肱骨中上段骨折［J］.中国骨与关节损伤杂志，2019，34(9)：983-985.

［5］FATTORETTO D，BORGO A，IACOBELLIS C.The treatment of complex proximal humeral fractures：analysis of the results of 55 cases treated with PHILOS plate［J］.Musculoskelet Surg，2016，100(2)：109-114.

［6］BOESMUELLER S，WECH M，GREGORI M，et al.Risk factors for humeral head necrosis and non-union after plating in proximal humeral fractures［J］.Injury，2016，47(2)：350-355.

［7］孙晋客，王英振，刘晓静，等.钛制弹性髓内钉内固定治疗肱骨近端骨折的初步观察［J］.中国骨与关节损伤杂志，2014，29(7)：688-690.

［8］SHEN PC，ZHU Y，ZHU LF，et al.Effects of medial support screws on locking plating of proximal humerus fractures in elderly patients：a retrospective study［J］.Ann Transl Med，2019，7(20)：560.

［9］WNAG QK，LIU YF，ZHANG M，et al.Optimal viewing angles of intraoperative fluoroscopy for detecting screw penetration in proximal humeral fractures：a cadaveric study［J］.BMC Musculoskelet Disord，2018，19(1)：320.

（王晓波）

第二十一节　手法复位逆行髓内钉固定治疗肱骨近端骨折

[摘要]目的:观察手法复位逆行髓内钉固定治疗肱骨近端骨折的临床效果。方法:肱骨近端骨折 58 例,均采用手法复位逆行髓内钉固定治疗。结果:本组病例术后获平均 12.5 个月的随访,骨折均骨性愈合。肩肘关节功能正常,无感染等并发症。结论:手法复位逆行髓内钉固定治疗肱骨近端骨折具有操作简便、创伤小、固定可靠并能够早期进行患肢锻炼等优点,是治疗肱骨近端骨折的有效方法。

[关键词]肱骨近端骨折;手法复位;肱骨外髁;逆行髓内钉

肱骨近端骨折是指包括肱骨外科颈在内及其以上部位的骨折,国内文献报道其发生率约占全身骨折的 2.5%[1],国外文献[2]报道占全身骨折的 4%～5%。对这类骨折的治疗方法有多种,疗效各不相同,特别是对不稳定及粉碎性肱骨近端骨折处理一直存在分歧。我院自 2011 年 1～12 月采用手法复位逆行髓内钉固定治疗肱骨近端骨折 58 例,经随诊观察,取得满意疗效,现总结如下。

一、临床资料

本组 58 例均为闭合性骨折,男 21 例,女 37 例。年龄 15～75 岁,平均 47.5 岁。走路摔伤 30 例,高处坠落伤 12 例,车祸伤 16 例。伤后至治疗时间 1～7d。骨折类型[3]:Neer 外科颈 2 部分骨折 39 例,3 部分骨折 19 例。

二、治疗方法

(一)手术方法

以外展型肱骨近端骨折为例,手术在臂丛神经(肌间沟)阻滞麻醉下进行,患者取仰卧位,常规消毒铺巾,患侧上臂置体侧外展约 30°同时肘关节屈曲 90°位,于肱骨外髁最高点后方以开口器直接经皮刺入开一骨孔,取直径 2.5～3.0mm 钛制弹性髓内钉(由瑞士辛迪斯公司提供)调节钉体与肱骨干成约 45°进入骨孔内,锤击钉尾部,使髓内钉向上推进进入肱骨髓腔内并滑行至骨折断端附近停止,一助手用布带自腋下绕过行对抗牵引,另一助手握肘部沿肱骨干方向顺势牵引。术者双手环抱上臂上端,两拇指抵于肱骨大结节外侧,双手四指向外提拉骨折远端并拇指向内按压,同时第二助手在维持牵引力下内收上臂,此时术者手下明显感到骨折断端滑动复位并获得稳定,表明复位成功。复位满意后,继续锤击钉尾部,使髓内钉通过断端至肱骨头关节面下。同法经肱骨外髁打入第二根钛制弹性髓内钉,通过调节钉尖部弯曲部分方向可使两髓内钉在肱骨头内均匀分布。C 臂机透视骨折复位满意后,折弯钉尾 90°,埋于皮下。钉眼处无菌敷料包扎。术后用上臂固定带及颈腕带固定上肢于胸壁腋前线并肘关节屈曲 90°位。

（二）术后处理

术后常规服用活血化瘀、消肿止痛的药物，并用抗生素 1d 预防感染。麻醉消退后即可行患肢肌肉等长收缩功能锻炼，并加强手部与腕部活动。锻炼强度和时间逐渐增加，循序渐进。4～8 周后根据骨折愈合情况取出钛制弹性髓内钉。

三、结 果

（一）疗效评定标准

参照国际上最常用 Neer 肩关节功能评分标准进行功能评定。疼痛 35 分，功能使用情况 30 分，活动范围 25 分，解剖位置 10 分。90～100 分为优，80～89 分为良，70～79 分为可，小于 70 分为差。

（二）疗效评定结果

本组 58 例均获随访，时间为 6～18 个月，平均 10.5 个月。均达骨性愈合。无感染、术后再移位、肱骨头坏死等并发症。其中 49 例患者 2 个月内肩关节基本恢复正常功能，14 例于 3 个月内恢复正常功能，4 例患者肩关节上举功能受限较明显。按上述评定标准，优 40 例，良 14 例，可 4 例。

（三）典型病例

患者王某，女，49 岁，因骑摩托车摔倒右肘着地，致右肩肿胀、疼痛、活动受限，伤后 1h 入院。入院后拍摄右肩 X 线摄片示：右肱骨近端粉碎性骨折，远折端向内向后移位并成角（图 17-19）。经对症治疗 3d 后肿胀减轻，在臂丛麻醉下行手法复位逆行髓内钉固定治疗，术后拍片骨折复位满意（图 17-20）。术后 3 周 X 线摄片示骨折线模糊，行肩肘关节功能锻炼，8 周后取出钛制弹性髓内钉，肩肘关节功能优。

四、讨 论

肱骨近端骨折治疗的目的是恢复一个无痛的、活动范围尽可能接近正常的肩关节。手术治疗因能直视下准确复位并牢固固定，疗效确切可靠而被越来越多的人接受[4]。但手术所带来的并发症与后遗症严重影响了治疗效果，国内外许多医生在探索一种既能准确复位并牢固、固定，又能最大程度降低医源性损伤所带来的严重并发症的方法。近几年，我们在临床对有移位的 Neer 外科颈 2 部分骨折和 3、4 部分骨折采用手法复位逆行髓内钉固定治疗，取得了满意疗效。

手法复位逆行髓内钉固定治疗肱骨近端骨折属于微创技术，将中医传统整骨手法与现代内固定技术有效结合，符合骨折治疗的生物学内固定（biological osteosynthesis，BO）理念。术中闭合手法复位后透视下直接观察骨折断端对线对位满意情况，两枚髓内钉的放置借助于钉—骨接触面的摩擦力、断端之间的咬合以及钉头部位在肱骨头的均匀分布，有效防止了再移位。闭合打入髓内钉避免了周围软组织血供的损伤，同时还可允许断端微动，刺激周围血管侵入及外骨膜骨痂形成，有利于骨折的愈合。另外，髓内固定受力为中心性而非偏心性，骨折断端承受相当一部分载荷，失用性骨质疏松也较轻。传统经皮穿针治疗肱骨近端骨折是由三角肌止点处进针逆行向上固定肱骨头。有学者对此处的解剖做了精确的测量，认为肩峰下35～70mm、前下方35～85mm处有旋肱动脉及腋神经通过[5]，故从此进针有误伤重要神经、血管的风险，且针尾易刺激三角肌，影响肩关节功能锻炼。本法选择从肱骨外髁处逆行进针是因其在皮下易于触及，周围无重要血管和神经，进针安全且简便。过去闭合复位逆行髓内钉治疗肱骨近端骨折多使用普通克氏针，但克氏钉的强度、弹性、塑形能力均有不足。这里选用的是钛制弹性髓内钉，由1982年法国的Metaizeau和Nancy发明，具有高强度、低弹性模量的特点，外力作用下容易变形[6]。进入髓腔内的两根钛制弹性髓内钉会根据髓腔内壁进行适应性弯曲，可帮助顺利进针，同时又保留一种回弹趋势，可以对骨折的断端固定更牢固。

总之，手法整复逆行髓内钉固定治疗肱骨近端骨折解决了切开复位内固定创伤大、并发症多、肩关节功能恢复差及手法复位单纯外固定不可靠等问题，具有损伤小、固定直接可靠、操作简便、并发症少、术后早期可行功能锻炼、肩关节功能恢复满意等特点，值得临床推广应用。

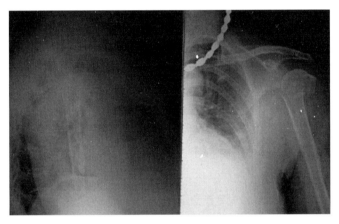

图17-19　术前正、侧位片

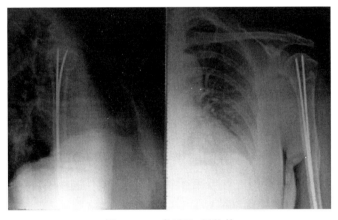

图17-20　术后正、侧位片

参考文献

[1]张鹏翼，黄煌渊，陈文钧.肱骨近端骨折的手术治疗进展[J].上海医学，2004，27（12）：946-948.

[2]JOSEPH D,ANTHONY J.Fractures of the proximal humerus diagnosis and management//
JOSEPH P,GERALD R,WILLIAMS Jr.Disords of the shoulder:diagnosis and management[M].
Philadelphia Lippincott Williams and Wilkins,1999:639-685.

[3]NEER CS Ⅱ.Displace proximal humerus fractures Partl classification and evaluation[J].J
Bone Joint Surg(Am),1970,52(6):1077-1089.

[4]张永民,赵钢生,陈欣.肱骨近端粉碎性骨折的外科治疗[J].中国骨伤,2002,15(4):234.

[5]KAMINENI S,ANKEM H,SANGHAVI S.Anatomical considerations for percuaneous
proximal humerul fracture fixation[J].Injury,2004,35(11):1133-1136.

[6]张俊玮,姜春阳,黄明利,等.钛制弹性髓内钉结合夹板弹力带固定治疗肱骨干骨折[J].中医
正骨,2011,23(9):690-692.

（王晓波）

第二十二节　手法复位结合微创改良入路弹性髓内钉逆行内固定治疗成人肱骨干骨折

[摘要]目的:探讨手法复位结合微创改良入路弹性髓内钉逆行内固定治疗成人肱骨干骨折的方法,并评价其疗效。方法:回顾性分析从 2012 年 1 月至 2019 年 10 月,以手法复位结合微创改良入路弹性髓内钉逆行内固定治疗 62 例成人肱骨干骨折患者的临床资料。其中男 35 例,女 27 例;年龄 18～79 岁,平均 45.2 岁。患者均应用手法复位结合微创改良入路弹性髓内钉经皮逆行穿针内固定治疗,术后观察患侧肩疼痛、功能、运动范围、解剖复位情况,观察患侧肩关节疼痛、运动功能、稳定性、日常活动等情况。末次随访时采用疼痛视觉模拟评分(VAS)评估患臂疼痛情况,采用 Neer 评分评定患侧肩关节疗效,采用 Mayo 评分评价患侧肩关节总体功能。结果:62 例患者均顺利完成手术,手术时间 12～74min,平均 34min;出血量 10～45mL,平均 29mL。62 例均获得随访 10～48 个月,平均 19.5 个月。患者术后均无神经及血管损伤、骨不连、关节僵硬等情况发生。骨折均获得愈合,愈合时间为 9～28 周,平均 20.3 周。末次随访时 VAS 评分为 0～3 分,平均 0.7 分;Neer 评分为 85～100 分,平均 94 分;Mayo 评分为 90～100 分,平均 97 分。疗效评定为优 58 例,良 4 例,优良率 100%。结论:手法复位结合微创改良入路弹性髓内钉经皮逆行穿针内固定治疗成人肱骨干骨折疗效满意,该方法具有微创、易于操作、出血少、固定可靠、并发症少、无须二次住院取内固定、无明显手术疤痕等优点。

[关键词]肱骨干骨折;弹性髓内钉;手法复位;改良入路;逆行

肱骨干骨折占全身骨折发生率的 3%[1],目前成人肱骨干骨折不稳定者多采用手术治疗。主要手术方法有钢板、髓内钉固定[2-4],其中切开复位钢板内固定(ORIF)仍是主要手术方式[2],而弹性髓内钉公认是儿童长骨干骨折的首选手术方法[5-6],但应用于成人骨折仍存在争议。文登整骨医院一直致力于中医手法和微创穿针固定技术的总结和创新,经临床不断探索,

以中西医结合理念为指导,改良规范手法、手术操作流程和康复训练方法,成功将弹性髓内钉扩展应用于成人肱骨干骨折,取得了更为满意的疗效,现报道如下。

一、研究对象和方法

(一)研究对象

本研究回顾了文登整骨医院创伤科从 2012 年 1 月至 2019 年 10 月以手法复位结合微创改良入路弹性髓内钉逆行内固定治疗的成人肱骨干骨折 62 例。

(二)纳入标准

(1)年龄≥18 岁。

(2)单侧肱骨干闭合性骨折,不稳定。

(3)按 AO 骨折分型为 A 型和 B 型骨折。

(4)患者依从性较强,无精神类疾患。

(三)排除标准

(1)肱骨干病理性骨折。

(2)合并神经及血管损伤。

(3)合并同侧肱骨髁部骨折,骨折线距鹰嘴窝上缘＜6cm 的干部骨折。

(4)巨大的长螺旋和长斜形骨折。

(四)方法

1.手术方法

采用臂丛神经阻滞麻醉。患者仰卧于手术台,于患肩一侧安装托板,便于侧移和术中透视,C 臂机平行手术床置于患侧的头端,按照术前 X 线摄片上测量的髓腔最窄处宽度选择直径 2.5～3.5mm 弹性髓内钉 2 根。患侧腋窝绕无菌巾,必要时对抗牵引,屈肘关节 90°,并保持前臂旋转中立位。改良后的进钉点定位:在肱骨外上髁最高点沿棘向上 1cm 并偏后 0.5cm,以开口器与肱骨纵轴线呈 30°～45°钻一骨性隧道,见有油性液体流出,证明位于髓内,引入塑形好的弹性钉弯头,使其弯头的凸侧对着肱骨远端髓腔内侧壁,在 C 臂机透视下进钉达接近骨折端。然后在该进针点偏上 0.5～1.0cm,以肱骨外上髁棘至背侧鹰嘴窝外缘中点为第 2 进钉点,与肱骨纵轴呈约 30°开骨性隧道,同法引入另一根弹性髓内钉,使其弯头凸侧对向肱骨远端髓腔前内侧缘或前缘,进钉接近骨折端,两钉尖均以不超过断端为度。然后复位骨折:取上臂中立位,一助手把持围绕患侧腋窝的布巾向头端牵引,另一助手维持屈肘 90°,前臂中立位向远端沿肱骨纵轴对抗牵引,纠正短缩移位;术者根据骨折外展、内收的移位特点,通过端挤提按纠正成角畸形,使骨折复位。C 臂机透视骨折复位满意后,第 3 名助手交替进钉通过骨折端,同时以手柄旋转弹性髓内钉,使其尖端凸侧尽量呈背对背分叉状分布;继续交替轻柔锤击,使弹性髓内钉的尖端达到肱骨头内(极限在软骨下骨下方 3～5mm 处),避免穿透软骨进入关节;C臂机透视证实弹性髓内钉在肱骨头内分叉排列,且未穿出关节软骨。适当活动肩关节,无摩擦感,并判断骨折端固定的稳定性,最后钢钉尾端折弯、剪短,埋于皮下或留于皮外,钉尾无菌包扎。对于依从性较差的患者钉尾不宜留于皮外,以免发生感染。

2.术后处理

术中预防性应用抗生素1次,术后无须应用抗生素。钉尾留于皮外者,钉尾定期消毒换药,预防钉尾感染。单纯骨折且骨折端稳定性好,术后患肢上臂贴胸中立位悬吊6周。A型骨折中螺旋形骨折、B型骨折或骨质疏松严重者,因术后稳定性稍差,辅以短夹板或石膏托固定,患肢亦可置于外展架固定,时间均为4周,4周后改为上臂贴胸中立位悬吊。麻醉消退后即开始功能锻炼,早期指导患者握拳屈肘,行肌肉舒缩锻炼,以促进消肿。骨折稳定单纯悬吊者一般在第1周采取仰卧位避免重力,沿床面做钟摆运动以及手肘部锻炼;第3周开始被动加大肩关节活动。全部患者第4周开始主动辅助活动训练,第6周开始主动活动,但第6周前禁止上臂旋转活动,第10~12周开始力量训练。有夹板固定者每天观察其松紧度1次,以绑带上下活动不超过1cm为度,因夹板不限制肩肘关节,早期行仰卧位轻柔被动钟摆活动3~5min,第6周拆除夹板后加大被动肩肘关节活动,以后依次按顺序进行功能锻炼。置于外展架者早期依托支架行被动肘关节屈伸,第4周后拆除支架行肘关节主动活动,行肩关节的被动活动,第6周肩关节开始主动活动。行石膏托固定者4周内行患肢肌肉舒缩锻炼,第4~6周拆除石膏行肩肘关节锻炼,顺序同前。术后第2天、1个月、3个月拍摄X线摄片检查,动态观察骨折恢复情况,以便全程康复指导,确保循序渐进进行功能锻炼。骨折愈合后门诊拔出弹性钉。本组病例采用中西医结合用药方案促进骨折愈合,中医用药早期活血化瘀、消肿止痛,方以本院制剂消肿止痛胶囊;中期接骨续筋,方以本院制剂接骨药丸;后期补益肝肾、舒筋活络,方以本院制剂正骨伸筋胶囊或全程给予骨伤复元汤改善骨折局部血液循环,促进组织修复及骨质愈合。

3.疗效评定方法

术后观察患侧肩疼痛、功能、运动范围、解剖复位情况,观察患侧肘关节疼痛、运动功能、稳定性、日常活动等情况。术后随访期间采用VAS评分评估患臂疼痛情况:0分,无痛;1~3分,有轻微疼痛,能忍受;4~6分,患者疼痛并影响睡眠,尚能忍受;7~10分,患者有渐强烈的疼痛,疼痛难忍,影响食欲、睡眠。采用Neer肩关节评分标准评价疗效:优为≥90分,良为80~89分,可为70~79分,差为<70分。采用Mayo肘关节功能评分系统(MEPS)评价患肘关节总体功能:优为≥90分,良为75~89分,中为60~74分,差为<60分。

二、结果

(一)一般资料

本研究共纳入病例62例,其中男35例,女27例;年龄18~79岁,平均45.2岁;左侧28例,右侧34例;均为闭合性骨折,无神经及血管损伤。按AO分型:A型44例,B型18例。其中A1简单螺旋形15例,A2简单斜形16例,A3简单横断13例;B1螺旋楔形6例,B2折弯楔形7例,B3粉碎楔形5例。受伤至手术时间为2~8d,平均4.6d。

(二)疗效结果

62例患者均顺利完成手术,术中无异常情况或严重并发症发生。手术时间12~74min,平均34min;出血量10~45mL,平均29mL。62例均获得随访10~48个月,平均19.5个月。患者术后均无神经及血管损伤、骨不连、关节僵硬等情况发生,骨折均获得愈合,愈合时间为

9～28 周,平均 20.3 周。随访期间 1 例出现弹性髓内钉轻度退出,因骨折已基本愈合,无须特殊处理;4 例 B 型骨折出现粉碎骨块轻度分离,经延长夹板外固定时间、局部加压垫等处置,骨折均未出现继发性移位,最终骨性愈合;3 例出现轻度针尾激惹症状,拔钉后消失;2 例钉尾留于皮外的患者出现钉尾皮肤轻度渗液,经短期口服抗生素和局部换药,病情控制,无深部感染,拔钉后短期愈合。末次随访时 VAS 评分为 0～3 分,平均 0.7 分;Neer 评分为 85～100 分,平均 94 分;Mayo 评分为 90～100 分,平均 97 分。疗效评定为优 58 例,良 4 例,优良率 100%。

(三)典型病例

典型病例影像资料见图 17-21～图 17-23。

三、讨论

肱骨干骨折保守治疗疗效较为满意,但高达 35% 的患者日常活动会受到影响[7],因此,钢板与髓内钉固定成为临床最常用的治疗方式。笔者采用手法复位结合微创弹性髓内钉逆行经皮穿针内固定治疗成人肱骨干骨折,克服了相关缺陷,只要适应证选择恰当,可成为钢板和常规髓内钉固定的有效替代和补充,具有一定优势。

(一)进钉点改良的解剖学依据及优势

肱骨髁部弹性髓内钉的穿入方法临床上有肱骨外髁单边进钉和内外髁双边进钉法,有切开进钉、微创小切口、闭合开孔等不同于术方式[8-10],尚缺乏统一的标准。随着对肱骨髁部解剖形态深入认知以及对大宗病例的临床经验总结,笔者的体会是自外髁单边进钉优于双边进钉,进钉点经过改良规范,可大大降低钉尾激惹的发生率,而且可以做到小切口或免切口穿针。

肱骨下端扁宽,与肱骨干长轴形成 30°～50° 的前倾角。成人肱骨下端外上髁以上的外侧柱宽度,男性约为 1.8cm,女性约为 1.7cm[11]。笔者以往将第一进钉点定位在外上髁最高点,第二进钉点取其背侧内移约 0.5cm,虽然有定位准确、骨质相对松软、易于开口的优点,但肘部骨骼生理角度和构造特点往往使进针方向受限;第一进钉点因外上髁前后皮质薄,容易滑脱,进针方向只能沿外上髁棘向肱骨髓腔,调整角度余地太小;第二进钉点因肱骨远端越靠下,前倾角越大而骨质越薄,容易穿透骨质,给临床操作带来一定困难。笔者认为进钉点越是靠下,屈伸肘关节时钉尾的激惹发生率越高,这与屈伸时局部脏膜紧张和伸直时鹰嘴外缘对较为接近的钉尾形成挤压有关。

本研究中改良后的进钉点优势明显。

(1)改良后的进钉点周围仅为肱三头肌脏膜覆盖,此处无明显的肌束,可避免对肌肉的损伤;脏膜滑动性小,减轻了钉尾的激惹。

(2)改良进钉点适当上移,位于外侧柱偏外或中轴上,避免伸直时鹰嘴外缘对其造成挤压,可进一步降低钉尾的激惹症状。

(3)改良进钉点周围骨质较厚实,角度可调节范围较大,既可避免进钉轻易穿透对侧骨皮质,又可使进钉变得相当容易。

(4)肱骨远端骨质表浅,改良的进钉点易于定位。根据解剖形态,可以把改良后的进钉点理解为直径 1cm 的小圆面,随时可以在该范围调整钉头方向,而开口时骨性隧道适当向内倾斜也可方便进针操作,更增加了操作的灵活易控性。另外,该术式采用微创闭合操作,避免了切开手术可能出现的医源性桡神经损伤等危险[12]。

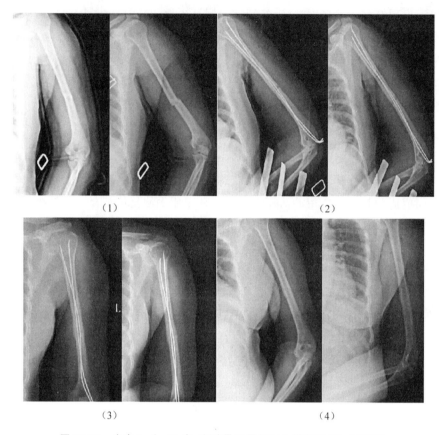

（1）　　　　　　　　　　　　（2）

（3）　　　　　　　　　　　　（4）

图 17-21　患者 1,女,50 岁,左肱骨干骨折(A3 横断骨折),不稳定

注　(1)术前正、侧位 X 线摄片示肱骨干中段横断骨折,骨折向前成角畸形;(2)术后正、侧位 X 线摄片示骨折端复位良好,弹性髓内钉钉尾留于皮内,因术后稳定性较好,不需外固定;(3)术后 16 周正、侧位 X 线摄片示骨折线模糊,骨折端大量骨痂形成,骨折端基本愈合;(4)术后 24 周正、侧位 X 线摄片示拔出弹性髓内钉后,骨折端复位良好,骨性愈合。

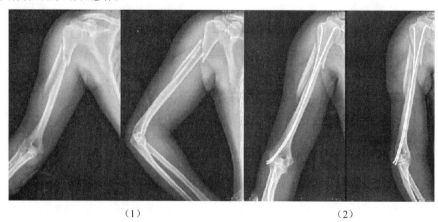

（1）　　　　　　　　　　　　（2）

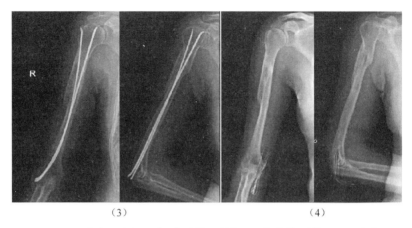

（3）　　　　　　　　　　　　　　　　（4）

图 17-22　患者 2，男，54 岁，右肱骨干骨折（B1 螺旋楔形骨折），不稳定

注　（1）术前正、侧位 X 线摄片示肱骨干上段螺旋楔形骨折，骨折向前成角畸形；（2）术后正、侧位 X 线摄片示骨折端复位良好，蝶形骨块允许轻度分离，不影响愈合，弹性髓内钉钉尾留于皮内，因术后稳定性较好，不需外固定；（3）术后 24 周拔针前正、侧位 X 线摄片示骨折线模糊，骨折端愈合；（4）术后 24 周正、侧位 X 线摄片示拔出弹性髓内钉后，骨折端复位好，骨性愈合。

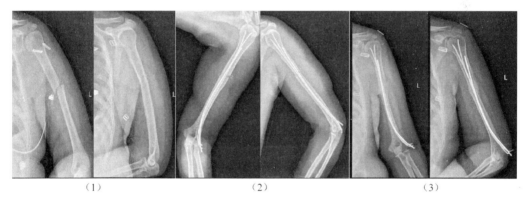

（1）　　　　　　　　　　　（2）　　　　　　　　　　　（3）

图 17-23　患者 3，女，59 岁，左肱骨干骨折（A2 斜形骨折），不稳定

注　（1）术前正、侧位 X 线摄片示肱骨干中段斜形骨折，骨折端有小骨折块，骨折向外、向后成角畸形；（2）术后正、侧位 X 线摄片示骨折端复位良好，因患者存在骨质疏松，髓腔宽阔，增加 1 根弹性钉以加强稳定性，弹性髓内钉钉尾留于皮外，因术后稳定性较好，不需外固定；（3）术后 24 周拔针前正、侧位 X 线摄片示骨折线模糊，骨折端愈合良好。

（二）成人肱骨干骨折弹性髓内钉内固定的技术要点和稳定性分析

良好的骨折端复位是肱骨干骨折弹性髓内钉固定成功的前提。骨折复位是一个动态的过程，应始于临床接诊，初始捋顺并初步整复骨折端，给予可靠的临时固定，可促进消肿和减少继发的神经及血管损伤，而手术时充分麻醉使肌肉完全放松，对进一步骨折复位非常有利，在前期整复的基础上，此时先将弹性髓内钉引入远折端髓腔，并进针至接近骨折端，再整复骨折，可以简化操作。对于中下段骨折应避免反复整复，以免损伤桡神经，偶有复位困难者，可经皮撬拨帮助复位，甚至可以局部辅助小切口直视下复位和协助弹性钉引入近折端髓腔[13]，但不常规推荐。然后两根弹性钉交替进钉至干前端呈交叉分布，最近端可达软骨下骨下方 3～5mm

处,但应避免穿透软骨进入关节。骨折端复位以功能复位为标准,不强求100%的解剖复位。存在蝶形骨块时允许骨折块轻度分离,但不能过度旋转。

弹性髓内钉固定长骨干骨折时一般要求在骨折端对应处C形或S形预弯弹性钉(预弯弧高度为髓腔最窄处直径3倍),可使其通过骨折端形成交叉后再分叉,在进钉点、骨折端、钉尖处形成3点支撑固定,双钉对称平衡插入髓腔后形成弹力性内夹板作用及6点支撑固定,从而对抗成角、短缩和旋转,增加固定的牢固性[14]。因为儿童骨干骨折愈合时间短,使弹性髓内钉广泛应用于儿童长骨干骨折,应用于成人存在争议,焦点集中在能否为骨折端提供足够的稳定性。

弹性髓内钉固定肱骨干等长骨骨折属于生物固定,允许骨折端存在微动,这种微动有利于骨折端形成骨痂愈合,此机制与小夹板固定骨折的机制相同[15]。受此启发,将弹性髓内钉应用于成人肱骨干骨折,对于AO分型的B型骨折,可以辅以小夹板等外固定,打消了稳定性不足的顾虑,保证了临床治疗效果。至于弹性钉的预弯,中段A型骨折可以完美实施,对于近肱骨头和肱骨下段的骨折不强制要求,笔者的体会是单边进钉不影响弹性钉预弯,只不过弹性钉不是在冠状面,而是在矢状面形成对称交叉平衡结构,这种矢状面上的平衡结构也能达到完美的6点支撑固定,不需辅助外固定。若弹性钉未预弯或不能形成完美6点支撑,则辅以4周的小夹板或石膏外固定,从而保证稳定性和疗效。根据骨折的生物力学原理,分析大宗病例,对于肱骨干骨折沿骨干长轴的压缩应力有利骨折愈合,分离和旋转应力不利骨折愈合,成角应力在弹性钉固定和小夹板固定后一般可以避免,影响较小。对于功能锻炼的要求,笔者强调在骨折端初步愈合前(一般6周)禁止上臂旋转,进行肩肘关节功能锻炼的间隙必须悬吊患肢,防止骨折端分离,而且对于单纯横断骨折,沿骨干轴向锤击肘部,使骨折端产生压缩应力也是必要的促进骨折愈合的措施。以上方法尤其在老年患者存在骨质疏松时更应注意。而长斜形骨折也有成功的病例,在保证复位和固定的前提下,避免旋转导致骨折端分离和接触面积减小是骨折顺利愈合的保证,所以长斜形和长螺旋不作为适应证推荐应用该技术,粉碎严重的干部骨折也不适合应用该技术。

选用弹性髓内钉的直径一般为髓腔最窄处直径的1/3,老年人骨质疏松,髓腔较宽,选钉直径一般在3mm以上,有时也可增加1根弹性钉以加强稳定性,进钉时切勿使用暴力,以免导致钉尖穿透皮质甚至导致劈裂骨折,钉尖越过骨折线处即应调整好钉头方向,有时借助钉头还可辅助复位,交替轻柔锤击,直达肱骨近端干后端,透视确定钉头位置,确保勿穿透软骨,以免影响关节活动。若在进钉时出现断端分离,则在肘部沿肱骨长轴轴向叩击,多可纠正。

(三)弹性髓内钉治疗肱骨干骨折的优势

成人肱骨干骨折的治疗分为保守治疗和手术治疗,而手术治疗方法有加压钢板、锁定钢板固定,交锁髓内钉、弹性髓内钉固定以及外固定支架固定等方法[2-5,10,16],不同的治疗方法各有适应证和优缺点。近年来,锁定钢板固定逐渐成为主流的治疗方法,尤其适用于老年骨质疏松患者和粉碎性骨折的患者[17]。但锁定钢板固定因切开复位剥离广泛,局部血运破坏较重,术后感染、粘连、关节僵硬、应力遮挡、骨不连、桡神经损伤、钢板断裂等情况亦时有发生[4,18]。根据临床经验和既往研究[12],笔者采用改良入路经皮弹性髓内钉固定治疗肱骨干骨折,具有微创、易于操作、出血少、固定可靠、并发症少、无须二次住院取内固定、无明显手术瘢痕等优点。

笔者根据骨折类型和创伤解剖特征,研究和规范弹性钉固定肱骨干骨折的技术要求和功能锻炼程序,强化了固定的可靠性,即使是骨质疏松的老年患者也可以规范、简便地施行该术式。该技术只要适应证选择得当,疗效非常显著。

(四)弹性髓内钉治疗肱骨干骨折的适应证及禁忌证

总结采用微创改良入路经皮弹性髓内钉逆行固定治疗肱骨干骨折的适应证如下。

(1)AO 骨折分型中,不稳定的 A 型和 B 型骨折,骨折形态一般为横形和短斜形。

(2)位于鹰嘴窝上方>6cm 的干部骨折。

(3)骨折形态为长斜和长螺旋骨折的 A 型骨折,复位满意者可试行此术式,可结合骨折端局部穿针,但一般要辅以外展架等外固定措施,并在骨折初步愈合前禁止旋转。

对于巨大的长螺旋和长斜形 B 型和 C 型骨折,合并髁部骨折及合并神经及血管损伤者不宜行该术式。值得注意的是,国内文献报道肱骨干骨折术后合并桡神经损伤的概率为6.4%[18]。本组病例无桡神经损伤出现,可能与我们的手法复位相对轻柔有关。患者依从性不强,不能很好配合医生进行功能锻炼的患者,不建议采取此术式。因本组病例数仍偏少,对于适应证的选择方面仍需进一步系统研究。

四、思考

弹性髓内钉治疗肱骨干骨折一般遵循自远离骨折端一侧进钉的原则,这与肱骨外科颈骨折可行弹性髓内钉固定的机制一致,符合相关手术原则[14],临床研究显示,采用其他髓内钉固定肱骨干骨折时多数从肱骨近端进钉,此时钉尾对肩袖的损害和肩关节的影响是临床关注的焦点之一,而笔者对于肱骨远端 6cm 以内甚至肱骨远端 1/3 的骨折探索改良的近端弹性髓内钉固定顺行进钉方法,可有效避免钉尾相关并发症。采用闭合复位经皮弹性钉固定肱骨干骨折优点突出,但对于复杂粉碎性骨折和部分长螺旋和长斜形骨折存在不能满意复位的情况,而且该技术不属于坚固内固定,主要不足是控制旋转能力较差[19],故此术式存在一定局限性。所以临床工作中必须严格掌握手术的适应证,此技术可作为钢板等主流技术的有效补充。本组患者样本量偏小,病例选择谨慎,且部分患者随访时间偏短,对于该术式的远期并发症和疗效仍需要进一步观察。未来拟开展此技术与锁定钢板或其他髓内钉固定术式的疗效对比研究,对于成人肱骨干内弹性钉固定状态的生物力学特点研究也有待进一步开展。

参考文献

[1]冯传汉,张铁良.临床骨科学[M].2 版.北京:人民卫生出版社,2004:812-813.

[2]NOWAK LL NILOOFAR D,MCKEE MD.et al.Plate fixation for management of humerus fractures[J].Injury,2018,49:S33-S38.

[3]SUKKARIEH HG.Antegrade intramedullary nailing:humerus shaft fractures[M]// Operative Dictations in Orthopedic Surgery.New York:Springer,2013.

[4]赵刚,刘昊楠,李宁,等.锁定加压钢板与顺行交锁髓内钉治疗肱骨干骨折的中期疗效观察[J].中华医学杂志,2016,96(37):2988-2992.

[5]ZHAO JG,WANG J.WANG C.et al.Intramedullary nailversus plate fixation for humeral shaft fractures[J].Medicine,2015,94(11):e599.

[6]林龙,付德生,樊展,等.弹性髓内钉内固定治疗儿童肱骨干骨折疗效体会[J].实用骨科杂志,2018,24(2):175-177.

[7]SHIELDS E,SUNDEM L,CHILDS S.et al The impact of residual angulation on patient reported functional outcome scores after non operative treatment for humeralshaft fractures[J].Injury,2016,47(4):914-918.

[8]万永鲜,徐丽丽,王远辉,等.两种方法治疗成人肱骨干骨折的疗效比较[J].重庆医学,2016,45(19):2626-2628.

[9]VERMA A.KUSHWAHA SS.KHAN YA.et al.Clinical outcome of treatment of diaphyseal fractures of humerus treated by titanium elastic nails in adult age group[J].J Clin Diag Res,2017,11(5):RC01.

[10]王建华.雪原.弹性髓内钉内固定治疗老年肱骨干骨折的效果观察[J].山东医药,2014,54(29):49-50.

[11]郭世绂.骨科临床解剖学[M].济南:山东科学技术出版社,2002:507.

[12]李伟元,孙卫强,刘坤,等.手法复位结合改良入路经皮弹性髓内钉内固定治疗老年人肱骨外科颈骨折的临床观察[J].中华解剖与临床杂志,2019,24(4):410-414.

[13]王邦,孙祥水.弹性髓内钉治疗儿童四肢长骨骨折后并发症的研究进展[J].中华创伤杂志,2019,35(3):282-288.

[14]HUNTER JB.The principles of elastic stable intramedullary nailing in children[J].Injury,2005,36(1):A20-A24.

[15]张元民.王志彬.小夹板治疗骨折的微动观[J].中国骨伤,2000,13(12):722-723.

[16]黄俊武,周玉龙,周一飞,等.有限内固定结合外固定支架治疗肱骨干粉碎性骨折[J].中华创伤杂志,2016,32(8):683-687.

[17]刘智,凌超,李连华.肱骨干骨折内固定治疗临床研究与比较[J].国际骨科学杂志,2013,34(1):20-22.

[18]冯涛.髓内钉和钢板置入修复成人肱骨干骨折:桡神经损伤及骨不愈合发生率比较[J].中国组织工程研究,2015,19(13):2086-2090.

[19]徐蕴岚,沈恺颖,王志刚.弹性髓内钉在儿童长骨干骺交界区骨折中的治疗体会[J].中国矫形外科杂志,2016,24(16):1455-1461.

（王晓波）

第二十三节　经皮穿针内固定结合外固定架治疗肱骨干骨折

[摘要]目的:观察经皮穿针内固定结合外固定架治疗肱骨干骨折的临床效果。方法:肱骨干骨折 30 例,均采用手法复位经皮穿针内固定结合外固定架治疗。结果:本组病例术后获平

均 6.2 个月(4～7 个月)的随访,骨折均一期愈合。肩肘关节功能正常,无针孔感染等并发症。结论:经皮穿针内固定结合外固定架治疗肱骨干骨折,具有操作简便、创伤小、固定可靠并能够早期进行患肢锻炼等优点,是治疗肱骨干骨折的有效方法之一。

[关键词]肱骨干骨折;经皮穿针;骨折固定术;外固定架

肱骨干是指肱骨外科颈以下至肱骨内、外上髁以上部位。肱骨干骨折在四肢骨折中比较常见,多为直接暴力、传导暴力及旋转暴力所致,约占全身骨折总数的 1.31%[1]。临床上治疗方法多样,许多学者倾向于切开复位内固定治疗,我院自 2009 年 3 月至 2010 年 12 月采用经皮穿针结合外固定架治疗肱骨干骨折,经随诊观察,取得满意疗效,现报道如下。

一、临床资料

本组 30 例均为闭合性骨折,男 21 例,女 9 例。年龄 19～69 岁,平均 39.5 岁。左侧 12 例,右侧 18 例。骨折类型:横断骨折 6 例,斜形骨折 15 例,螺旋形骨折 9 例。骨折部位:肱骨上段骨折 7 例,中段 14 例,下段 9 例,其中合并桡神经损伤 2 例。伤后至就诊时间 2～72h,平均(32±2.5)h。

二、方法

(一)手术方法

术前行活血化瘀、消肿止痛治疗。一般在伤后 3～7d 手术。在臂丛神经阻滞麻醉下进行手术。患者取仰卧位,患肢屈肘 90°置于胸前,术区常规消毒铺巾。术者和助手站于患者患侧,一助手双手握持患侧前臂维持屈肘 90°位,另一助手握持患侧上臂维持轻度外展位。术者选择一枚直径 2.5～3.0mm 与患侧上臂等长的钢针,用骨钻于外上髁与尺骨鹰嘴外缘之间后侧中点穿入皮肤,斜向上与肱骨纵轴成 20°～30°角经肱骨髁部穿入肱骨远端髓腔。嘱 2 名助手拔伸牵引,纠正骨折重叠移位,术者根据骨折移位情况采用推挤提按手法使骨折复位。术者维持对位,一助手用骨锤将钢针缓缓打入骨折近端髓腔,X 线透视见进针准确无误后,将针尾折弯,埋于皮下,无菌包扎。用配套器械根据骨折部位于肱骨髁上 2～3cm、三角肌粗隆上 1～2cm处分别打入固定螺钉 2 枚,2 枚螺钉分别位于不同平面,按要求安装外固定器固定。用颈腕吊带悬吊患肢腕关节,上臂固定带将患肢肘关节贴腋前线固定。麻醉消退后,观察患肢腕关节活动及手部皮肤感觉,确认有无桡神经损伤,术后外固定器应保持清洁,针孔用干纱布覆盖,每天消毒,观察针孔周围软组织情况,防止发生感染。

(二)功能锻炼

术后适当口服抗生素以预防感染,有桡神经损伤症状的 2 例患者,给予营养神经的药物治疗,并行患侧腕、指各关节的被动屈伸活动。术后第 2 天即行手部及腕关节功能活动,4～6 周后行患肩屈伸、外展和肘关节屈伸活动。10～12 周拆除外固定架,4～6 个月 X 线摄片证实达骨性愈合时取出内固定。

三、结果

（1）本组 30 例，术后手术针孔均一期愈合。随访 4～7 个月，平均 6.2 个月，骨折复位良好，均一期愈合，愈合时间为 3～6 个月，平均 3.5 个月。术前 2 例桡神经损伤术后服用神经营养药治疗后均恢复。本组未出现伤口感染、内固定退出、折断及医源性桡神经损伤等并发症的发生。按照 Rodriguez-Merchan EC 标准评价[2]，本组肩肘关节功能优 21 例，良 6 例，可 3 例，优良率达 90%。

（2）典型病例：患者中年女性，因骑摩托车摔倒，致右上臂肿胀、疼痛、活动受限 1h 入院。入院后拍摄右上臂 X 线摄片示右肱骨干骨折，见图 17-24(1)(2)。给予患肢制动、药物促进消肿等治疗。3d 后肿胀减轻，在臂丛麻醉下行手法复位闭合穿针结合外固定架手术治疗，术后 X 线摄片显示骨折复位满意，见图 17-24(3)(4)。术后 4 周复查 X 线摄片显示骨折端对位好，大量骨痂，行肘肩关节功能锻炼，12 周后拆除外固定架，肩肘关节功能优。

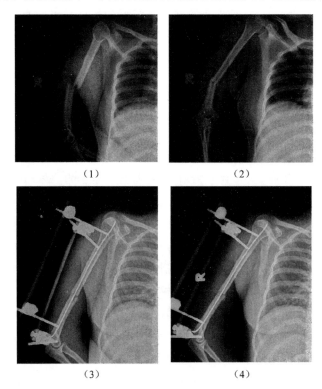

（1）　　　　　　　　　　（2）

（3）　　　　　　　　　　（4）

图 17-24　右肱骨干骨折

注　(1)～(2)术前 X 线摄片；(3)～(4)术后 X 线摄片。

四、讨论

（一）肱骨干骨折的治疗方法

传统的非手术治疗包括手法复位夹板外固定、前臂悬垂石膏、肩外展架、骨牵引等，多数肱骨干骨折可获得满意的治疗效果[3-4]。夹板外固定具有质轻、调整方便、患者舒适、便于邻近关节的功能锻炼等优点,但护理要求高,必须随时调整扎带的松紧度,不易保持骨折端的对位和对线,不能进行骨折段的加压,因上肢的重力作用骨折端易产生分离,从而有可能造成骨折畸形愈合,甚至延迟愈合或不愈合。石膏外固定,因肱骨干骨折早期大多肿胀严重,易造成压伤,导致血液循环障碍,肿胀消失后骨折端易在松动的石膏内移位,并且可因固定时间长造成肌肉萎缩或肩关节和肘关节的功能障碍[5]。随着内固定器材的发展,多数学者倾向于切开复位钢板,认为钢板内固定是手术治疗肱骨干骨折的金标准[3],但钢板固定手术时间长,切口大,尤其是为获得较好的显露而过于广泛剥离骨膜和周围的软组织,会进一步破坏骨折端的血运,影响骨折愈合;而钢板与骨干之间还存在应力遮挡,又可能造成钢板下骨质疏松或再骨折[6]。交锁髓内钉内固定常引起肩袖损伤,导致肩关节疼痛、骨折端分离、骨折愈合时间长。手法复位经皮穿针内固定结合外固定架治疗肱骨干骨折是一种较为实用的治疗方法,该方法具有损伤小、痛苦少、感染率低、安全可靠、操作简单、愈合早、功能恢复快等优点。本法不切开复位,不会进一步损伤骨折部位的骨膜和软组织,特别是可避免损伤肱骨的滋养血管,故在愈合过程中,骨折端始终能得到充分的血液供应,以确保愈合的顺利进行。同时,由于无较大手术瘢痕,使患者术后外观上得到很大改善。

(二)经皮穿针结合外固定架的必要性

肱骨干髓腔粗大而克氏针直径小(2.5~3.0mm),使克氏针对骨折端的固定作用变小,难以很好地控制骨折再移位,如果采用单纯增加克氏针直径来解决这个问题,则又加重了手术的创伤及对肩关节或肘关节功能的影响,特别是骨折呈长斜形、螺旋形、粉碎性等极不稳定状态时,单髓内克氏针固定往往不能达到治疗目的。我们通过临床观察及分析发现,以往自鹰嘴外侧或肱骨大结节经皮单克氏针内固定治疗肱骨干骨折,术后骨折解剖及近解剖复位率仅有约40%,尤其对于斜形、螺旋形、粉碎性肱骨干骨折,行单克氏针内固定时,容易出现骨折的侧方移位、旋转、短缩及成角畸形。因此,在经皮穿针后再加上外固定架,这样就对骨折端形成较坚强的固定,在很大程度上克服了以往治疗方法的缺点。而且外固定架随时可在X线下调整,保证骨折达到正常位置。术后可进行关节功能锻炼,避免二次手术取内固定的痛苦。因此,经皮穿针结合外固定架是治疗肱骨干骨折的理想方法之一。

参考文献

[1]王亦璁.骨与关节损伤[M].4版.北京:人民卫生出版社,2006:829.

[2]RODRIGUEZ-MERCHAN EC.Compression plating versus hackethal nailingin closed humeral shaft fractures failing nonop erative reduction[J].J Orthop Trauma,1995,9(3):194-197.

[3]MAGNUSON PB.An operation for relief of disa bility in old fracture of oscaleis[J].J Am Med Assn,1923,80:1511-1513.

[4]王秋根,沈洪兴.肱骨干骨折的治疗选择[J].国外医学·骨科学分册,2004,25(4):197-199.

[5]SARMIENTO A,WADDELL JP,LATTA LL.Diaphy seal humeral fractures:treatment options[J].J Bone Joint Surg(Am),2001,83:1566-1577.

[6]陈书连,袁西奇,郑作超.组合式多功能单边外固定架固定治疗肱骨干骨折[J].中医正骨,2003,15(12):23.

[7]GGOESSENS ML,VANDE W,ILDENBERG FJ,et al.Treatment of fractures of femur and tibial with the telescopic lockingnail:design of a new implant and the first clinical results[J].J Trauma,1999,46(5):853-862.

（鞠海洋）

第二十四节　精准弹性髓内钉置入固定成人肱骨干骨折

[摘要]目的:介绍精准入路弹性髓内钉固定成人肱骨干骨折的手术技术及初步临床结果。方法:自2019年1月至2020年3月,应用精准入路弹性髓内钉微创治疗成人肱骨干骨折患者60例。术前在影像软件上测量分析,规划入钉点与入钉角度,选择弹性髓内钉。术中于肱骨远端外侧按术前规划,分别开髓置入两枚弹性髓内钉。第1枚髓内钉钉头打至肱骨头软骨下方2mm,第2枚钉至外科颈下方1cm时旋转髓内钉,使其尖端与第1根髓内钉弯头方向相反,继续进针直达肱骨头软骨下方2mm处。结果:60例患者均顺利完成手术,术后无针道感染、激惹、松动等情况的发生。骨折均达到功能复位的标准,所有患者均达骨性愈合。12周时肩关节Neer评分:优58例,良2例,优良率100%;肘关节Mayo评分:优60例,优良率100%。结论:精准置入弹性髓内钉微创治疗成人肱骨干骨折创伤小、手术操作简单,初步结果良好。

[关键词]成人;肱骨干骨折;精准置入;弹性髓内钉;微创手术

肱骨干骨折占所有骨折的1.3%～3%[1],占肱骨骨折的13%～20%[2]。多由车祸撞伤、高处摔伤、掰手腕扭伤等暴力所致,非手术治疗曾被认为是肱骨干骨折治疗的金标准[3]。但随着外科技术及固定材料的进步,手术治疗成为主流趋势,固定材料有接骨板、交锁髓内钉、外固定支架及弹性髓内钉等,其疗效不尽相同。近年来,在中国接骨学(CO)理念的指导下,我们更注重微创及生物学的固定方式,弹性髓内钉因其自身的结构特点及较低的弹性模量备受关注,对其应用及研究多局限于儿童四肢干部骨折,而对于成人肱骨干骨折的研究应用很少。既往研究的着力点多集中于进针点、进针角度、髓内钉构型,而对于进针角度的精准控制方法、进针点的位置及进针顺序、髓内钉的直径选择尚无系统研究,我们应用精准入路弹性髓内钉微创治疗成人肱骨干骨折60例,疗效满意,现报道如下。

一、手术技术

（一）术前准备

术前行X线摄片及CT平扫、MPR及3D重建检查,明确骨折线走行及骨块空间布局,便于术中精确高效复位骨折端。详细告知患者治疗方案及术后康复计划,必须达到患者完全理解及百分之百执行。于影像软件上测量髓腔最窄处的直径,选定2枚直径总和小于该处2～4mm的弹性髓内钉。患肢置于屈肘标准侧位,沿肱骨外髁嵴画一条肱骨轴线A,标记肱骨外髁最高点为 a 点，a 点近端 4cm 为 b 点，a 点近端 1cm 向后 0.5cm 为 c 点，以 b 点为顶点画一条与 A 成 30°角的直线 B，见图 17-25（1）。

（二）麻醉与体位

行臂丛神经阻滞麻醉，患者仰卧于手术台，患肢保持肩外展 90°、屈肘 90°标准侧位置于辅助手术台上。

（三）手术操作

以直径 3mm 的克氏针于 b 点经皮刺入骨质，保持克氏针在矢状面与 A 线呈 30°夹角，并以 b 点为中心向后水平旋转克氏针尾部，使克氏针垂直投影与 B 线重叠，见图 17-25（1），安装手术钻，克氏针钻孔后，以开孔器扩大外侧皮质孔道约 2mm，见图 17-25（2），将较粗弹性髓内钉于相应孔道顺势插入，保持髓内钉的尖端弯头凸侧对向髓腔内壁，安装打拔器，以锤小幅度高频率敲击，直至髓内钉尖端插入至骨折线稍远端，术者通过拔伸牵引、端挤提按、回旋捻正等正骨手法纠正骨折端的短缩、成角、侧方、旋转移位，维持复位状态，助手将髓内钉钉头打至肱骨头软骨下方 2mm 处，透视正侧位，位置及固定满意后，继续保持肩外展 90°、屈肘 90°标准侧位，术者手法稳定骨折端，助手于 c 点钻孔，保持克氏针与冠状位、矢状位成角均为 20°～25°，钻孔后，以开孔器稍扩大孔道，图 17-25（3），同法打入另外一根髓内钉通过骨折端，至外科颈下方 1cm 时旋转髓内钉，使其尖端与第 1 根髓内钉弯头方向相反，继续进针，直达肱骨头软骨下方 2mm 处，见图 17-25（4），将髓内钉尾端剪短、折弯，留于皮外，折弯处与皮肤相距 0.5cm，与髓内钉尾端相距 1cm。

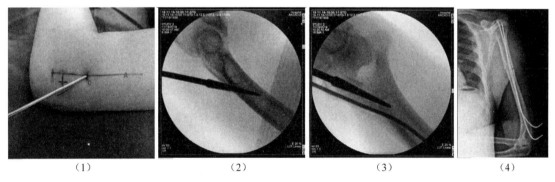

（1） （2） （3） （4）

图 17-25 精准入路弹性髓内钉微创治疗成人肱骨干骨折

注 （1）以 3mm 的克氏针于近端进针点（b 点）肱骨嵴皮质骨钻孔，使其与冠状面、矢状面各成角 30°；（2）克氏针钻孔后，以开孔器扩大外侧皮质孔道约 2mm；（3）置入第 1 枚弹性髓内钉，以 3mm 的克氏针于远端进针点（c 点）髁部松质骨钻孔后，以开孔器扩大外侧皮质孔道约 2mm，角度较前一枚髓内钉要小（20°～25°）；（4）将弹性钉头端置入于肱骨头软骨下方 2mm 处，保持 2 枚弹性钉尾部八字张开，弹性钉于髓腔内形成多维布局。

（四）术后处理

术后无须应用抗生素，A 型骨折仅以上肢吊带悬吊，B 型不稳定骨折可以胸壁固定带或石膏托及上肢吊带固定，术后即可进行手、腕、肘关节的功能锻炼，3 周后可被动行肩关节功能锻炼，但避免上臂旋转功能锻炼，6 周后去除外固定，进行旋转功能锻炼及其他方向主动功能锻炼。在愈合过程中，可于肘部向近端行纵向的叩击练习，当骨折端骨痂生长满意，大约术后 8

周时可完全去除上肢吊带,进行肩关节全范围主动功能锻炼,10～12周开始力量训练。

二、临床资料

(一)一般资料

2019年1月至2020年3月,在山东省文登整骨医院住院治疗的成人肱骨干骨折患者60例,男34例,女26例;年龄19～94岁,平均年龄(47.55±2.71)岁。均为闭合性损伤。AO分型:A型36例,B型24例。其中A1简单螺旋形11例,A2简单斜形13例,A3简单横形12例;B1螺旋楔形10例,B2折弯楔形8例,B3粉碎楔形6例。受伤至手术时间2～6d,平均(3.18±0.15)d。

(二)初步结果

60例患者均顺利完成手术,术后无针道感染、激惹、松动等情况的发生。患者术中出血量0～10mL,平均(3.63±1.14)mL,手术时间15～25min,平均(19.45±2.33)min,骨折均达到功能复位的标准,所有患者均骨性愈合,临床愈合时间8～16周,平均(10.30±1.43)周,影像骨性愈合时间12～20周,平均(15.22±0.22)周,12周时,依据肩关节Neer评分:优58例,良2例,优良率100%;依据肘关节Mayo评分:优60例,优良率100%。典型病例见图17-26。

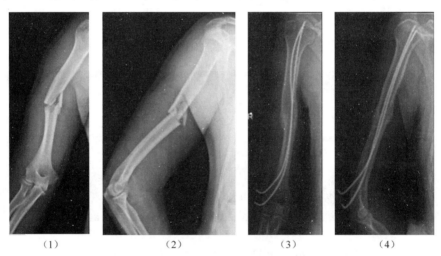

(1)　　　　　　(2)　　　　　　(3)　　　　　　(4)

图17-26　行弹性髓内钉微创治疗,术前和术后正、侧位片

注　患者,男,45岁,右肱骨B3型骨折。(1)术前正位片,骨折端向外成角,内侧楔形粉碎骨块;(2)术前侧位片,骨折端向前成角,前侧楔形粉碎骨块;(3)术后8周正位片,力线好,骨折线消失,骨痂生长良好;(4)术后8周侧位片,力线好,骨折线消失,骨痂生长良好,骨折端临床愈合。

三、讨论

弹性髓内钉最早用于儿童长骨干部骨折[4]。Susanta等[5]认为,弹性髓内钉是治疗儿童长骨骨折的一种安全微创的技术,Artur等[6]认为,弹性髓内钉是近年来治疗长骨骨折的首选。黄海彬等[7]取肱骨外上髁下、后各0.5cm进针,与肱骨长轴成15°角,建议选择3.0～3.5mm髓内钉;魏志勇等[8]以内外髁0.5～1.0cm为进钉点,行1.0～1.5cm皮肤切口;董展等[9]取外侧髁上方相隔 1.0～1.5cm 穿针,与肱骨纵轴成 45°方向进入,并预弯髓内钉;林龙等[10]于肱骨外髁上方约 1.5cm 处做一长约 3cm 切口,并于肱骨纵轴呈约 45°进针,另一枚髓内钉于上一进钉点的近侧 1cm、前侧 1cm 进针,所选髓内钉的直径应为髓腔最狭窄部直径的 40%,预弯弧度为髓腔直径的 3 倍。Ahay 等[11]认为,辅助小切口复位与闭合复位结果相当。

(一)术前计划

术前标记点线,保证了手术的精准操作,极大地缩短手术时间,减小创伤。

(二)体位

患肢保持肩外展 90°、屈肘 90°标准侧位,仅需 1 人轻柔复位即可,无须切开辅助复位,手术视野清晰,操作灵活顺畅。

(三)进针点及角度

近端进针点位于肱骨嵴皮质骨,与冠状面、矢状面各成角 30°,此处骨质坚硬,髓内钉于骨道内可形成稳定的把持力,30°的成角可保证髓内钉于髓腔内壁柔性通过,无须预弯,保持了髓内钉的最佳韧性及刚度,远端进针点位于髁部松质骨,角度较前一进针点要小,既可防止与第 1 枚髓内钉缠绕对抗,保证其顺畅通过髓腔,又可与第 1 枚髓内钉在髓腔内形成多维布局,增强固定的稳定性,而且该进针点仅位于皮下,避开了旋后伸肌腱的起点,无须切口,闭合穿针,避免了对组织的损伤及激惹。

(四)髓内针直径的选择

第 1 枚髓内钉选用相对第 2 枚较粗的直径,多数为 3.5mm,该髓内钉固定后骨折端的复位状态及稳定性极好,第 2 枚髓内钉的置入进一步增强了骨折端的稳定性。

(五)髓内钉尖端位置

置入于肱骨头软骨下方 2mm 处,该处为软骨下骨,骨质较硬,同时 2 枚弹性钉尾部八字张开,可提供最佳的把持力。

综上所述,精准入路弹性髓内钉微创治疗成人肱骨干骨折疗效确切,具有创伤小、术时短、复位简单、固定稳定、愈合快、无并发症、功能恢复好等优点。但本研究样本量相对较小,缺少对照研究,在今后工作中需要进一步完善。

参考文献

[1]薛镜,黄富国,项舟.顺行锁定髓内钉和动力加压钢板治疗肱骨干骨折的系统评价[J].中国矫形外科杂志,2017,25(22):2055-2060.

[2]BERGDAHL C,EKHOLM C,WENNERGREN D,et al.Epidemiology and patho-anatomical pattern of 2011 humeral fractures:data from the Swedish Fracture Register[J].BMC Musculoskelet Disord,2016,17:159.

[3]张鹏,方敏,万春友.成人肱骨干骨折的治疗进展[J].中医正骨,2019,31(6):18-24.

[4]孙晋客,王英振,刘晓静,等.钛制弹性髓内钉内固定治疗肱骨近端骨折的初步观察[J].中国骨与关节损伤杂志,2014,29(7):688-690.

[5]SUSANTA K,SHAKTI S,BISHNU PP,et al.Paediatric long bone fractures managed

with elastic intramedullary nails:a retrospective study of 30 patients[J].Cureus,2020,12(4):e7847.

[6]ARTUR O,JERZY S.Limitations in use of elastic stable intramedullary nailing(ESIN) in children with disorders of bone mineralization[J].Ortop Traumatol Rehabil,2020,22(2):77-83.

[7]黄海彬,王忠,金国华.弹性髓内钉治疗成人肱骨干骨折[J].中国骨与关节损伤杂志,2011,26(3):250-251.

[8]魏志勇,李铭雄,张细祥.闭合复位弹性髓内钉微创治疗成人肱骨干骨折16例[J].广西中医学院学报,2012,15(2):27-29.

[9]董展,楼跃,唐凯,等.弹性髓内钉微创治疗小儿肱骨干骨折33例[J].中华创伤杂志,2014,30(4):333-335.

[10]林龙,付德生,樊展,等.弹性髓内钉内固定治疗儿童肱骨干骨折疗效体会[J].实用骨科杂志,2018,24(2):175-177.

[11]ALTAY MA,ERTURK C,CECE H,et al.Mini-open versus closed reduction in titanium elasticnailing of paediatric femoral shaft fractures:a comparative study [J]. Acta orthopaedica Belgica,2011,77(2):211-217.

（鞠海洋）

第二十五节　手法复位经皮穿针治疗肩关节后脱位

肩关节后脱位临床极为少见,我们曾收治6例,对其进行手法复位经皮穿针内固定方法治疗,经过4个月至1.5年随访,取得满意的效果。为提高对本病的认识,避免漏诊,我们探讨对本病的治疗方法,现总结如下。

一、临床资料

（一）一般资料

本组6例,男5例,女1例;年龄26～52岁,平均38岁;左侧2例,右侧4例;交通事故伤2例,触电伤2例,高处坠落伤1例,癫痫发作致伤1例;合并肱骨头骨折3例,肩盂后缘骨折2例。伤后至就诊时间1～37d。

（二）症状、体征

伤后患者即感肩部疼痛、肿胀、活动受限。查体见肩前方平坦,后方隆突畸形,可摸及突出的肱骨头,伴有骨折时可扪及骨擦感,上臂呈内收内旋畸形。肩关节X线正位片不易发现后脱位,结合临床症状及体征,加拍肩关节腋位片及穿胸侧位片或CT,可发现肩关节后脱位。

二、治疗方法

患者入院后,完善常规检查,采用在肌间沟麻醉下手法复位经皮穿针内固定。麻醉成功后,患者坐于手术椅上,一助手用牵引带经腋部向上牵引,另一助手屈曲肘关节沿肱骨纵轴方向牵引上臂与之对抗,术者立于患肩的后方,双手拇指顶住肩后侧脱出的肱骨头,其余四指环抱肩关节前方,向前下推挤。同时嘱助手逐渐外旋外展上臂,直至闻及弹响声,即证明肱骨头已复位。一助手维持上臂外旋外展位,常规术区消毒铺巾,取 2 枚直径 2.5mm 的钢针,于肱骨外科颈外侧分别向前上后上 30°～45°角穿入肱骨头,直至肩关节盂上。将针尾折弯,留于皮外,无菌消毒包扎。术后人字石膏固定于肩关节外旋外展及轻度后伸位。抗生素预防针眼感染,同时给予活血化瘀、消肿止痛药物口服。3～4 周后拔除钢针,去除外固定,逐渐进行肩关节功能锻炼。

三、治疗结果

本组 6 例全部获得随访,随访时间 4 个月至 1.5 年,平均 10 个月。肩关节全部复位,所有骨折均骨性愈合。参照孙献武等[1]疗效标准评定,结果治愈 4 例,显效 2 例,有效率 100%。患者肩关节功能锻炼后活动正常,无疼痛,无畸形。

四、典型病例

患者,姜某,男,38 岁。于 2000 年 6 月 8 日工作时不慎被电击伤右手部,当即感右手、右上肢、右肩部、右胸背部肌肉强烈痉挛收缩,持续约 3s,电源切断,遂感右肩后部疼痛、肿胀、不能活动。于当地医院进行 X 线摄片及 CT 检查,结果显示,右肩关节后脱位并肱骨头粉碎骨折,关节内有碎骨块存在,治疗效果欠佳。6d 后来院就诊,查体见右肩部肿胀、压痛,前方平坦,后方隆突畸形,可扪及突出的肱骨头,同时感到骨擦感。肩关节活动受限,桡动脉搏动好,手指活动及血液循环好。入院诊断为右肩关节后脱位并肱骨头粉碎性骨折。采取上述方法治疗,术后进行 X 线摄片及 CT 检查示肩关节已复位,肱骨头与肩盂关系正常,骨折对位良好。经过 1 年的随访,肱骨头骨性愈合,肩关节功能正常,活动自如。

五、讨论

(一)受伤机制

从肩关节解剖来看,肩峰与肩胛冈在关节后方形成一弓形骨性阻挡,防止肱骨头向后脱位,同时肩胛骨平面与冠状面成 45°角,使肩胛盂向前倾斜而位于肱骨头内后方,也可防止肱骨头后脱位,而肩关节后方的冈下肌、前方肩胛下肌及上部的冈上肌也牢固地维持肩关节的稳定。因此,肩关节后脱位极为少见。肩关节后脱位多由直接暴力或间接暴力作用引起,当肩前方受到向后直接暴力时,暴力作用于肱骨头,将其后推,肱骨头与肩关节盂后缘直接相撞,肱骨头冲破肩盂后缘及肩关节囊后方造成脱位。电击后,肩部各肌强烈收缩,肩关节内旋肌群的肌力明显大于外旋肌群的肌力,上肢极度内旋,肱骨头转向后方,由于杠杆原理,肱骨头在肌肉痉挛收缩作用下冲破关节囊的后方而脱位。

(二)诊断

肩关节后脱位首次就诊漏诊率达 60%[2]。其漏诊的主要原因为:从肩关节正位片看,肩关节间隙存在,好像关节对位良好,而临床医生过分依赖 X 线摄片检查,忽视了体格检查。只有通过肩关节腋位片及穿胸侧位片或 CT 才能显示出肱骨头向后脱位,但摄片时,常因上臂不能外展而难以拍摄肩关节腋位片,所以如果怀疑肩关节后脱位时,可拍侧位片或行肩部 CT 检查,以确定诊断。事实上,肩关节后脱位正位片与正常正位片仍有不同之处,其特征如下。

(1)肩关节后脱位时,肱骨处于内旋位,肱骨颈变短或消失。

(2)肱骨头内缘与肩胛盂前缘间隙正常情况下为 4～6mm,肩关节后脱位时,此间隙多大于 6mm,且头盂关系不称。

(3)正常肱骨头与肩关节盂的椭圆形重叠影消失。

(4)Moloney 线中断[2]。只要仔细阅片,结合临床症状和体征,即可避免漏诊。

(三)治疗

肩关节后脱位宜早诊断、早治疗。如果延误治疗或治疗方法不当,其复发率较高[3]。本组病例表明,手法复位经皮穿针内固定是治疗肩关节后脱位的有效方法,对不稳定型肩关节后脱位,肩关节后方关节囊及韧带大部分撕裂,肩盂唇撕脱,单纯手法复位外固定治疗易复位、难维持,经常发生再脱位,造成陈旧性肩关节后脱位,须行手术切开复位内固定,增加了不必要的损伤。

本治疗方法具有以下优点:①方法简单,复位良好,固定牢靠;②损伤小,感染率低;③患者住院时间短,痛苦少,减轻患者精神和经济负担。

但应用本方法时应注意以下几点:①本方法只适合于病史不超 2 个月的肩关节后脱位,对陈旧性脱位应采用手术切开复位;②钢针固定时间不宜过长,以 3～4 周为宜;③此类损伤多为严重创伤,后期可能会发生创伤性关节炎,所以应早期加强功能锻炼,以防止前述并发症发生。

参考文献

[1]孙献武,于兰先,杨茂清,等.肩关节后脱位的诊断与治疗[J].中医正骨,1997,9(5):3.
[2]戴克戎.肩部外科学[M].北京:人民卫生出版社,1996:171.

(鞠海洋)

第二十六节　手法复位经皮穿针治疗肱骨髁上骨折

肱骨髁上骨折为儿童常见肘部损伤,发生率占肘部骨折首位,10 岁以下儿童多发,5～8 岁为发病高峰。易并发肘内翻畸形、Volkmann 缺血挛缩、神经损伤、关节活动障碍,而以肘内翻畸形最为常见。2010 年 10 月至 2011 年 10 月收治儿童肱骨髁上骨折 48 例,采用手法复位经皮穿针的方法治疗,获得满意疗效,现总结如下。

一、临床资料

本组 48 例中,男 28 例,女 20 例;年龄最大 10 岁,最小 1.5 岁,平均 7.6 岁;伸直型 43 例,屈曲型 5 例;尺偏型 41 例,桡偏型 7 例;合并正中神经损伤 1 例,合并桡神经损伤 4 例;伤后就诊时间 1h 至 15d,其中 7 例为经外院闭合整复石膏固定失败后前来诊治。

二、治疗方法

(一)术前处理

对于伤后即入院的患者,入院后即行手法整复,石膏托屈肘 90°位固定,并给予院内制剂消肿止痛胶囊治疗,入院后 3～5d,待肢体肿胀开始消退时行手术治疗。

(二)复位及内固定

以伸直尺偏型为例,采用臂丛神经阻滞麻醉或全身麻醉,患者仰卧位,复位前结合 X 线摄片再次熟悉骨折断端移位情况,将患肢置于肩关节外展外旋、屈肘中立位,一名助手握持前臂,另一名助手把持上臂近端,拔伸牵引以矫正重叠移位及利用软组织铰链作用纠正部分旋转移位,术者在骨折远端尺侧以拇指为支点,四指握住远端桡侧由内向外推挤远折端而纠正尺偏,保留约 0.5cm 桡偏,术者再用双拇指抵于骨折远端,双手四指环抱于近骨折端前侧向后拉,同时令远端助手在维持牵引的同时屈肘,纠正骨折端的前后移位(屈曲型损伤患者在纠正前后移位时采用与伸直型相反的手法复位)。术者维持复位,一助手取直径 1.5～2.0mm 克氏针,自肱骨外髁最高点稍偏下处刺入皮下达骨质,克氏针交叉角度一般为 10°左右,透视复位固定满意后,将针尾折弯约 90°剪短,留于皮外,敷料覆盖针尾。

(三)术后处理与功能锻炼

术后患肢铁丝托固定于屈肘 90°前臂旋后位,若骨折存在残余的旋转移位,则将患肢固定于屈肘 90°前臂旋前位固定,用三角巾悬吊于胸前。麻醉消退后,指导患者做握拳、腕关节屈伸等活动,术后 4 周 X 线摄片复查,去除外固定,带针进行肘关节功能锻炼,6 周后视骨折愈合情况去除内固定。

三、治疗结果

所有患者骨折均一期愈合,无针孔感染,随诊时间 6～12 个月,平均 10 个月,所有患者肘关节功能恢复正常,无肘内翻畸形发生,肘关节发生骨化性肌炎 3 例,去除内固定观察 2 个月后摄片,2 例骨化物基本吸收,1 例骨化加重,影响关节屈伸功能,合并神经损伤的患儿在术后半年内神经功能均恢复正常。根据马龙军等[1]肘关节评定标准:优,肘关节伸屈活动受限 10°以内,肘携带角小于正常的 5°;良,肘关节伸屈活动受限 11°～20°,肘携带角小于正常的 10°;可,肘关节伸屈活动受限 21°～30°,肘携带角小于正常的 15°;差,肘关节伸屈活动受限 30°以上,肘携带角小于正常的 15°以上。本组患者恢复情况为优 37 例,良 10 例,差 1 例,优良率为97.9％。

四、讨论

肱骨髁上骨折多见于儿童,通常由高处跌落或摔伤时产生的过伸或屈曲暴力引起,跌倒时手掌着地,肘关节过伸引起伸直型髁上骨折;跌倒时肘关节屈曲,肘部着地,引起屈曲型髁上骨折。儿童的肱骨髁上骨折常合并神经及血管损伤,处理不当可致 Volkmann 肌挛缩,神经损伤,关节活动障碍[2],复位不当或早期固定不牢固可造成骨折移位、骨折端出现尺偏,导致肘内翻畸形的发生。

小儿骨折在很多方面与成人不同,有生长活跃、愈合快、自我塑形能力强的特点,决定了有别于成人治疗的要求,即采用简单、有效,又有最佳疗效的方法[3]。传统治疗方法为闭合复位石膏或夹板固定,对于骨折稳定且局部肿胀较轻的骨折适用,可维持骨折复位,但对于不稳定骨折,此种治疗方法在护理方面要求高,常因患儿家属护理不到位而发生骨折再移位或由于观察不到位导致骨筋膜室综合征的发生;切开复位内固定,可能获得良好的复位及牢靠的固定[4],但术中对软组织剥离,术后发生骨化性肌炎的概率增高,从而造成肘关节功能障碍,且皮肤留有瘢痕,影响美观;闭合复位克氏针内固定治疗儿童肱骨髁上骨折,通过正骨手法复位骨折,经皮穿针固定骨折端,通过微创的方法使断端得到可靠的固定,可有效防止骨折再移位的发生,并可使患儿术后早期即行肘关节功能锻炼,减少关节功能障碍的发生[5]。

在骨折复位过程中,力争一次性复位成功,反复多次的复位可加重局部损伤,后期发生骨化性肌炎的概率增大,并且造成骨折端的不稳定。我们在收治的患儿中有3例于当地医院多次整复的患者。对于断端旋转较重、不能有效矫正的患者,复位后可采用单根克氏针固定,术后患肢前臂旋前位固定,并嘱患者多下地活动,并行手部屈伸活动,使残余的旋转移位通过重力牵引及肌肉的牵拉进一步矫正。功能锻炼的过程中进行肘关节主、被动的屈伸功能锻炼及前臂旋转活动,动作宜轻柔,应循序渐进[6],本组1例骨化性肌炎的患者是因患者父母急于恢复其肘关节活动度而采取粗暴的手法进行关节被动锻炼,从而导致了骨化性肌炎的发生,后经手术治疗,患者肘关节功能得到恢复。

总之,手法复位经皮穿针内固定,既克服了外固定不牢靠、易移动的缺点,又克服了切开复位创伤较大并易引起肘关节僵硬的弊端,该方法简单、术后可早期进行功能锻炼,是目前较为理想的治疗方法。

参考文献

[1]马龙军,陈希红.手法复位经皮克氏针固定治疗肱骨髁上骨折[J].中医正骨,2007,19(7):534.

[2]王亦璁.骨与关节损伤[M].4版.北京:人民卫生出版社,2007:848-853.

[3]潘少川主译.Rang小儿骨折[M].3版.北京:人民卫生出版社,2006:85-94.

[4]唐峰.改良手术配合功能锻炼法治疗Gartland Ⅲ型肱骨髁上骨折[J].中医正骨,2008,20(3):207-208.

[5]毕宏政,黄明利,杨茂清.桡偏复位外侧穿针内固定治疗小儿肱骨髁上骨折[J].中医正骨,2006,18(9):669-670.

[6]邵敏,张百档,刘庆思.肱骨髁上骨折术后合并骨化性肌炎8例分析[J].中医正骨,2006,18(6):427-428.

（侯金永）

第二十七节　微创治疗Ⅲ、Ⅳ型肱骨外髁骨折30例

［摘要］目的:观察手法复位结合经皮穿针内固定治疗Ⅲ、Ⅳ型肱骨外髁骨折的临床效果。方法:Ⅲ、Ⅳ型肱骨外髁骨折30例,均采用手法复位结合经皮穿针内固定治疗。结果:本组病例术后获6～8个月的随访,骨折均一期愈合,优良率为100%。结论:手法复位结合经皮穿针内固定治疗Ⅲ、Ⅳ型肱骨外髁骨折,具有创伤小、固定可靠、能够早期进行患肢功能锻炼等优点,是治疗Ⅲ、Ⅳ型肱骨外髁骨折的有效方法之一。

［关键词］肱骨外髁;治疗;手法复位;经皮穿针

肱骨外髁骨折是除肱骨髁上骨折外肘关节损伤中最常见的骨折,占肘部损伤的6.7%,常发生于儿童及青少年时期,尤其4～8岁的儿童多见[1],其中Ⅲ、Ⅳ型肱骨外髁骨折骨折块移位大、损伤程度重,并发症及后遗症的发生率高。我院自2010年3月至2011年9月采用手法复位结合经皮穿针内固定治疗Ⅲ、Ⅳ型肱骨外髁骨折,取得了满意的疗效,现报道如下。

一、临床资料

本组患者共30例,其中男22例,女8例;年龄3～5岁者4例,6～9岁者19例,10～12岁者7例,平均年龄(8.0±1.2)岁;伤后就诊时间3～72h;其中左侧18例,右侧12例;所有患者依北京积水潭医院分型方法:Ⅲ型损伤29例,Ⅳ型损伤1例;所有患者均不合并血管、神经损伤。

二、方法

(一)术前处理

对1例Ⅳ型损伤患者入院即行肘关节脱位手法复位,复位后X线摄片示脱位复位、肱骨外髁骨块有翻转移位。所有患者均给予屈肘90°位行石膏托固定,手术均于肘部肿胀基本消退、组织张力不大的情况下进行,其中年龄稍大、可配合手术者采用臂丛神经麻醉,年龄稍小、不能配合者采用全身麻醉,体位均取仰卧位。

(二)手法复位及固定方法

以右侧患肢为例,首先用拇指对肘关节外侧进行揉按,从而驱散血肿,摸清骨折块的大致形态及位置,一助手握持上臂近端,术者立于患侧,右手握患者腕部,左手拇指置于骨块的前侧向后侧推挤,并于骨块内缘处(即滑车端)向后内侧挤压,同时肘关节于半伸位情况下内翻肘关节,开大肘关节外侧间隙,同时拇指加大对骨块内后缘的挤压力度,使骨块内侧缘向内后侧旋转,使其内缘部分首先进入关节腔,屈腕并屈伸肘关节的同时进行前臂的旋转活动,使骨块在前臂伸肌的牵拉及拇指挤压力的作用下回纳于关节腔内,骨块回纳时有滑落感,此时使骨折类型变成无翻转的肱骨外髁骨折,同时缓慢屈曲肘关节,前臂旋后位,腕关节背伸位,然后手法触摸骨折块是否向前侧移位(后侧移位很少见),如向前移位,用拇指自外前向内后侧挤压骨块复

位,触摸无台阶感,被动进行肘关节屈伸活动时肘关节无摩擦感及弹响,于肱骨外髁最高点向下约 0.5cm 处用直径 1.5mm 克氏针与肱骨长轴呈 45°进针,通过骨折块进入肱骨 1.5～2.0cm,复位好后,再用直径 1.5mm 克氏针与第 1 枚钢针呈约 20°交叉进针,然后屈伸及旋转肘关节,以观察骨块的稳定性,确定复位准确、固定牢固后,结合 X 线透视确定骨折复位良好,克氏针固定有效后针尾打弯后剪短,留于皮外,无菌包扎,石膏托外固定前臂于旋前位,肘关节屈曲于90°,颈腕吊带悬于胸前。

(三)术后处理

常规应用抗生素 1d,并给予活血化瘀、消肿止痛及促进愈合药物,定期针孔处换药,麻醉消退后即嘱患者进行腕及手指的屈伸功能锻炼,石膏外固定于术后 3～4 周去除,鼓励患者行肘关节主动屈伸及前臂旋转功能锻炼。术后 6～8 周,视骨折愈合情况去除内固定克氏针,如果肘关节屈伸及前臂旋转活动受限范围较大,则需要患者家长协助患者进行被动功能锻炼。禁止对肘关节周围进行推拿揉按,以防止发生骨化性肌炎,影响肘关节活动。

三、治疗效果

术后第 2 天 X 线摄片显示所有患者中 28 例达解剖复位,2 例骨块稍有前移,移位＜2mm。所有患者中 27 例获随访,随诊时间 6～8 个月,均骨性愈合,肘关节屈伸活动 26 例正常,1 例肘关节伸直受限 5°～12°,1 例出现轻度肘内翻畸形,肘内翻 5°以内,3 例患者后期出现轻度的骨化性肌炎,不影响肘关节活动,所有随访患者前臂旋转功能均正常。按林焱斌[2]标准评定:优,术后肘部无肿痛、无畸形、肘关节活动功能恢复正常;良,术后肘部无肿、轻度外翻畸形、外翻角小于 20°,无须手术矫形,肘关节活动度 100°～150°;可,术后肘部外翻畸形,外翻角小于25°,伴尺神经麻痛,需手术治疗,肘关节活动度小于 90°;差,术后肘部畸形明显,外翻角大于25°,伴持续性尺神经麻痹无力,肘关节活动明显受限,僵硬。结果:优 23 例,良 4 例,优良率达 100%。

四、讨论

(1)肱骨外髁Ⅲ、Ⅳ骨折是儿童常见的肘部骨折之一,属于 Salter 骨骺损伤的第Ⅳ型,为关节内骨折,对复位的要求比较高,同时骨折块的完全移位并翻转给复位及固定带来了相当大的难度,故国内外学者多主张切开复位和外固定[3],但手术也存在一定的弊端,诸如对骨块的血运造成相当大的破坏,后期可能出现肱骨外髁生长紊乱,同时对伸肌起点的剥离会对后期伸肌力量造成一定的影响,还存在即使切开也很难分辨软骨面与关节面软骨(因其十分相似)的情况。手法复位可避免以上弊端,但操作上存在一定的难度,首先必须对肱骨外髁Ⅲ、Ⅳ型骨折的损伤机制深入了解:是由于暴力作用使附着于肱骨外髁前臂伸肌总腱及旋后肌急骤收缩,从而造成肱骨外髁骨折。骨折块移位的程度和翻转的方向是由前臂和腕部伸肌的牵拉决定的,不仅向侧方移位,也可以在纵轴上向上翻转,可达 90°～180°,使关节面朝向内侧,而骨折面朝外,还可绕横轴向前或向后旋转移位。

(2)在手法复位时,要仔细观察 X 线摄片,首先辨清关节面和骨折面,骨折块移位的方向和程度,翻转的方向及旋转的程度,易于有的放矢地进行手法整复。在阅 X 线摄片时,必须清楚地知道:儿童肱骨外髁翻转骨折的骨折块与 X 线摄片上显示的骨折块影像不一致。因为该部位的骨折块包括骨骺板和肱骨小头的二级骨化中心、滑车的软骨部分、外上髁、外侧干骺端的一部分及附着于其上的桡侧副韧带和总伸肌腱。而在 X 线摄片的显像上,仅为肱骨外髁的骨化中心和干骺端骨折块,其他组织则不显影。实际上儿童肱骨外髁翻转骨折的骨折块要比 X 线摄片上骨折块显像大得多。

（3）术后肘关节屈曲 60°～90°[4],但注意要旋后位,因旋后位可松弛前臂伸肌,并且可以使桡骨小头对肱骨外髁的挤压力量较为均衡,从而有利于进一步维持骨块的稳定。

参考文献

[1]王亦璁.骨与关节损伤[M].北京:人民卫生出版社,1990:383-390.

[2]林焱斌,林凤飞,陈天萧,等.小儿肱骨外髁翻转骨折的治疗体会(182 例分析)[J].福建医科大学学报,1997,31(4):433-444.

[3]CANALE T.坎贝尔骨科手术学[M].卢世璧,主译.9 版.济南:山东科学技术出版社,2001:2338.

[4]俞莉敏,刘献祥.肱骨外髁骨折的研究进展[J].中国中医骨伤科杂志,2000,8(2):55-58.

（侯金永）

第二十八节　Ⅲ、Ⅳ型肱骨外髁骨折的微创治疗

肱骨外髁骨折是少儿肘关节损伤中较常见的一种骨折类型,约占所有儿童肘部损伤的 12%,属关节内骨折,其中Ⅲ、Ⅳ型肱骨外髁骨折骨块移位较大,其损伤程度较重,并发症及后遗症发生的概率高。我们在 2000 年 10 月至 2009 年 3 月对 56 例Ⅲ、Ⅳ型肱骨外髁骨折采用了手法复位、经皮穿针内固定结合铁丝托外固定的微创方法治疗,取得了满意的疗效,现报道如下。

一、临床资料

本组患者共 56 例,其中男 40 例,女 16 例;年龄 3～5 岁者 8 例,6～9 岁者 30 例,10～12 岁者 18 例,平均年龄(8.2±1.2)岁;伤后就诊时间 3h 至 13d;其中左侧 32 例,右侧 24 例;受伤原因:骑自行车摔伤 20 例,走路摔伤 32 例,高处摔伤 2 例;所有患者依北京积水潭医院分型方法:Ⅲ型损伤 54 例,Ⅳ型损伤 2 例;所有患者均不合并血管、神经损伤。

二、方法

2 例Ⅳ型损伤患者入院早期即行肘关节脱位手法复位,复位后 X 线摄片示肱骨外髁骨块有翻转移位,给予屈肘 90°位行石膏托固定,所有患者手术于伤后肘部肿胀基本消退、组织张力不大的情况下进行,其中年龄稍大、可配合手术者采用臂丛神经麻醉,体位采取端坐位;年龄稍

小、不能配合手术者则采用静脉全身麻醉,体位采取仰卧位。

(一)整复固定方法

以右侧患肢为例,首先用拇指采用轻柔的手法对肘关节外侧进行揉按,以驱散外侧血肿及松解外侧的挛缩组织,使拇指可清楚地摸清肱骨远端外侧皮质、骨折断面及肱骨外髁骨块的断面、滑车端及外侧面,以确定骨块翻转的方向,一助手握持上臂近端,术者立于患侧,右手握持患者手及腕部,首先左手拇指应用手法纠正肱骨外髁骨块的翻转,将肱骨外髁骨块的断面面向近端,滑车缘位于内侧,并将骨块推于肘关节的前方。左手拇指置于骨块的前侧,向后侧扣挤,以防止骨块再次旋转,并于骨块内缘处(即滑车端)向后内侧挤压,同时肘关节于半伸位(130°～150°)情况下内翻肘关节,开大肘关节外侧间隙,同时拇指加大对骨块内后缘的挤压力度,使骨块内侧缘向内后侧旋转,使其内缘部分首先进入关节腔,屈腕并屈伸肘关节的同时进行前臂的旋转活动,加大拇指的挤压力度,使骨块在前臂伸肌的牵拉及拇指的挤压力的作用下回纳于关节腔内,骨块回纳时有弹响或有滑落感,此时使骨折类型变成无翻转的肱骨外髁骨折,同时屈曲并外翻肘关节,前臂旋后位,腕关节背伸位,前臂向后方推挤,拇指自外前向内后侧挤压骨块复位,手法触摸肱骨外髁外侧及后侧骨皮质连续光滑,无台阶感,骨折线消失,被动进行肘关节屈伸活动时肘关节无摩擦感及弹响后取直径 1.5mm 克氏针 2 根于肱骨外髁外侧骨骺线上方进针固定肱骨外髁骨块(如果骨块所带有的骨皮质较小,克氏针则要经过骨化中心固定),克氏针穿透近端对侧皮质。结合 X 线透视下骨折复位良好,正位下肱骨外髁骨化中心影呈椭圆形,侧位下呈半球形,克氏针固定有效后,针尾打弯后剪短,留于皮外,无菌包扎,铁丝托外固定前臂于旋后位,肘关节屈曲 60°～90°[1]。

(二)术后处理

术后麻醉消退后行患侧腕及手指的屈伸功能锻炼,所有患者均常规应用抗生素 4～7d,定期针孔处换药,外固定铁丝托于术后 3～4 周去除,鼓励患者行肘关节主动屈伸及前臂旋转功能锻炼。术后 6～8 周,视骨折愈合情况去除内固定克氏针,如果肘关节屈伸及前臂旋转活动受限范围较大,则需要患者家长协助患者行被动功能锻炼。禁止对肘关节周围进行推拿揉按,以防止发生骨化性肌炎,影响肘关节活动。

三、结果

所有患者中 52 例达解剖复位,4 例骨块稍有前移,移位<2mm。所有患者中 50 例获随访,随诊时间 3 个月至 3 年,均骨性愈合,肘关节屈伸活动 45 例正常,2 例肘关节伸直受限 5°～10°,2 例出现轻度肘内翻畸形,肘内翻 5°以内,1 例出现轻度肘外翻畸形,外翻角较健侧增加 6°;5 例患者后期出现轻度的骨化性肌炎,不影响肘关节活动,所有随访患者前臂旋转功能均正常。

按李稔生等[2]肱骨外髁骨折远期疗效评定标准,即依据肘部外形、肘关节活动功能和并发症分为 3 个等级:优,肘部外形和功能正常,无后遗症;良,肘屈伸在 110°以上,肘外翻或内翻在 10°以内,无疼痛及其他后遗症;差,肘屈伸在 90°以下,肘内翻或外翻在 15°以上或有骨不连,肱骨小头缺血坏死等后遗症。评定结果为优 45 例,良 5 例,优良率为 100%。

四、讨论

肱骨外髁骨折属 Salter Ⅳ 型或 Ⅱ 型骨骺损伤,治疗上对位的要求高,尽量要求达到解剖复位,对于骨块移位≤2mm 的骨折,愈合后肘关节功能恢复无明显影响[3]。治疗方法的选择上,对于 Ⅰ 型完全无移位的骨折,可行单纯的外固定治疗,对于 Ⅱ 型骨折和骨块有轻度移位的骨折,有学者[4]推荐采用手法或针拨复位加经皮钢针固定,对于 Ⅲ 型、Ⅳ 型骨折,骨块完全移位并有翻转,整复难度及骨折不稳定性增加,是手术切开复位内固定的绝对适应证。

肱骨外髁骨折的切开复位内固定在直视下复位固定骨块,可以取得骨块的良好复位与固定,但手术过程中暴露骨块及复位时往往需要对骨块周围的组织进行剥离,软组织损伤广泛,对骨块的血运造成一定的破坏,后期可出现肱骨外髁生长紊乱,部分患者可出现肱骨外髁的轻度隆突[5]。另外,由于儿童肱骨远端未发育完全时有较多软骨覆盖,手术过程中骨块周围软组织剥离后软骨面的暴露与关节面软骨外观非常接近,使骨块的解剖标志不明显,给复位带来一定困难。术中对伸肌止点的剥离可对后期伸肌力量造成一定的影响。

手法复位不需要切开软组织,不需要对骨块周围的软组织进行剥离,最大程度上保护了骨块的血运,并且不破坏伸肌止点,不会影响到伸肌的力量。

采用手法复位肱骨外髁骨折的关键是如何使翻转移位的骨块回纳于关节内,肱骨外髁骨块翻转移位后骨块多位于肱桡关节外侧,并有三轴不同程度的旋转。另外,骨块复位要通过关节囊的破裂口,在进行手术切开复位内固定的过程中我们发现,有翻转移位的骨折,关节囊的破裂口位于前侧,一般后侧关节囊完整。在进行手法复位过程中,首先要将骨块周围的血肿驱散,使术者可以确切地感知肱骨外髁骨块的具体旋转方向,可以确定骨块滑车端即骨块的内侧缘。对于伤后时间超过 1 周的患者,组织开始出现挛缩,伸肌紧张,影响骨块复位时可在拇指按住骨块的同时,反复内翻肘关节,拉伸外侧挛缩的组织,以使骨块自身有较大的活动范围。将前臂置于旋后位,松弛前臂伸肌群,增加骨块的活动度。

采用手法于关节外纠正肱骨外髁骨块旋转后用拇指向前侧推挤,将骨块推向肘关节前侧后并扣挤住,将骨块的翻转移位变成简单的向前移位,扣挤以后将骨块的内侧缘向内后推挤,让骨块内侧缘首先到达关节囊破裂口处,肘关节半伸位并使肘关节内翻,开大关节囊破裂口,同时拇指继续向内侧挤按骨块内缘,并旋转前臂,使伸肌牵拉带动骨块复位。骨块回纳于关节内后,存在的残余移位多向外侧及前侧移位,可通过手法进一步调整复位,复位时为防止破裂的关节囊回吸于关节腔内影响骨块的复位,在骨块回纳于关节腔后行多次的肘关节屈伸活动,可将夹入关节内的软组织挤出,还可以检查复位的效果。屈伸活动有弹响说明关节面不平,有台阶存在,多为骨块内移造成,内移后造成骨块内端与滑车关节面重叠,使骨折端的间隙增大,使骨折不愈合的风险增大,以致影响肱骨远端发育。骨块复位后,采用直径 1.5mm 克氏针固定,可有效维持复位,且不影响骨骺的发育。术后固定于旋后位可松弛前臂伸肌,并且可以使桡骨小头对肱骨外髁的挤压力量较为均衡,有利于进一步维持骨块的稳定。

参考文献

[1]俞莉敏,刘献祥.肱骨外髁骨折的研究进展[J].中国中医骨伤科杂志,2000,8(2):55-58.

[2]李稔生,陶惠人,朱耀康,等.螺丝钉内固定治疗儿童肱骨外髁骨折的远期疗效评价[J].骨与关节损伤杂志,1998,13(4):242.

[3]PIRKER ME,WEINBERG AM,HOLLWARTH MB,et al.Subsequent displacement of initially nondisplaced and minimally displaced fractures of the lateral humeral condyle in children[J].J Trauma,2005,58(6):1202-1207.

[4]徐蕴岚,庄伟,陈博昌.儿童肱骨外髁骨折834例治疗分析[J].中国骨与关节损伤杂志,2007,22(4):295-297.

[5]SULLIVAN JA.Fracture of the lateral condyle of the humerus[J].J Am Acad Orthop Surg,2006,14:58.

（侯金永）

第二十九节 肱骨外髁翻转移位骨折闭合复位的研究进展

肱骨外髁翻转骨折是儿童常见的肘部骨折之一,属关节内骨折,复位要求高,故有学者主张切开复位和内固定[1]。但在逐步认清此骨折机制和复位原理后,中国自20世纪60年代起陆续有手法闭合复位成功的报道[2]。现从损伤机制、分型分类和复位方法对闭合复位治疗肱骨外髁翻转移位骨折的进展做一综述。

一、损伤机制与病理变化

肱骨外髁骨折多系间接暴力所致,其损伤机制目前可分为屈曲位的前臂撞击观点和伸直位伸肌牵拉观点两类。前者认为,伤时肘部处于轻度屈曲外展位时,暴力沿前臂上传至桡骨头,撞击肱骨外髁而发生骨折。陆一农[3]从解剖学及生物力学角度说明3组外力作用于肱骨外髁时,骨折的发生机制为跌倒时手掌着地,肘关节呈内翻,反作用力上传尺骨切迹,首先将肱骨滑车骨骺的桡侧向外上方劈开至肱骨小头骺板处,并沿此薄弱部向外延伸;此时肘关节仍处于半屈曲,桡骨小头直接将反作用力由前下向后上冲击肱骨小头;跌倒时为维持自身平衡,前臂的肘后肌及伸肌总腱的牵拉与前两组外力协同作用,使骨折块发生有3个轴旋转的典型翻转移位。桑名昌等[4]从力学理论上分析指出,肱骨外髁骨折主要是在伸肌总腱及肘后肌的强大拉应力状态下,受到桡骨小头和尺骨冠状突的冲撞力,形成由内下到外上、前下到后上的骨折,骨折块在两肌力下发生了纵轴、矢状轴、冠状轴三轴上的旋转,滑车端向前向上,骨折面向前向外。另一种观点则认为,伤时肘部处于伸直位且过度内收时,附着于肱骨外髁的前臂伸肌群强烈收缩而将肱骨外髁撕脱,骨折后,骨折块在伸肌总腱和肘后肌的牵拉下可发生翻转移位。国外学者通过对伸直的肘关节施加内翻拉力,制造实验性外髁骨折的研究中发现,产生骨折的唯一变形力是在肘关节伸直和前臂旋后的位置强力内翻成角[5]。张建新等[6-8]通过电测实验、三维光弹实验法、空间有限元分析法,试验研究肱骨外髁在肘关节各种体位下的受力情况,得出肱骨外髁骨折易发生的两种情况:其一为向前扑倒时,由于人的自然保护意识,前臂必然前伸旋前、肘关节半屈曲位、腕关节背伸位撑地,即暴力沿前臂通过桡骨小头,向上传导撞击肱骨小头引起外髁骨折,并延及滑车桡侧,多为非翻转型骨折;其二为向后跌倒时,本能地把手朝后、肘关节伸直、腕关节背伸手掌撑地,此时因上半身体重向上臂挤压,使肘关节内翻,加上前臂伸肌群的强烈收缩而撕脱外髁,易发生肱骨外髁翻转骨折。值得一提的是,国外有学者认为,肘关节伸直位时为内翻暴力所致,以抵于尺骨鹰嘴的滑车嵴起支点作用,由外侧副韧带将肱骨外髁撕脱[9]。高玉山等[10]在新鲜儿童尸体上模拟骨折试验后表明,桡骨小头或尺骨冠状突撞击肱骨小头不易发生骨折,而肘关节伸直被动内翻则骨折立即发生,且进一步实验发现,骨折主要是在肘关节内翻位时由关节囊及桡侧副韧带牵拉造成,与伸肌群无关。

二、分型与分度

肱骨外髁骨折的骨折块常包括肱骨小头与肱骨滑车之桡侧壁、肱骨下端桡侧干骺端骨折片及肱骨外上髁骨骺。国内外对其分型分度方法众多,我们认为可将其归为以下两类。

(一)反映病理变化,判断损伤程度

按骨骺损伤病理及骨折线经过骨骺的部位,国内多数认为此骨折属 Salter-Harris 骨骺损伤的第Ⅳ型。国外学者根据骨折后的稳定性将其分为两型:Ⅰ型是骨折线从外侧到滑车,经过小头滑车沟,是 Salter-HarrisⅣ型骨折,少见而稳定;Ⅱ型最常见,骨折线延伸至滑车面,造成肘部不稳定,为 Salter-HarrisⅡ型骨折[1]。北京积水潭医院则更突出病理变化,分四型:Ⅰ型为无移位骨折型,两折端有接触,局部伸肌筋膜、骨膜未撕裂;Ⅱ型为侧方移位型,骨折块向侧、前、后方移位,不稳定,伸肌筋膜及骨膜部分或完全撕裂;Ⅲ型为旋转移位型,骨折块向侧、前、后方移位,同时并旋转移位,纵轴向外旋转可达 90°~180°,横轴也可向前或后不同程度旋转;Ⅳ型为骨折脱位型,骨折块可侧方移位、旋转移位,同时肘关节可向桡尺侧及后方脱位,关节囊及侧副韧带撕裂[11]。从损伤后移位程度上,骨折可分为无移位、中度移位、完全移位并有旋转三型[12]。桑名昌等[4]分五型:Ⅰ型为骨折无移位或仅有轻度分离;Ⅱ型为骨折块有轻度侧方移位及小于45°角的翻转;Ⅲ型为骨折块有明显移位及翻转,但仍在肱桡关节内;Ⅳ型为骨折块有明显移位及翻转,且完全脱出肱桡关节;Ⅴ型为骨折合并肘关节脱位,且可发生翻转移位。

(二)反映受伤机制,指导骨折复位

国内从手法复位的角度出发,结合骨折的受伤机制,又形成了许多其他分型方法。孔繁锦等[13]按骨折块在 X 线摄片上的位置分为三型:肘前型为骨折块在侧位片上位于肱骨远端肘前方,正位片与肱桡关节重叠;肘侧型为骨折块在侧位片上与肘部重叠,正位片上位于肱桡关节间隙的正侧方;肘后型为骨折块在侧位片上位于肱骨外髁的后外方,正位片骨块偏向桡侧。毛天东等[14]按骨折块三轴变位将其分为两型:肘外后侧型为骨折块绕纵轴逆时针由前旋向后;肘外前侧型为骨折块绕纵轴顺时针由后旋向前。夏永璜等[15]为突出旋转移位型受伤机制将其分为五型:Ⅰ型骨折呈裂纹状无移位;Ⅱ型骨折块轻度分离或旋转;Ⅲ型为外展伸直旋转型,骨折块移位于肘后外上方,并有三轴不同程度旋转,其中额状面旋转达 90°~180°;Ⅳ型为内收屈曲旋转型,骨折块移位于肘前内下方,并有三轴旋转及额状面旋转 90°~180°;Ⅴ型为骨折脱

位型,骨折块无移位或旋转移位并发肱尺关节脱位、上尺桡关节脱位或孟氏骨折、尺骨鹰嘴骨折。另外,李祖谟[2]概括所有分类方法提出两类五型五度的分法。两类指骨折是否发生旋转移位而言;五型是按 Salter-Sarris 骨骺损伤程度分型属Ⅳ型;而五度则是按骨折发生机制和骨折块移位程度的各种特点为适应闭合手法复位而分度,Ⅰ度为无移位骨折;Ⅱ度为骨折块轻度侧方移位及滑车端 30°以内的向前上翻转;Ⅲ度为骨折块滑车端向上前大于 45°的旋转,骨折面向前小于 60°的额状面旋转;Ⅳ度为骨折块滑车端向前上 90°左右旋转,骨折面向前大于 60°的额状面翻转;Ⅴ度为骨折块呈Ⅲ度翻转,合并肘关节后脱位。

三、治疗方法

肱骨外髁翻转骨折系关节内骨折,因骨折线跨越了骺板,准确的解剖对位及固定以减少生长障碍极为重要。近 10 多年来,随着对骨折损伤机制、复位步骤、固定方式的理论、实验及临床研究的深入,涌现出多种能达到解剖复位或近解剖复位、复位成功率高、疗效好、并发症少的整复固定方法。

(一)以伸肌总腱调节的复位手法

此类手法主要以手摸心会,辨清骨折片的移位方向和翻转程度,然后通过肘腕部的屈伸和前臂的旋转来组合调节前臂伸肌群松紧,将骨块推至肘后,利用伸肌腱的牵拉完成骨折的复位。该手法的主要作用机制如下。

(1)屈肘使肘后方间隙较大,尽量加大肘外侧肱桡关节间隙,打开回纳通路。

(2)背伸腕关节、旋后外展前臂使伸肌总腱完全松弛,可轻易推送骨折块以利于复位。

(3)强力屈腕、旋前内收前臂,紧张伸肌总腱,牵拉肘后方骨折块,逆损伤机制翻转,配以推挤或牵引屈肘的方法使骨折块回位。

孔繁锦等[13]的摇晃牵抖手法则针对骨折块的前移、侧移及后移不同采用不同体位的摇晃牵抖复位,充分利用了伸肌总腱的牵拉作用。夏永璜等[15]的旋转屈伸法、黎向锋等[16]的伸肌总腱牵拉法、林春秋[17]的旋转手法以及沈国海等[18]的屈伸旋转牵抖法等则简化为一种体位完成复位,均取得满意疗效。

(二)直接主动作用于骨折块的复位手法

此类手法整复的要领均在于按照骨折的发生机制,在摸清骨折片的移位方向和翻转程度后,分别选择牵引、推按、捏转、挤压、摇晃、屈伸等不同手法,逆损伤机制进行整复,由于操作步骤的空间组合不同,形成了特色不一的许多流派。早期的中医研究手法[2]是先摸清骨折面及其上下缘、滑车端,然后稍屈肘加大肘内翻,增宽肘关节间隙,以拇指直接先后推按骨折面上缘和滑车端,纠正骨折翻转,配合屈伸肘使之复位。桑名昌等[4]的三点挤压法则以伸肌总腱和肘后肌的附着点、滑车端和骨折块体部为 3 个按压点,利用杠杆力学原理逆骨折翻转方向按压,轻巧完成复位。另有毕荣修等[19]的旋转挤压法、王飞龙[20]的扣压推顶法、高玉山等[10]的回翻转复位法、钟有鸣[21]的内收点压反推法及周宾宾[22]的推挤前臂旋后伸屈法等,同属此类手法,均在临床上取得了较好疗效。值得一提的是,张家琪[23]的伸肘复位固定法在伸肘位下直接推压骨折块使其复位并伸肘位固定,取得了满意的效果。

（三）钢针撬拨复位法手法

整复肱骨外髁翻转移位骨折虽然取得很大进展，但仍不能完全解决临床所有问题。为此，一些学者研究了半侵入经皮撬拨复位法。在 X 线透视下将肘关节置于微屈内翻位，使关节外间隙增宽。在肘前方沿肱二头肌腱外缘用 1 枚直径 2mm 克氏针穿过皮肤、皮下组织，针尖触及肱骨下段皮质骨，在透视下调整针尖位置，使其抵住骨折片的前上部，将骨折片向内、向前推挤复位。成功后，再将针尖下移至骨折片外侧中央部分，自该处斜向上穿入肱骨，直至对侧下段皮质。针尾留于皮外，以便骨折愈合后拔出。以石膏托将肘关节固定于屈曲 90°位。此类复位法主要是利用经皮克氏针撬拨的杠杆作用，克氏针撬拨力臂较长，故可以用于较少力的整复手法不能或不易整复的骨折。徐贺明[24]、陈玉明等[25]、刘志刚[26]用此类方法取得满意效果。

（四）固定方法

肱骨外髁骨折即使是无移位骨折也是不稳定的，并且在固定中仍可再移位，所以合适的固定也是该病治疗上的重要环节。肱骨外髁骨折的固定体位由早期的伸肘位前臂旋后或伸肘位前臂旋前固定[23,27]趋向于现今的前臂旋后屈肘固定。闭合复位的固定方法可分为石膏夹板外固定和经皮穿针内固定两类。

1.石膏夹板外固定

Ogden[5]主张采用长臂管形石膏固定，肘关节屈曲 90°，前臂充分旋后，将伸肌群的拉力减到最低程度，并强调即使无移位的外髁骨折，由于伸肌群的拉力，常有移位倾向。屈肘固定的优越性包括以下方面。

（1）前臂旋后可松弛伸肌群和肘后肌。

（2）肱肌远端 40°的解剖前倾角在伸肘时有自发向前的趋势，而在屈肘 70°时，桡骨小头正位于肱骨小头前方，阻挡并稳定了肱骨小头。

（3）伸肘位时滑车端前方软组织薄弱，有自发向前旋转的趋势，而在屈肘位时，尺骨喙突正位于滑车前上方，可形成稳定的天然屏障。

（4）屈肘位时肱三头肌处于紧张状态，阻止了骨折块向后移位；且桡侧副韧带处于正常稳定状态，起着防止骨折块再度发生移位的稳定作用，此外，屈肘位固定操作简单方便，护理容易，更利于功能恢复。

国内学者则多采用夹板纸垫加压固定[28]。纪瑞耿[29]主张采用 J 形石膏加小夹板外固定，通过绷带绑扎石膏，产生使骨折块向前、内上的压应力；同时石膏限制肘关节内翻，消除肘关节外侧副韧带及关节囊对骨折块向外、向下的牵拉力，从而变骨折块张力为压力，产生稳定固定的作用。且固定后骨折块的紧密嵌压和 J 形石膏对肘关节外侧关节囊的驱血带作用，"拧干"了骨折周围的关节液，减少了关节液对骨折线的沉浸，有利于骨折早期愈合。

2.经皮穿针内固定

既往在骨折复位成功后，采用夹板纸压垫固定或石膏固定，但由于肱骨外髁部高低不平，且为关节内骨折，再加上前臂肌的牵拉，患儿又不配合，骨折往往再移位。为此，李德刚等[30]、王敦状等[31]、黄志雄等[32]分别采用较细的克氏针经皮穿针交叉固定，可防止由于伸肌牵拉及克氏针的滑动引起的侧方移位，使固定牢靠，损伤小，可早期行功能锻炼，有利于肘关节功能的恢复。

四、结语

肱骨外髁翻转骨折损伤机制复杂,复位要求高,治疗难度大,是公认的难以处理的骨折之一。现代中医骨伤工作者在继承传统中医整骨手法的基础上,以现代解剖学和生物力学为指导,使肱骨外髁翻转骨折的闭合复位获得成功,这是肱骨外髁骨折治疗上的巨大进步。但具体的复位方法繁多,各类方法大多根据自己的体会进行临床运用,缺乏统一的操作套路和表述,为继承和发展带来了一定困难。有必要结合现代骨科的新进展、新技术对其深化研究,制定统一的、规范化的复位方法,便于掌握继承,有利于中医骨伤事业的现代化发展。

参考文献

[1]CANALE T.坎贝尔骨科手术学[M]//卢世璧,主译.9版.济南:山东科学技术出版社,2001:23-38.

[2]李祖谟.肱骨外髁翻转骨折60例分析[J].中医杂志,1987,28(3):43-45.

[3]陆一农.关节内、关节附近骨折的中医手法复位[J].中医杂志,1983,24(2):76.

[4]桑名昌,桑利昌,桑福昌,等.肱骨外髁骨折机制与手法闭合复位的理论研究[J].中医骨伤科杂志,1987,3(3):32-34.

[5]OGDEN JA.儿童骨骺损伤[M]//柳用墨,译.北京:人民卫生出版社,1987:201-207.

[6]张建新,俞利敏,陈日齐.肱骨外髁的电测实验应力分析[J].中医正骨,2001,13(2):8-9.

[7]张建新,刘献祥,陈日齐.肱骨外髁的空间有限元计算与实验研究[J].中国中医骨伤科杂志,2001,9(3):23-26.

[8]张建新,刘献祥,陈日齐,等.肱骨外髁的光弹性实验研究[J].中国骨伤,2001,14(12):739-740.

[9]WENGER DR,PRING MF.Rang小儿骨折[M].潘少川,译.3版.北京:人民卫生出版社,2006:94.

[10]高玉山,张俊忠.回翻转复位法治疗肱骨外髁翻转骨折(附40例报告)[J].中医正骨,1995,7(1):17-18.

[11]王亦璁.骨与关节损伤[M].3版.北京:人民卫生出版社,2002:602-604.

[12]AH·克伦肖.坎贝尔骨科手术大全[M].过邦辅,译.上海:上海翻译出版公司,1991:926-928.

[13]孔繁锦,许加铭,胡兴敏,等.摇晃牵抖法治疗肱骨外髁翻转骨折机制的探讨[J].中西医结合杂志,1984,4(7):411-413.

[14]毛天东,毛书歌.肱骨外髁骨折的三轴变位和治疗[J].骨与关节损伤杂志,1995,10(3):172-173.

[15]夏永璜,徐正生,黄振蓉,等.儿童肱骨外髁骨折的分型和治疗(附36例远期随访分析)[J].中医正骨,1992,4(1):10-11.

[16]黎向锋,唐建国.伸肌总腱牵拉法整复肱骨外髁翻转骨折31例[J].中国中医骨伤科,1998,

6(5):26-27.

[17]林春秋.旋转手法治疗肱骨外髁翻转骨折[J].中国中医骨伤科,1996,4(2):48-49.

[18]沈国海,陆玉芳.屈伸旋转牵抖法治疗肱骨外髁骨折[J].中国中医骨伤科杂志,1999,10(7):29-30.

[19]毕荣修,于光华.旋转挤压法治疗肱骨外髁翻转骨折30例[J].山东中医学院学报,1996,20(1):34.

[20]王飞龙.扣压推顶法治疗肱骨外髁骨折翻移位36例[J].广西中医药,1992,15(1):5-6.

[21]钟有鸣.内收点压反推法整复小儿肱骨外髁骨折18例[J].陕西中医,1988,9(7):301.

[22]周宾宾.推挤前臂旋后伸曲手法治疗肱骨外髁翻转骨折28例[J].广西中医药,1996,19(2):12-13.

[23]张家琪.伸肘复位固定治疗肱骨外髁旋转移位骨折[J].北京中医杂志,1991,12(5):43-44.

[24]徐贺明.经皮钢针撬拨治疗肱骨外髁翻转骨折26例报告[J].中医正骨,1991,3(2):15.

[25]陈玉明,杜中录,杨晓燕,等.经皮撬拨治疗肱骨外髁翻转骨折[J].中国骨伤,1998,11(4):72-73.

[26]刘志刚.钢针撬拨固定治疗儿童肱骨外髁Ⅲ度骨折[J].中国中医骨伤科,2001,9(4):60.

[27]师建军,王卫东,刘平,等.旋前伸肘位复位固定治疗肱骨外髁骨折[J].中国中医骨伤科杂志,1991,7(6):32-33.

[28]过邦辅.骨折与关节损伤[M].5版.上海:上海科学技术出版社,1984:335.

[29]纪瑞耿.J形石膏加小夹板外固定治疗肱骨外髁骨折37例[J].福建中医药,2002,33(6):19.

[30]李德刚,张克祥.闭合复位克氏针内固定治疗肱骨外髁骨折[J].中国冶金工业医学杂志,2004,21(3):248.

[31]王敦状,翟建国.闭合复位插钢针固定治疗小儿肱骨外髁骨折[J].中国骨伤,2001,14(1):49.

[32]黄志雄,陈永京.闭合复位克氏针内固定治疗肱骨外髁骨折[J].中医正骨,1998,10(10):25.

（王晨霖）

第三十节　钛制弹性髓内钉内固定治疗青少年肱骨外科颈骨折

[摘要]目的:探讨采用钛制弹性髓内钉内固定治疗青少年肱骨外科颈骨折的方法,并评价其疗效。方法:对32例青少年肱骨外科颈骨折应用手法复位钛制弹性髓内钉内固定治疗。结果:本组获得6～36个月的随访,骨折均获得愈合,平均愈合时间为7.6周。末次随访时Constant-Murley评分为88～100分,平均98分;优31例,良1例,优良率为100%。4例出现针尾刺激症状;1例出现1枚钛制弹性髓内钉退出。结论:采用钛制弹性髓内钉内固定治疗青少年肱骨外科颈骨折具有微创、疗效确切、并发症少等优点。

[关键词]肱骨;骨折;内固定;钛制弹性髓内钉;青少年

肱骨外科颈骨折是肱骨近端最常见的骨折类型,青少年较为常见,多为骨骺损伤或干骺端骨折,这与骺板及干骺端相对薄弱而青少年活动能力明显增强有关。目前,临床上对青少年肱骨外科颈骨折的治疗仍存在争议,治疗方法很多[1-4]。

自 2006 年 5 月至 2011 年 12 月笔者采用手法复位钛制弹性髓内钉内固定治疗 32 例青少年肱骨外科颈骨折,取得了满意的疗效。

一、临床资料

(一)一般资料

本组 32 例,男 22 例,女 10 例;年龄 12～18 岁,平均 14.7 岁。左侧 13 例,右侧 19 例;摔伤 17 例,车祸伤 10 例,坠落伤 5 例。均为闭合性骨折,无神经、血管损伤,多发伤 3 例。按 Neer-Horwitz 移位程度分型:Ⅲ 型 24 例,Ⅳ 型 8 例。骨折线累及骨骺者 12 例,按照 Salter-Harris 骨骺损伤分型:Ⅰ 型 7 例,Ⅱ 型 5 例。受伤至手术时间:3～8d,平均 4.6d。

(二)手术方法

采用臂丛神经阻滞麻醉或全身麻醉。患者仰卧于手术台上,患肩置于床边可行 X 线透视的托板上,C 臂机置于手术床患侧的头端,按照术前 X 线摄片上测量的髓腔宽度选择 2.0mm 或 2.5mm 钛制弹性髓内钉 2 枚。上臂略外展,屈曲肘关节 90°,并保持前臂旋转中立位,在肱骨外上髁偏后 5mm 处切开皮肤直达骨质,长约 5mm。然后利用皮肤的滑动性,用钛制弹性髓内钉专用开口器分别在肱骨外上髁外侧及后侧的骨质上开口,开口方向与肱骨纵轴线呈 25°～35°。通过开口处分别向髓腔内导入钛制弹性髓内钉,将其尖端插入骨折端的远侧。然后复位骨折,将上臂外展 30°,内旋 45°,第 1 名助手把持围绕患侧腋窝的布巾向头端牵引,第 2 名助手维持屈曲肘关节 90°前臂旋转中立位向远端做对抗牵引。术者立于患侧,根据骨折的移位方向进行推挤提按等手法使骨折复位。第 3 名助手旋转钛制弹性髓内钉,使其尖端呈分散状分布;继续锤击,使钛制弹性髓内钉的尖端达到软骨下骨下方 5～10mm 处,注意避免穿透软骨下骨;如果骨折线距离骺板较远,则钛制弹性髓内钉的尖端可不穿过骺板。在正位及侧位下证实钛制弹性髓内钉分布满意,且未穿出关节软骨。将钉尾折弯并剪短,埋于皮下,以减少针尾刺激症状。

二、结果

本组手术时间 18～50min,平均 26min;出血量 20～60mL,平均 35mL。32 例获得随访 6～36 个月,平均 18 个月。

骨折均获得愈合(图 17-27),愈合时间为 6～12 周,平均 7.6 周。末次随访时 Constant-Murley 评分[5]为 88～100 分,平均 98 分;优 31 例,良 1 例,优良率为 100%。本组无神经、血管损伤,无延迟愈合、不愈合及肱骨头坏死,无骺板早闭及上臂不等长的情况发生。4 例出现针尾刺激症状,但均不影响肘关节活动,取出钛制弹性髓内钉后症状消失;1 例出现 1 枚钛制弹性髓内钉退出,但骨折未发生继发性移位。

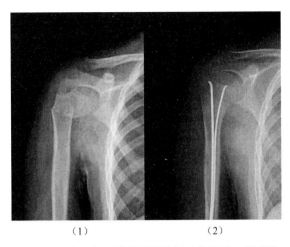

（1）　　　　　　　　　　（2）

图 17-27　青少年肱骨外科颈骨折手术前后 X 线摄片

注　（1）术前；（2）术后 8 周。

三、讨论

青少年肱骨外科颈骨折因肱骨近端血供丰富，骺板具有生长能力，骨折愈合能力强，塑形能力强。但是青少年肱骨外科颈骨折与小儿骨折仍不完全相同，青少年肱骨近端骨骺接近闭合，对畸形的塑形能力不及小儿，对骨折的复位要求更为严格。Fernandez 等[6]认为，10 岁以下儿童最大可矫正 60°的成角畸形，而 10 岁以上儿童对 20°以上的成角畸形仅能部分矫正。

青少年肱骨外科颈骨折大多为 Neer-Horwitz Ⅰ、Ⅱ 型，由于青少年肱骨近端的塑形能力强，且肩关节活动范围大，可代偿大多数骨折后的残余畸形，因此，通过非手术治疗均可获得满意的疗效。然而，对于青少年 Neer-Horwitz Ⅲ、Ⅳ 型肱骨外科颈骨折，由于患者依从性差，运动欲望强烈，骨折复位后容易发生骨折再次移位。骨折愈合前常发生复位丢失，年龄大于 14 岁的肱骨近端骨折患者非手术治疗疗效较差。因此，多数学者主张对移位的肱骨外科颈骨折进行手术治疗[1-4,7]。青少年肱骨外科颈骨折手术治疗的指征包括：难以复位的骨折（由于骨膜及肱二头肌腱嵌入）、复位后不稳定的骨折、开放性骨折、多发骨折以及骨骺接近闭合且复位后骨折移位大于 1/2 或成角大于 30°的骨折。

目前，大多数学者对肱骨外科颈骨折的手术治疗采用闭合或切开复位后交叉经皮穿入多枚克氏针进行固定[1-4,7]，通常于骨折复位后通过三角肌止点处向肱骨头方向穿入 2 枚或 3 枚克氏针至软骨下骨，另取 1 枚或 2 枚克氏针由肱骨大结节处进针穿入远折端内侧皮质。该方法最常见的并发症为针尾刺激症状，由于针尾位于肩关节周围，因此影响肩关节功能锻炼。另外，该技术常发生克氏针穿出关节软骨，影响盂肱关节，甚至有腋神经、桡神经、臂丛神经及肱血管损伤等并发症发生。因此，近年来有学者[8]将"Hackethal Bundle Nailing"应用到肱骨外科颈骨折。Hutchinson 等[9]比较了弹性髓内钉固定及经皮穿针治疗儿童肱骨近端骨折，研究发现两者的临床疗效相当，但髓内弹性钉固定组的并发症明显少于经皮穿针固定组。本研究发现，钛制弹性髓内钉固定的并发症主要是针尾刺激症状，但由于针尾远离肩关节周围，因此不影响肩关节的早期功能锻炼。

参考文献

[1] 韦盛旺,赵友明,杨杰,等.大龄儿童肱骨近端骨折非手术治疗与手术治疗疗效比较[J].中华小儿外科杂志,2012,33(2):113-117.

[2] 明立功,明立山,明立耀,等.闭合复位经皮穿针内固定治疗肱骨近端骨骺分离[J].中国骨与关节损伤杂志,2008,23(5):423-424.

[3] 雷金来,李云峰,吴革,等.小切口克氏针内固定治疗儿童难复性肱骨外科颈骨折83例[J].中国骨与关节损伤杂志,2012,27(9):865.

[4] BAHRS C,ZIPPLIES S,OCHS BG,et al.Proximal humeral fractures in children and adolescents[J].J Pediatr Orthop,2009,29(3):238-242.

[5] CONSTANT CR,MURLEY AH. A clinical method of functional assessment of the shoulder[J].Clin Orthop Relat Res,1987,214:160-164.

[6] FERNANDEZ FF,EBERHARDT O,LANGENDORFER M,et al.Treatment of severely displaced proximal humeral fractures in children with retrograde elastic stable intramedullary nailing[J].Injury,2008,39(12):1453-1459.

[7] SEYHAN M,KOCAOGLU B,NALBANTOGLU U,et al.Technique of Kirschner wire reduction and fixation of displaced two-part valgus angulated proximal humerus fractures at the surgical neck[J].J Orthop Trauma,2012,26(6):46-50.

[8] KOSAKA T,YAMAMOTO K. Long-term results after treatment of humeral neck fractures using modified Hackethal bundle nailing[J].West Indian Med J,2011,60(1):82-85.

[9] HUTCHINSON PH,BAE DS,WATERS PM.Intramedullary nailing versus percutaneous pin fixation of pediatric proximal humerus fractures:a comparison of complications and early radiographic results[J].J Pediatr Orthop,2011,31(6):617-622.

(王晨霖)

第三十一节　手法复位结合改良入路经皮弹性髓内钉内固定治疗老年人肱骨外科颈骨折的临床观察

[摘要]目的:探讨手法复位结合改良入路经皮弹性髓内钉内固定治疗老年肱骨外科颈骨折的方法,并评价其疗效。方法:回顾性分析从2010年1月至2017年8月山东省文登整骨医院创伤一科67例老年肱骨外科颈骨折患者的临床资料。其中男38例,女29例;年龄60~81岁,平均65.6岁。患者均应用手法复位结合改良入路经皮弹性髓内钉内固定术治疗,术后观察患肩解剖复位、骨折愈合及术后并发症发生情况,末次随访时采用VAS评估患肩疼痛情况,采用Neer评分评定疗效。结果:67例患者均顺利完成手术,手术时间10~60min,平均25min;出血量10~40mL,平均25mL。67例均获得随访9~48个月,平均18.5个月。患者术

后均无神经及血管损伤、骨不连、肱骨头坏死等情况发生。骨折均获得愈合,愈合时间为 6～17 周,平均 12.5 周。末次随访时 VAS 为 0～3 分,平均 0.7 分。同时 Neer 评分为 85～100 分,平均 95 分;疗效评定为优 65 例,良 2 例,优良率为 100%。结论:手法复位结合改良入路经皮弹性髓内钉内固定治疗老年肱骨外科颈骨折疗效满意,该方法具有安全、微创、操作简单、并发症少、稳定性高、骨折愈合快等优点。

[关键词]肱骨骨折;骨折固定术,髓内;骨钉;手法复位

肱骨外科颈骨折是肩部常见的骨折类型,多由间接暴力所致,如跌倒时手或肘着地的传导暴力,也可因肩部撞击的直接暴力引起,占全身骨折的 5%[1]。肱骨外科颈骨折各年龄均可发生,骨质疏松的老年人较多见。目前,肱骨外科颈骨折的治疗以手术治疗为主[2],其方式有钢板、髓内钉固定和关节置换等[3-5]。文登整骨医院创伤一科自 2004 年起开展肱骨外科颈骨折经皮弹性髓内钉内固定术,初始采用肱骨内外髁双边进钉,其中内侧进钉存在尺神经损伤风险,进钉点偏高时因皮质较硬,难度增加,进针点偏低则钉尾激惹症状明显,均存在一定不足。经不断研究和总结,改良、规范手术操作流程和康复训练方法,从 2010 年 1 月至 2017 年 8 月,以手法复位结合改良入路经皮弹性髓内钉治疗老年肱骨外科颈骨折,取得了满意的疗效,现报道如下。

一、资料和方法

(一)一般资料

1.病例纳入标准

(1)年龄≥60 岁。

(2)肱骨外科颈闭合性骨折。

(3)按 Neer 骨折分型分为不稳定 2 部分、3 部分移位骨折。

(4)患者依从性较高,无老年痴呆。

2.病例排除标准

(1)肱骨外科颈病理性骨折。

(2)合并神经、血管损伤。

(3)合并同侧肱骨干、肱骨髁部骨折。

(4)合并严重的骨质疏松,肱骨头完整性严重破坏。

回顾性分析 2010 年 1 月至 2017 年 8 月文登整骨医院创伤一科 67 例老年肱骨外科颈骨折患者的临床资料。其中男 38 例,女 29 例;年龄 60～81 岁,平均 65.6 岁。左侧 29 例,右侧 37 例,双侧 1 例;其中多发伤 11 例。受伤原因:摔伤 41 例,重物砸伤 9 例,车祸伤 12 例,坠落伤 5 例。均为闭合性骨折,无神经、血管损伤。合并糖尿病 13 例,高血压 15 例,慢性支气管炎 3 例。按 Neer-Horwitz 移位程度分型:Ⅱ 型 12 例,Ⅲ 型 35 例,Ⅳ 型 20 例。按 Neer 骨折分型:2 部分骨折(单纯肱骨外科颈骨折)49 例、3 部分骨折(肱骨外科颈骨折合并肱骨大结节骨折)18 例。受伤至手术时间:3～12d,平均 5.6d。术前患者均常规拍摄患肩正、侧位 X 线摄片,其中 30 例行患肩 CT 检查。本研究符合《赫尔辛基宣言》的要求,患者均签署知情同意书。

（二）手术方法

采用臂丛神经阻滞麻醉或全身麻醉。患者取仰卧体位，患肩一侧安装托板，方便侧移和术中透视，C臂机置于手术床患侧的头端。按照术前X线摄片上测量的髓腔宽度选择直径2.5～3.5mm弹性髓内钉2根。患侧腋窝绕无菌巾以方便对抗牵引，屈曲肘关节90°，并保持前臂旋转中立位。在肱骨外上髁最高点沿外上髁嵴向上1cm并偏后0.5cm以尖刀切开约0.5cm小口直达肱骨，在其深层适当潜行纵向扩大肱三头肌腱膜切口；以开口器与肱骨纵轴线呈30°～45°钻一骨性隧道，见有油性液体流出，证明位于髓内，引入弹性钉弯头，使其弯头的凸侧对着肱骨远端髓腔内侧壁，在C臂机透视下进钉达接近骨折端。然后在该进针点偏上0.5～1cm，以肱骨外上髁嵴至背侧鹰嘴窝外缘中点为第2进钉点，与肱骨纵轴呈约30°钻骨性隧道，同法引入另一根弹性髓内钉，使其弯头凸侧对向肱骨远端髓腔前内侧缘或前缘，进钉也达接近骨折端，两钉尖均以不超过断端为度。骨折复位：取上臂中立位，一名助手把持围绕患侧腋窝的无菌巾向头端牵引，另一名助手维持屈肘90°，前臂中立位向远端沿肱骨纵轴做对抗牵引，纠正短缩移位；术者根据骨折外展、内收的移位特点，通过端、挤、提、按等手法纠正成角畸形，使骨折复位。C臂机透视骨折复位满意后，第3名助手交替进钉通过骨折端，同时以手柄旋转弹性髓内钉，使其尖端凸侧呈背对背分叉状分布；继续交替轻柔锤击，使弹性髓内钉的尖端达到软骨下骨下方3～5mm处，避免穿透软骨进入关节；C臂机透视证实弹性髓内钉在肱骨头内分叉排列，且未穿出关节软骨。适当活动肩关节，无摩擦感，并判断骨折端固定的稳定性，最后钢钉尾端折弯、剪短，埋于皮下或留于皮外。对于合并大结节骨折的3部分骨折，大结节经撬拨复位后给予经皮克氏针固定，钉尾剪短，留于皮外并予钉尾无菌包扎。对于依从性较差的7例患者，钉尾一律剪短，埋于皮下，以免发生感染。

（三）术后处理

术中预防性应用抗生素1次，术后无须应用抗生素。钉尾留于皮外者定期钉尾消毒换药，预防钉尾感染。单纯骨折、骨折端稳定性好，术后患肢上臂贴胸中立位悬吊6周。3部分骨折或骨质疏松者，因术后稳定性稍差，外展型给予披肩石膏固定，内收型给予外展架固定，时间均为4周。麻醉消除后即开始功能锻炼，早期指导患者握拳屈肘，行肌肉舒缩锻，炼促进消肿。骨折稳定单纯悬吊者一般在第1周仰卧位做外展运动及手肘部锻炼；3周开始被动加大肩关节活动。全部患者4周开始主动辅助活动训练，6周开始主动活动，10～12周开始力量训练。有外固定者早期可间隔3d短暂解除外固定1次，行仰卧位轻柔外展运动3～5min，4周拆除外固定后加大被动肩关节活动，以后依次按顺序进行功能锻炼。术后第2天、1个月、3个月拍摄X线摄片检查，动态观察骨折复位及愈合情况，以便全程康复指导，确保循序渐进地进行功能锻炼。骨折愈合后门诊拔出弹性钉。

（四）观察项目及疗效评价标准

术后定期随访，随访期间采用VAS评估患肩疼痛。按Neer评分标准，根据患肩疼痛、功能、运动范围、解剖复位评分情况评价疗效：优，≥90分；良，80～89分；可，70～79分；差，<70分。

二、结果

67例患者均顺利完成手术，术中无异常情况或严重并发症发生。手术时间10～60min，平均25min；出血量10～40mL，平均25mL。67例均获得随访9～48个月，平均18.5个月。

患者术后均无神经及血管损伤、骨不连、肱骨头坏死等情况发生。骨折均获得愈合,愈合时间为 6~17 周,平均 12.5 周。随访期间,1 例出现弹性髓内钉轻度退出,因骨折已基本愈合,未行特殊处理。4 例出现弹性钉突破入肩关节,在 X 线监测下,轻轻后退弹性钉即可,对骨折端的稳定性无影响,骨折均未出现继发性移位。2 例出现轻度针尾激惹症状,钉尾激惹均位于肱骨大结节骨折克氏针固定处,拔钉后消失。1 例钉尾留于皮外的患者出现钉尾皮肤轻度渗液,经短期口服抗生素和局部换药后病情控制,无深部感染,拔钉后短期愈合。末次随访时,VAS 为 0~3 分,平均 0.7 分;Neer 评分为 85~100 分,平均 95 分,其中疗效为优者 65 例,良 2 例,优良率为 100%。典型病例见图 17-28、图 17-29。

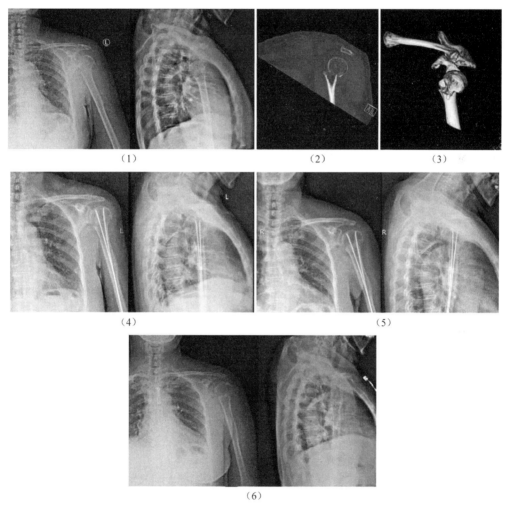

（1） （2） （3）

（4） （5）

（6）

图 17-28 左肱骨外科颈骨折（2 部分骨折）

注 患者,女,60 岁,左肱骨外科颈骨折（2 部分骨折）,Neer-Horwitz 分型Ⅲ型,不稳定,行手法复位结合改良入路经皮弹性髓内钉内固定治疗。(1)术前正、侧位 X 线摄片示骨折移位大于肱骨干直径的 1/3,骨折端向内轻度成角;(2)术前 CT 平扫示骨折移位达肱骨干直径的 1/2,骨折端向内成角;(3)CT 三维重建示骨折端存在小骨折片,肱骨头和肱骨干轻度嵌插;(4)术后正、侧位 X 线摄片示骨折端复位良好,骨折端稳定,不需辅以外固定;(5)术后 2.5 个月正、侧位 X 线摄片示骨折愈合;(6)术后 6 个月正、侧位 X 线摄片示拔出弹性髓内钉后,骨折解剖复位并愈合。

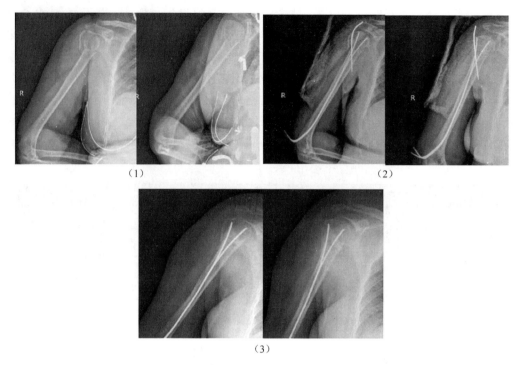

（1）　　　　　　　　　　　（2）

（3）

图 17-29　右肱骨外科颈骨折（3 部分骨折）

注　患者,女,67 岁,右肱骨外科颈骨折（3 部分骨折）,Neer-Horwitz 分型Ⅲ型,不稳定,行手法复位结合改良入路经皮弹性髓内钉内固定治疗。(1)术前正、斜位 X 线摄片示肱骨外科颈合并大结节骨折,骨折移位大于肱骨干直径的 1/3,骨折端向内轻度成角,肱骨大结节骨折块分离移位;(2)术后正、斜位 X 线摄片示骨折端复位良好,外科颈骨折以弹性髓内钉固定,大结节骨折经皮克氏针固定,术后稳定性稍差,给予披肩石膏固定;(3)术后 3 个月正、斜位 X 线摄片示骨折复位良好并初步愈合,弹性髓内钉位置良好。

三、讨论

由于生物力学的原因,老年人移位肱骨外科颈骨折的治疗非常具有挑战性。无论是保守治疗,还是切开复位钢板内固定治疗,如果治疗方式选择不当,均会发生关节僵硬、骨不连、肱骨头坏死等并发症[6]。笔者通过近 10 年的临床实践研究,采用手法复位结合改良入路经皮弹性髓内钉内固定治疗老年肱骨外科颈骨折疗效可靠,只要适应证选择恰当,可成为钢板内固定的有效替代和补充,具有一定优势。

(一)改良入路的解剖学基础及优点

测量数据显示,肱骨下端外上髁以上的外侧柱宽度,男性约为 1.8cm,女性约为 1.7cm[7]。外上髁为前臂伸肌总腱的起始部,以往手术中,第一进钉点定位在外上髁最高点,第二进钉点取其背侧内移约 0.5cm,虽然有定位准确、骨质相对松软、易于开口的优点,但肘部骨骼生理角度和构造特点往往使进针方向受限:第一进钉点因外上髁前后皮质薄容易滑脱,进针方向只能沿外上髁嵴向肱骨髓腔,调整角度余地太小;第二进钉点因肱骨远端越靠下前倾角越大而骨质越薄,容易穿透骨质,会给临床操作带来一定困难[8]。本研究显示,进钉点越是靠下,屈伸肘关节时钉尾的激惹发生率越高,这与屈肘时局部腱膜紧张和伸直时鹰嘴外缘会对较为接近的钉尾形成挤压有关。

在本研究中,改良的第一进钉点在肱骨外上髁最高点沿外上髁嵴向上1cm并偏后0.5cm,在该进针点偏上0.5~1.0cm,以肱骨外上髁嵴至背侧鹰嘴窝外缘中点为第二进钉点。此进钉点优势明显:①改良后的进钉点周围仅为肱三头肌腱膜覆盖,此处无明显的肌束,可有效避免对肌肉的损伤;腱膜滑动性小,并且以尖刀潜行扩大腱膜切口,减轻了钉尾的激惹;②改良进钉点适当上移,位于外侧柱偏外或中轴上,避免了伸直时鹰嘴外缘对其造成挤压,可进一步降低钉尾的激惹症状;③改良进钉点周围骨质较厚实,角度可调节范围较大,既可避免进钉轻易穿透对侧骨皮质,又可使进钉变得相当容易;④肱骨远端骨质表浅,改良的进钉点易于定位。根据解剖形态,可以把改良后的进钉点理解为直径1cm的小圆面,随时可以在该范围调整钉头方向,而开口时骨性隧道适当向内倾斜亦可方便进针操作,更增加了操作的灵活易控性。

(二)肱骨外科颈骨折手法复位经皮弹性髓内钉内固定的技术要点

良好的骨折端复位是弹性髓内钉固定肱骨外科颈骨折成功的前提。本研究显示,先行复位骨折端,再行弹性髓内钉固定,往往还需二次整复骨折;而先将弹性髓内钉经皮穿入髓腔,使钉尖接近骨折端,再整复骨折,可以简化操作。

肱骨近端骨折端移位时肱骨干常受胸大肌牵拉向内侧移位,大结节受小圆肌、冈上肌、冈下肌牵拉向后上方移位,肱骨头受肩胛下肌牵拉向前侧旋转。因此,2部分骨折在骨折复位后,弹性髓内钉通过骨折端后,最好在肱骨头内冠状面形成分叉分布,以便有效对抗侧方移位和旋转。对于合并大结节骨折的3部分骨折,钉尾在冠状面分叉时弯向外侧的髓内钉易从大结节骨折线穿出而使固定欠牢固,为避免这种情况的发生,可使钉尾在矢状面上分叉。在完成髓内钉操作后,大结节经皮撬拨复位,一般取1枚或2枚克氏针由肱骨大结节处进针穿入远折端内侧皮质固定。此时稳定性稍差,往往需辅助4周外固定,但并不影响术后功能的恢复。

肱骨外科颈骨折因骨折线位于肱骨近端,而成人肱骨头横径、纵径均小于4.52cm[7]。弹性髓内钉通过骨折线时难以形成交叉后再分叉,有的即便在髓腔能形成交叉也位于骨折线远方,故一般不需预弯,可在进钉点和钉尖形成4点支撑固定。如确需增大两钉在头内分叉的幅度,仅需沿钉头方向在4cm以内轻度预弯即可,其作用是通过"内夹板"和钉尖插入皮质下骨的"嵌插力"来固定[9]。选用弹性髓内钉的直径,一般按髓腔最小直径的1/3,老年人髓腔宽阔,选钉直径一般在3mm以上;钉尖越过骨折线处即应调整好钉头方向,交替轻柔锤击,直达软骨下骨,透视确定钉头位置,确保勿穿透软骨,以免影响关节活动。如果在进钉时出现断端分离,在肘部沿肱骨长轴轴向叩击多可纠正。

(三)弹性髓内钉治疗肱骨外科颈骨折的优点

肱骨外科颈骨折的治疗分为保守治疗和手术治疗,而手术治疗方法有经皮骨折端局部固定,经骨缝合固定或张力带固定,加压钢板、锁定钢板固定,交锁髓内钉、弹性髓内钉固定以及关节置换等[1,10-12],不同的治疗方法各有适应证和优缺点。肱骨外科颈骨折,尤其是严重粉碎骨折,其治疗方式的选择仍存在争议。近年来,锁定钢板固定逐渐成为主流的治疗方法[13],尤其适用于老年骨质疏松患者[14-15]。但锁定钢板固定因切开复位剥离广泛,局部血运破坏较重,术后感染、粘连、关节僵硬、应力遮挡、骨不连、肱骨头坏死、肩峰碰撞等情况也时有发生[14,16]。生物力学研究显示,在循环负荷下,高强度内植物固定骨质疏松的肱骨近端容易发生早期松动及内植物—骨界面的失效;而低强度弹性内植物的内植物—骨界面应力峰值较小,内植物的失败率较低[17]。根据既往研究结果[8,18-19],笔者对进钉点的位置进行改良,并采用改良入路经皮弹性髓内钉固定治疗肱骨外科颈骨折,本研究结果显示,该手术方式具有微创、易于操作、出血少、固定可靠、并发症少、无须二次住院取内固定、无明显手术瘢痕、费用低等优点。该技术在我院初始用于治疗儿童肱骨近端骨折,逐渐推广到青壮年和老年患者,手术方式从肱骨内外髁双边单钉,发展为自肱骨外髁单边双针,最后改良为目前解剖定位下的经皮弹性髓内钉固定方法;另外,根据骨折类型和创伤解剖特征,研究和规范弹性钉钉尾在肱骨头内的布局,强化了固定的可靠性,即便是老年患者也可以规范、简便地施行该术式。该技术只要适应证选择得当,疗效非常显著。

(四)弹性髓内钉治疗肱骨外科颈骨折的适应证、禁忌证

采用改良入路经皮弹性髓内钉固定术治疗肱骨外科颈骨折的适应证包括:① Neer 和 Horwitz 骨折分型中,移位风险较高的域型,全部Ⅲ型,肱骨头相对完整(合并大结节骨折时肱骨头软骨面至少保留 2/3)的Ⅳ型,可开展此术式;②Neer 分型 2 部分、3 部分骨折,均可采用此术式;③对于特殊的粉碎性骨折,尤其部分折端粉碎而肱骨头相对完整者可试行此术式,但一般要辅以外展架等外固定措施。

对于 Neer 分型 4 部分骨折肱骨头劈裂和严重骨质疏松合并较大骨缺损者不宜行该术式。值得注意的是,国内文献[20]报道,3 部分和 4 部分骨折肱骨头坏死率为 38%。本组无肱骨头坏死病例出现,可能与病例选择相对谨慎有关,但也不排除随访时间偏短的因素。因本组病例数偏少,对于适应证的选择方面仍需进一步系统研究。

严重的骨质疏松患者发生肱骨外科颈骨折时,可存在骨质压缩和大面积缺损,对弹性钉固定的稳定性造成影响,甚至可影响骨折的愈合。采用闭合复位经皮弹性钉固定时肩部无切口,不能对该类患者行植骨支撑,此术式存在一定局限性。所以临床工作中,可结合 CT 及其三维重建技术、3D 打印技术对一些复杂的骨折类型进行判断,严格掌握手术的适应证。本组患者样本量小,选择偏谨慎,且部分患者随访时间较短,对于该术式的远期并发症和疗效仍需要进一步观察。此技术与锁定钢板或其他髓内钉固定术式的疗效对比研究,以及对于肱骨头内弹性钉固定状态的生物力学研究有待进一步开展。

参考文献

[1]王林祥,王兵,赵滨,等.肱骨近端骨折的治疗进展[J].中国老年学杂志,2017,37(2): 489-491.

[2]朱建举,罗灵敏.锁定接骨板治疗老年肱骨近端骨折的术后并发症与远期疗效分析[J].局解手术学杂志,2016,25(5):361-363.

[3]陈旭宏,鲍丰,许国军,等.MIPPO 技术在肱骨近端骨折钢板内固定术中的应用[J].中国骨与关节损伤杂志,2017,32(3):302-303.

[4]赵东升,郑晓勇,余清文,等.Multiloc 髓内针治疗老年肱骨近端骨折的临床疗效[J].实用骨科杂志,2017,23(5):453-455.

[5]戴海峰,徐丛,王智慧,等.半肩关节置换术治疗骨质疏松性肱骨近端粉碎性骨折 26 例[J].山东医药,2017,57(7):74-76.

[6]黄安全,邹天明.成人肱骨近端骨折治疗进展[J].创伤外科杂志,2016,18(7):442-446.

[7]郭世绂.骨科临床解剖学[M].济南:山东科学技术出版社,2002:507.

[8]宫大伟,刘波,谢波.经肱骨外上髁后方入路弹性髓内钉治疗肱骨外科颈骨折 31 例[J].中国中医骨伤科杂志,2013,21(8):53-54.

[9]徐蕴岚,沈恺颖,王志刚.弹性髓内钉在儿童长骨干骺交界区骨折中的治疗体会[J].中国矫形外科杂志,2016,24(16):1455-1461.

[10]张伟,王庆雷,张铁良.闭合复位经皮螺纹克氏针内固定治疗肱骨外科颈骨折[J].中国骨与关节损伤杂志,2016,31(1):48-50.

[11]吴望晟,刘剑,朱显科,等.肱骨近端骨折的治疗现状[J].中国矫形外科杂志,2017,25(12):1117-1120.

[12]GORDON J,GARG S.Pediatric humerus fractures:indications and technique for flexible titanium intramedullary nailing[J].J Pediatr Orthop,2010,30:S73-S76.

[13]VIJAYVARGIYA M,PATHAK A,GAUR S.Outcome analysis of locking plate fixation in proximal humerus fracture[J].J Clin Diagn Res,2016,10(8):RC01-RC05.

[14]BRORSON S,FRICH LH,WINTHER A,et al.Locking plate osteosynthesis in displaced 4-part fractures of the proximal humerus[J].Acta Orthop,2011,82(4):475-481.

[15]BURKE NG,KENNEDY J,COUSINS G,et al.Locking plate fixation with and without inferomedial screws for proximal humeral fractures:a biomechanical study[J].J Orthop Surg(Hong Kong),2014,22(2):190-194.

[16]CLAVERT P,ADAM P,BEVORT A,et al.Pitfalls and complications with locking plate for proximal humerus fracture[J].J Shoulder Elbow Surg,2010,19(4):489-494.

[17]朱永峰,王立强,杨平,等.苗钛合金研究进展及其在骨科中的应用前景[J].生物骨科材料与临床研究,2011,8(4):25-28.

[18]LASCOMBES P,NESPOLA A,POIRCUITTE JM,et al.Early complications with flexible intramedullary nailing in childhood fracture:100 cases managed with precurved tip and shaft nails[J].Orthop Traumatol Surg Res,2012,98(4):369-375.

[19]孙晋客,王英振,刘晓静,等.钛制弹性髓内钉内固定治疗肱骨近端骨折的初步观察[J].中国骨与关节损伤杂志,2014,29(7):688-690.

[20]姜保国,陈建海.肱骨近端骨折的治疗[J].北京大学学报(医学版),2012,44(6):821-823.

（王晨霖）

第三十二节　手法复位弹性髓内钉固定治疗青少年肱骨外科颈骨折并肩关节脱位

肱骨外科颈骨折并肩关节脱位是一种复杂而严重的创伤,青少年极为少见。2005 年 5 月至 2007 年 11 月,笔者采用手法复位弹性髓内钉内固定方法治疗肱骨外科颈骨折并肩关节脱位的青少年患者 16 例,效果满意,现报道如下。

一、临床资料

本组 16 例,男 11 例,女 5 例;年龄 12~16 岁,平均 13.3 岁;均为肱骨外科颈骨折并肩关节脱位患者(图 17-30)。病程 1h 至 3d,平均 7h。致伤原因:车祸伤 5 例,高处坠落伤 11 例。

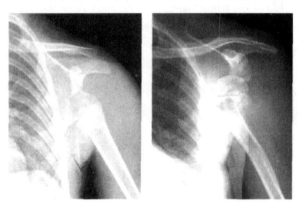

图 17-30　肱骨外科颈骨折并肩关节脱位术前 X 线摄片

二、方法

患者仰卧位,采用臂丛神经阻滞麻醉,患肩垫高,与手术床呈 30°角,术区皮肤常规消毒,铺无菌巾。在肱骨内、外髁顶点的近端约 1cm 处各做一约 0.5cm 长切口,分离至骨质,分别自肱骨内、外髁向肱骨髓腔打入 1 枚直径 2mm 的弹性髓内钉至骨折端。助手将上臂外展 30°、内旋 45°,以紧张的肱二头肌长头腱为中心,向外后方持续牵引。术者以双手拇指从患肢腋窝抵住肱骨头外下球形面,其余 4 指环绕肩峰处做反向力点,用力向外、上、后推顶肱骨头,使其与骨折端紧密对位。助手在术者复位时将上臂外展、后伸、外旋。将原来打入的 2 枚弹性髓内钉逆向打入近侧骨折端固定,即将骨折和脱位变为"单纯"脱位,然后复位肩关节。一名助手以无菌手术巾穿过腋窝行对抗牵引,另一名助手将患肢固定于肘关节屈曲 90°、上臂外展 60°位,并做持续牵引。术者向外、上推顶肱骨头,逐渐使肩关节外展 90°~100°、外旋 30°,迫使肱骨头离开肩胛盂的阻挡。当手下感觉肱骨头已移至肩胛盂平面时,由助手逐渐内收、内旋上臂,使脱位的肱骨头滑入肩胛盂。若肩畸形消失,Dugas 征阴性,证明复位成功。术后用上臂固定带固定上臂,用三角巾将前臂悬吊在胸前。2 周后开始行肩关节主动前屈、后伸功能锻炼,3 周后行肩关节外展锻炼并逐渐加大活动范围,8 周后取出弹性髓内钉。

三、结果

本组 16 例患者均获随访,随访时间 8~35 个月,平均 26 个月;骨折复位良好,内固定可靠(图 17-31)。疗效评定参照 Neer 肩关节评分标准[1],90~100 分为优,80~89 分为良,70~79 分为可,<70 分为差。本组优 14 例,良 2 例。

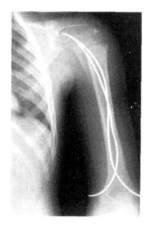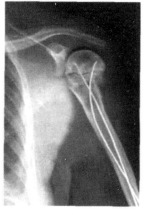

图 17-31　肱骨外科颈骨折并肩关节脱位术后 X 线摄片

四、讨论

肩关节是全身活动范围最大的关节,当外力致肱骨外科颈骨折并肩关节脱位时,如不能得到良好的复位和固定,将严重影响肩关节的功能。目前肱骨外科颈骨折并肩关节脱位有两种较常用的治疗方法,即手法复位外固定和切开复位内固定[2]。手法复位外固定采用传统的牵引、推、顶等手法,先复位脱位,再复位骨折,并用石膏或夹板进行外固定。该方法的缺点是手法复位成功率低、单纯外固定不可靠、易导致早期功能锻炼时发生骨折移位或关节再脱位。切开复位内固定可在直视下采用不同的内固定方法进行固定,具有复位准确、固定可靠的优点,但切开复位损伤大,并且青少年肱骨外科颈与骺板紧邻,内固定钢板可伤及骨骺。而且肱骨外科颈骨折位于干骺端,血液循环丰富,骨骼本身塑形能力极强,故骨折复位时对位、对线的要求不必过于严格[3]。杨茂清等[4]认为,肱骨近端骨折并肩关节脱位复位困难的主要原因在于肱骨头与肱骨干的连续性被破坏,并提出治疗肱骨近端骨折并肩关节前脱位"先复位、固定骨折,再复位脱位"的观点,解决了以往方法复位成功率低的问题。弹性髓内钉圆弧形的弯头设计为闭合复位时髓内钉在髓腔内的折弯和顺利穿过骨折端提供了方便,从干骺端穿入骨骺骨质的内固定通常不会造成骺板早期融合;同时固定时骨折端产生微动,形成持续的应力刺激,可避免坚强固定时的应力遮挡,加速细胞的新陈代谢,促进新骨生成[5]。

手法复位弹性髓内钉固定治疗青少年肱骨外科颈骨折并肩关节脱位,复位成功率高,损伤小,能有效保护骨膜,为骨折愈合提供良好的微环境,固定可靠,利于早期进行功能锻炼,是治疗青少年肱骨外科颈骨折并肩关节脱位的有效方法。

参考文献

[1]NEER CS 2nd.Displaced proximal humeral fractures:part I.Classification and evaluation. 1970[J].Clin Orthop Relat Res,2006,442(6):77-82.

[2]杨茂清,毕宏政.两种方法治疗肱骨近端骨折并肩关节前脱位对比研究[J].中国中医骨伤科杂志,2008,16(7):4-5.

[3]魏新军,张云飞,徐向锋,等.120例儿童肱骨外科颈骨折治疗分析[J].中医正骨,2007,19(7):56.

[4]杨茂清,谭远超,毕宏政,等.经皮导入内固定治疗肱骨近端骨折并肩关节前脱位临床观察[J].中医正骨,2005,17(6):7-9.

[5]吉士俊,潘少川,王继孟.小儿骨科学[M].济南:山东科学技术出版社,1998:24-25.

(段来宝)

第三十三节　经皮穿针内固定治疗肱骨中下段骨折60例报告

肱骨中下段骨折临床常见,1992～1996年,我们采用手法复位经皮穿针内固定配合小夹板铁丝托外固定的方法治疗此类损伤97例,经1～5年的随访观察,效果满意,现报道如下。

一、临床资料

本组60例中,男47例,女13例;年龄最大75岁,最小14岁,平均43.1岁;横形骨折11例,螺旋形骨折16例,粉碎性骨折25例,长斜形骨折8例,骨折端均有明显移位;其中7例患者合并桡神经损伤,1例合并对侧三踝骨折;伤后24h内来诊者38例,2～7d来诊者14例,8～15d来诊者8例。

二、治疗方法

(一)手法复位经皮穿针内固定

在臂丛神经阻滞麻醉无菌操作下行整复固定。患者端坐于方凳上,一助手双手把持远骨折端以固定其位置,术者以1枚3.0mm克氏针自肱骨远端、桡骨小头近端1.0cm处、尺骨鹰嘴桡侧刺入皮下,触及骨质后,用骨锤缓缓向前内侧击入,边进针边调节进针方向,使克氏针进入远折端骨髓腔,术者双手把持两骨折端,根据骨折移位的具体情况采用相应的手法使之复位。维持复位,一助手缓缓将克氏针击入近折端骨髓腔。针尾屈曲90°剪断,残端留于皮下,无菌纱布包扎。以自制肱骨髁上夹板及纸压垫固定骨折端,铁丝托固定肘关节于屈曲90°位。

(二)术后处理及功能锻炼

术后常规服用抗生素3d,以防感染。麻醉消失后即可行患腕及手部各关节的功能锻炼,术后2周待骨折端已基本粘连后可以在保护下行肩关节功能锻炼。术后10周左右骨折达临床愈合后去除外固定,逐渐进行肘关节功能锻炼。

三、治疗结果

(一)疗效评定标准

根据后期功能恢复情况将疗效分为4级。优:无症状,肩、肘关节功能完全恢复正常,可从事体力劳动及体育锻炼。良:肩关节功能完全恢复正常,肘关节活动受限小于15°,日常活动无明显受限。可:肘关节活动受限小于45°,肩关节活动受限小于20°。差:肘关节活动受限大于45°,肩关节活动受限大于45°,时有疼痛。

(二)疗效评定结果

本组60例达解剖复位31例,近解剖复位17例,功能复位12例。39例术后12周内达骨性愈合,18例术后6个月内达骨性愈合,3例患者骨不连接,后行切开复位植骨内固定术骨折愈合。7例桡神经损伤者,有6例于术后3个月内桡神经功能恢复,1例于4个月时行桡神经探查,术中见桡神经于骨折处断裂,给予吻合后桡神经功能部分恢复。按上述标准评定,优47例,良10例,可2例,差1例。

四、讨论

肱骨干骨折临床常见,对于此类损伤的治疗,常用的方法为手法复位小夹板或石膏外固定及切开复位加压钢板内固定,但这些方法均有一定的不足之处。对于肱骨干中下段骨折,手法复位后单纯行小夹板或石膏外固定,一方面,因为肢体的自然体位是远端下垂,由于重力作用,骨折端存在分离趋势;另一方面,由于外伤后肢体的肿胀,夹板及石膏对骨折部位的挤压力会通过周围的软组织转变成促使骨折端分离的应力,使骨折端减少接触面甚至分离,从而影响骨折的复位固定,这是闭合复位外固定治疗肱骨中下段骨折不愈合的主要原因。切开复位加压钢板内固定治疗肱骨干骨折是目前较为常用的治疗方法,它可以取得骨折端的解剖复位及可靠的内固定,但骨折本身有损伤骨营养动脉的可能性,而手术切开复位又进一步增加了可能损伤的机会。术中由于剥离了骨折端周围的骨膜及软组织,影响了局部的血液供应,使本来已缺血的骨端又失去了由骨膜而来的部分血液供应。如果术中不能达到坚强的内固定,则手术本身就更突出了对骨折愈合不利的一面,从而更易导致骨折不愈合及迟延愈合,影响治疗效果。据统计,肱骨干骨折患者有5%~10%合并桡神经损伤,大多数桡神经损伤是由于牵拉和挫伤造成的不完全损伤,在数天到数月内能够自然恢复。即便是完全性桡神经损伤,其二期修复结果也是满意的,甚至比早期修复的病例结果更好。因而对于合并有桡神经损伤的肱骨干骨折,可以先行手法复位经皮穿针内固定术以促进骨折愈合,并等待桡神经功能恢复,观察3个月无明显恢复者再行桡神经探查术。

手法复位经皮穿针内固定疗法治疗肱骨干中下段骨折的原则是在不增加骨折端损伤的前提下,取得尽可能可靠的固定,以便于骨折的顺利愈合。此疗法不切开皮肤,不剥离骨折端周围的骨膜及软组织,而我们采用的内固定钢针较细,不会影响骨内膜血管,从而最大限度地保留了骨折端的血液供应,故具有感染率低、骨折愈合率高、功能恢复快等优点,值得在临床上推广使用。但在临床上采用此法时应注意以下几点。

(1)选择合适的进针点及控制好进针方向。自远端进针较自近端进针复杂,我们的体会是进针点应尽量靠近肱骨远端,最好自肱骨外上髁端0.5~1.0cm、桡骨小头近端1.0cm、尺骨鹰嘴桡侧进入,先垂直骨面进针约0.5cm后再逐渐向后、内侧压针尾,使克氏针进入远折端骨髓腔。克氏针压得太早易自骨皮质滑脱,压得太晚则易穿透肱骨后、内侧皮质。

（2）手法复位经皮穿针内固定并不是坚强的内固定，术后必须辅以可靠的外固定，以防止骨折端可能存在的分离、成角、旋转及侧方移位。肱骨中下段骨折，最常见的是骨折的分离移位及向外侧的成角移位。向外侧的成角移位，一般通过夹板及纸压垫便可以较好地矫正。如果术后透视或X线摄片见骨折端有分离移位，可以在肘部以较轻柔的力量向近端作纵向叩击，并以肩肘弹力带固定。

（3）术中不应过分依赖X线透视。目前临床上有一种在术中滥用甚至是依赖X线的倾向，X线的使用贯穿手术过程的始终，这样不仅加大了患者及术者接受X线照射所引起的损害，而且会影响手术的无菌操作，增加感染的可能性，甚至使术者陷于进退两难的境地。我们在术中一般只在两种情况下使用X线：一是克氏针进入5～6cm时，用X线检验克氏针是否已进入远折端骨髓腔，同时观察针尖离骨折端的距离及骨折端的相对位置，做到心中有数，然后复位并打入克氏针；二是当针尖已超过骨折线2～3cm（长斜形及螺旋形骨折5～6cm）时，再验证一下克氏针是否已进入近折端骨髓腔，然后继续打入克氏针固定。

（4）对于肱骨干骨折，整复后存在20°左右的成角移位或有小于2.5cm的短缩移位是可以接受的，晚期一般不会导致关节功能障碍，没有必要为了追求解剖复位而过度地劳时费力，否则不仅不能达到原有的目的，甚至会加重损伤，导致骨折不愈合。

（5）由于肩关节及前臂的旋转作用可以在很大程度上代偿由于肱骨旋转畸形引起的旋转功能受限，因而轻度的旋转移位可不必刻意纠正。

（段来宝）

第三十四节　桡偏复位外侧穿针内固定治疗小儿肱骨髁上骨折

肱骨髁上骨折是常见的儿童上肢骨折，因其解剖部位的特殊性，处理不当极易出现晚期并发肘内翻畸形，严重影响肘关节的功能。1999～2002年，我院采用闭合桡偏复位外侧穿针内固定方法治疗小儿肱骨髁上骨折615例，取得良好效果，现报道如下。

一、临床资料

本组615例，男328例，女287例；年龄最小7个月，最大15岁，平均6.5岁。走路摔伤467例，自高处坠落伤87例，车祸伤61例。左侧225例，右侧390例。闭合性损伤609例，开放性损伤6例（伤口在1.5cm以内）。尺偏型585例，占95.1%；桡偏型30例，占4.9%。合并神经损伤47例，占7.6%，其中正中神经损伤26例，桡神经损伤17例，尺神经损伤4例。无血管损伤。伤后至来诊时间最短30min，最长35d，平均2.2d，其中30min至1d者459例，2～3d者81例，4～7d者43例，8～14d者23例，15～35d者9例。

二、治疗方法

采用患侧臂丛神经阻滞麻醉或全身麻醉。患者仰卧位或端坐位（以伸直尺偏型为例），将上臂置于旋前90°位,两助手于伸肘前臂旋前位对抗牵引,矫正旋转及重叠移位,术者用双手拇指抵于肘后尺骨鹰嘴处向前推顶,其余4指重叠环抱于骨折近端向后拉,同时令远端助手在牵引下将肘关节徐徐屈曲至90°位;接着,术者双手拇指抵于骨折近端外侧,其余4指托住远端内侧,以折端外侧为支点,用力向桡侧反折,直至肘部提携角较健侧增大约10°为止,此时手下可触及肱骨外髁较健侧向桡侧突起约0.5cm。术者维持复位,一助手选用直径1.5～2.0cm克氏针自肱骨外髁最高点处刺入皮下达骨质,用骨钻带动克氏针边进针边调整方向,克氏针沿肱骨远端侧面轴线与肱骨干长轴夹角40°～45°方向进入肱骨远折端,并通过骨折线,于近端内侧恰好突破骨皮质为止,手法检查骨折端稳定情况。不稳定者则再增加1枚克氏针固定,两针交叉10°～15°,针尾折弯剪短留于皮外。复位与固定后行电视X线机透视检查,复位未达上述要求者进一步调整位置,直至复位满意为止。无菌包扎,用铁丝托固定肘关节于屈曲90°、前臂旋前位。术后麻醉消退后即可进行手、肩关节功能锻炼,3周后去除内、外固定,进行主动功能锻炼,禁止局部手法按摩。

三、结果

(一)疗效评定标准

参照Flynn标准[1]并结合临床要求,自行制定评价标准。优:肘关节活动受限<5°,携带角减小<5°或增加≤10°,无其他并发症。良:肘关节活动受限<15°,携带角减小>5°,但尚未形成肘内翻畸形或增加<15°,无其他并发症。可:肘关节活动受限<30°,携带角消失,已形成<15°的肘内翻畸形或增加<20°,无其他并发症。差:肘关节活动受限>30°,携带角消失,已形成>15°的肘内翻畸形或增加>20°或出现>5°的肘后翻畸形、继发神经损伤等严重并发症。

(二)疗效评定结果

本组615例均达桡偏5°～10°复位,骨折端稳定。498例无旋转移位,117例远端有向前或后<10°的旋转。尺偏型骨折543例使用1枚克氏针固定,42例使用2枚克氏针固定,30例桡偏型骨折均使用2枚克氏针固定。针孔3～7d闭合,平均3.5d,无并发感染。骨折3～6周达临床愈合,平均3.5周。615例均于临床愈合后去除外固定,行功能锻炼,1周后取出内固定克氏针。随访2～6年,平均3.7年。615例均达骨性愈合,合并外伤者无并发感染。术后2年进行肘关节屈伸活动范围及肘关节携带角测量,以健侧为对照按上述标准进行评价。结果显示,优197例,良411例,可7例,优良率为98.9%。47例合并神经损伤者,45例神经损伤恢复正常,有2例尺神经损伤者于术后2个月进行切开探查,均为局部挫伤,1例恢复正常,1例皮肤感觉恢复正常,遗留轻度手内在肌萎缩。

四、讨论

小儿肱骨髁上骨折是骨伤科临床常见病。其最主要的晚期并发症为肘内翻畸形,尺偏型骨折发生率可高达50%,对于小儿肱骨髁上骨折肘内翻畸形发生的机制有不同分析:①骨折远端的内倾[2-3];②肱骨远端全骨骺的损伤[4]。这些观点只能从表面上解释部分类型的治疗结果,而不能较深入地阐明所有类型肘内翻发生的根本原因。肱骨髁上区的生物力学分析表明,其在承受轴向压缩载荷下内侧压应力应变明显较外侧大,其内侧更易发生压缩[5],而尺偏应力形成的尺偏型骨折其内侧压缩骨折发生率更高,其中很大一部分无明显移位的骨折可因内侧骨质压缩而最终形成肘内翻畸形。

我们通过对上千例肱骨髁上骨折的复位、固定与随访观察发现,复位后的不稳定,可使骨折失去良好的对位,从而导致肘内翻[6]。肱骨髁上骨折复位良好后,如采用外固定维持对位,一般7～10d骨折趋于稳定,此时,一侧的骨膜下成骨表现十分明显,可见到呈现长梭形骨膜下化骨影,因临床上尺偏型骨折多见,故骨折端内侧最常见,此时再对比复位后X线摄片,会发现远骨折端有轻度内移或内倾,已出现了轻度肘内翻。随着外固定的松动与解除,肘内翻畸形逐步加大。分析其原因,一方面,是因为尺偏型骨折在复位时因内侧尚未断裂的骨膜水肿、增厚、紧张,复位过程中很难将其再度拉伸恢复长度,故复位时尺侧与桡侧相比,常残存微小的嵌插,加之随后内侧骨膜的收缩与骨化,使尺侧拉力逐步增大,而桡侧由于骨膜断裂严重,不能迅速形成早期的骨膜下化骨,尺桡侧拉力的不平衡加剧了肘内翻,这种骨折端内外侧愈合速度的差异在骨折尚未达到完全稳定时可形成或加大肘内翻畸形;另一方面,前臂的重力与肋弓对骨折端内侧的顶压力,对肘内翻畸形的形成也起到了一定作用。

在采用桡偏复位经外侧穿针内固定时,一般要求桡偏约10°即可,过大则可能引起肘外翻,过小则不能有效预防肘内翻。桡偏复位与传统的骨折力求达解剖复位的观点是不相矛盾的,当骨折达解剖复位时,恢复了其正常的解剖结构,可以发挥其正常功能。但由于小儿肱骨髁上骨折的特殊性,早期的解剖复位并不能达到骨折端最终的解剖对位,而过度的复位是给复位后的骨折在达到骨折端最终稳定之前留有再移位的余地,骨折端趋于稳定过程中,随骨折塑形的进展,骨折局部的形态逐步接近正常解剖形态。骨折内侧的骨质压缩,导致表面看到的解剖复位并不能矫正尺倾[7],所以有学者[8]报道,切开复位治疗小儿肱骨髁上骨折肘内翻畸形发生率高达49.1%,而且其中56.7%手术复位时达到了解剖复位。另外,由于大部分肱骨髁上骨折累及尺骨鹰嘴窝,桡偏复位必然影响其形态,从理论上分析可能会导致肘关节功能障碍,但通过随访观察,未见鹰嘴窝明显畸形或因鹰嘴窝畸形引起的肘关节功能障碍,这说明早期因桡偏复位所形成的鹰嘴窝畸形可通过后期的塑形矫正,不会引起肘关节功能紊乱。

复位与固定过程中应注意以下几个问题。

(1)复位时应注意不要反复采用粗暴手法整复,以免加重损伤,早期局部肿胀严重时,应行畸形矫正并临时外固定制动,待肿胀减轻后再进一步复位与固定。

(2)术中应注意矫正旋转及肘后翻,特别是对于女性患儿,轻微的肘后翻畸形也应矫正,以防其进入青春期后由于关节松弛形成更大的肘后翻畸形。

(3)外固定时应将前臂置于旋前位,此时肱桡伸肌群及肘外侧和后侧韧带结构紧张,远折端和近折端紧密接触,不易发生向外成角,有助于预防肘内翻的发生。

(4)对于尺偏型骨折,桡倾复位一定要严格,而桡偏型骨折复位时应注意不要形成较大的桡移,并要将前臂固定于旋后位,以免形成肘外翻畸形。

(5)术后3周内、外固定去除进行功能锻炼时应禁止局部按摩,可进行自主屈伸及适度的被动屈伸,不可过于加强被动锻炼,以免形成骨化性肌炎。

(6)骨折时间超过10d,骨折端已形成骨痂者,复位时较困难。对于骨折对位良好,仅表现为尺偏移位或合并<15°的旋转者,多数尚可复位成功,如果断端明显侧向或前后分离或旋转>15°者,闭合复位困难,即使复位成功,常因反复手法复位对局部组织造成严重损伤而预后较差,应考虑切开复位或二期矫形手术治疗。

(7)由外向内穿针时,术者维持复位的手指应避开针尖将要穿出的位置,不仅可避免误伤术者手指,还可避免刺伤被按压固定后的神经及血管。

闭合手法桡偏复位经皮穿针内固定治疗方法是在中医筋骨并重、动静结合思想的指导下,经过多年的临床实践逐步形成的。采用手法将移位的骨折断端复位,并采用远折端桡偏的方法适度加大携带角,以预防肘内翻畸形的发生。与传统的单纯手法复位夹板或石膏外固定及手术切开复位内固定相比,其有操作简便、复位准确、损伤小、固定可靠、无手术切口瘢痕影响美观、并发症及后遗症少等优点,是一种疗效可靠的中西医结合治疗方法。

参考文献

[1]王亦璁.骨与关节损伤[M].北京:人民卫生出版社,2001:582.

[2]叶淦湖.手法复位治疗儿童肱骨髁上骨折58例[J].新中医,2001,33(2):29.

[3]SMITH L.Deformity following supracondylar fractures of the humerus[J].J Bone Joint Surg(Am),1960,42:235.

[4]祁嘉武,张玉生.小儿肱骨远端骨骺损伤诊治分析[J].中国骨伤,1999,12:424.

[5]浦立勇,张锡庆,王晓东,等.肱骨髁上骨折并发肘内翻的生物力学研究[J].中华小儿外科杂志,2002,23(3):237.

[6]ARINO VL,LLUCH EE,RAMIREZ AM,et al.Pircutaneous fixation of supacondylar fractures of the humerus in children[J].J Bone Joint Surg,1997,59-A:914-916.

[7]邱建德,麦时中,李汉民,等.肱骨髁上骨折固定方法及肘内翻发生机制与预防之探讨[J].天津医药杂志骨科附刊,1963,7:151.

[8]徐华梓,李也白,池永龙,等.儿童肱骨髁上骨折切开复位术后肘内翻畸形[J].中华小儿外科杂志,1995,16(1):28.

(段来宝)

第三十五节　闭合复位穿针内固定治疗伸直尺偏型肱骨髁上骨折

肱骨髁上骨折是儿童肘部最常见的骨折,而肘内翻畸形又是其最常发生的并发症[1]。我们采用闭合矫枉过正复位手法,经皮穿针内固定的方法治疗伸直尺偏型肱骨髁上骨折67例,疗效满意,现报道如下。

一、临床资料

本组 67 例中,男 37 例,女 30 例;年龄 6～10 岁,平均 8.2 岁;右侧 32 例,左侧 35 例;摔伤 43 例,坠落伤 16 例,跌伤 8 例。均为闭合性骨折,其中伴正中神经损伤 2 例,伤后到就诊时间在 0.5h 至 3d。

二、治疗方法

手术采用无菌操作,患侧臂丛神经阻滞麻醉。患儿坐位,将上臂置于旋前 90°。先行手法摸清骨折移位方向,两助手握持骨折远近端,沿上肢纵轴方向拔伸牵引 3～5min,矫正骨折端重叠移位;术者一手把持上臂,另一手把持前臂近端,向骨折旋转移位的反方向用力扭转,以矫正骨折端的旋转移位;然后双手四指环抱近骨折端前侧向后拉,拇指抵于肘后尺骨鹰嘴处向前推顶,同时远端助手牵引下屈肘,以纠正骨折的前后错位;再采用两点捺正手法纠正骨折端的尺侧移位及倾斜,并尽力造成远折端的轻度桡偏及桡侧嵌插。术者拇指沿肱骨下端外侧骨嵴触摸,触及远骨折端略向外侧高起的台阶感证实尺偏移位矫正,复位满意。维持复位,一助手取 1 枚 2.0mm 克氏针上手摇骨钻自肱骨外髁最高点刺入皮肤,触及骨质后在冠状面上与肱骨纵轴成 45°角,在矢状面上与纵轴成 15°角进针,直至穿透肱骨近折端的对侧骨皮质。检查骨折端的稳定性,如果不稳,则同法交叉穿入另一枚克氏针。C 臂机透视复位固定满意后,将针尾弯曲 90°剪短,残端留于皮外,无菌包扎,自制铁丝托于屈肘 90°前臂旋前位固定。麻醉消退后,即开始指导分期功能锻炼。术后 3 周骨折达到临床愈合,去掉内外固定,行肘部功能锻炼。

三、结果

(一)疗效评定标准

参照由国家中医药管理局编写的《中医病证诊断疗效标准》。

1.治愈

骨折解剖复位或骨折远折端向桡侧移位 1/5 以内,有连续性骨痂形成,功能完全或基本恢复,携带角正常。

2.好转

骨折对位尚满意,骨折愈合,肘关节伸屈受限在 30°以内,携带角减少在 20°以内。

3.未愈

伤肢畸形,携带角减少 20°以上,功能障碍。

(二)治疗效果

本组 67 例,随访时间 6 个月至 1 年,平均 8 个月。治愈 60 例,好转 7 例,无一例肘内翻发生。

四、讨论

我们通过对尺偏型肱骨髁上骨折的受伤机制[2]、骨折后 X 线摄片表现以及肘部功能解剖的分析,得出复位时将骨折远端适度桡偏能够从根本上预防肘内翻畸形的发生。在长期治疗过程中逐渐形成了采用低损伤手法整复及可靠的经皮穿针内固定方法,使患儿肱骨髁上骨折闭合手法复位与牢固内固定的问题得到了很好的解决。

首先,手法整复上贯彻矫枉过正的思想,尽量完全矫正旋转与前后移位,侧向移位达到过度复位,即形成桡倾,可以通过两种途径实现。①骨折复位达到解剖复位过程中,将远骨折端向桡侧倾斜,使尺侧嵌插解脱,甚至形成轻度分离,而桡侧骨质紧密接触或嵌插,使携带角较健侧加大约10°。②在矫正侧向移位时,将远折端向桡侧移位0.5cm的同时矫正尺侧骨质嵌插,以远折端的桡侧移位弥补桡倾的不足,使桡侧骨皮质有嵌插,尺侧皮质分离或骨折远端适度桡偏,从而避免肘内翻畸形的发生[3]。

其次,闭式穿针内固定达到了骨折复位后的牢固固定,且操作简便,创伤轻。轻便的铁丝托外固定不仅能够良好维持患肢的体位,而且便于对骨折局部及整个患肢的观察。可靠的内固定与轻便的外固定相结合,允许患者进行早期功能锻炼,达到了骨折愈合及功能恢复并进的目的。本法操作简便,易于推广应用。

参考文献

[1]叶淦湖.手法复位治疗儿童肱骨髁上骨折58例[J].新中医,2001,33(2):29.

[2]SMITH L.Deformity following supracondylar fractures of the humerus[J].J Bone Joint Surg(Am),1960,42:235.

[3]祁嘉武,张玉生.小儿肱骨远端骨骺损伤诊治分析[J].中国骨伤,1999,12:424.

（王　亮）

第三十六节　儿童肱骨髁上骨折经皮穿针内固定术后钢针断裂1例

一、临床资料

患儿,男,2岁3个月,以"摔伤致左肘部肿痛、活动受限4h"为主诉入院。左肘部肿胀、畸形、近端压痛明显,左上肢末梢血液循环良好。X线摄片示左肱骨髁上骨折,骨折远端向尺背侧移位,见图17-32(1)。入院诊断:左肱骨髁上骨折。完善相关检查后在全身麻醉下行左肱骨髁上骨折闭合复位经皮穿针内固定术治疗,从肱骨外侧以2枚钢针固定,从肱骨内侧以1枚钢针固定,3枚钢针均为直径1.6mm的Zimmer Biomet钢针,见图17-32(2)。术后石膏外固定,并进行对症处理,术后6d出院。术后2周,X线摄片示骨折复位满意、愈合良好,见图17-32(3)。术后25d,再次拍摄X线摄片示骨折愈合,见图17-32(4),拔除钢针。钢针拔除后X线摄片示1枚钢针断裂、残留,见图17-32(5),与家属充分沟通后,再次住院行钢针残端取出术。于肱骨远端后外侧纵行切一3cm长切口,逐层分离皮下组织,显露肱骨下端后外侧,C臂机透视下,定位钢针残端,电钻开孔,小骨刀开窗,保留后侧皮质,掀开骨片,直视下探查、取出钢针残端,见图 17-32(6)。再次 X 线透视确定无内植物残留,见图 17-32(7)后,缝合切口。

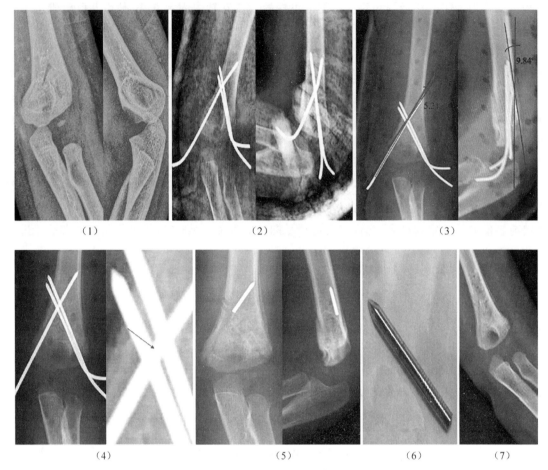

（1）　　　　　　　　　　（2）　　　　　　　　　　（3）

（4）　　　　　（5）　　　　　（6）　　　　（7）

图 17-32　儿童肱骨髁上骨折经皮穿针内固定手术前后图片

　　注　（1）术前正、侧位 X 线摄片;（2）术后即刻正、侧位 X 线摄片;（3）术后 2 周正、侧位 X 线摄片;（4）术后 25 天正位 X 线摄片;（5）钢针拔除后正、侧位 X 线摄片;（6）取出的钢针残端图片;（7）钢针残端取出后正位 X 线摄片。

二、讨论

　　肱骨髁上骨折占 7 岁以下儿童四肢骨折的 1/3[1],是儿童骨折中比较常见的骨折。闭合复位经皮穿针内固定,因为创伤小、疗效好,已成为治疗此类损伤的标准术式[2-6]。骨折内固定术后并发内固定物断裂并不少见,原因既有医源性因素也有患者自身因素[7],具体原因可能与骨折不稳、内固定材料使用不当或存在缺陷、手术操作不规范、术后过早负重等有关[8-14]。也有学者[15]认为内固定物断裂一般不是由于材料的缺陷,而是由于手术技术问题、术后处理失误或患者不合作造成的,更侧重将其原因归结于人为因素。

　　针对本例患儿术后发生内固定钢针断裂的情况,我们对手术过程和手术前后的影像图片进行了详细分析,认为出现术后钢针断裂的原因可能为:术中从外侧植入 2 枚钢针后骨折端已趋于稳定,但考虑到内侧骨块较大,且骨折远端向尺背侧移位,遂从内侧又植入 1 枚钢针。但最后 1 枚钢针植入时阻力较大,取出的钢针残端周围布满因高速摩擦而形成的螺纹,也说明最后 1 枚钢针植入时,先植入的 2 枚钢针已对其产生阻挡。但术中遇到较大阻力时,术者并未停止操作,而是加大力量推进,最后 1 枚钢针沿着外侧钢针边缘强行植入,反复持续的高速摩擦与碰撞使金属发生疲劳断裂。从术后 2 周的 X 线摄片上看,从内侧植入的钢针已弯曲变形,在正位片上弯曲成角约 5°、侧位片上弯曲成角约 10°[图 17-32(3)];术后 25d 的 X 线摄片放大后可见钢针有裂纹[图 17-32(4)]。但术后复查时医生未能细致阅片,拔除钢针后才发现钢针断裂、残留,导致患儿再次手术取出残端,处理已较为棘手。由于致使钢针疲劳断裂的力度和时间需要专业的生物力学测试,针对本例患儿并没有进行,故也不能排除材料本身的原因。但针对本例患儿,医生出现的术中操作不当、处理特殊情况经验不足、术后阅片不细致问题也值得警醒。

参考文献

[1]KHAN AZ,ZARDAD S,ADEEL M,et al.Median nerve injury in Children aged 2-11 years presenting with closed supracondylar fracture of humerus[J].J Ayub Med Coll Abbottabad,2019,10(4):656-659.

[2]LI M,XU J,HU T,et al.Surgical management of Gartland type Ⅲ supracondylar humerus fractures in older children:a retrospective study[J].J Pediatr Orthop B,2019,28(6):530-535.

[3]沈朝忠,马伦,郑伟挺,等.闭合复位经皮克氏针多平面交叉内固定治疗 GartlandⅡ和Ⅲ型儿童肱骨髁上骨折[J].中医正骨,2019,31(1):65-69.

[4]刘鸿豪,赵云昌,赵春节.闭合复位改良外侧交叉克氏针内固定治疗儿童 GartlandⅡ、Ⅲ型肱骨髁上骨折的临床研究[J].中医正骨,2019,31(11):7-11.

[5]揭强,李炳钻,王建嗣,等.闭合复位内外侧经皮克氏针交叉置针固定治疗儿童肱骨髁上骨折[J].中医正骨,2018,30(2):78-80.

[6]何文,郑明,冯尔宥,等.闭合复位经皮克氏针内固定术与切开复位克氏针内固定术治疗儿童 GartlandⅡ、Ⅲ型肱骨髁上骨折的疗效及安全性系统评价[J].中医正骨,2017,29(4):23-30.

[7]王志沩.22 例骨折手术内固定物断裂原因探讨[J].心电图杂志(电子版),2019,8(4):175.

[8]段佳忠,雷廷文.四肢骨折内固定材料松动折弯断裂原因探讨[J].解剖与临床,2002,7(4):162-163.

[9]王红升.肱骨外科颈骨折应用加压锁定钢板内固定治疗失败原因分析[J].中华实用诊断与治疗杂志,2010,24(1):97-98.

[10]刘征,田学东.150 例四肢长骨干骨折内固定术后钢板断裂原因分析[J].中国骨与关节损伤杂志,2017,32(9):998-999.

[11]刘永明,江红卫,崔学文,等.锁定钢板治疗股骨骨折内固定失败并发症原因分析[J].中国骨与关节损伤杂志,2016,31(10):1082-1083.

[12]徐文华,袁晓军,舒敏锐,等.探讨长骨骨干骨折内固定术后断裂及松动的原因[J].中国实用医药,2012,7(31):36-37.

[13]杜贵强,张晓东,刘又文,等.髓内钉附加侧板联合自体髂骨植骨治疗股骨干骨折术后钢板断裂骨折不愈合[J].中医正骨,2017,29(9):54-56.

[14]沈云峰,杨浩,朱金富,等.四肢骨折钢板内固定断裂因素分析及对策[J].中国社区医师,2019,35(2):51.

[15]MULLER ME,ALLGOWER M,SCHNEIDER R,et al.骨科内固定[M].荣国威,翟桂华,刘沂,等译.3版.北京:人民卫生出版社,1995:292.

（王　亮）

第三十七节　解剖锁定钢板内固定治疗肱骨大结节骨折

近年来,肱骨骨折采用锁定钢板内固定治疗很常见[1-3],肱骨大结节骨折多以手法整复外固定治疗为主,但术后疗效不佳。我们自 2008 年 6 月至 2010 年 11 月采用切开复位解剖锁定钢板内固定术治疗肱骨大结节骨折 22 例,术后肩关节功能恢复快,临床疗效较好,现报道如下。

一、临床资料

（一）一般资料

本组 22 例,男 16 例,女 6 例;年龄 19～68 岁,平均 43 岁。车祸伤 10 例,牵拉伤 4 例,摔伤 8 例。左侧 10 例,右侧 12 例。合并肱骨外科颈骨折 3 例,合并肱骨解剖颈骨折 1 例,合并肩关节脱位 1 例。受伤至手术时间 3～14d,平均 5d。

（二）手术方法

采用颈丛神经阻滞麻醉,取仰卧位,伤肩垫高 30°。自锁骨外 1/3 向前下沿三角肌内缘做一弧形切口,长 10cm,保护好头静脉,沿胸大肌及三角肌间隙进入,将三角肌自前侧 1/4 纵行分开,切断近端部分止点,暴露骨折部位,将肩关节充分外展、外旋,骨折复位后用解剖锁定钢板固定,钢板的上端要抱住肱骨大结节,检查固定牢固,X 线透视见复位满意,依次缝合软组织,同时修补损伤的肩袖结构及切断的三角肌。若合并肱骨颈骨折,则先整复肱骨颈后用克氏针临时固定,再将肱骨大结节复位,钢板固定后拔除克氏针。术后患肢悬吊胸前固定,术后 1周开始被动进行肩关节功能锻炼,2 周拆线,3 周后进行肩关节主动功能锻炼。对于关节囊撕裂严重者,术后将肩关节置于外展支架上,以利于软组织恢复。

二、结果

本组获随访 4～18 个月。治疗结果以随访患肢局部功能恢复情况和不同时期影像学检查综合判断[4]:优 18 例,良 4 例。所有骨折未出现再移位,术后伤口无感染。典型病例 X 线摄片见图 17-33。

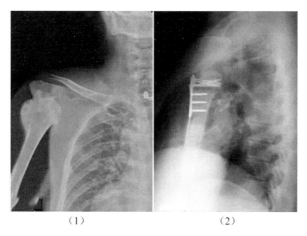

（1）　　　　　　　　　（2）

图 17-33　肱骨大结节骨折手术前后 X 线摄片

注　（1）术前；（2）术后。

三、讨论

肱骨大结节是冈上肌、冈下肌和小圆肌的止点，大结节骨折后骨折块因肌肉的牵拉多向后上移位，手法复位难以解剖复位，往往会造成上述肌肉的长度缩短、肌力下降、弹性减弱，导致肌肉收缩力不强，影响肩袖功能，甚至可阻挡肩关节活动，造成肩关节外展、外旋活动受限[5]。对肱骨大结节骨折最好采取手术切开复位内固定，使骨折块在解剖位置上愈合，才能恢复上述 3 个肌肉的正常长度、张力和弹性，恢复正常的收缩力度，促进肩关节功能最大程度的恢复[6]。骨折块的大小及粉碎程度对预后有一定影响，而骨折移位程度对治疗结果影响最明显，性别、年龄对预后无明显影响，因此，对于手法复位失败者，无论年龄大小，均应早期切开复位。

肱骨大结节处皮质骨较薄，多为松质骨，加上老年人多存在骨质疏松，骨折多为撕脱性，骨折片较薄，甚至呈粉碎性骨折，穿针内固定往往固定不牢固，术后骨块受肌肉的牵拉，易发生再移位，螺钉固定又易造成骨折块发生碎裂，影响骨折的固定效果，而对于粉碎性骨折，克氏针及螺钉更难以达到牢固的固定。

解剖锁定钢板内固定治疗肱骨大结节骨折的优点：①解剖钢板可与肱骨近端吻合良好，可充分覆盖骨折块，螺钉固定在正常的骨质上，使骨折块压于钢板下，断端密切接触，不易发生再移位，骨折块可不用螺钉固定；②肱骨近端骨质疏松，锁定钢板使钢板与螺钉成为一体，可避免螺钉松动、退钉等现象；③解剖钢板固定牢固，术后不需用外展架，更可方便患者的起居，还能有效防止肩关节内的粘连及肌肉萎缩。

术中及术后注意事项：①复位时，要外展、外旋上臂，放松肌肉的牵拉，使骨折块易于复位，骨折块上不要上螺钉，因骨折块多较小或为粉碎性，螺钉易使骨折块碎裂，影响骨折愈合；②准确掌握钻孔方位，防止螺钉过长突破关节面或钢板位置过高而影响关节活动；③尽可能恢复肱二头肌腱的解剖床，防止骨端或钢板造成的摩擦而引起肱二头肌腱的断裂；④入路要从三角肌的前 1/4 进入，既有利于保护头静脉，又可充分暴露骨折端，术中操作要在三角肌下进行，并且不可过分向后牵拉三角肌，防止造成腋神经的损伤。

参考文献

[1]姚小涛.微创经皮锁定钢板内固定治疗肱骨近端骨折致桡神经卡压一例[J].中国骨与关节损伤杂志,2011,26(9):786.

[2]刘亮,蔡丰,刘晓东,等.应用钢板内固定治疗肱骨近端骨折的疗效分析[J].中国骨与关节损伤杂志,2011,26(9):832-833.

[3]焦伟,于海洋,梁成民,等.锁定钢板结合自体骨植骨治疗肱骨骨不连[J].中国骨与关节损伤杂志,2011,26(9):834-835.

[4]王海丰,黄磊,顾千里.可吸收螺钉治疗肱骨大结节骨折[J].现代中西医结合杂志,2005,14(1):88-89.

[5]陆裕朴,胥少汀,葛宝丰.实用骨科学[M].北京:人民军医出版社,1991:5692.

[6]郑昱新,张琥,刘印文,等.肩关节脱位合并肱骨大结节骨折闭合复位外固定治疗的预后因素分析[J].中国骨与关节损伤杂志,2008,23(2):122-123.

（王　亮）

第三十八节　手法复位经皮穿针内固定治疗儿童肱骨远端全骺分离

儿童肱骨远端全骺分离,临床上较少见,治疗上复位较易,但难以维持复位,易导致骨折再移位而遗留肘内翻畸形。1994～2000年,我们采用手法复位经皮穿针内固定的方法治疗此型骨折34例,经6个月至3年、平均1年2个月随访,取得了较好疗效,现报道如下。

一、临床资料

本组34例,男17例,女17例;左侧15例,右侧19例;年龄为11个月至5岁,平均1.2岁;按Salter-Harris分型法分为Ⅰ型5例,Ⅱ型29例,均向尺侧移位;伤后就诊时间半小时至2d,平均2.3h。均无合并症。

二、治疗方法

（一）复位固定

采用全身麻醉或臂丛神经阻滞麻醉。取仰卧位,臂丛神经阻滞麻醉由家长或助手抱患儿坐于椅子上。无菌操作,两助手分别握持上臂及手腕部,保持前臂旋前位,持续牵引后,术者双手环抱患肘部,双拇指置于骨折近折端外侧,向内侧推按,同时双手其余手指托住远折端内侧,向外侧端提,用力应稍大,复位后用手指扪触肱骨外髁处,如外形弧度圆滑顺畅,提示复位良好。维持复位,助手将1枚直径1.5mm的钢针自肱骨外上髁最高点下方0.5cm处经皮插入远折端骨质,向内上方呈45°角进针,直至突破近折端内侧骨皮质为止。透视下证实远折端无尺偏移位,钢针内固定部位准确后,将钢针剪短、折弯,留于皮外,敷料包扎针尾。自制铁丝托固定屈肘 90°前臂旋前位。颈腕带悬吊患肢。

（二）术后处理

术后立即进行 X 线摄片观察骨折复位情况。常规口服抗生素 3～6d 以预防感染。鼓励患儿主动握拳活动。7～10d 后 X 线摄片复查 1 次,3 周后 X 线摄片示骨折愈合后拔除内固定钢针,解除铁丝托外固定,鼓励患儿主动活动肘关节。

三、结　果

（一）评价标准

优:骨折复位良好,肘关节功能良好,肘外翻角正常;良:骨折复位良好,肘关节功能良好,肘外翻角较对侧减少;可:骨折复位有轻微尺偏位,肘关节功能良好,呈直肘;差:骨折复位有明显尺偏移位,肘关节功能可,有肘内翻畸形。

（二）评定结果

本组共 34 例得到随访。随访时间最短 6 个月,最长 3 年,平均 1 年 2 个月。按上述标准评定,优 28 例,良 5 例,可 1 例,优良率为 97%。

四、讨　论

（一）本疗法的优点

肱骨远端全骺分离,可采用手法复位石膏或夹板外固定的治疗方法,其主要的治疗目的是恢复关节的正常活动以及防止肘内翻畸形的发生。但仅靠外固定的方法往往在固定过程中发生再移位,造成肘内翻畸形的发生。

1.维持复位稳定的主要困难

(1)患者绝大多数为婴幼儿,皮下脂肪组织多,肢体外固定时夹板压垫或石膏塑形多被松软的脂肪组织所缓冲,而致外固定失败。

(2)其骨折多为尺侧移位型,外侧骨膜已断,内侧骨膜完整,骨折复位后存在向内侧移位的骨膜弹性因素。

(3)Salter Ⅱ型骨折,其干骺端内侧三角形骨块的存在是造成骨折复位后不能保持解剖复位或桡偏、桡侧嵌插的骨性阻碍因素。

(4)患者年龄小,好动,不配合治疗,致使需要经常调整的夹板外固定不能保持有效性[1]。而切开复位内固定虽能克服单纯外固定的缺陷,但手术创伤大,亦不能增进疗效,多不被医患双方所接受。通过闭合穿针内固定,可以解决上述治疗上的困难。

2.优点

(1)损伤小,不切开组织,减少了对骨周围组织的损伤,使骨折易于愈合,又减少了患者痛苦及感染机会。

(2)自外踝处向内上方穿针,可有效地防止骨折远折端向内侧移位,防止了肘内翻的发生。

(3)钢针直径 1.5mm,其穿越骺板的中央,只占据骺板的很少容积,即使产生了从骺板到干骺端的局部限制,对整个骺板的生长潜力的影响是很少的,甚至完全没有影响[2]。故闭合穿针不会产生骨的生长阻滞。

（4）术后管理简单，结合外固定，其发生再移位的情况极少。

（二）注意事项

（1）手法复位要准确有效，多次整复有导致骨生长阻滞的可能性。

（2）骨折复位以解剖复位为最佳，尺偏、尺侧嵌插移位是不允许的，可遗留肘内翻畸形。

（3）进针点宜在骨折线下方 0.5cm 处，向内上方成 45°角，注意勿损伤肘前及内侧血管及神经。

（4）术后必须结合外固定，要保持外固定的有效性，如外固定太松致肘关节活动过度，可能导致钢针退出，引起骨折再移位。

参考文献

［1］俞国辉，宋连成，张建华，等.肱骨髁上骨折复位后固定位置的生物力学探讨［J］.中华骨科杂志，1989,9(3):209-211.

［2］柳用墨，李海平，孙材红，等.儿童骨骼损伤［M］.北京:人民卫生出版社，1992:167.

（王锡胜）

第十八章　肘部及前臂骨折

第一节　手法复位内固定治疗尺骨鹰嘴骨折

[摘要]目的:观察手法复位内固定治疗尺骨鹰嘴骨折的临床疗效及安全性。方法:2008年3月至2014年10月,采用手法复位内固定的方法治疗尺骨鹰嘴骨折45例,男31例,女14例。年龄18～63岁。根据Colton分型,Ⅲ型32例,Ⅱ型13例。伤后就诊时间3h至3d。术后随诊观察骨折愈合、并发症发生及患肢功能恢复情况。结果:所有患者均获随访,随访时间8～14个月。骨折均获骨性愈合,愈合时间6～8周,所有患者术后无感染发生,无骨化性肌炎发生,无肘关节活动性疼痛,无骨性关节炎发生,所有患者均恢复正常生活,肘关节功能按HSS评定标准,所有患者肘关节功能评价均为优秀。结论:此方法的应用在获得良好复位及坚强内固定的基础上允许进行早期的功能锻炼,获得了良好的功能康复,并兼顾了创伤小、患者痛苦小、外观不留手术瘢痕的特点,取得了满意的临床疗效。

[关键词]尺骨鹰嘴骨折;手法复位;内固定

尺骨鹰嘴骨折是临床较为常见的关节内骨折,约占全身骨折的1.17%,有移位的尺骨鹰嘴骨折需行内固定以求获得良好的关节功能。我院自2008年3月至2014年10月采用手法复位经皮克氏针结合AO钢缆张力带内固定的方法治疗ColotnⅡ、Ⅲ型尺骨鹰嘴骨折45例,疗效满意,现报道如下。

一、资料和方法

(一)一般资料

本组患者共45例,其中男31例,女14例,年龄18～63岁。致伤原因:车祸伤10例,骑车摔伤25例,高处坠落伤8例,被人打伤2例,所有患者均为闭合性损伤,其中ColtonⅢ型32例,ColtonⅡ型13例,所有患者断端均分离,无合并其他损伤,伤后就诊时间3h至3d。

(二)治疗方法

所有患者入院即行相关术前检查,入院后3～5d行手术治疗,手术在臂丛神经阻滞麻醉下进行,麻醉成功后,患者取仰卧位,常规消毒,铺无菌巾单,于屈肘90°位下触摸骨折端,采用揉按手法驱散骨折端及断端周围血肿,屈伸肘关节,检查肘关节稳定情况,排除合并其他损伤,患肘于半屈曲位(约120°),双手拇指抵住尺骨鹰嘴近端骨块,其余手指自后向前环绕上臂下端对抗,将分离的骨折块推挤复位的同时,助手将患肘由半屈曲位逐渐屈曲肘关节达小于90°,如此反复进行3～5次,使牵拉骨块分离的组织得到松解,骨折块在屈肘90°位时可轻松牵拉至远端与之对合。复位良好后,术者取针刀于骨折端进针,剥离嵌夹骨折端的软组织,使骨折端能进行更良好的复位,再取巾钳夹持近端骨块进行复位骨折,复位准确后,断端可有明显咬合稳定感,触摸断端背侧及尺侧及桡侧骨皮质连续,无台阶感,可取巾钳钳夹骨折端进行复位后的临时固定,取直径2mm克氏针2根,于尺骨鹰嘴后缘贴近关节面,沿尺骨轴方向平行进针至尺骨髓腔内固定,两针间隔0.5cm,行X线透视见骨折复位好,手法结合针刀理顺背侧筋膜。于骨折端远侧2cm尺骨嵴内外侧、鹰嘴外侧缘、鹰嘴近端最高点内外侧切开长约0.5cm切口共5处以供经皮导入钢缆。取直径2.5mm克氏针于骨折端远侧2cm处于尺骨嵴外侧切口横向打入,通过尺骨达内侧切口,通过导向器将钢缆经皮通过骨孔并沿预先切开的5个皮肤小切口于尺骨鹰嘴背侧绕过克氏针尾部成"8"字缠绕并加压固定,加压力度20～25kg,锁扣位于尺骨鹰嘴外侧切口内,将锁扣锁紧后剪除多余的钢缆,克氏针尾部打弯并剪短后进入皮下,锤击使其进入肱三头肌腱内,透视下屈伸肘关节观察骨折端稳定性,将皮肤小切口缝合,无菌包扎,石膏托固定于屈肘90°位。

(三)术后处理

术后常规应用抗生素预防感染,麻醉消退后即行手指及腕关节的主动功能锻炼,术后1周去除石膏,用颈腕带悬吊,每日进行肘关节被动屈伸活动,术后2周后可行主、被动功能锻炼。

二、结 果

所有患者均获随访,随访时间8～14个月。骨折均获骨性愈合,愈合时间6～8周,肘关节功能恢复正常者43例,2例患者早期因惧怕疼痛不能配合活动致肘关节早期出现屈伸活动受限,3周后行康复锻炼后肘关节伸直受限10°,屈曲正常。所有患者术后无感染发生,无骨化性肌炎发生,无肘关节活动性疼痛,无骨性关节炎发生,所有患者均恢复正常生活,肘关节功能按HSS评定标准,所有患者肘关节功能评价均为优秀,优秀率为100%。

典型病例X线检查见图18-1。

三、讨 论

有移位的尺骨鹰嘴骨折需要重建关节面以获得解剖复位,恢复肘关节的稳定性,并行可靠固定,以进行早期的功能锻炼,以利于关节功能的恢复。切开复位内固定为主要的治疗方式,内固定方式包括解剖钢板内固定、克氏针钢丝张力带内固定、Cable-iPn系统内固定及空心螺钉内固定等,其中克氏针钢丝张力带内固定已成为手术治疗尺骨鹰嘴骨折的金标准[1],克氏针钢丝张力带内固定的固定方式可使骨折端在肘关节屈伸运动的过程中形成对骨折端有利的压力,可使骨折端更加稳定,促进骨折的愈合。行切开复位内固定可在直视下复位骨折,但手术剥离范围大,创伤大,术后局部留有手术瘢痕,术后易发生骨化性肌炎,从而影响肘关节活动。

在进行切开复位内固定的基础上,明确了尺骨鹰嘴骨折后骨质及软组织损伤的情况,结合手法复位的技术特点及微创内固定的理念,我们设计了经皮克氏针结合AO钢缆张力带内固定的方法治疗 Colton 分型 Ⅱ、Ⅲ 型的尺骨鹰嘴骨折,为获得手法复位的成功,在手术操作过程中首先应处理骨折端嵌夹的软组织,软组织的嵌夹会影响骨折的复位及骨折愈合。我们应用理筋手法结合针刀剥离骨折端软组织,剥离的目的是将内卷的筋膜组织翻出骨折端,骨折远近端均需进行操作,剥离应涉及背侧、尺侧及桡侧面,操作的过程针刀紧贴骨面进行,防止损伤尺神经;为了判断骨折端无软组织嵌夹,首先应用针刀于骨折端进行探查,软组织清理彻底后,针刀与骨折端的接触过程中有明显的触碰感,另可进行试复位,复位时骨折端骨擦感明显,骨折端对合后有明显咬合稳定感。

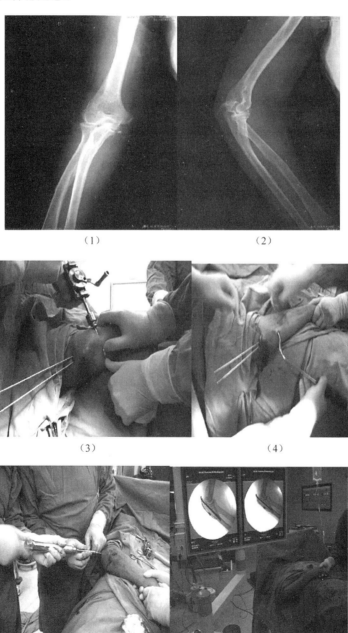

（1）　　　　　　　　　　（2）

（3）　　　　　　　　　　（4）

（5）　　　　　　　　　　（6）

图 18-1

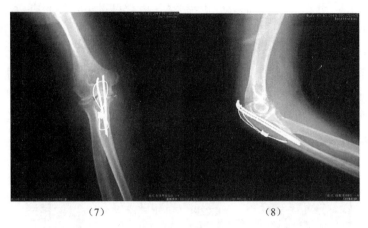

(7)   (8)

图 18-1   尺骨鹰嘴骨折

注 (1)术前正位片;(2)术前侧位片;(3)～(6)术中操作图片及透视;(7)术后正片位;(8)术后侧位片。

尺骨鹰嘴骨折进行手法复位后,通过手摸心会的手法触摸骨折端背尺侧,骨皮质连续,无台阶感,应用直径 2mm 克氏针于尺骨鹰嘴后侧正中进针固定骨折,克氏针需平行进入尺骨髓腔内,克氏针间隔 0.5cm,进针时应尽量贴近关节面。因尺骨鹰嘴的受力特点为关节面压力侧,背侧为张力侧,克氏针贴近关节面才能使钢缆张力带克服背侧的张应力,保持关节面骨折端的压力,消除骨折端背侧的分离应力,达到生物力学的平衡[2]。

以往应用钢丝进行加压时由于钢丝的硬度大,柔韧性差,靠经验进行加压时极易造成钢丝自拧结处断裂,而且钢丝与骨面的贴附性差,临床上常出现克氏针顶于皮下,引起疼痛,皮肤溃破,钢丝断裂、可松动,造成内固定失效等情况[3]。AO 钢缆强度高,抗拉力强,柔顺性好,在形成"8"字张力带固定时具有贴附性好、压力分布均匀的特点,通过导入器引导于皮下后可紧贴骨膜,尺骨鹰嘴后钢缆绕过针尾时将钢缆通过肱三头肌腱中部,此操作过程可借助硬膜外穿刺针进行导向,这样可避免在后期功能锻炼过程中出现钢缆脱离针尾而导致张力带失效。另外,AO 钢缆系统在加压过程中有明显的压力指示,压力大小可控,在保证骨折端有效加压力的同时,还可以防止加压过度对老年骨质疏松患者造成断端骨质压缩的情况。复位固定后,克氏针尾部折弯、剪短后埋于皮下时就将针尾部分埋入肱三头肌肌腱内,可有效防止退针及针尾刺激皮肤的情况发生。钢缆的锁扣尽量置人桡侧,可避免出现软组织刺激症状。

此方法的应用在获得良好复位及坚强内固定的基础上允许进行早期功能锻炼,获得了良好的功能康复,并兼顾了创伤小、痛苦小、外观不留手术瘢痕的优点,取得了满意的临床疗效。

参考文献

[1]席秉勇,邵钦,彭庄.Cable-iPn 系统在尺骨鹰嘴骨折治疗中的应用[J].中国骨与关节损伤杂志,2012,27(3):264-265.

[2]郭庆华,徐德义,郑兆辉,等.克氏针张力带微创治疗尺骨鹰嘴骨折 20 例[J].实用骨科杂志,2013,19(6):575-576.

[3]张小峰,王人彦.解剖钢板治疗尺骨鹰嘴骨折[J].中医正骨,2009,21(12):67.

(毕宏政)

第二节 手法复位微创内固定治疗尺骨鹰嘴骨折28例

[摘要]目的:探讨对28例采用手法复位微创内固定治疗尺骨鹰嘴骨折患者的临床疗效。方法:符合纳入标准28例尺骨鹰嘴骨折患者均采用手法复位微创内固定治疗,术后定期复查X线摄片观察骨折愈合情况并参照Mayo肘关节评分标准进行疗效评定。结果:随访6~18个月,平均12个月;定期复查X线摄片,断端对位对线良好,未出现骨折块再移位及骨不连;28例患者均获得临床愈合,平均8周;术后3个月、6个月、12个月肘关节功能优良率分别为82.1%、85.7%和92.8%。结论:手法复位结合微创内固定治疗鹰嘴骨折具有创伤小、操作简便、不影响美观等优点,是一种治疗鹰嘴骨折可靠、有效的方法。

[关键词]尺骨鹰嘴骨折;手法复位;微创内固定

尺骨鹰嘴骨折约占肘关节周围骨折的10%,是肘关节常见损伤之一[1]。准确的复位和坚强内固定是预防骨关节炎及恢复肘关节功能的有效措施[2]。2013年5月至2015年5月,我们采用手法复位微创内固定方法治疗尺骨鹰嘴骨折28例,并进行了临床疗效观察,现报道如下。

一、临床资料

本组28例患者:男17例,女11例;年龄21~48岁,平均34岁;左侧11例,右侧17例;均为闭合性尺骨鹰嘴骨折。按Mayo分型[3]:ⅠA型5例,ⅠB型3例,ⅡA型18例,ⅡB型2例。受伤至手术时间2~8h。

二、方法

(一)器械

直径2.0mm克氏针、缆线固定系统(贝思达)、硬膜外麻醉穿刺针(直径1.2mm)、自制弯锥(半径3cm,柄长10cm,尖端有孔)。

(二)手术方法

采用臂丛神经阻滞麻醉,患者取仰卧位,伤肢置于胸前。先用注射器于骨折断端处穿刺,抽出积血,并用生理盐水反复冲洗。于骨折远端约3cm、距尺骨嵴后缘0.5~1.0cm处用直径2.0mm克氏针由内向外经皮钻孔形成骨隧道,外侧孔定为1点位置,内侧孔为2点位置;鹰嘴近端侧位后下1/3和正位中外1/3与中内1/3交点处向前约0.5cm各做0.5cm小切口,分别定为3点和4点位置。采用推顶手法对尺骨鹰嘴骨折进行复位。以左侧尺骨鹰嘴骨折为例,两助手分别握持患者上臂近端及腕部,患者上臂外展90°,肘关节屈曲60°,术者自肘后用双手四指环抱于肘上,两拇指抵于尺骨鹰嘴尖部两侧,双手拇指抵住尺骨鹰嘴骨块向前下方推挤的同时,助手将肘关节徐徐屈曲至90°,此时双手拇指抵住的骨块有明显稳定感,术者右手拇指持续抵于尺骨鹰嘴尖部,放松左手,以左手拇指沿尺骨近段背侧骨嵴由近及远内外按摩,当指下感到骨嵴的连续平滑、无明显间隙及台阶感,证明复位良好。钢缆由 1 点向 2 点位置穿过骨隧道备用(必要时用硬膜外穿刺针引导下完成),另一名助手用骨钻带动 2.0mm 克氏针分别从鹰嘴近端侧位后下 1/3 和正位中外 1/3 与中内 1/3 交点处进入,2 枚克氏针经鹰嘴尖部平行向远端钻入尺骨髓腔 5～10cm。X 线透视见位置满意后,弯锥由 3 点位置进入紧贴骨皮质从 2 点位置穿出,穿一根丝线,从 3 点位置引出钢缆,随后硬外穿刺针由 4 点位置紧贴骨皮质经肱三头肌腱深面从 3 点位置穿出,将钢缆穿入穿刺针孔,引钢缆从 4 点位置穿出;钢缆由 4 点位置到 1 点位置操作同上,钢缆穿过夹扣,此时皮下钢缆呈"8"字缠绕。在 1 点位置做 1 个长约 0.8cm 切口并分离皮下组织,收紧器逐步拉紧钢缆,此时夹扣通过切口逐渐贴近骨面,固定钢缆;采用"推拿按摩法",沿着鹰嘴周围腱膜的走行方向,上、下、左、右,顺骨捋筋,调理骨折周围软组织并使肘关节屈伸至最大活动范围 3～5 次,检查骨块稳定性及是否有摩擦感,效果满意后固定夹扣;最后减去多余钢缆并处理针尾,留于皮下,缝合小切口。

(三)术后处理

患肢颈腕带 90°悬吊于胸前;待麻醉消退后,患肢行肩、腕、手主动功能锻炼及肌肉静力性收缩锻炼,肘关节局部冷疗,每次 20min,每 12h 1 次,持续 24～48h;术后 1～7d:损伤后早期,患者局部气滞血瘀,再加上术后气血更伤,给予术后康复颗粒(山东省文登整骨医院协定处方)气血双补,导滞消肿,促进骨折愈合;本方主要有党参、黄芪、当归、骨碎补、续断、杜仲、桑寄生、红花等组成,口服,每天 1 剂,分 2 次服;术后 1～2 周渐进式行肘部主、被动屈伸锻炼(60°～90°)以促进气血运行,防止肌肉萎缩;术后 4～6 周为伤后中后期阶段,重在防止关节僵硬挛缩,肘部抗阻锻炼并配合赤木洗剂(山东省文登整骨医院协定处方)疏通关节筋络,疏导腠理,流通气血;每次 30min,每天 1～2 次。术后随访 6～18 个月。

三、结果

本组 28 例患者均获得随访,时间 6～18 个月,平均 12 个月;骨折均临床愈合,愈合时间 6～10 周,平均 8 周。术后 3,6,12 个月参照 Mayo 肘关节评分标准[4]评价疗效:优为 90～100 分,良为 75～89 分,可为 60～74 分,差为＜60 分。术后 3 个月,优 14 例,良 9 例,可 5 例,优良率 82.1%;术后 6 个月,优 18 例,良 6 例,可 4 例,优良率 85.7%;术后 12 个月,优 22 例,良 4 例,可 2 例,优良率为 92.8%。有 1 例患者出现退针,未影响骨折愈合,待骨折愈合后取出,其余患者无感染、断针、钢缆断裂等并发症。手术前后 X 线摄片见图 18-2。

四、讨论

尺骨鹰嘴骨折多是波及到关节面的关节内骨折[5]。目前,多数研究者主张除撕脱骨折外的尺骨鹰嘴骨折均采用切开复位内固定治疗,有利于解剖复位及术后早期功能锻炼,防止肘关节功能障碍及创伤性关节炎的发生[6]。克氏针张力带是治疗尺骨鹰嘴骨折的经典术式,有利于患者早期功能锻炼,手术中平行插入 2 枚克氏针形成,同时"8"字形捆扎方式保证了固定的牢靠性并中和作用于骨折端的张力,使其转变为压应力[7],使骨折端更加紧密,促进骨折更好地愈合[8]。切开手术广泛剥离与显露不仅遗留瘢痕影响美观,而且存在影响骨折端血运、增加感染机会等诸多弊端[9]；手法复位可以使鹰嘴骨折达到良好复位，但仅靠外固定很难达到满意固定效果；单纯闭合穿针固定可以达到骨折端稳定，但不能满足早期功能锻炼要求；在手法复位治疗鹰嘴骨折基础上，经皮将钢缆引入形成张力带固定可以达到牢固固定目的。

手法复位微创内固定治疗尺骨鹰嘴骨折操作注意事项如下。①手法复位时，如断端无明显对合感，触摸骨折线较宽，则提示有软组织嵌夹，此时术者维持复位，助手用一扁头钢针刺入骨折端挑出嵌夹的软组织，再进一步将骨折端对合紧密；若手下触摸骨折端仍有台阶感，则由助手退出钢针至骨折线，将移位的骨折端进一步复位后再固定。②术中钢缆必须紧贴骨皮质，因紧贴尺骨会使固定更加牢靠，有利于肘关节早期功能锻炼；对于克氏针的选择，为了获得足够的内固定强度，通常使用直径为 2.0mm 克氏针，必要时还可使用直径 2.5mm 克氏针[10]。③在使用收紧器时，应使骨折端特定性加压调节钢缆张力，一般有较大粉碎骨块且骨皮质完整者选用压力 196N，无粉碎骨块者选用 245N。

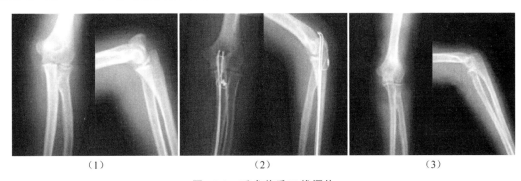

（1）　　　　　　　　（2）　　　　　　　　（3）

图 18-2　手术前后 X 线摄片

注　（1）术前正、侧位；（2）术后正、侧位；（3）术后 1 年正、侧位。

本方法不适宜所有类型的尺骨鹰嘴骨折，纳入观察的病例主要为 Mayo Ⅰ A 型与Ⅱ A 型，对于 Mayo Ⅰ B 型和Ⅱ B 型纳入的患者，术前通过 CT 平扫、三维重建及 DR 详细评估与测量，骨块均较大且骨皮质完整，骨块数不超过两块，满足张力带固定的 3 个基本条件[6]。①内固定物承受张力。②骨骼承受压力。③对侧骨皮质有完整的支撑；对于严重的尺骨鹰嘴粉碎骨折不建议使用本方法。

本组 2 枚克氏针采用髓腔内固定，为了降低退针率，建议使用较长克氏针，通过加大克氏针进入髓腔深度，增加了骨质对克氏针的把持力，在一定程度上减小了退针率；对于针尾处理：在折弯克氏针后，预留一定长度剪断，用克氏针挑拨，使针尾埋于肱三头肌腱深面，进一步减少退针和针尾对周围软组织激惹。

综上所述，手法复位结合微创内固定治疗鹰嘴骨折具有创伤小、操作简便、不影响美观等优点，是一种治疗鹰嘴骨折可靠、有效的方法。

参考文献

[1]陈一衡,陈广军,周亚飞,等.不同方式固定尺骨鹰嘴骨折的病例对照研究[J].中国骨伤,
　　2014,27(11):891-894.
[2]潘国标,王卫,雷文涛,等.三种内固定方法治疗尺骨鹰嘴骨折的比较分析[J].中国骨与关节

损伤杂志,2008,23(2):123-124.

[3]WIESEL SW,WWILLIAMS GR.Wiesel骨科手术技巧:肩肘外科[M].张长寿,主译.上海:上海科学技术出版社,2015:113-128.

[4]蒋协远,王大伟.骨科临床疗效评价标准[M].北京:人民卫生出版社,2005:50-51.

[5]黄奕斌,冯典毅.闭合复位带孔克氏针钢丝内固定治疗闭合性尺骨鹰嘴骨折[J].中医正骨,2014,26(10):65-66.

[6]王杰,马剑雄,马信龙.尺骨鹰嘴骨折治疗的研究进展[J].中国骨与关节外科,2012,5(6):527-531.

[7]IKEDA M,FUKUSHIMA Y,KOBAYASHI Y,et al.Comminuted fractures of the olecranon:management by bone graft from the iliac crest and multiple tension-band wiring[J].Bone And Joint Surg,2001,83(6):805-808.

[8]张立源,汪宝军.双皮质锁定克氏针张力带治疗尺骨鹰嘴骨折[J].中医正骨,2009,21(8):66-68.

[9]王永安,顾龙殿,禹宝庆,等.克氏针张力带钢缆与解剖钢板内固定治疗尺骨鹰嘴骨折的疗效分析[J].中国骨与关节损伤杂志,2014,29(3):296-297.

[10]谢雪涛.尺骨鹰嘴骨折手术技巧[J].国际骨科学杂志,2015,36(1):1-3.

（吴青松）

第三节　闭合复位多针内固定治疗不稳定性尺桡骨干骨折

自1995～2005年,我院采用闭合复位经皮多针内固定法治疗不稳定性尺桡骨干骨折215例,取得了良好效果,现报道如下。

一、临床资料

本组215例,男147例,女68例。年龄最大67岁,最小19岁,平均37岁。交通事故伤108例,摔伤45例,砸伤24例,击打伤27例,绞伤11例。尺桡骨干双骨折113例,桡骨干骨折45例(包括盖氏骨折),尺骨干骨折57例(包括孟氏骨折),均为不稳定性新鲜闭合性骨折。伤后至手术时间4～9d,平均5d。所有患者术前常规行尺桡骨X线正、侧位片检查,包括腕关节和肘关节。

二、方法

(一)手术方法

以成人尺桡骨中远1/3骨折为例,患者取坐位或仰卧位,采用臂丛神经阻滞麻醉,术野常规消毒,铺无菌巾。选用直径2.5mm的克氏针上手摇骨钻自桡骨远端list结节桡侧进针,边进针边调整方向,使克氏针进入髓腔并向前滑行达骨折断端,两助手对抗牵引,术者手法复位,对位良好后另一助手将克氏针锤入或钻入近折端髓腔并继续进入,达桡骨颈;再复位尺骨骨折,自尺骨鹰嘴处进针,用 1 枚克氏针即可良好固定。手法试探桡骨骨折的稳定性并配合 X 线透视检查桡骨的对位情况,桡骨对位不良者,另选 1 枚克氏针自桡骨远端尺侧进针并进入髓腔,复位骨折达解剖对位并将第 2 枚克氏针进入近折端髓腔,继续进入,直至有很大阻力时为止。针尾均折弯、剪短、锉平,埋入皮下,无菌包扎。术后用夹板固定前臂于中立位防止旋转。

（二）术后处理

麻醉消退后即可行手指屈伸活动及肩、肘关节活动,但骨折愈合前,前臂旋转活动需严格控制。术后按骨折三期辨证用药。常规抗生素应用 7d 以防感染。所有病例术后每月复查 1 次,X 线摄片观察愈合情况。

三、结果

（一）疗效评定标准

参照《中医病证诊断疗效标准》对治疗效果进行评价。优:骨折解剖对位或近解剖复位,有连续性骨痂形成已愈合,功能完全或基本恢复。良:骨折对位 1/3 以上,对线满意,前臂旋转受限在 45°以内;差:伤肢畸形愈合或不愈合,功能障碍明显。

（二）疗效评定结果

本组 215 例均达解剖复位,无感染及断钉情况。随访时间 4～10 个月,平均 7 个月,术后 5～6 个月骨折达到骨性愈合。按上述标准评定,优 197 例,良 15 例,差 3 例,均为不遵医嘱害怕疼痛而影响功能锻炼所致。

四、讨论

尺桡骨干骨折临床常见,治疗上不仅要求对位良好,而且要求恢复其固有的生理曲度,特别是桡骨干旋转弓的恢复日益受到重视。国内外学者研究桡骨干骨折的治疗时,采取了切开复位钢板内固定或预制适宜弧度的髓内针进行固定,操作过程复杂且损伤严重,有时会因钢板或髓内针的弧度不适宜而导致骨干的旋转弓变形,从而影响前臂的旋转功能。采用普通克氏针行尺桡骨干骨折髓腔内固定,一般选用直径 2.0～2.5mm 克氏针,弹性适宜、顺应性好,可按骨干形状改变方向,不必预先制作。进入髓腔后可自行顺髓腔形状形成相适应的曲度,不仅可维持骨折的对位,而且可使骨间膜良好的"撑开",从而恢复骨干的正常形态。但是在应用过程中,部分尺桡骨干骨折(特别是桡骨中远 1/3、尺骨近中 1/3 骨折),折端呈斜形、粉碎性或螺旋形,骨折复位后自身稳定性差,并且髓腔宽大,穿针内固定后,折端仍处于摆动状态;有时选用较大直径克氏针,则因克氏针顺应性差而出现进入髓腔困难,而且固定后克氏针很强的弹性易使桡骨干的生理弧度改变。因此出现这种情况时,一般采用穿针术后配合纸压垫、夹板固定,以进一步矫正残余移位或行切开复位钢板内固定。

高能量导致的尺桡骨干骨折越来越多,不仅骨折类型复杂,而且骨折周围组织损伤严重,从而导致骨折复位难、复位后稳定性差。为解决这一问题,学者们进行了广泛的研究,取得了显著的成绩。由于在 AO 的坚强内固定思想指导下,切开复位接骨板内固定治疗尺桡骨骨折经过近年来的临床应用显示了其固有的缺点:①钢板固定存在应力遮挡问题;②手术切开损伤大、易发生骨不连等并发症;③严重影响美观。Palmar 指出,骨折的治疗必须着重于寻求骨折稳定与软组织完整之间的一种平衡,特别是对于严重粉碎的骨干骨折,过分追求骨折解剖学的重建,其结果往往是既不能获得足以传导载荷的固定,而且使原已损伤的组织的血液循环遭到进一步破坏。在这种概念的指导下形成的复位方法的限制、新型材料及构形的内固定物的设计与应用,手术切口的改良、固定技术的调整等,形成了一套新的术式——微创术式。这些观点是经 AO 探索改进乃至杜绝原有不足与误导,同时对原有技术的优势与精华加以提高,逐渐构成并日趋成熟的又一重大进展。采用闭合手法复位经皮多针固定治疗尺桡骨骨干骨折正是这种观点的很好体现。克氏针弹性好,穿针固定后对骨折的固定为弹性固定,可有效地抵消骨折局部的成角、侧移、旋转应力,没有应力集中点,不易发生断裂,是一种生理的固定方法。

多数尺桡骨骨干骨折行手法复位经皮穿针内固定治疗后可达到解剖或近解剖复位,并可获得骨折端的稳定,但由于尺骨近段、桡骨远段髓腔宽大及前臂肌群的影响,常发生骨折的侧移和旋转,严重影响了治疗效果,所以许多该部位的骨折经穿针固定后还需要配合指压垫、夹板固定,克氏针内固定效果较差,多针固定是在发扬了髓内单针固定优点的基础上很好地解决了单针固定不能防止骨折端侧移、旋转等问题,使髓腔宽大的骨折部位得到良好的复位与固定,不再需要烦锁的外固定及反复的调整复位。

手法复位多针固定不仅仍然具有单针髓内固定的优点:损伤小,不需切开,对骨折端没有进一步的损伤;无应力遮挡,前臂肌肉的张力可传达到骨折端促进骨折愈合;钢针为弹性固定,不易发生成角,而且具有更强的防骨折侧移及旋转作用。

多针固定不是采用简单地增加数量充填宽大的髓腔,而是充分分析了骨折部位的解剖特点、骨折发生机制,利用 2 枚不同方向的克氏针经髓腔前进,两针头部紧密接触(甚至互相缠绕)而尾部位于不同的针孔内,从而有效地防止了骨折端的旋转,由于 2 枚针进针方向相对,克氏针进入髓腔前进时改变的方向相对,形成了类似弓形针的 4 点固定作用,从而有效防止骨折侧移与旋转。

(林治建)

第四节　经皮撬拨复位克氏针内固定治疗儿童桡骨颈骨折

[摘要]目的:观察经皮撬拨复位克氏针内固定治疗儿童桡骨颈骨折的临床疗效及安全性。方法:2011 年 11 月至 2013 年 1 月,采用经皮撬拨复位克氏针内固定治疗儿童桡骨颈骨折患者 14 例,男 8 例,女 6 例。年龄 5~12 岁,中位数 9 岁。均为闭合性损伤,其中左侧 5 例,右侧 9 例。2 例合并尺骨鹰嘴撕脱骨折。骨折端移位情况明显,成角>30°且<60°者 11 例,成角>60°者 3 例。术后随访观察骨折愈合、并发症发生及患肢功能恢复等情况。结果:所有患者均

获随访,随访时间 3~15 个月,中位数 10 个月。骨折均获得骨性愈合,愈合时间 3~7 周,中位数 5 周。前臂旋转功能和肘关节屈伸功能均恢复正常。均未出现感染、骨化性肌炎、尺桡骨近端融合、肘关节不稳定等并发症。按照 Metaizeau 标准评定疗效,14 例均为良好。结论:经皮撬拨复位克氏针内固定治疗儿童桡骨颈骨折,具有操作简单、组织创伤小、骨折愈合率高、并发症少、肘关节功能恢复良好等优点。

[关键词]桡骨骨折固定术,髓内;骨牵引复位法;儿童

儿童桡骨颈骨折是一种常见的肘部损伤,骨折移位较明显者常采用微创复位内固定等方法治疗,具有组织创伤小、疗效好等优点[1]。2011 年 11 月至 2013 年 1 月,我们采用经皮撬拨复位克氏针内固定治疗儿童桡骨颈骨折患者 14 例,疗效满意,现报道如下。

一、临床资料

本组 14 例,男 8 例,女 6 例;年龄 5~12 岁,中位数 9 岁;均为闭合性桡骨颈骨折患者,其中左侧 5 例,右侧 9 例。2 例合并尺骨鹰嘴撕脱骨折。致伤原因:跌倒伤 10 例,高处坠落伤 4 例。骨折端移位情况明显,成角>30°且<60°者 11 例,成角>60°者 3 例。受伤至就诊时间 1h 至 5d,中位数 17h。

二、方法

(一)术前准备

常规进行各项术前检查,了解骨折具体情况。采用石膏托将患侧肘关节固定于半屈曲位。口服消肿止痛胶囊(山东省文登整骨医院生产),每次 6g,每天 3 次,待患肢肿胀减轻后再进行手术。

(二)手术方法

采用臂丛神经阻滞麻醉,患者取仰卧位。患肢外展,一名助手固定患侧上臂,另一名助手握住患侧前臂进行对抗牵引,并将前臂外旋,使倾斜的桡骨头转向外侧,保持肘关节于内翻位。术者采用直径 2.0mm 的钢针,于肱桡关节间隙以远 6~10mm 处骨折端外后方进针,进针角度与桡骨干纵轴呈 45°角,针尖紧贴骨面缓慢移动,抵至桡骨颈断端时沿骨折方向插入,以骨折远折端外侧骨皮质与针尖的交点为中心,保持撬拨针与桡骨干纵轴在同一个平面上向外旋转,并将桡骨头撬起 90°~120°,当桡骨头停止移动并保持稳定时,嘱助手维持撬拨针位置,术者两手拇指置于桡骨头桡侧,向尺侧按压,其余手指分别置于桡骨干中上段两侧,同时向外侧牵拉复位,触及骨折端平整,无骨异常活动时拔出撬拨针。术者拇指置于肱桡关节外侧,嘱助手屈肘 90°缓慢旋转前臂,指下感到桡骨头转动连续、平滑时,表明复位成功。患肢屈肘 90°,前臂置于旋后位,于肱骨外上髁最高点向后内侧约 2mm 处置入直径 1.5~2.0mm 的克氏针,针尖与桡骨干纵轴平行,依次穿透肱骨外上髁后内侧和肱骨小头前侧骨皮质进入肱桡关节,穿透桡骨小头后继续进针 2~3cm。透视状态下确定骨折复位及固定情况满意后,折弯并剪断克氏针,针尾留于皮外 0.5cm 左右。

（三）术后处理

屈肘 90°，前臂旋后位石膏托固定，颈腕带悬吊前臂于胸前。术后常规应用 1 次抗生素。麻醉解除后进行患侧肩关节、腕关节及手指功能锻炼。术后 3～4 周去除克氏针及石膏托，进行肘关节功能锻炼。

三、结果

（一）疗效评定标准[2]

（1）良好：活动无受限。

（2）较好：屈伸或前臂旋前、旋后受限＜20°。

（3）一般：屈伸或前臂旋前、旋后受限 20°～40°。

（4）不良：屈伸或前臂旋前、旋后受限＞40°。

（二）疗效评定结果

所有患者均获随访，随访时间3～15 个月，中位数 10 个月。骨折均获得骨性愈合，愈合时间 3～7 周，中位数 5 周。肘关节屈伸及前臂旋转功能均恢复正常。患者均未出现感染、骨化性肌炎、尺桡骨近端融合、肘关节不稳定等并发症。按上述疗效标准评定疗效，14 例患者均为良好。

四、讨论

儿童桡骨颈骨折多由间接暴力引起，损伤程度与肘关节受损时的体位有关。肘关节于外翻位受损时，可导致内侧副韧带损伤或肱骨内上髁撕脱骨折；肘关节于伸直位受损时，可导致尺骨鹰嘴骨折。桡骨颈骨折时桡骨头常呈现出不同程度的倾斜移位，可造成肱桡关节半脱位，致使肘关节周围组织受损，导致肘关节不稳定。

桡骨颈骨折的早期解剖复位有助于骨折的塑形，可以促进肘关节及前臂运动功能恢复。为了达到解剖复位的目的，临床常采用切开复位内固定等方法治疗，虽然效果良好，但是手术并发症较多，且容易加重组织损伤，不利于骨的正常生长。李新春等[3]认为，儿童桡骨颈骨折的复位及固定方法越简单，关节损伤越小，疗效越好，因此，临床应先进行闭合复位，不成功时再采用经皮克氏针撬拨复位，避免手术切开复位加重肘关节的损伤。杨磊等[4]采用经皮钢针撬拨复位配合内服中药治疗桡骨颈骨折，疗效显著，认为手法配合钢针撬拨可以使桡骨头良好复位，不影响骨折局部内环境的稳定，有利于骨折愈合。桡骨颈骨折钢针撬拨复位成功后，虽然早期骨折端十分稳定，但后期容易出现倾斜移位，常需再次治疗。黄信源等[5]采用弹性稳定髓内针内固定治疗儿童桡骨颈骨折，认为该法可以有效控制骨折端移位，能够保持良好复位效果，有助于促进骨折愈合及关节周围组织修复，可以避免肘关节不稳定，具有操作简单、安全有效、创伤小、并发症少等优点。

治疗注意事项：①术前应认真进行各项检查，明确骨折具体情况；②术中应确保进针点在骨折端的外后方[6]，且针尖应紧贴骨面缓慢移动，避免损伤桡神经深支及周围软组织；③克氏针内固定应一次成功，避免反复穿针；④术后患肢石膏托固定时应保持松紧适度，避免影响局部血液循环;⑤骨折愈合后应早期取出克氏针,减少克氏针断裂的风险。

本组患者治疗结果显示,经皮撬拨复位克氏针内固定治疗儿童桡骨颈骨折,具有操作简单、组织创伤小、骨折愈合率高、并发症少、肘关节功能恢复良好等优点,值得临床推广应用。

参考文献

[1]谢丰,俞辉国,童学波,等.Metaizeau 法治疗儿童桡骨颈骨折的初步体会[J].中华小儿外科杂志,2005,26(7):369-371.

[2]METAIZEAU JP, LASCOMBES P, lEMELLE JL, et al. Reduction and fixation of displaced radial neck fractures by closed intramedullary pinning[J].J Pediatr Orthop, 1993,13(3):355-360.

[3]李新春,李保文,李荣军,等.儿童桡骨颈骨折治疗方法的选择[J].中国骨伤,2002,15(5):271-273.

[4]杨磊,杨生民,高泉阳,等.经皮钢针撬拨复位配合内服中药治疗桡骨颈骨折[J].中医正骨,2011,23(9):55-56.

[5]黄信源,杨燕,唐镇江,等.弹性稳定髓内针内固定治疗儿童桡骨颈骨折[J].中医正骨,2012,24(9):56-57.

[6]苗华,周建生.骨科手术入路解剖学[M].合肥:安徽科学技术出版社,1999:104.

(聂伟志)

第五节　牵屈复位半管形石膏固定治疗老年Colles 骨折

[摘要]目的:观察牵屈复位半管形石膏固定治疗老年 Colles 骨折的临床疗效和安全性。方法:2003～2013 年,采用牵屈复位半管形石膏固定治疗老年 Colles 骨折患者 236 例,男 81 例,女 155 例。年龄 60～76 岁,中位数 68 岁。均为闭合性 Colles 骨折,其中左侧 125 例,右侧 103 例,双侧 8 例,骨折线未累及关节面。受伤至就诊时间 0.5～26.0h,中位数 3.5h。治疗后观察骨折愈合、并发症发生及患肢功能恢复情况。结果:所有患者均获随访,随访时间 3～16 个月,中位数 7 个月。骨折均愈合,均未出现骨筋膜室综合征、皮肤压疮、肩手综合征等并发症。治疗后 3 个月,按照《中医病证诊断疗效标准》中桡骨下端骨折的疗效标准评价疗效,治愈 229 例,好转 7 例。结论:采用牵屈复位半管形石膏固定治疗老年 Colles 骨折,操作简单,固定牢靠,骨折愈合率高,并发症少,有利于患肢功能的恢复。

[关键词]桡骨骨折;Colles 骨折;正骨手法;中医正骨固定术;石膏,外科;老年人

Colles 骨折是指伸直型桡骨远端骨折,此类骨折多可采用非手术疗法治疗。临床上治疗该病的非手术疗法繁多,但疗效不一。牵屈复位半管形石膏固定技术是我们在改良传统中医整骨技术及现代石膏夹板外固定技术的基础上创新而成的,具有复位固定可靠、骨折愈合快、

功能恢复好、操作简便等优点。2003~2013年,我们采用牵屈复位半管形石膏固定治疗老年Colles骨折患者236例,疗效满意,现报道如下。

一、临床资料

(一)一般资料

本组236例均为山东省文登整骨医院的门诊患者,男81例,女155例。年龄60~76岁,中位数68岁。患者均为闭合性Colles骨折,其中左侧125例,右侧103例,双侧8例。致伤原因:摔伤194例,高处跌落伤30例,车祸伤12例。均摄腕关节正、侧位X线摄片,确诊为Colles骨折,且骨折线未累及关节面。受伤至就诊时间0.5~26.0h,中位数3.5h。

(二)疗效评价标准

按照《中医病证诊断疗效标准》中桡骨远端骨折的疗效标准[1]评价疗效。治愈:骨折对位满意,有连续性骨痂形成,局部无明显畸形,无疼痛肿胀,功能完全恢复或基本恢复,腕掌屈、背伸及前臂旋转受限在15°以内;好转:骨折对位欠佳,局部轻度疼痛,轻度畸形,腕掌屈、背伸及前臂旋转受限在45°以内;未愈:骨折不愈合或畸形愈合,压痛、叩击痛存在,功能障碍。

二、方法

(一)牵屈复位

患者取仰卧位,患侧肩关节外展、前臂旋前、肘关节屈曲90°。助手双手握持患侧肘部;术者双手握持患者腕掌部,双拇指并列置于骨折远端背侧,其余4指置于其腕掌部,扣紧患掌大小鱼际;术者与助手均后倾上身,利用各自的体重,对抗拔伸牵引;待术者手下有明显的牵开感,证明重叠移位矫正。此时术者在维持牵引下迅速掌屈、尺偏患腕,使骨折复位。然后逐渐放松牵引,术者拇指触摸骨折侧方移位矫正及手下无断端异常活动感后,嘱患者屈伸手指,若手指屈伸自如,证明骨折复位良好。

(二)半管形石膏固定

骨折复位后,将宽15cm、长20~25cm、厚8~10层的石膏置于掌、腕、前臂桡背侧,石膏前端平第2掌骨中点、后端,以不影响肘关节屈曲度为度,使用绷带缠绕石膏,形成半管形,固定患肢于前臂旋前45°、腕关节掌屈尺偏位。

(三)术后处理

骨折整复固定后,口服骨伤Ⅰ号方[2],其药物组成:桃仁10g、红花6g、当归12g、赤芍12g、生地黄12g、黄柏10g、防风10g、木通10g、乳香6g、制大黄6g、甘草6g。上述药物加水300mL,煎取200mL,分2次口服,每次100mL,每天1剂,连续服用2周,服用时加适量蜂蜜调和至口感舒适为度。整复固定后3d内,嘱患者及其家属严密观察患肢,若出现患肢剧烈肿胀,手指麻木、刺痛,屈伸活动明显受限,应紧急复诊,调整石膏松紧度,避免发生骨筋膜室综合征。整复固定后第4天,根据患肢肿胀程度及X线摄片检查情况,决定是否调整石膏固定;间断行手指、肘关节、肩关节锻炼,尽量活动至最大范围。整复固定后2周内,避免患肢下垂,坐、立、行走时,颈腕带悬吊患肢于屈肘90°位。整复固定后1个月,X线摄片显示骨折愈合后,拆除石膏固定,给予中药熏洗,指导患腕不负重功能锻炼。整复固定后 2 个月,恢复日常生活及工作。

三、结果

本组患者均获随访,随访时间 3～16 个月,中位数 7 个月。骨折均愈合,均未出现骨筋膜室综合征、皮肤压疮、肩手综合征等并发症。治疗后 3 个月,按上述疗效标准评价疗效,本组治愈 229 例,好转 7 例。典型病例 X 线摄片见图 18-3。

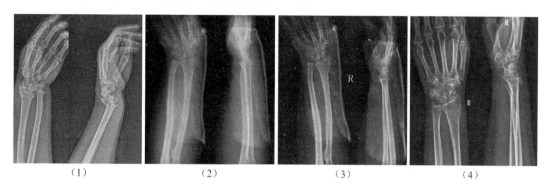

(1)   (2)   (3)   (4)

图 18-3 Colles 骨折治疗前后正、侧位 X 线摄片

注 (1)治疗前;(2)治疗后即刻;(3)治疗后 2 周;(4)治疗后 3 个月。

四、讨论

桡骨远端远侧为凹陷的桡腕关节面,正常人此关节面向掌侧倾斜 10°～15°,向尺侧倾斜 20°～25°。桡骨远端桡侧向远侧延伸形成桡骨茎突,尺骨小头背侧向下突出形成尺骨茎突,正常人桡骨茎突比尺骨茎突长 1.0～1.5cm。掌倾角、尺偏角和桡骨茎突长度是桡骨远端骨折复位的重要标志。桡骨远端有掌、背、桡、尺 4 个面。掌面光滑凹陷,有旋前方肌附着;背面稍凸,有 4 个骨性腱沟,有伸肌腱通过;桡侧面有肱桡肌附着,并有拇短伸肌、拇长展肌通过此处的骨纤维性腱管;尺侧面有凹陷的关节面,与尺骨小头的半环形关节面构成下桡尺关节,为前臂远端旋转活动的枢纽。Lister 结节是桡骨远端背面的一个小骨突,拇长伸肌腱行经结节尺侧,向远端、桡侧绕行,呈 45°角延展至拇指近节指骨基底。完美的复位,要求恢复腱沟的正常解剖形态。骨折复位固定完成后,患侧手指主动屈伸范围正常或接近正常,间接提示腱沟形态恢复良好。如复位不良,断端反复摩擦,可能造成拇长伸肌腱的迟发性断裂。

Colles 骨折属临床上较为常见的一种桡骨远端骨折,多为间接暴力所致。此类骨折主要发生在 6～10 岁和 60～75 岁 2 个年龄段,其中在 60～75 岁阶段,女性多于男性,多为低能量跌伤所致,与老年女性绝经后骨质疏松关系密切。Colles 骨折的移位包括侧方移位和短缩移位 2 个方面,其骨折线自远、尺、掌侧向近、桡、背侧延伸。如果断端骨质强度足够大,侧方移位与短缩移位是同步进行的,即短缩移位继发于侧方移位;反之,如果断端骨质疏松,短缩移位除了继发于侧方移位外,还可由于断端骨质压缩而导致。继发于侧方移位的短缩,可以随着侧方移位的纠正而纠正,而由于断端骨质压缩而导致的短缩,外固定往往难以控制,常常需要手术内固定。

Colles骨折闭合复位的方法有很多。牵屈复位法是在传统整骨手法的基础上演化而成的,其要点一是"牵",二是"屈"。首先,"牵"要缓慢、持续,施术者要巧妙运用自身体重的力量,发力于腿足、腰身,传力至手部,不能单纯依靠手臂猛然用力牵引,否则牵引力不易持久,也可能造成骨折端的继发损伤;其次,"屈"要迅速、轻巧,在维持断端无短缩、最好略分离的前提下,迅速使患侧腕关节掌屈、尺偏,纠正骨折远端的背、桡侧移位。手法运用过程中,"牵"是关键,只要牵开了,掌屈、尺偏便水到渠成,侧方移位随之轻松矫正。

Colles骨折复位后的外固定方法主要包括小夹板固定[3-8]和石膏固定[9-15]。小夹板固定的优点是弹性外固定,配合桡背侧压垫,可有效防止远折端再次向桡背侧移位。但是如果夹板固定松紧度不当,可能会发生复位丢失、皮肤压疮等不良后果。石膏固定的优点是塑形好,不易松动;缺点是凝固后即完全定型,缺乏可塑性,一旦固定后易发生迟发性患肢肿胀,甚则发生严重的骨筋膜室综合征。一般石膏固定的方式是掌背侧石膏夹,该固定方式与肢体的贴服性不佳,可能会发生滑移,导致固定失败。桡背侧半管形石膏固定与患肢的贴服性好,不易滑动,也不易干扰骨折端复位后的位置,固定效果更可靠。

为避免复位后患肢肿胀加重,本组患者在骨折复位固定后均给予骨伤Ⅰ号方口服[2]。方中桃仁为君药,具有活血化瘀、润肠通便的功效。红花、当归、赤芍、乳香活血化瘀,为臣药,其中当归活血止痛、润肠通便,能够调节成骨细胞及破骨细胞的活性与数量,加速肿胀的消退及促进骨折愈合[2]。木通利水通小便,制大黄逐瘀通便,黄柏、防风祛风胜湿,生地黄养阴清热,共为佐药。甘草解毒、调和诸药,蜂蜜具有润肠通便、改善汤药口感的作用,共为使药。诸药合用,能显著促进创伤肢体肿胀消退,减轻疼痛。

本组患者治疗后肢体未发生明显的短缩,分析其主要原因如下。

(1)诊治及时。本组患者均在伤后30min至26h就诊,骨折端继发损伤、骨质吸收等所导致的短缩问题较轻,即便患者存在骨质疏松,复位后的断端一般仍足以对抗患肢重力和肌肉收缩力,不至于发生渐进性压缩。

(2)牵屈复位手法轻巧,避免了医源性的骨折端损伤。

(3)半管形石膏固定与患肢的良好贴服性,使固定更可靠,有利于防止骨折复位丢失。

(4)复位固定后骨伤Ⅰ号方的应用,避免了因肢体渐进性肿胀而导致反复调整石膏,从而最大程度地发挥半管形石膏固定牢靠的优点。

本组患者治疗结果显示,采用牵屈复位半管形石膏固定治疗老年Colles骨折,操作简单,固定牢靠,骨折愈合率高,并发症少,有利于患肢功能的恢复,值得临床推广应用。

参考文献

[1]国家中医药管理局.中医病证诊断疗效标准[M].北京:中国医药科技出版社,2012:319.

[2]聂伟志,谭新欢,隋显玉,等.骨伤Ⅰ号方在跟骨骨折微创植骨术围手术期的应用[J].中国中医骨伤科杂志,2015,23(9):15-18.

[3]刘欣,刘文刚,吴淮,等.3种方法治疗C型桡骨远端骨折的对比研究[J].中医正骨,2015,27(5):12-16.

[4]章晓云,陈跃平,龙飞攀,等.手法复位小夹板固定结合中医三期辨证用药治疗伸直型桡骨远端骨折367例[J].中医正骨,2014,26(12):37-39.

[5]吴良金,柴君雷.手法整复杉树皮夹板外固定结合中药治疗老年桡骨远端骨折[J].中医正骨,2014,26(11):57-58.

[6]刘飞,刘刚.旋后背伸手法整复夹板外固定治疗 B3 型桡骨远端骨折[J].中医正骨,2014,26(8):44-45.

[7]郑冲,蒋涛,徐建达,等.手法复位小夹板固定治疗干骺端背侧粉碎性桡骨远端骨折[J].中国中医骨伤科杂志,2014,22(9):42-43.

[8]叶洁,尹萌辰,夏烨,等.小夹板与石膏外固定技术对桡骨远端骨折临床疗效的系统评价[J].中国中医基础医学杂志,2015,21(6):715-717.

[9]王芳,马勇.锁定加压钢板与石膏固定治疗 C 型桡骨远端骨折的疗效比较[J].中国临床研究,2015,28(6):766-768.

[10]程后庆,陈先进,刘明月,等.无衬垫双合石膏、自制杉木皮夹板分期固定治疗桡骨远端骨折68例[J].中医药临床杂志,2014,26(12):1292-1294.

[11]林小平,杨骏.桡骨远端不稳定性骨折内固定与石膏外固定比较[J].基层医学论坛,2014,18(34):4621-4622.

[12]周增录,吴龙昌,李欢,等.夹板石膏适时交替固定治疗桡骨远端骨折疗效观察[J].陕西中医,2014,35(8):998-1000.

[13]何荣,王玉梅,汪丙昂.手法复位"糖钳"式石膏夹外固定治疗桡骨远端骨折[J].四川医学,2014,35(7):812-813.

[14]李玉昆,毕荣修.小夹板外固定与石膏外固定治疗桡骨远端骨折的临床疗效比较[J].光明中医,2014,29(5):1003-1004.

[15]李宝怀.手法复位石膏外固定治疗桡骨远端骨折89例体会[J].基层医学论坛,2014,18(14):1903-1904.

(孙　滨)

第六节　牵屈复位半管形石膏外固定联合综合康复疗法治疗老年 Colles 骨折

[摘要]目的:探讨牵屈复位半管形石膏外固定联合综合康复疗法治疗老年 Colles 骨折的临床疗效和安全性。方法:Colles 骨折患者 127 例,均为女性;年龄 55～65 岁,中位数 61 岁;左侧 56 例,右侧 71 例。受伤至就诊时间 30min 至 29h,中位数 80min。牵屈复位半管形石膏外固定骨折后,进行功能锻炼和中药内服、外用等综合康复治疗。观察骨折愈合和并发症发生情况;在整复固定后 3 个月,参照国家中医药管理局《中医病证诊断疗效标准》中桡骨下端骨折疗效评价标准评价疗效。结果:127 例患者中,1 例因整复固定后患肢下垂,夜间肿痛剧烈,调整外固定;5 例整复固定 1 周后因石膏托过松,重新行半管形石膏固定;其余患者均顺利完成

治疗。127 例患者均获随访,随访时间 3～18 个月,中位数 6 个月;骨折均临床愈合,愈合时间 4～6 周,中位数 5 周。整复固定后 3 个月,参照上述标准评价疗效,本组治愈 119 例,好转 6 例,未愈 2 例。均无骨折再移位等并发症发生。结论:牵屈复位半管形石膏外固定联合综合康复疗法治疗老年 Colles 骨折,有利于骨折愈合和患肢功能恢复,且并发症少。

[关键词]Colles 骨折;骨质疏松性骨折;骨折固定术;正骨手法;中医康复;中药疗法;老年人

老年 Colles 骨折多为骨质疏松性骨折[1],因断端骨强度低、支撑能力差、骨质易吸收,骨折端易发生短缩移位,并发腕、手、肩关节功能障碍及反射性交感神经营养不良等并发症[2],康复期长、治疗困难。2013 年 1 月至 2018 年 12 月,我们采用牵屈复位半管形石膏外固定联合综合康复疗法治疗老年 Colles 骨折患者 127 例,并对其临床疗效和安全性进行了观察,现报道如下。

一、临床资料

(一)一般资料

Colles 骨折患者 127 例,均为在山东省文登整骨医院门诊就诊的女性患者;年龄 55～65 岁,中位数 61 岁;左侧 56 例,右侧 71 例。受伤至就诊时间 30min 至 29h,中位数 80min。

(二)诊断标准

参照国家中医药管理局《中医病证诊断疗效标准》中伸直型桡骨下端骨折诊断标准[3]:有外伤史;伤后患腕疼痛、肿胀、功能障碍,腕关节畸形、异常活动、有骨擦音;正、侧位 X 线摄片可见桡骨远端关节面近侧 2～3cm 处骨折,骨折端向掌侧成角,远端向桡、背侧移位,骨折线不累及关节面。

(三)纳入标准

(1)符合以上诊断标准。

(2)小便黄,大便秘结,舌淡红,脉弦紧或数,属血瘀气滞证。

(四)排除标准

(1)开放性骨折者。

(2)多发性骨折者。

(3)合并严重心肺疾病者。

二、方法

(一)骨折整复固定方法

采用牵屈复位半管形石膏外固定[4]。患者仰卧位,患肩外展、屈肘 90°、前臂旋前。助手握持患肢肘部,控制前臂近段,术者双手握持患肢腕掌部,拇指置于骨折远端背侧,其余 4 指置于腕掌部扣紧大小鱼际,对抗拔伸牵引 2～3min,纠正重叠移位。术者手下有明显的牵开感时,维持牵引,迅速掌屈、尺偏患腕,使骨折复位。然后逐渐放松牵引,术者拇指扣挤骨折侧方矫正桡偏畸形,并嘱患者屈伸手指,观察骨折复位情况。助手扶持患肘,置患肢于前臂旋前 45°、腕关节掌屈尺偏位维持骨折端的稳定。将宽 15cm、长 20～25cm、厚 8～10 层的石膏绷带置于患肢前臂桡背侧,远端平掌横纹、近端在肘下 3～5cm 处,缠绕成半管形石膏托,固定患腕于掌屈尺偏位。整复固定后,严密观察患肢肿胀情况及石膏松紧度,若手部肿胀严重、手指活动受限,适当松解绷带或重新石膏固定;若患肢肿胀明显消退、绷带松脱,则绷带缠绕加固。整复固定后 1 个月,骨折达到临床愈合后,拆除石膏[5]。

(二)功能锻炼方法

1.石膏托拆除前

避免患肢下垂,坐、立、行走时,颈腕带悬吊患肢于屈肘 90°、前臂旋转中立位、腕关节掌屈尺偏位;卧位时,解除颈腕带,患腕置于胸腹前或体侧。行手指、肘关节、肩关节功能锻炼。

(1)手指功能锻炼:先 5 指张开(伸拳)至最大范围,继而用力屈曲手指(握拳)至最大程度,伸握各坚持 8s,反复 8 个节拍。然后进行拇指与其余 4 指的对指练习,各 8 个节拍。

(2)肘关节功能锻炼:先用力伸肘至最大范围,再用力屈肘至最大范围,伸、屈各坚持 8s,反复 8 个节拍。

(3)肩关节功能锻炼:患者坐位或立位,肩外展 90°、屈肘 90°至肩上举 180°、伸肘 180°,反复 8 个节拍;屈肘 90°,患腕勿下垂,沿肩关节冠状轴、矢状轴摆动各 8 个节拍;沿肩关节竖直轴顺时针、逆时针各旋转 8 个节拍。患者仰卧位,肩外展上举 180°、屈肘 90°置于头顶,保持 1min。以上动作均缓慢、柔和,避免干扰骨折对位。以上各项功能锻炼均每天进行 6～10 次。

2.石膏托拆除后第 1 个月

行患肢不负重功能锻炼。

(1)手指和肘、肩关节功能锻炼:具体方法同前。

(2)腕关节功能锻炼:先用力伸直腕关节坚持 8s,再用力屈曲腕关节坚持 8s,反复 8 个节拍,循序渐进,逐步达到最大活动范围。

(3)前臂旋转功能锻炼:双手各握持 20～30cm 长、粗细适中的圆木棍,先用力内旋至木棍与地面平行,坚持 8s;再用力外旋至木棍与地面平行,坚持 8s;反复 8 个节拍[6]。以上各项功能锻炼均每天进行 6～10 次。

3.石膏托拆除后第 2 个月

患肢循序渐进负重、持物,逐步恢复日常生活及工作。

(1)腕关节功能锻炼:患者坐位或立位,先手背平贴床面,逐渐加压至前臂接近于垂直床面,坚持 8s;再手掌平贴床面,逐渐加压至前臂接近于垂直床面,坚持 8s;反复 8 个节拍。

(2)前臂旋转功能锻炼:双手各握持 1kg 哑铃,先用力内旋至哑铃与地面平行,坚持 8s;再用力外旋至哑铃与地面平行,坚持 8s;反复 8 个节拍。

(3)手部肌力锻炼:握力器练习,每次 8 个节拍。握力器阻力由小到大,逐渐增加。以上各项功能锻炼均每天进行 6～10 次。

(三)药物治疗方法

整复固定后第 1 个月,采用骨伤Ⅰ号方[7](专利号:ZL 201310272920)。

(四)药物组成

桃仁 6g、红花 12g、当归 15g、赤芍 12g、生地黄 15g、黄柏 9g、防风 6g、木通 6g、乳香 6g、制大黄 6g、甘草 6g 等加减,每天 1 剂,水煎,早晚各 1 次口服,共服 4 周。疼痛显著、肿胀剧烈者重用桃仁、红花、当归、赤芍、木通;肿胀为主者,重用乳香;疼痛为主者,加用延胡索。局部红肿伴全身发热、口渴者,重用生地黄,加用金银花、蒲公英。药物由山东省文登整骨医院中药房统一调配、煎煮。整复固定后第 2 个月,采用正骨伸筋胶囊(山东省文登整骨医院院内制剂,批准文号:鲁药制字 Z10080006,药物组成:地龙、制马钱子、烫骨碎补、桑寄生等)口服,每天 3 次,每次 3 粒,饭后服用,共服 4 周;赤木洗剂(山东省文登整骨医院院内制剂,批准文号:鲁药制字 Z10080010,药物组成:苏木、红花、海桐皮、伸筋草、透骨草等)外洗,每天 2 次,每次 30min,共洗 2 周。

(五)疗效及安全性评价方法

整复固定后 3 个月,参照国家中医药管理局《中医病证诊断疗效标准》中桡骨下端骨折疗效评价标准[3]评价疗效:治愈,骨折对位满意,有连续性骨痂形成,局部无明显畸形,无疼痛肿胀,功能完全恢复或腕背伸、掌屈及前臂旋转受限在 15°以内;好转,骨折对位欠佳,局部轻度疼痛,轻度畸形,腕掌屈、背伸及前臂旋转受限在 45°以内;未愈,骨折不愈合或畸形愈合,压痛、叩击痛存在,功能障碍。观察并发症发生情况。

三、结果

127 例患者中,1 例因整复固定后患肢下垂,夜间肿痛剧烈,调整外固定;5 例因整复固定 1 周后石膏托过松,重新行半管形石膏固定;其余患者均顺利完成治疗。127 例患者均获随访,随访时间 3～18 个月,中位数 6 个月;骨折均临床愈合,愈合时间 4～6 周,中位数 5 周。整复固定后 3 个月,参照上述标准评价疗效,本组治愈 119 例,好转 6 例,未愈 2 例。均无骨折再移位等并发症发生。典型病例图片见图 18-4。

四、讨论

Colles 骨折即伸直型桡骨远端骨折,是绝经后女性的常见损伤[8]。大多数 Colles 骨折可通过闭合复位外固定解决[9]。目前临床常用的 Colles 骨折闭合复位方法多为 3 人复位法,即 2 名助手对抗拔伸牵引患肢,术者采用端提挤按、折顶等手法复位骨折。复位后施行外固定时,需 3 人维持骨折复位,再由第 4 人准备石膏、夹板等外固定材料。这种整复固定方法,参与人数多,整复力量大,易产生医源性损伤,如远侧大力纵向牵引导致患者手背皮肤撕脱、术者采用折顶手法导致骨折端碰撞后压缩等。目前临床常用的 Colles 骨折外固定方法,主要包括传统小夹板外固定和石膏夹外固定 2 种[10]。小夹板外固定是弹性外固定,绑带有一定的弹性[11],需经常调整绑带的松紧度,过松则复位丢失,过紧则易产生皮肤压疮,甚至导致骨筋膜室综合征等严重不良后果。石膏夹外固定的优点是固定稳定性好,缺点是凝固后缺乏弹性,患肢伤后肿胀期难以及时调整。常用的掌背侧石膏夹外固定,石膏夹与肢体的贴服性较差,可能发生滑移,导致固定失效[12]。而 4 块夹板加压垫捆绑和掌背侧石膏夹固定联用的固定方法[13],操作烦琐,在固定过程中可能导致骨折复位丢失,且夹板绑带易松动,掌背侧石膏夹容易滑移松动,导致渐进性复位丢失[14]。因而,Colles骨折非手术治疗的关键点有两个:①快速、无创闭合复位,最大限度避免骨折端二次损伤(微小的劈裂、压缩等),从而尽量避免因骨质压缩导致的骨折端短缩;②可靠的外固定,避免骨折复位后发生桡、背侧再度移位。

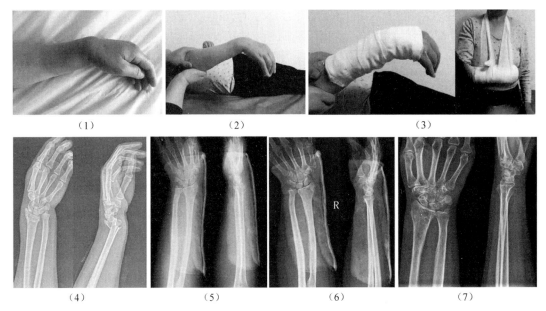

（1）　　　　　　　　　（2）　　　　　　　　　　　　（3）

（4）　　　　　　　（5）　　　　　　　（6）　　　　　　　（7）

图 18-4　牵屈复位半管形石膏外固定联合综合康复疗法治疗老年 Colles 骨折治疗前后图片

注　（1）牵屈复位前患肢;（2）牵屈复位后患肢;（3）半管形石膏外固定后患肢;（4）整复固定前正、侧位 X 线摄片;（5）整复固定后即刻正、侧位 X 线摄片;（6）整复固定后 2 周正、侧位 X 线摄片;（7）整复固定后 3 个月正、侧位 X 线摄片。

本组病例所采用的牵屈复位法,其要点是:①"牵"要慢,施术者巧妙运用自身的力量,身体后倾,发力于腿足、腰身,传力至手部;②"屈"要快,在维持对抗牵引的前提下,迅速使患侧腕关节掌屈、尺偏,纠正骨折远端的桡背侧移位。手法成功的基础是维持一定的纵向牵引力,继而再施以侧方扣挤。复位成功后,将患肢置于腕关节悬空、掌屈尺偏位,借助特殊体位下手的重力,利用骨折端的内在稳定性,自动维持骨折复位,不需助手及术者强力维持。此时术者可轻松施行石膏外固定,大大节省人力。整复后采用桡背侧半管形石膏外固定,石膏托与患肢的贴服性好,不易滑动,不干扰骨折端复位后的位置,固定效果更加可靠。

任何外固定都有加重患肢肿胀、并发骨筋膜室综合征的风险[15]。固定后患肢肿胀加重,手指麻木、冷痛、屈伸活动明显受限时,应及时调整石膏,避免发生骨筋膜室综合征[16]。骨伤Ⅰ号方为用于早期治疗骨折及关节损伤的专利组方[7],用于骨折早期可显著促进伤肢肿胀消退、疼痛减轻,同时有促进骨折愈合的作用。骨折中、晚期采用正骨伸筋胶囊内服和赤木洗剂外洗,有续筋接骨、舒筋通络、促进腕手功能恢复的作用[17-18]。

老年 Colles 骨折的治疗应尽量选择创伤小、对关节功能影响小的方法,不强求骨折的解剖复位,而着重于功能恢复和组织修复。牵屈复位半管形石膏外固定治疗老年 Colles 骨折,可减少对患肢的二次损伤,整复固定后采用科学合理、循序渐进的腕关节康复锻炼手法配合中药内服、外用,可促进骨折愈合,加速腕关节康复。本组患者治疗结果表明,牵屈复位半管形石膏外固定联合综合康复疗法治疗老年 Colles 骨折,有利于骨折愈合和患肢功能恢复,且并发症少。

参考文献

[1]中华医学会骨科学分会骨质疏松学组.骨质疏松性骨折诊疗指南[J].中华骨科杂志,2017,37(1):1-10.

[2]ALTER TH,SANDROWSKI K,GALLANT G,et al.Complications of volar plating of distal radius fractures:a systematic review[J].J Wrist Surg,2019,8(3):255-262.

[3]国家中医药管理局.中医病证诊断疗效标准[M].南京:南京大学出版社,1994:168-169.

[4]聂伟志,隋显玉.牵屈复位半管形石膏固定治疗老年Colles骨折[J].中医正骨,2016,28(3):50-52.

[5]惠正广,张镇,李朝顶,等.3种方法治疗桡骨远端骨折的疗效比较[J].中国骨与关节损伤杂志,2015,30(5):494-496.

[6]张秀丽,隋显玉,聂伟志.骨质疏松性Colles骨折的中医护理[J].中医正骨,2018,30(4):76-77.

[7]聂伟志,谭新欢,隋显玉,等.骨伤Ⅰ号方在跟骨骨折微创植骨术围手术期的应用[J].中国中医骨伤科杂志,2015,23(9):15-18.

[8]赵继荣,李红专,慕向前.桡骨远端骨折的非手术治疗进展[J].中国中医骨伤科杂志,2015,23(12):77-80.

[9]MACINTYRE NJ,DEWAN N.Epidemiology of distal radius fractures and factors predicting risk and prognosis[J].J Hand Ther,2016,29(2):136-145.

[10]檀亚军,李井石,何本祥,等.不同外固定方法治疗移位性Colles骨折的稳定性评价[J].中华中医药杂志,2017,32(10):4773-4776.

[11]姜自伟,李悦,黄枫,等.小夹板与石膏固定治疗A2型桡骨远端骨折的随机对照研究[J].广州中医药大学学报,2015,32(6):1017-1021.

[12]石展英,赵良军,李百川,等.三种不同固定方式治疗桡骨远端粉碎性骨折的骨愈合[J].中国组织工程研究,2012,16(52):9756-9760.

[13]崔鑫,梁龙,李永耀,等.小夹板治疗桡骨远端骨折合并尺骨茎突骨折的现状及思考[J].海南医学院报,2019,25(18):1437-1440.

[14]李钦柱,李德.闭合复位经皮穿针治疗老年桡骨远端骨折的疗效分析[J].中医临床研究,2019,11(11):92-94.

[15]成本强,区国集,陈友明,等.手部创伤及手术后早期肿胀的综合治疗[J].中华手外科杂志,2005,21(2):99-100.

[16]米萌,李庭,高志强.桡骨远端骨折的规范化无痛闭合整复与石膏固定[J].骨科临床与研究杂志,2019,4(2):123-128.

[17]杨少辉,许红霞,邢健昆.正骨伸筋胶囊在膝关节周围骨折术后康复中的应用[J].中医正骨,2015,27(2):43-44.

[18]慈晓杰,王锦伟,姜春阳,等.赤木洗剂治疗老年Colles骨折术后腕关节僵硬40例[J].中医外治杂志,2014,23(2):64.

（杨　晶）

第七节 Colles 骨折闭合复位外固定体位的探讨

Colles 骨折为骨伤科常见病、多发病,临床常采用手法复位石膏或小夹板外固定治疗,随着对该病治疗方法研究的深入,对该类型骨折复位后的外固定方法产生了各种不同的观点,特别是闭合复位外固定后腕关节的体位问题,更是存在很大的分歧,有学者[1]主张腕关节处于掌屈位、中立体,也有学者[2]主张固定于背伸位。我们在多年临床治疗观察的基础上,对腕关节生理解剖、病理解剖、生物力学特点进行了深入研究,经临床反复验证,认为 Colles 骨折的外固定采用掌屈位更符合局部的生物力学特点,更有利于腕部功能的恢复。在此将对该固定方法的认识总结如下,与同道探讨。

一、Colles 骨折复位后骨本身的稳定性

Colles 骨折发生时,腕关节处于背伸位,桡骨远端掌侧受拉伸力作用,而背侧受到压缩力作用,故背侧常见粉碎性小骨块或表现为骨质的嵌插,这在老年患者中表现非常典型。当骨折复位后,掌侧常可达到准确对位,而背侧则因骨质压缩不能完全矫正,形成一个由背向掌的楔形骨质"丢失区",X 线摄片表现为背侧折线较掌侧宽或形成一密度明显减低的区域,即背侧骨质对复位后的骨折的支撑作用明显减低,这就存在着一个潜在的再移位因素,而掌屈固定在背侧形成一个拉力作用、掌侧形成压力作用,有效对抗远骨折端向背侧移位,是一种逆损伤机制的固定方法。

二、骨折端周围组织损伤情况

当损伤发生时,伴随骨质的断裂,掌侧骨膜等组织亦发生完全或不完全断裂,并随骨折的移位而出现分离或拉长;背侧的骨膜等组织因骨质的嵌插出现松弛、卷曲,当远骨折端出现向背侧明显移位时,由于背侧骨膜与伸肌腱鞘结合紧密,常不发生断裂,而只形成近骨折段骨膜一定范围的剥离。骨折复位后,背侧骨膜处于紧张状态,并且由于水肿而张力较正常时增大,始终存在着将桡骨远骨折端背侧拉向近端的趋势,掌侧骨膜只是松散的对合,没有任何张力,要使其得到良好的修复,只有在掌屈位时才能为掌侧骨膜提供良好的修复条件,同时将背侧骨膜拉伸至正常长度并持续抵消其拉力。

三、骨膜、肌腱对骨折的复位与固定作用

在 Colles 骨折复位过程中,对抗牵引时骨膜、肌腱受到强烈的拉伸,对骨折端形成有力的夹束作用,即"软夹板"作用,促使骨折的复位,复位后楔形骨质"丢失区"内存在许多游离的小骨块,其余空间由血肿充填,不能形成有效的支撑,受到挤压力肘,骨块会连同血肿溢出骨折端,充填到松弛的骨膜下。掌屈位固定时,背侧的骨膜、肌腱仍然保持一定张力,对骨折端背侧的夹束作用仍然存在,不仅能使背侧的碎骨块在正确的位置愈合,而且由于骨膜紧张时与背侧骨质紧密相连,排出了留存其中的血肿,避免了广泛的骨膜下化骨对腕背侧肌腱滑动造成阻碍。

四、桡腕关节运动力学特点对维持骨折端稳定的作用

屈腕时，腕骨围绕月骨及头状骨在额状轴呈铰链状运动，头状骨和月骨均向掌侧倾斜并略后移，此时月骨远侧凹面向前略有倾斜，而近侧面向后略有滑出，仅前半部分与桡骨凹面嵌合，此时由腕骨传导的对桡骨远端关节面的压力位于桡骨远端前侧；伸腕时则正好相反。因此，当屈腕位固定时，由腕骨传导的对桡骨远端关节面的压力作用在骨折端支撑作用良好的掌侧，与背伸位时正好相反。

桡骨远端与腕骨间有广泛的韧带、关节囊连接，腕关节屈伸活动时，只在很小的范围内韧带与关节囊是无张力的，一旦超出该范围，则腕骨与桡骨远端由于韧带的紧张作用形成"一体"，屈伸腕的力量沿桡骨上传达骨折断端形成剪撬力，掌屈时这种剪撬力作用于骨折端，形成与损伤发生时完全相反方向的力，增加了骨折的稳定性。

五、讨论

Colles 骨折有多种骨折类型，骨折断端无粉碎性骨块或骨质嵌插者，复位后骨折的稳定性好，对于外固定的体位要求并不严格，但对于骨折断端存在不稳定因素时，外固定就显得十分重要。仔细分析其他两种体位固定的特点，可以得出这样的结论：因为失去了掌屈位固定时对骨折端的稳定作用，甚至对骨折端的稳定形成负面影响，所以骨折端的稳定则更多地依赖其他措施，如通过纸压垫的作用增强夹板对骨折端的效应力[3]，丰建民等[2]则采用了特殊的石膏塑型方法以防骨折的成角与短缩，并对赵定麟[4]方法分型中的四型骨折进行辅助牵引固定，Bohier 指出了腕关节固定于掌屈尺偏位有压迫正中神经的危险，采用其主张的伸腕、中度尺偏位方法固定不稳定的粉碎性骨折易出现再移位，Lidstrom 针对这个问题提出了一个先掌屈，骨折稳定后再中立位的折中的方法，实际上亦成为了掌屈位固定的支持者。这些方法由于过多地依赖外固定对骨折局部的效应力，对外固定的要求是非常严格的，外固定略微松动即可导致骨折的明显移位，而过紧的外固定又可带来诸多并发症，对于门诊治疗的患者，医生与患者都很难把握准确的尺度，常导致骨折不能维持复位后的位置或反复的复位与固定。掌屈位固定时，即使患者复诊时外固定已部分松动，只要患者能正确维持掌屈尺偏的体位，一般不会造成明显的再移位。因为在骨折复位后尚未进行外固定时，我们经常采用托起近骨折端，利用手的重力作用保持腕部的掌屈尺偏位的方法维持复位后的骨折对位。但对于掌背侧骨皮质均呈粉碎状态，骨折失去了自身的稳定性时，进行石膏良好的塑形达到自身牵引作用，以防骨折端短缩是必要的。我们所采用的掌屈位不是极度的屈曲位，而是屈曲 25°～40°，不会对掌侧组织造成继发性损害，由于没有过度紧固的外固定，不仅不会对正中神经形成威胁，亦避免了局部的压疮。并且这种体位符合前臂悬吊于胸前时的自然体位，患者不会产生强迫感。另外，由于掌屈时腕背侧骨膜、肌腱均处于紧张状态，骨膜下不易形成血肿及小的碎骨块移位，因腕背侧新的血肿及移位的小骨块将造成局部的不平整，影响肌腱的滑动，甚至造成自发性断裂；紧张的肌腱进行活动时可进一步驱散骨膜下血肿，抚平尚未完全复位的碎骨块，并能对已遭到破坏

的骨纤维管进行早期模造,以利于手部功能的恢复。

我们对于 Colles 骨折闭合复位外固定方法的探讨与应用已经进行了几十年,取得了良好的临床应用效果,在此向同道介绍,以利共同探讨、研究。

参考文献

[1]天津医院骨科.临床骨科学创伤[M].北京:人民卫生出版社,1973:234.

[2]丰建民,李成永,马有兵,等.对背伸位固定治疗 Colles 骨折的新认识[J].中国骨伤,1999, 12(4):8-10.

[3]叶劲,白书臣.腕背伸位小夹板固定治疗 Colles 骨折机理分析[J].中医正骨,1997,9(1): 9-10.

[4]赵定麟.实用创伤骨科学[M].上海:上海科学技术文献出版社,1994:141-144.

(孙晋客)

第八节　经皮穿针固定治疗桡骨远端骨折合并下尺桡关节脱位

[摘要]目的:探讨经皮穿针固定治疗桡骨远端骨折合并下尺桡关节脱位的临床疗效。方法:采用经皮穿针固定治疗 42 例桡骨远端骨折合并下尺桡关节脱位患者。结果:42 例均获随访,随访时间 4～24 个月,骨折均获骨性愈合。疗效根据 Green-O'Brien 腕关节评分标准:优 21 例,良 18 例,一般 3 例,优良率 92.9%。结论:经皮穿针固定是治疗桡骨远端骨折合并下尺桡关节脱位的有效技术,疗效较可靠,并发症少。

[关键词]桡骨远端骨折;下尺桡关节脱位;骨折固定术,内;经皮穿针

2003 年 8 月至 2010 年 12 月,我们在原有由桡骨茎突经皮穿针的基础上,另外用 1 枚横行克氏针贯穿固定下尺桡关节,一方面维持下尺桡关节的复位,另一方面利用完整的尺骨维持桡骨的长度,取得了满意疗效,现报道如下。

一、资料和方法

(一)病例资料

本组 42 例,男 15 例,女 27 例,年龄 22～82 岁。左侧 18 例,右侧 24 例。按照 AO 分型:A2 型 10 例,A3 型 10 例,C1 型 9 例,C2 型 10 例,C3 型 3 例。开放骨折 2 例,闭合骨折 40 例。均合并下尺桡关节脱位。受伤至手术时间为 3h 至 6d。

(二)手术方法

采用臂丛麻醉。手术在 C 臂机监测下进行。术者利用手法矫正桡骨远折端的移位及成角。透视证实复位满意后,助手轻度掌屈尺偏位维持骨折复位。术者取 2 枚 1.5～2.0mm 克

氏针以桡骨茎突为进针点,克氏针通过骨折线并突破桡骨近端的尺侧皮质。助手维持前臂中立位,复位下尺桡关节,另取 1 枚 2mm 克氏针自尺骨向桡骨进针,使克氏针进入桡骨远端软骨下骨近端。对于复位后关节面仍不平整者,在持续牵引下轻轻掌屈、背伸、尺偏、桡偏腕关节数次,以通过近排腕骨的磨造作用恢复桡骨远端关节面的平整。透视证实骨折复位满意、固定牢固后,折弯针尾,留于皮外。

(三)术后处理

短臂石膏夹固定腕关节于轻度掌屈尺偏位。应用抗生素 1～3d。麻醉作用消退后,即行手指屈伸活动及肩肘关节功能锻炼;4 周后拔除固定下尺桡关节的克氏针,逐渐进行前臂旋转活动;6 周后去除石膏,逐渐进行腕关节活动及握力恢复训练,X 线摄片证实骨折愈合后拔除其余克氏针。

二、结果

42 例均获随访,时间 4～24 个月。骨折均获骨性愈合。按照 Green-O'Brien 腕关节评分标准:优 21 例,良 18 例,一般 3 例,优良率 92.9%。3 例出现浅表性感染,经拔除克氏针及口服抗生素后治愈;2 例发生克氏针松动,经拔除克氏针后短臂石膏夹固定至术后 6 周,未发生骨折复位丢失;1 例出现桡神经感觉支损伤的症状,术后 1 个月后恢复。典型病例 X 线摄片情况见图 18-5。

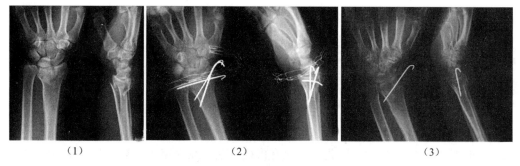

(1)   (2)   (3)

图 18-5 C3 型桡骨远端骨折合并下尺桡关节脱位

注 (1)术前 X 线摄片;(2)术后 X 线摄片,见关节面复位良好,桡骨长度恢复,下尺桡关节复位;(3)术后 10 周 X 线摄片,见骨折愈合。

三、讨论

(一)桡骨远端骨折手术治疗的适应证

桡骨远端骨折临床较为常见,骨折端往往发生压缩、嵌插、成角致桡骨短缩、下尺桡关节分离及掌倾角消失,甚至呈负角。对于稳定的桡骨远端骨折,闭合复位石膏或夹板固定均能获得较为满意的疗效;而对于不稳定的骨折,通常需要手术治疗[1-2]。不稳定的桡骨远端骨折具有下列 1 个或几个特征[3]。

(1)初始背侧成角>20°。

(2)初始桡骨短缩＞5mm。

(3)关节内骨折移位＞2mm。

(4)桡腕关节不稳定。

(5)伴有尺骨远端骨折。

(6)明显的背侧骨皮质粉碎。

(7)闭合复位固定后复位丢失。

临床研究表明,恢复桡骨远端的解剖形态对于临床疗效的提高具有重要的意义。因此,手术治疗应尽可能恢复桡骨远端的解剖形态,尤其是桡骨长度、掌倾角及关节面的恢复。

(二)经皮穿针固定的疗效

闭合复位经皮穿针固定是治疗桡骨远端骨折的常用方法,符合当今提倡的微创理念。Sadighi 等[4]对 50 例闭合复位经皮穿针固定的桡骨远端骨折进行了前瞻性研究,其中 48 例获得 3 个月以上的随访,按照 Cooney 改良的 Green-O'Brien 腕关节评分标准,优良率为83.4%;放射学结果显示,3 例出现不可接受的掌倾角改变,3 例出现不可接受的桡骨短缩。Rizzo 等[3]对经皮穿针固定及掌侧锁定钢板固定治疗桡骨远端骨折的疗效进行比较,发现两组的功能恢复结果相似,但锁定钢板组的上臂、肩、手伤残评分(DASH)明显低于经皮穿针组,作者分析可能是手术医师引导的患者主观评价的偏倚所致。但经皮穿针技术经常在愈合过程中发生桡骨短缩,引起下尺桡关节的紊乱,影响关节功能的恢复。

有研究[5]表明,伴随桡骨远端骨折的三角纤维软骨复合体外周撕裂是导致下尺桡关节不稳并且影响腕部功能的主要原因。早期精确地恢复下尺桡关节的解剖复位是获得满意疗效的关键,可减少疼痛后遗症和功能障碍。我们对合并下尺桡关节脱位的桡骨远端骨折进行闭合复位,并在上述经皮穿针固定的基础上加用 1 枚克氏针贯穿固定下尺桡关节,该钢针既能稳定下尺桡关节,又能对桡骨远端骨折块进行支撑,避免桡骨远端骨折发生复位丢失及短缩畸形。本研究结果表明,所有患者均未发生下尺桡关节不稳,亦较好地维持了骨折复位后的位置。本组中 2 例患者出现克氏针松动,均为老年患者(1 例 68 岁,1 例 74 岁),经拔除克氏针后短臂石膏夹固定至术后 6 周,未发生骨折复位丢失,功能评价优 1 例,良 1 例。我们分析克氏针松动的主要原因是骨质疏松、克氏针固定不牢;预防措施包括:精确复位、避免反复穿针、增加克氏针固定的数量以及短臂石膏夹固定 4 周。本组有 3 例患者功能恢复为一般,1 例由于发生浅表性感染,没有及时进行腕关节功能锻炼,从而引起腕关节僵硬;2 例术后未按照医师指导的康复计划进行关节功能锻炼及握力恢复训练,末次随访时腕关节活动度及握力恢复不满意。因此,指导患者严格按照康复计划进行关节功能锻炼及握力恢复训练,可避免发生腕关节僵硬及握力下降,改善患者关节功能。

本研究显示,在原有经皮穿针固定的基础上加用 1 枚克氏针贯穿固定下尺桡关节是经皮穿针固定桡骨远端骨折的重要步骤,能有效防止短缩,具有操作方便、固定牢固、疗效较可靠、并发症少、取针方便等优点,值得临床推广应用。

参考文献

[1]沈洪晖,罗卢华,李海涛,等.掌侧锁定钢板结合外支架经掌、背侧入路治疗桡骨远端 C3 型

骨折[J].临床骨科杂志,2012,15(6):652-653.

[2]李建峰,赵民,赵亮,等.万向锁定加压掌侧双柱接骨板治疗桡骨远端不稳定性骨折[J].临床骨科杂志,2012,15(5):559-560.

[3]RIZZO M,KKATT BA,CAROTHERS JT.Comparison of locked volarplating versus pinning and external fixation in the treatment of unstable intraarticular distal radius fractures[J].Hand,2008,3(2):111-117.

[4]SADIGHI A,BAZAVAR M,MORADI A,et al.Outcomes of percutaneous pinning in treatment of distal radious fractures[J].Pak J BiolSci,2010,13(14):706-710.

[5]LINDAU T,HAGBERG L,ADLERCREUTZ C,et al.Distal radioulnar instabilityis an independent worsening factor in distal radial fractures[J].Clin Orthop Relat Res,2000(376):229-235.

（王　飞）

第九节　闭合穿针并小切口植骨治疗伸直型桡骨远端骨折

桡骨远端骨折是骨伤科临床常见病,其中以伸直型损伤最为多见,其最常见的并发症是桡骨的短缩成角畸形愈合。近年来,闭合复位经皮穿针固定的方法在该类型骨折治疗中的应用取得了较好的疗效,但对于部分粉碎较重、背嵌插较大及伴有骨质疏松的老年患者虽然早期可达到良好的对位,但后期多出现不同程度的桡骨短缩及掌成角畸形。2002年10月至2007年5月,在采用闭合复位经皮穿针方法的基础上,通过背侧小切口植骨充填骨折复位后形成的缺损的方法治疗伸直型桡骨远端骨折32例,取得了满意的疗效,现报道如下。

一、临床资料

本组患者32例,其中男13例,女19例;年龄45~68岁,平均52岁;其中新鲜骨折29例,陈旧骨折3例;车祸伤5例,高处坠落伤6例,骑自行车摔伤10例,走路滑倒摔伤11例。32例患者均为伸直型桡骨远端骨折,背侧皮质均有压缩嵌插,其中5例伴有明显骨质疏松。

二、方法

（一）手术方法

采用臂丛神经麻醉,上臂中段上止血带止血,常规消毒术区皮肤,铺无菌巾单。前臂中立位,屈肘90°,两助手分别握持肘部及手部行拔伸牵引,恢复桡骨的长度。术者采用手法恢复桡骨的掌倾角及尺偏角,复位成功后维持复位,另一助手取直径2.0mm或2.5mm的克氏针自桡骨茎突远端进针,斜向尺近端穿透桡骨近端尺侧骨皮质固定,一般用2枚克氏针,影响关节面的粉碎骨块可用直径1.5mm的克氏针固定。如桡骨远端关节面有塌陷,则采用透视下定位,经皮撬拨复位法撬起塌陷的关节面。关节面基本平整后,被动行腕关节屈伸活动,进行关节面磨造,消除关节面残余移位;另取 1 枚克氏针自尺骨小头稍近端尺侧横向进针,通过下尺桡关节,至桡骨远折端固定,横向克氏针尽量贴近桡骨远端关节面。复位固定满意后,取桡骨远端背侧正中偏桡侧纵向切口,自关节面上 3～4cm,向下至关节面水平,于桡侧腕长短伸肌间进入,切开部分伸肌支持带,暴露桡骨背侧骨折端,探查断端骨缺损的大小,取自体髂骨,修成楔状,部分剪成小块状。小的松质骨块植入断端缺损处,楔形骨块植入背侧支撑背侧皮质。冲洗后缝合切口,无菌包扎。

(二)术后处理

术后短臂石膏夹固定于腕关节轻度掌屈尺偏位,注意保持针道及切口干燥清洁,适当应用抗生素预防感染。术后即可行主动指间关节及肘肩关节功能锻炼,2 周后改中立位固定。术后 4～6 周去除外固定及通过下尺桡关节的横向克氏针,行腕关节屈伸及前臂旋转功能锻炼,其余克氏针于术后 8～10 周视骨折愈合情况取出。

三、结果

本组 32 例随访 6～13 个月,平均 9 个月,术后桡骨骨折均获Ⅰ期愈合,无桡骨纵轴短缩,术后掌倾角平均 13°,尺偏角为 22°。疗效评价按改良 Mcbride 评分和纽约骨科医院腕关节评估标准[1],就患者主诉疼痛及对生活的影响,功能、握力满意程度;临床检查腕关节活动度、提力、外观有无畸形;X 线检查关节面复位情况,桡骨短缩程度,掌倾角、尺偏角恢复情况,有无骨性关节炎的改变及并发症进行综合评价,分为优、良、可、差 4 级。本组优 28 例,良 3 例,可 1例,优良率 96.9%。典型病例见图 18-6。

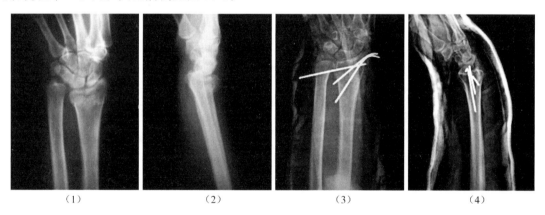

(1)　　　　　(2)　　　　　(3)　　　　　(4)

图 18-6　右桡骨远端骨折

注　患者,女,55 岁。(1)术前正位片示桡骨远端骨折,桡骨短缩明显;(2)术前侧位片示桡骨远端骨折,背侧压缩嵌插;(3)和(4)分别为术后正、侧位片示桡骨远端骨折术后,复位好,无桡骨短缩及掌倾角,尺偏角的减小。

四、讨论

桡骨远端骨折的治疗要尽可能地恢复关节的解剖结构及关节面的平整,尽量做到微创、解剖复位、相对稳固的内外固定、早期的功能锻炼[2]。伸直型桡骨远端骨折的传统治疗方法为手法复位夹板或石膏外固定。通过骨折端周围关节囊及韧带的牵拉及软组织的软夹板作用，早期可获得解剖或近解剖复位。最大程度地减少对关节囊及韧带组织的医源性损伤，可使复杂骨折简单化。但复位后单纯外固定不能很好地维持复位，后期桡骨常出现短缩式的掌成角。超关节外固定支架对预防骨折断端的短缩有较好的临床疗效，但超关节支架可影响腕关节的早期活动。切开复位固定的方法可达到良好的复位和较为牢固的固定，但创伤大，组织损伤重。手法复位经皮穿针固定的方法创伤小，国内外学者有多种方法的尝试，包括经桡骨茎突穿针，尺骨茎突下穿针横穿尺桡骨，经过下尺桡关节穿针，经骨折间隙进针固定术。

桡骨远端骨折治疗时，对于短缩畸形未纠正、尺偏角或掌倾角未恢复者，可形成骨性功能障碍，即使进行积极功能锻炼也难达到理想的功能状态[3]。伸直型桡骨远端骨折复位后采用外固定后期常出现桡骨短缩式的掌成角。为了解决单纯外固定的缺陷，采用桡骨茎突穿针及尺骨茎突下进针，经过下尺桡关节的方法对桡骨远端进行有效的固定支撑，以防止桡骨的短缩。在临床观察中发现，对于背侧粉碎严重或伴有骨质疏松的患者，早期可有效地维持复位，但下尺桡关节固定4～6周去除固定针后，后期仍可出现短缩式向掌侧成角。而延长下尺桡关节固定时间，会出现内固定松动甚至脱落，导致内固定失效，还可导致前臂旋转功能恢复不良。综合上述情况，我们认识到桡骨远端背侧缺乏必要的支撑使背侧的稳定结构破坏是引发桡骨短缩的主要原因。因此，在手法复位经皮穿针固定的基础上，通过背侧小切口自体骨植骨，行局部缺损充填及背侧缺损皮质重建的方法，来恢复桡骨远端背侧结构的完整性，增加局部的骨量，使骨折端相对更为稳定，有利于骨折的愈合，缩短骨折愈合时间，并使患者能够行早期的功能锻炼，促进腕关节功能恢复。

应用时注意以下事项。①复位时牵引力量要到位，争取一次复位成功，反复复位可加重折端原有稳定结构的破坏，使断端稳定性更差。②穿针过程中，通过下尺桡关节的克氏针在经过桡骨远端时要尽量贴近关节面，因为此部位骨质相对较硬，支撑力较强，同时可以对塌陷关节面进行支撑，又可避开骨折端，不会影响到植骨的操作过程。③植骨过程中要注意骨缺损处的植骨要充分，植骨块要与背侧皮质平齐，并且不要太靠近远端，以免影响背侧肌腱的滑动。有关节面塌陷压缩的，撬拨复位时要轻柔，对撬拨后的骨缺损区采用颗粒状松质骨填充，以防止关节面的再次下沉。④术后通过下尺桡关节横向克氏针固定时间不宜过长，以4～6周为宜，过长时间的固定可导致前臂旋转功能恢复不良。

参考文献

[1]FERNAUDEZ DL，JUPITER JB.Fracfures of the distal radius：a practical ap ptroach tomanagement[M].NewYork：Springer Verlag，1996：1096.

[2]姜保国.桡骨远端骨折的治疗[J].中华创伤骨科杂志，2006，8(3)：236-239.

[3]彭灼文，梁启明.中老年桡骨远端骨折晚期功能障碍探讨[J].中国骨伤，2004，17(8)：506.

（王晓波）

第十节 经皮穿针结合外固定架治疗桡骨远端粉碎性骨折

桡骨远端骨折为临床常见病,约占急诊骨折患者的 $1/6^{[1]}$。多系跌倒后手部撑地所致,成年人桡骨远端骨折多为粉碎性,常伴有明显嵌插短缩、侧移及向掌(或背侧)成角畸形,并且较多的病例为累及桡骨远端关节面的骨折。采用传统手法复位结合小夹板或石膏固定常难以达到良好的治疗效果,后期腕部遗留的严重畸形常需行矫形手术治疗。2005 年 1 月至 2007 年 7 月,我院采用手法复位经皮穿针内固定结合外固定架固定治疗桡骨远端粉碎骨折 35 例,取得良好治疗效果,现报道如下。

一、临床资料

本组桡骨远端粉碎骨折 35 例,其中男 10 例,女 25 例;年龄 40～72 岁,平均 50.5 岁;左侧 15 侧,右侧 20 例;受伤原因:跌倒伤 25 例,高处坠落伤 3 例,车祸伤 7 例;均为新鲜闭合性骨折,无合并神经、血管损伤病例;骨折按 AO 分型[2],A3 型 6 例,B1 型 7 例,B2 型 4 例,C1 型 5 例,C2 型 10 例,C3 型 3 例。

二、治疗方法

患者取仰卧位,在臂丛神经阻滞麻醉下复位与固定,肘关节屈曲 90°,前臂旋前 90°。两助手分别双手环抱肘关节及握持大小鱼际对抗牵引,术者在助手持续牵引的同时利用端提、夹挤分骨等手法矫正桡骨远骨折端的各向移位及成角。复位准确后,2 名助手维持牵引,术者维持骨折端良好的对位,另一名助手用骨钻带动直径 2.0～2.5mm 克氏针自桡骨茎突桡侧与桡骨干成 45°进入,通过骨折线后,自桡骨近折段尺侧骨皮质突破,另用 1 枚直径 2.0mm 克氏针自尺骨茎突近端 1cm 处进针,通过尺骨小头及下尺桡关节,进入桡骨远骨折端。X 线透视下骨折复位与固定良好,剪短针尾,留于皮外。维持腕关节于掌屈尺偏位。再进行外固定架固定,分别在桡骨干中下 1/3 处及第 2 掌骨干桡背侧各钻入 2 枚直径 3mm 外固定架固定螺钉,安装外固定支架。调节支架与腕关节平行,并维持一定牵引力。典型病例见图 18-7。

术后即可在医生指导下行肩、肘、手指关节功能锻炼,防止邻近关节僵硬。预防性使用抗生素 3d,每天用 75%乙醇滴针孔,以防止针道感染。4 周后可拔除克氏针,进行腕关节旋转活动。应根据骨折愈合情况拆除外固定架,本组均于术后 6～10 周拆除外固定架,平均 7.3 周,外固定架去除后,行腕关节屈伸功能训练,并进一步加强旋转功能训练。

三、结果

本组 35 例均获随访,时间 6～10 个月,平均 6.8 个月。外固定架拆除 3 个月后,参照 Coony 等修正的 Green-O'Brien 的腕关节评分标准[3],分别从疼痛、功能、活动范围、握力 4 个方面进行评价。①疼痛:无疼痛 25 分,偶感轻微疼痛 20 分,可耐受的中等疼痛 15 分,剧烈疼痛或无法忍受 0 分。②功能状况:恢复正常工作 25 分,从业受限 20 分,失业但有一定劳动能力 15 分,失去劳动能力 0 分。③活动范围:患腕屈伸弧度≥120°为 25 分,91°~119°为 15 分,61°~90°为 10 分,31°~60°为 5 分,≤30°为 0 分。④握力:达正常活动范围的 100%为 25 分,75%~99%为 15 分,50%~74%为 10 分,25%~49%为 5 分,0~24%为 0 分。总分 90~100 分为优,80~89 分为良,65~79 分为可,<65 分为差。本组各项评分结果见表 18-1。疗效结果:优 29 例,良 4 例,可 2 例。

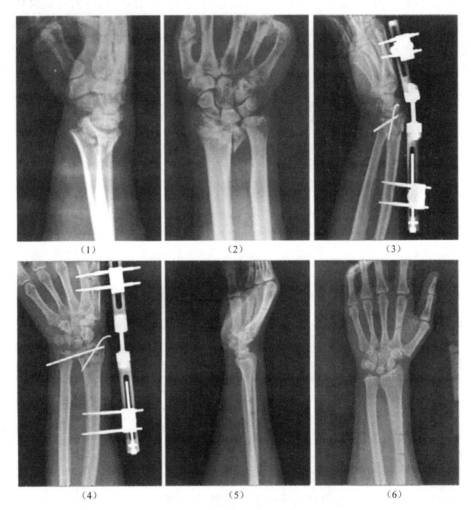

图 18-7　摔伤致右桡骨远端粉碎骨折

　注　患者,男,43 岁。(1)(2)术前 X 线摄片可见桡骨茎突等粉碎骨块;(3)(4)外固定术后 2 周 X 线摄片;(5)(6)拆除外固定架后 X 线摄片。

表 18-1　手术前后腕关节功能评分结果(分,$\bar{x}\pm s$)

时间	疼痛	功能状况	活动范围	握力	总分
手术前	5.2±2.4	0.4±1.2	0.4±0.6	2.2±3.4	7.4±3.0
手术后	22.4±3.6	22.2±3.8	23.2±3.0	24.0±1.6	91.6±3.6

　注　与术前比较,P 值均<0.01。

四、讨论

桡骨远端骨折是临床常见骨折,手法复位外固定一直是该类型骨折的首选治疗方法。手法复位常可达到骨折良好复位,对于稳定型骨折在手法复位的基础上结合夹板或石膏外固定即可达到良好的固定效果;而对于骨折端为粉碎性或存在明显骨质压缩的不稳定性骨折则很难达到持久的良好固定,常因骨折端失去自身稳定性而于复位后发生进行性的骨折端短缩、侧移及掌倾角变小,尤其是伴有明显骨质疏松的中老年患者发生再移位的程度更加严重[4],常遗留严重的腕部畸形,许多病例需行Ⅱ期手术矫正畸形,严重影响了治疗效果。采用手法复位结合经皮穿针内固定治疗桡骨远端粉碎性骨折虽已取得了较好的临床疗效,但在临床治疗过程中仍存在诸多不足:对于骨折端严重粉碎病例其固定作用并不理想,后期常出现骨折端的短缩移位;为预防短缩畸形而延长下尺桡关节固定时间,易导致腕关节旋转功能恢复不良。近年来,较多采用切开复位"T"或"π"形钢板内固定治疗该类型骨折,常可达骨折的良好复位与可靠固定,但切开手术所带来的手术局部组织粘连、掌侧入路并发腕管狭窄、背侧入路破坏伸肌腱稳定性等严重并发症严重影响腕关节功能。

外固定支架跨越腕关节进行固定,通过机械的力量和本身的刚度防止肌肉收缩和外力引起的骨折移位,并通过保持腕部韧带一定的张力,使骨折远侧部分连为一整体[5],能有效对抗桡骨的轴向短缩和保持腕关节周围的整体稳定。单纯外固定支架固定难以调整关节面塌陷移位,也不能纠正掌背侧骨片的分离移位,桡骨茎突骨折可因持续牵引导致骨块分离移位,造成骨折延迟愈合,甚至不愈合。结合经皮穿针内固定术,可进一步达到关节内精确复位及骨折块内固定的稳定,弥补了外固定架治疗的不足,在发挥外固定架通过维持持续的牵引力达到防止桡骨短缩目的的同时,避免骨折早期再移位,并允许早期进行腕关节旋转功能锻炼,特别是对于骨质疏松明显的老年患者,其获得的稳定性更是优于其他固定方法[6]。

参考文献

[1]姜保国,张殿英,傅中国,等.桡骨远端粉碎性骨折及关节内骨折的手术治疗[J].中华骨科杂志,2002,22(2):80-83.

[2]荣国威,瞿桂华,刘沂,等.骨科内固定[M].北京:人民卫生出版社,1995:96-97.

[3]于胜吉,蔡锦方.腕关节外科[M].北京:人民卫生出版社,2002:551-557.

[4]张志宏,卢延军,赵波,等.桡骨远端关节内骨折三种治疗方法的比较研究[J].骨与关节损伤杂志,2004,19(4):273.

[5]刘新晖,董威,沙子义,等.外固定架治疗桡骨远端粉碎性骨折疗效分析[J].中国骨伤,2006,19(3):147-148.

[6]MORONI A,VANNINAI F,FALDINI C,et al.Cast vs external fixation:a comparative study in elderly osteoporotic distal radial fracture patients[J].Scand J Surg,2004,93(1):64-67.

(鞠海洋)

第十一节　经皮穿针联合外固定架三柱固定治疗桡骨远端骨折

[摘要]目的:探讨经皮穿针联合外固定支架三柱固定治疗不稳定性桡骨远端骨折的临床效果。方法:对 2008 年 1 月至 2011 年 12 月按照三柱理论采用经皮穿针联合外固定支架治疗不稳定性桡骨远端骨折并完成随访的 56 例患者进行回顾性分析,其中男 19 例,女 37 例;年龄 44～72 岁,平均 63.4 岁。按照 AO 分型,A2 型 14 例,A3 型 17 例,C1 型 12 例,C2 型 9 例,C3 型 4 例。结果:随访 6～24 个月,平均随访时间 10 个月。所有骨折均获骨性愈合,平均愈合时间 6.4 周。按照 Cooney 评分系统评价疗效,优 22 例,良 29 例,一般 4 例,差 1 例,优良率 91.1%。11 例患者出现浅表性感染,3 例患者发生克氏针松动。结论:经皮穿针联合外固定支架三柱固定治疗不稳定性桡骨远端骨折是一项微创技术,固定牢固,疗效较满意。

[关键词]桡骨骨折;骨折固定术,内;外固定支架

桡骨远端骨折是临床常见的骨折类型,多见于中老年人。稳定的桡骨远端骨折可通过闭合复位石膏或小夹板固定获得比较满意的治疗效果[1]。但对于不稳定的桡骨远端骨折,闭合复位石膏或小夹板固定骨折再移位率较高,导致桡骨成角、短缩,下尺桡关节分离,容易残留腕关节畸形、疼痛、僵硬、创伤性关节炎等并发症[2]。2008 年 1 月至 2011 年 12 月,采用改良经皮穿针联合外固定支架三柱固定治疗不稳定的桡骨远端骨折 88 例,其中 56 例获完整随访,现回顾性分析获完整随访的 56 例患者临床资料,现报道如下。

一、资料和方法

(一)一般资料

本组 56 例,男 19 例,女 37 例;年龄 44～72 岁,平均 63.4 岁。左侧 24 例,右侧 32 例。致伤原因:摔伤 36 例,交通伤 12 例,坠落伤 8 例。按照 AO 分型,A2 型骨折 14 例,A3 型骨折 17 例,C1 型骨折 12 例,C2 型骨折 9 例,C3 型骨折 4 例。闭合性骨折 53 例,开放性骨折 3 例,均为 Gustilo Ⅰ 型。受伤至手术时间为 2.5h 至 8d,平均 4.4d。

(二)手术方法

均采用臂丛神经阻滞麻醉,手术在 C 臂机监测下进行。患者仰卧于手术台上,肘关节屈曲 90°,前臂处于中立位。在桡骨中远段小切口切开皮肤,钝性分离至骨面,在桡骨桡背侧钻入 2 枚 Schanz 半螺纹钉;同法在第二掌骨桡背侧打入 2 枚 Schanz 半螺纹钉,连接组合式单边外固定支架。然后 2 名助手对抗牵引 3～5min,以解除骨折端的嵌插,纠正骨折的短缩移位,术者同时利用手法矫正桡骨远折端的移位及成角。透视证实复位满意后,术者锁紧外固定支架,根据骨折复位需要决定腕关节的固定位置。然后,取 2 枚 1.5～2.0mm 克氏针以桡骨茎突为进针点,避开肌腱,与桡骨长轴呈约 45°角进针,克氏针通过骨折线并突破桡骨近端的尺侧皮质。助手维持前臂中立位,术者复位下尺桡关节,另取 1 枚 2.0mm 克氏针沿桡骨尺偏角方向

自尺骨向桡骨进针,使克氏针进入桡骨远端,以固定下尺桡关节并支撑固定桡骨远端关节面。对于复位后关节面仍不平整者,在持续牵引下轻轻掌屈、背伸、尺偏、桡偏腕关节数次,以通过近排腕骨的磨造作用恢复桡骨远端关节面的平整。对于不稳定的骨块,通过 $1.5 \sim 2.0 \text{mm}$ 克氏针单独进行固定。透视证实骨折复位满意、固定牢固后折弯针尾,留于皮外。

(三)术后处理

术后应用抗生素 $1 \sim 3\text{d}$。麻醉消失后即可行手指的屈伸活动及肩肘关节功能锻炼。4 周后拔除固定下尺桡关节的克氏针,逐渐进行前臂旋转活动;6 周后去除外固定支架,逐渐进行腕关节的关节活动及握力恢复训练,X 线摄片证实骨折愈合后拔除其余克氏针。

二、结　果

本组 56 例平均随访 10 个月(6~24 个月)。所有骨折均获骨性愈合,平均愈合时间 6.4 周(6~8 周)。末次随访 X 线摄片显示,关节面平整,下尺桡关节关系正常;掌倾角 $0° \sim 15°$,平均 $9.7°$;尺偏角 $15° \sim 28°$,平均 $21.4°$;桡骨相对长度(尺桡骨的相对长度关系)$-1 \sim 3\text{mm}$,平均 0.9mm。腕关节功能按照 Cooney 评分系统[3]评价,优 22 例,良 29 例,一般 4 例,差 1 例,优良率为 91.1%。11 例患者出现浅表性感染,8 例经换药及口服抗生素后治愈,3 例拔除克氏针后治愈,功能结果优 1 例,一般 1 例,差 1 例;3 例患者发生克氏针松动,在发现松动后拔除,功能结果优 1 例,良 2 例。本组无血管、神经损伤及迟发性肌腱断裂。典型病例见图 18-8~图 18-10。

三、讨　论

桡骨远端骨折是中老年人群中较为常见的骨折类型之一,骨折端常发生压缩、嵌插、成角致桡骨短缩、下尺桡关节分离。骨折后腕关节的正常功能取决于桡腕关节骨性解剖结构的正常对合及其生物力学的稳定性。对于稳定的桡骨远端骨折,闭合复位石膏或夹板固定均能获得较为满意的疗效;而对于不稳定性骨折,通常需要手术治疗。Rizzo 等[4]认为,具有下列一个或几个特征的桡骨远端骨折为不稳定性骨折。①原始背侧成角大于 $20°$;②原始桡骨短缩大于 5mm;③关节内骨折移位大于 2mm;④桡腕关节不稳定;⑤伴有尺骨远端骨折;⑥明显的背侧骨皮质粉碎;⑦闭合复位固定后复位丢失。

而姜保国等[5]则将不稳定性骨折的特征归纳为以下几点。①粉碎:背侧超过 50% 的皮质粉碎,掌侧超过 50% 的皮质粉碎;②骨折原始移位:背倾 $\geq 15°$,横向移位 $\geq 10\text{mm}$,桡骨短缩 $\geq 4\text{mm}$;③关节内骨折:合并尺骨远端骨折,茎突基底骨折;④严重的骨质疏松:不能通过外固定维持复位;⑤合并下尺桡不稳定。

我们的判断标准与前述文献基本一致。合并桡腕关节不稳定的桡骨远端骨折(背侧及掌侧 Barton 骨折)不适合采用经皮穿针联合外固定支架三柱固定治疗,通常采用切开复位钢板内固定进行治疗。因此,本研究中不包括此类骨折。对于合并尺骨远端干部骨折的患者亦不适合采用本方法治疗。本研究中有 18 例患者合并尺骨茎突骨折,另外有 6 例患者初步判定为稳定性骨折,经闭合复位石膏外固定后 1 周复查时发现骨折复位丢失,收入院行手术治疗。

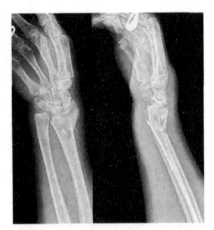

图 18-8　桡骨远端骨折术前 X 线摄片

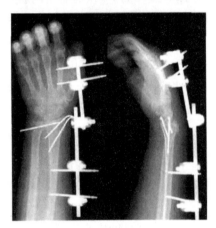

图 18-9　术后 X 线摄片示骨折对位对线良好，下尺桡关节复位

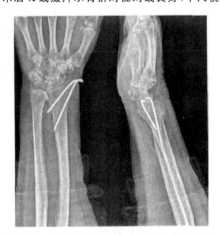

图 18-10　术后 10 周 X 线摄片示骨折基本愈合

　　闭合复位经皮穿针固定具有创伤轻微、痛苦小、对周围组织干扰小的特点，术后恢复快、功能好，这些优点符合当今提倡的微创理念。但传统的经皮穿针技术经常在愈合过程中发生桡骨短缩，引起下尺桡关节的紊乱，影响关节功能的恢复。Sadighi 等[6]对 50 例闭合复位经皮穿针固定的桡骨远端骨折进行了前瞻性研究，其中 48 例患者获得 3 个月以上的随访。按照

Cooney 改良的 Green-O'Brien 腕关节评分标准,优良率为83.4%。而放射学结果表明,3例患者出现不可接受的掌倾角改变,3例患者出现不可接受的桡骨短缩。

1996年Rikli等[7]根据尺桡骨远端的生物力学特点,提出了尺桡骨远端的生物力学三柱理论:内侧柱(尺侧柱)由尺骨远端、三角纤维软骨复合体及下尺桡关节构成;中间柱由桡骨远端的尺侧部分构成,包括桡骨的月骨窝和乙状切迹;外侧柱(桡侧柱)由桡骨远端的桡侧部分构成,包括桡骨茎突和舟骨窝。基于这一理论,对于不稳定性桡骨远端骨折,手术应能有效固定外侧柱和中间柱,维持桡骨的相对长度,重建三柱的稳定性。张俊等[8]应用掌侧锁定钢板和桡骨茎突钢板分别固定中间柱和桡侧柱,通过锁定技术实现成角稳定。结果骨折均愈合,未出现复位丢失,腕关节功能恢复良好,患者满意度高,优良率达83.3%。

目前,三柱理论主要应用于指导桡骨远端骨折的切开复位内固定治疗。为避免传统闭合穿针容易发生骨折再移位、桡骨短缩等并发症,我们尝试将三柱理论用于指导经皮穿针结合外固定支架治疗不稳定性桡骨远端骨折。首先对桡骨远端骨折进行闭合复位,采用组合式外固定支架撑开腕关节,以对抗腕关节的短缩应力;然后在传统经皮穿针固定桡骨远端外侧柱的基础上,加用1枚克氏针贯穿固定下尺桡关节,该钢针既能稳定下尺桡关节,又能对桡骨远端中间柱骨折块进行支撑,避免桡骨远端骨折发生复位丢失及短缩畸形。本研究结果表明,所有骨折均获骨性愈合,关节面平整,下尺桡关节关系正常;掌倾角及尺偏角回复满意,未发生桡骨的相对短缩,腕关节功能优良率91.1%。

因此,经皮穿针联合外固定支架三柱固定治疗不稳定性桡骨远端骨折是一项微创技术,具有操作简便、固定牢固、疗效可靠、并发症少等优点,值得临床推广应用。

参考文献

[1] 陈敏,白龙.高分子石膏夹板治疗桡骨远端Colles骨折[J].实用骨科杂志,2012,18(8):734-736.

[2] 司卫兵,秦卫,郝跃峰.旋前方肌缝合与否对桡骨远端骨折固定的影响[J].实用骨科杂志,2012,18(11):973-975.

[3] COONEY WP,BUSSEY R,DOBYNS JH,et al.Difficult wrist fractures.Perilunate fracture-dislocations of the wrist[J].Clin Orthop Relat Res,1987(214):136-147.

[4] RIZZO M,KATT BA,CAROTHERS JT.Comparison of locked volar plating versus pinning and external fixation in the treatment of unstable intraarticular distal radius fractures[J].Hand(NY),2008,3(2):111-117.

[5] 姜保国,张殿英,付中国,等.桡骨远端骨折的治疗建议[J].中华创伤骨科杂志,2010,12(11):1053-1056.

[6] SADIGHI A,BAZAVAR M,MORADI A,et al.Outcomes of percutaneous pinning in treatment of distal radius fractures[J].Pak J Biol Sci,2010,13(14):706-710.

[7] RIKLI DA,REGAZZONI P.Fractures of the distal end of the radius treated by internal fixation and early function.A preliminary report of 20 cases[J].J Bone Joint Surg(Br),

1996,78(4):588-592.

[8] 张俊,尹伟忠,沈燕国,等.掌侧"T"型锁定钢板联合桡骨茎突钢板治疗 C 型桡骨远端骨折[J].中国修复重建外科杂志,2012,26(11):1281-1284.

(侯金永)

第十二节　肱骨髁上截骨张力带固定治疗成人肘内翻畸形

肘内翻是肱骨髁上骨折后常见的晚期并发症[1-4]。2006 年 1 月至 2008 年 12 月,采用肱骨髁上截骨张力带固定治疗成人肘内翻畸形 31 例,疗效满意,现报道如下。

一、临床资料

本组 31 例,其中男 19 例,女 12 例;年龄 18～31 岁,平均 22.5 岁;左侧 17 例,右侧 14 例。发病原因:27 例为肱骨髁上骨折,4 例为肱骨内髁骨折。受伤至手术时间 10～18 年,平均 13.2 年。术前肘内翻角度 8°～36°,平均 18.4°,3 例内翻角度大于 30°;3 例术前有尺神经损害症状。

二、方法

(一)术前准备

摄双上肢伸肘前臂旋后位、正位 X 线摄片,测量患侧内翻角及健侧提携角,两角度相加即为所需截骨矫形的角度[5]。在患侧肱骨鹰嘴窝上方 0.5cm 处做底与肘关节平行、顶朝向内侧、顶角为上述矫形角度的三角形,测量三角形在肱骨外侧皮质的底边长度,按照 10%～15% 的放大率算出肱骨外侧皮质的大致截骨高度。

(二)手术方法

采用臂丛麻醉,患者取仰卧位,上气囊止血带。肘关节外侧切口(4～6cm),沿肱三头肌与肱桡肌的肌间隙暴露肱骨外上髁近端 3～4cm 骨皮质,切开骨外膜,向前、后做骨膜下剥离,保留内侧骨膜不剥离,直视尺骨鹰嘴窝。在鹰嘴窝上方 0.5cm 用电刀画出横行截骨线,根据术前测量的外侧骨皮质截骨高度,用电刀画出斜行截骨线。从前向后用钻头在截骨线上钻一排孔,并在外侧皮质截骨线上方 1cm 处钻孔并穿入钢丝备用。用快骨刀依据两排钻孔从外向内做楔形截骨,保留内侧 2～3mm 骨皮质。截除楔形骨块后,伸直肘关节,慢慢将前臂外展造成内侧保留的骨皮质骨折,在外展的过程中,根据前倾及旋转情况,同时纠正前倾或旋转畸形,将两截骨面紧密对合,C 臂机直视下观察提携角恢复情况。从肱骨外上髁平行穿入 2 枚克氏针固定截骨面,以预穿钢丝做"8"字张力带固定。活动肘关节,检查截骨端固定牢靠,肘关节内翻畸形纠正满意后,关闭切口。另外,术前内翻角大于 30°和术前即有尺神经损害症状的 5 例于截骨前行尺神经前移术。术后屈肘中立位,上肢石膏固定,4～6 周后拆除石膏,行功能锻炼。

三、结 果

（一）疗效评价标准

按照高红兵等[6]改良的 Flynn 疗效评价标准进行疗效评价：优，骨折愈合，无畸形，关节功能范围＞110°；良，骨折愈合，无畸形，关节功能范围伸 0°，屈 100°；可，骨折愈合，无畸形，关节功能范围伸 0°，屈 80°；差，骨折愈合，肘关节内翻或外翻畸形或骨化性肌炎、关节僵硬等。

（二）治疗结果

本组手术时间 30～55min，平均 38min；术后摄 X 线摄片，提携角 5°～14°，平均 8°。31 例均获得随访，时间 12～24 个月，平均 14 个月。截骨处均于 10～14 周骨性愈合；提携角 4°～14°，平均 8°，与对侧无明显差别。按上述疗效评价标准进行疗效评定：优 19 例，良 10 例，可 2 例。肘关节及前臂功能均基本恢复正常，肘关节外观无明显异常。本组无感染、退针、桡神经损伤或尺神经牵拉等并发症发生。典型病 X 线摄片例见图 18-11。

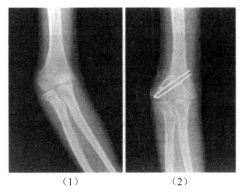

（1）　　　　　　　（2）

图 18-11　肘内翻畸形

注　患者，男，25 岁，因肱骨髁上骨折致右侧肘内翻畸形 15 年。（1）术前 X 线摄片示肘内翻角度 26°；（2）术后 4 个月，X 线摄片示骨折端已愈合，肘内翻已矫正。

四、讨 论

关于肘内翻畸形的手术指征，一般为肘内翻大于 15°，畸形已稳定或内翻角度大于 10°。随着生活水平的提高，人们对形体美日益注重，特别是女性患者，即便仅有轻度肘内翻，对肘关节功能影响也不大，但如果患者本人要求迫切，可以适当放宽手术指征。本组 1 例内翻角仅 8°，但患者强烈要求手术矫正，经手术矫正提携角为 10°，双侧外观对称，患者满意度较高。

常用的肱骨髁上截骨的手术方式有楔形截骨、"V"形截骨、"L"形截骨等。Tien 等[7]提出的拱形截骨需打开肱三头肌，从肘关节后侧暴露关节腔，虽然从力学原理上可减少肘内翻复发的概率，并可在直视下行交叉克氏针固定，大大减少神经损伤的发生，但该术式破坏伸肘装置的完整性，手术创伤较大。楔形截骨操作最为快捷，而且属于关节外操作，创伤小，恢复快。但楔形截骨也存在问题，即尽量保留内侧骨与骨膜铰链，否则容易发生旋转移位。我们术中注意保护内侧骨膜及软组织的完整，并保留部分内侧骨皮质的完整，尽量保持内侧组织铰链，防止术后截骨处发生旋转移位。对儿童患者肘内翻截骨后最常用克氏针交叉固定；而成人患者骨骼粗大、内侧软组织丰厚，截骨后所形成的骨与软组织合页形成强大的内侧张力，单用克氏针交叉固定，截骨面对合不紧密，截骨面外侧有分离移位的趋势，为矫形丢失、畸形复发甚至骨折延迟愈合、不愈合埋下隐患[8]；而张力带固定能使截骨面间有一定的聚拢力和压应力以对抗张力，使截骨面对合紧密，从而避免发生矫形丢失、畸形复发以及骨不愈合等并发症。本组 31 例术后平均随访 14 个月，未发现矫形丢失、畸形复发和骨折不愈合等情况。

另外，如果患者术前内翻角大于 30°或术前即有尺神经损害症状，常需在肱骨髁上截骨前进行尺神经前移术，以避免术后尺神经牵拉或尺神经损害症状加重。本组 5 例在截骨矫形术前进行了尺神经前移术，术后未发现尺神经牵拉症状或尺神经损害症状加重。

因此，肱骨髁上楔形截骨张力带固定治疗肘内翻畸形具有操作简单、固定确切、软组织损伤小以及并发症少等优点，患者可早期进行功能锻炼，较快恢复关节功能，值得推广。

参考文献

[1]黄海多,杨有猛,徐鸿育.改良 French 法治疗成人肘内翻畸形[J].中国矫形外科杂志,2009, 17(20):1596-1597.

[2]陈爱民,陈梓锋,叶艳平,等.肱骨髁上截骨术后可吸收与金属张力带固定治疗肘内翻的研究[J].中国骨伤,2007,20(3):167-169.

[3]仲肇平,曹进,周龙,等.两种克氏针固定方法治疗儿童肱骨髁上骨折疗效比较[J].中国骨伤,2009,22(10):767-769.

[4]董喆,史民权.肱骨髁上骨折治疗方法改进及并发症防治的探讨[J].中国骨伤,2009,22(5): 329-330.

[5]吴宏斌,杜靖远,杨述华,等.肱骨髁上楔形截骨加"8"字钢丝固定治疗肘内翻畸形[J].中华创伤骨科杂志,2006,8(9):883-884.

[6]高红兵,吴涛.关节外侧小切口治疗肱骨髁上骨折[J].中国骨伤,2008,21(2):113-114.

[7]TIEN YC,CHIH HW,LIN GT,et al.Dome corrective osteotomy forcubitus varus deformity[J].Clin Orthop Relat Res,2000,380:158-166.

[8]公茂琪,蒋协远,王满宜.外侧闭合楔形截骨治疗成人肘内翻[J].中华医学杂志,2006,86 (31):2201-2204.

（王晨霖）

第十九章　股骨骨折

第一节　手法复位自锁髓内钉内固定结合早期负重训练治疗股骨干再次骨折

股骨干骨折内固定术后再骨折的发生率高达 10%[1]，再次骨折的治疗已成为骨伤科临床常见问题。1999 年 3 月至 2004 年 7 月，我院采用手法复位经皮自锁髓内钉内固定结合早期循序渐进的负重训练治疗股骨干再次骨折 37 例，取得了良好的疗效，现报道如下。

一、临床资料

本组 37 例，男 26 例，女 11 例。年龄 14～57 岁，平均 34 岁。股骨中上段骨折 26 例，下段 11 例。横断骨折 29 例，长斜形骨折 5 例，带较小粉碎骨块者 3 例。伤后采用钢板固定 27 例，交锁髓内钉固定 4 例，外固定架固定 6 例。2 次骨折 29 例，3 次骨折 6 例，4 次骨折 2 例。膝关节功能正常 21 例，较健侧活动范围减少 45°以上者 11 例，45°以下者 5 例。

二、方法

采用持续硬膜外麻醉。患者取仰卧位，患侧臀部垫高约 10cm，髋关节屈曲 45°～60°并极度内收，手法触摸股骨大转子最高点，自股骨大转子最高点沿股骨干长轴方向向近端切开约 3cm，逐层分离达股骨大转子尖，并向其内后方探及转子间窝，用三刃锥沿股骨干轴线方向在转子间窝中部钻孔，并用扩髓器沿骨孔扩髓达近骨折断端水平，选择合适型号的股骨自锁髓内钉，将其尖部导引槽开口钳夹闭合，以利于髓内钉进入髓腔并沿髓腔滑行。将自锁钉安装在打入器上，自转子间窝的骨孔插入髓腔内达近骨折断端，用推挤手法复位断端，复位良好后，将髓内钉继续进入远折段髓腔达股骨髁部，X 线透视检查骨折复位情况及髓内钉进入的深度，最后将髓内钉侧翼张开加强固定，安装尾部螺母，完成复位与固定。

术后不需外固定，麻醉消退后即可进行患肢肌肉的主动收缩练习。3～5d 患肢肿胀减轻、疼痛消失，即可在夹板保护下拄双拐患肢外展约 30°，负重 15～30kg 行走，抬高患肢休息与行走交替进行，以患肢肿胀不明显为度。7～10d 后，患肢肿胀消失，可逐步加大负重重量直至完全负重行走，术前膝关节功能较差患者同时在夹板保护下进行膝关节主动功能锻炼。一般术后 13～15d 可完全负重行走。25～30d 骨折断端出现明显骨痂、肢体肌力明显改善，可逐步恢复正常步态，并可进行下蹲动作锻炼膝关节。

三、结果

本组 37 例获得 14～27 个月随访,平均 17 个月。所有病例均观察到内固定取出后 6 个月以上。其中 5～10 个月达骨性愈合并取出内固定者 29 例,11～15 个月达骨性愈合并取出内固定者 8 例,未发生感染、断钉及内固定取出后再骨折。26 例膝关节功能恢复正常,9 例膝关节功能较术前改善达 30°以上,2 例膝关节功能恢复达术前水平。

四、讨论

股骨干骨折是骨伤科临床常见病、多发病,目前多采用内固定方法治疗,内固定取出后再骨折的发生率高达 10%[1],再次骨折的治疗已成为骨伤科临床常见问题。

经过多年的临床观察与研究发现,内固定物应力保护作用及遗留在已愈合骨干上的螺钉孔导致骨强度下降,较小的外力即可造成应力集中部位再骨折。如何更好地复位与固定该类型骨折是目前骨科学者广泛探讨的问题。有学者主张保护断端血液供应、牢固固定、充分植骨、有利于功能锻炼的原则[2]。复位与固定方法各异,疗效也各不相同。再次钢板固定所造成的创伤及应力保护作用影响骨折的愈合,而且常因局部骨质强度下降导致固定失效。外固定架固定及交锁髓内钉固定虽然减少了局部的创伤,但仍不能避免应力保护作用的影响,并且有时因股骨骨质失用性骨质疏松而发生骨质劈裂。

选用带侧翼的自锁髓内钉固定,除其主钉与髓腔前、后壁部分接触外,其侧翼通过切削作用嵌入内、外侧骨质中,形成了贯穿整钉全长的“固定带”,可均匀承载扭转与剪切力。没有钢板、交锁钉及外固定支架等固定方式所存在的应力保护效果,沿肢体轴线传来的挤压力可顺利传达至骨折端,使断端在不断的生物应力刺激下早期愈合。

断端周围组织由于以往创伤与手术,往往形成较广泛的粘连与瘢痕组织,较小的暴力虽然导致了再次骨折,而对折端周围组织的再损伤相对较小,多不会形成较大的侧移与短缩,巧妙利用这些病理特点结合推挤手法复位,常可达到满意的复位效果。另外,由于不显露骨折端局部,不仅减少了对局部血液循环的干扰,避免形成大范围组织粘连,影响患肢功能,而且髓内钉进入过程中,将髓腔内的骨屑等物质推挤到断端周围,形成局限性的“血肿”,其中的骨祖细胞具有成骨作用,断端残存的骨外膜起到了诱导膜内成骨作用[3],达到了断端局部“植骨”的效果。我们在临床观察中也发现,术后 2～4 周断端周围即可出现少量骨痂影。

患肢外展约 30°负重行走,能有效均衡因大腿肌肉力量不对称及股骨干固有的生理弧度所产生的断端应力不平衡,有利于消除断端的剪力作用,减少剪力对髓内钉的反复应力刺激,不仅能使骨折断端产生加压作用,刺激断端骨愈合,而且能有效避免髓内钉的疲劳断裂及骨质劈裂。早期循序渐进的负重行走及膝关节功能锻炼减少了患肢骨质脱钙及肌肉失用性萎缩,加速了局部的血液循环,不仅能促进骨折的愈合,而且有利于膝关节功能恢复,使骨折愈合与功能恢复同步。

自锁髓内钉的选择应以髓腔直径为参考,以能紧密接触为度,过细则固定不牢,过粗则进入困难,甚至导致骨质劈裂,对长斜形骨折者应尽可能选择粗的髓内钉,有利于预防断端的短缩,对远端髓腔闭锁者,可在复位后用扩髓器先行扩大远端髓腔后再用髓内钉固定。因合并膝关节强直的患者多数在内固定取出时进行过松解治疗,故不需进一步松解,但可在麻醉下进行适度的被动活动,以利于术后恢复功能。

参考文献

[1]赵定磷.骨科学新理论与新技术[M].上海:上海科技教育出版社,1999:9.

[2]杨增辉,王金华,张世华,等.交锁髓内针治疗长骨干内固定物取出后再骨折[J].中医正骨, 2004,16(1):23.

[3]时光达,宋一同,陈宝兴,等.实验骨伤科学[M].北京:人民卫生出版社,2004:102-103.

（段来宝）

第二节　经皮穿针治疗儿童股骨髁上骨折

[摘要]目的:探讨儿童股骨髁上骨折的治疗方法。方法:采用经皮穿针治疗儿童股骨髁上骨折39例并随访。结果:本组39例经术后X线摄片示解剖复位35例,近解剖复位4例。均牢固固定。针孔未发生继发感染,术后8个月复查,39例骨折均达到骨性愈合。结论:经皮穿针治疗儿童股骨髁上骨折具有损伤小、愈合快、不损伤骨髓、避免二次手术等优点,是一种实用的治疗方法。

[关键词]股骨髁上骨折治疗;经皮穿针;儿童;临床研究

股骨髁上骨折是临床较为常见的骨折,因儿童股骨髁上解剖特点的特殊性,在治疗上存在一定难度,选择合适的内固定及手术方式是治疗的关键。山东省文登整骨医院2005~2010年采用经皮穿针治疗儿童股骨髁上骨折39例,疗效满意,现报道如下。

一、资料和方法

（一）一般资料

本组39例,男25例,女14例。年龄3~14岁,平均8.6岁。交通事故伤26例,高处坠落伤12例,重物压砸伤1例。均为单侧新鲜闭合骨折。骨折按AO分类法[1];A2 8例,A3 5例,B2 3例,C1 8例,C2 5例。无血管及神经损伤。均采用经皮穿针内固定治疗。

（二）方法

1.手术要点

采用全身麻醉或硬膜外麻醉,患者取仰卧位,患肢屈膝45°,两名助手分别持大腿近段及小腿上段对抗牵引纠正骨折端重叠移位,术者根据骨折类型在骨折端行手法复位恢复股骨下段力线,一般先纠正前后移位,后纠正侧方移位,两名助手维持牵引,用骨钻带动直径2.0~2.5mm克氏针于股骨外髁髓线上方进入骨折远端,注意避免损伤骨髓,通过骨折线后突破于骨折近端对侧皮质,同法于股骨内髁打入另一枚克氏针交叉固定,手法检查骨折端稳定情况,

C臂机透视下观察骨折对位对线及克氏针位置,满意后将针尾剪短、折弯,留于皮下,无菌包扎,石膏夹外固定。

2.术后治疗

常规应用抗生素3～5d,术后麻醉消退后鼓励患者进行股四头肌收缩运动,3～4周后根据X线摄片示骨折愈合情况去除外固定并行膝关节屈伸功能锻炼,术后6～8周骨折愈合,拔除克氏针。

二、结果

(一)疗效评定标准

膝关节功能按Kolmert评定标准[2]。优,膝可伸直,屈曲＞120°,无畸形,无痛,无肢体缩短。良,膝可伸直,屈曲90°～120°,膝内、外翻＜5°,微痛,无须服用药物缓解,肢体短缩＜1cm。可,膝伸直丧失＞10°,屈曲60°～90°,膝关节内、外翻5°～10°,微痛,偶需药物缓解,肢体短缩1～2cm。差,膝关节屈曲＜60°,内或外翻＞10°,需常规用药镇痛。

(二)疗效评定结果

本组39例根据术后X线摄片示解剖复位35例,近解剖复位4例。均牢固固定。针孔未发生继发感染,术后7～10d全部甲级愈合。术后8个月复查X线摄片39例骨折均达到骨性愈合。愈合时间最长10.5个月,最短3个月,平均5.9个月。本组均获随访,随访时间10～18个月,平均13.8个月。按上述疗效评定标准评定,优30例,良7例,可2例。无内固定失败病例。

三、讨论

儿童股骨远端骨骺尚未闭合,它是人体内最大及生长最活跃的一个骨骺—骺板单位,股骨髁上骨折保守治疗的困难在于复位并维持复位位置,各类外固定仅适用于少数嵌入型骨折的治疗,绝大部分患者需要行牵引复位,并维持牵引至骨折临床愈合通常为8～12周或在骨折纤维愈合后改用石膏管型或支具固定[3]。Salter等[4]认为,膝关节固定超过4周,就会发生退行性改变,从而导致膝关节粘连、僵硬。Johnson等[5]比较两组病例,内固定组优良率明显高于保守治疗组。因此,尽管儿童骨折愈合的时间短,但手术治疗仍是最好的选择。但由于儿童股骨远端的解剖特点,切开复位内固定时因临近骨骺,内植物难以选定,且手术切开操作,损伤较大,必然会破坏骨膜及局部血液循环,影响愈合时间,发生感染等并发症的概率增加。

采用经皮穿针内固定,可避免因手术带来的一系列并发症。采用2枚克氏针交叉固定,在骨折端形成了一个稳定的三角,利用骨折端两侧坚固的骨皮质及克氏针的弹性将骨折端卡紧,在增加了稳定性的同时,也防止旋转,减少了骨折端成角、短缩移位的可能。克氏针内固定因其周径小而对骨骺的干扰降低到最低程度,患肢因骨骺损伤过度生长发生率低,一般不会导致骨骺早闭,并且不加重局部软组织损伤,减少了局部粘连。钢针交叉固定相对牢靠,允许早期开始功能锻炼,避免了膝关节的功能障碍[6]。

对于治疗儿童股骨髁上骨折时易出现的骨骺损伤、内固定失效等问题,进针点的准确选择、克氏针的固定部位是治疗成功的关键。术前观察 X 线摄片，了解远折端断面与骨骺线的距离，术中进针前应用 C 臂机透视定位，可增加手术的准确性。由于股骨骺上部位是股骨骺部至股骨干的连接部，干骺端扩大，尤其是在内侧构成膝关节宽大的负重面，克氏针在通过骨折线后不易准确固定于近端对侧皮质或者固定点距骨折端较近，力臂偏短，达不到固定的要求，故在克氏针进入骨折远端后，应极力减小克氏针与股骨纵轴之间的角度，以求获得较长的固定力臂，使骨折端更加稳定。但是，因成人及体重较大的儿童肌肉发达，克氏针无法承受大腿肌肉强大拉力，易发生固定失败，因此，此方法不适用于成人及体重较大儿童的股骨髁上骨折。

经皮穿针治疗儿童股骨髁上骨折具有损伤小、愈合快、不损伤骨骺、避免二次手术等优点，是一种较为实用的治疗方法。

参考文献

［1］荣国威，翟桂华，刘沂，等.骨折内固定［M］.3 版.北京：人民卫生出版社，1995：81-112.

［2］KOLMETT L，WULF K.Epideniology and treatment of distal fenoral fracture in adults［J］.Acta Orthop Scand，1982，53（6）：957-962.

［3］王亦璁.骨与关节损伤［M］.3 版.北京：人民卫生出版社，2001：918.

［4］SALTER RB，SINMONDS DF，MADLCOLM BW，et al.The hiological effect of continuous passive motion on the healing of full-thickness defects in articular cartilage.An experimental investigation in rtabhhit［J］.J Bone Joint Surg Am，1980，62（8）：1232-1237.

［5］JOHNSON KD，HICKEN G.Distal femoral fractures［J］.The Orthopedic Clinics of North America，1987，18（1）：115-117.

［6］罗永忠，聂林，孙磊.四肢长骨骨折的钢板内固定［J］.中国矫形外科杂志，2003，11（2）：124-125.

（王 亮）

第二十章　髌骨及胫腓骨骨折

第一节　双切口双钢板内固定治疗胫骨平台 C 型骨折 20 例

胫骨平台骨折临床多见,近年来,随着高能量致伤因素增多,骨折复杂性增加,常合并严重软组织损伤,临床治疗较为棘手,处理不当,可能遗留关节功能障碍、膝关节内外翻畸形、创伤性关节炎等后遗症。自 2000 年以来,我院收治胫骨平台 C 型骨折 20 例,经治取得满意效果,现报道如下。

一、临床资料

本组 20 例,男 15 例,女 5 例;年龄 19~60 岁,平均 37.5 岁。致伤因素:车祸伤 9 例,高处坠落伤 7 例,挤压伤 2 例,其他伤 2 例。按 AO 分类标准[1],均属 C 型骨折,且伴有干骺端与骨干分离。合并伤:半月板损伤 13 例,十字韧带损伤 7 例,内侧副韧带损伤 1 例,腓骨小头骨折 6 例,腓总神经不全损伤 4 例,无合并血管损伤。伤后就诊时间 2h 至 7d,伤后至手术时间 7~21d,平均 11.5d。

二、方法

(一)术前准备

应用药物促进消肿,跟骨结节牵引,拍牵引中膝关节平片,CT 三维重建检查。有表皮擦伤、水泡,及时处理,适当应用抗生素。局部无肿胀,无水疱及表皮擦伤,出现皮纹方施行手术。

(二)手术方法

连续硬膜外麻醉,手术入路采用前外侧、后内侧联合切口。先取后内侧切口,切开皮肤后,直接切开至骨膜,骨膜下剥离,打开关节囊,探查内侧半月板,将内髁解剖复位,用"T"或"L"形钢板适当塑型,置于内侧固定,经 C 臂机透视骨折复位好后,关闭切口。再取前外侧切口,切断部分胫前肌起点骨膜下剥离,胫前皮肤尽量不做剥离,打开关节囊,探查外侧半月板,如边缘损伤,予部分切除或用可吸收线缝合修补,体部破裂严重者,予以切除。将外髁带皮质骨块掀向外侧,即显露塌陷的关节面,以股骨髁及内侧平台为参照物,撬拨复位,其下方的缺损用自体髂骨填充,从内侧平台进细克氏针临时固定,再将外髁骨块以远端折线为复位标准复位,用克氏针临时固定,经 C 臂机透视关节面平整后,用"T"或"L"形钢板适当塑型后置于外侧固定。

胫骨前侧有骨块,用松质骨螺丝钉或克氏针固定,螺丝钉适当加压。交叉韧带附着的髁间骨块,大部分能够稳定,对不稳定者,用张力带方法固定。腓骨小头骨折随着外髁骨折复位,一般能达到近解剖复位,无须处理。再次透视确认关节面复位良好及下肢力线的恢复,冲洗切口及关节腔,外侧留置橡皮引流管,关闭切口。石膏托或石膏夹固定。

(三)术后处理

负压引流 48h,应用抗生素 7～10d,应用甘露醇、激素脱水消肿,拔出引流管后,观察膝关节肿胀情况,必要时行关节穿刺,抽出积血。石膏外固定 3～5 周,后行膝关节功能锻炼,3～4个月后渐负重,骨性愈合后完全负重。

三、结果

术后拍摄 X 线片均复位良好,关节面平整,力线恢复好,皮肤无坏死,切口无感染。均骨性愈合,愈合时间平均 5.5 个月。随诊 1～3 年,平均 2.1 年。按 Merchan[2] 等的评分标准,优10 例,良 6 例,中 3 例,差 1 例,优良率为 80%。

四、讨论

胫骨平台骨折属关节内骨折,其治疗的基本目标和原则为:重建关节的相互吻合关系;重新恢复胫骨的对线,适当的支撑作用,以维持关节面的吻合关系和对线,可用植骨和内固定起支撑作用,修复损伤的半月板和韧带[3]。胫骨平台 C 型骨折,属严重骨折及不稳定性骨折,处理不当可能遗留膝关节功能障碍、膝关节内外翻畸形、关节不稳、创伤性关节炎等。为了最大程度减少并发症,力争达到上述治疗目的及原则,我们制订了具体治疗方案:先固定相对稳定一侧骨折,将双髁骨折转化为单髁骨折,极不稳定骨折转化为相对稳定骨折。通常此型和胫骨内髁不会发生关节塌陷,外侧常发生更为广泛的平台粉碎性骨折[1]。依据伤后 X 线平片、牵引中 X 线平片及 CT 三维重建,此组胫骨内髁骨折均较外髁稳定,且大多数为较大骨块。

(一)先固定内髁骨折的优点

(1)恢复胫骨平台正常高度,为外髁骨折的复位提供参照物。

(2)坚强内固定为整复外髁提供支撑,大大降低外髁复位难度,避免出现顾此失彼情况。

(3)胫骨平台较容易获得解剖复位,能准确恢复胫骨力线,避免膝关节内外翻。

(4)结合外侧钢板固定,提供最大程度稳定,为早期功能锻炼打下基础。

(5)避免将胫骨结节切下。

(二)术中注意事项

固定内髁时,并不切开外侧,利用外侧软组织约束外髁骨块;因内侧固定提供坚强支撑,故内侧钢板长于外侧钢板,且内侧远折端至少 3 枚螺丝钉,均需穿透对侧皮质;外侧钢板近端拉力螺钉对外髁骨块的挤压作用,最好通过植骨块或骨块下方,避免行走时导致平台再次塌陷,其松紧度应适宜,过紧可能使复位的关节面隆起,外侧平台变窄。手术入路选择:胫骨前区在解剖上是一个相对缺血区,传统的正中切口剥离范围较大,采用胫骨结节两侧的侧方入路能够更好地保护局部血运循环[4-5]。为避免出现皮肤坏死、钢板外露、感染,术前做好充分准备:局部肿胀消退,无水疱及表皮擦伤,出现皮纹后方能手术,依据骨折情况,提前设计两切口位置,保证切口皮桥宽度不少于胫骨结节处周长的 1/5～1/4,胫前的皮肤尽量避免剥离,如有胫前骨块,克氏针闭合穿针复位或取 1cm 切口,用松质骨螺丝钉固定。不合并十字韧带损伤者,用石膏托固定,避免前侧石膏压迫胫前皮肤。虽骨折固定稳定,不主张过早功能锻炼,复杂骨折伴软组织严重损伤,过早活动不利于其恢复,且易导致关节内积血,对于合并十字韧带损伤病例,则需石膏夹固定于膝关节功能位 5～6 周。

Lachiewic 等[6]认为手术治疗取得良好疗效要做到:解剖复位、采用坚强固定、塌陷骨折必须复位后植骨。在坚强固定的方式上,学者意见不统一,我们认为,复杂胫骨平台骨折特别是双侧劈裂、塌陷骨折单一钢板难以形成坚强固定,而双侧钢板固定牢靠,可以早期功能锻炼,使复位欠佳的关节面受到应力刺激,使骨缺损处的肉芽组织转化为骨组织和纤维软骨,甚至可能转化为透明软骨,利于关节面愈合,模造和适应,减少创伤性关节炎的发生。

总之,应用双切口双钢板内固定胫骨平台 C 型骨折,掌握好适应证,充分做好术前准备及制订严密的手术方案,能取得较好的治疗效果。

参考文献

[1]荣国威,翟桂华,刘沂.骨科内固定[M].北京:人民卫生出版社,1995:104-396.

[2]MERCHAN EC, MAESTU PR, BLANCO PR. Blade-planting of the displaced supracoudylar fractures of the distal femur with the AO system[J].J Trauma,1992,32:174.

[3]校佰平,王晓峰,吴志军,等.胫骨平台骨折的手术治疗策略[J].中国骨与关节损伤杂志,2005,20(1):29-31.

[4]陈云丰,罗从风,曾柄芳,等.双切口双钢板治疗骨折—脱位型胫骨髁部骨折[J].中华创伤骨科杂志,2004,6(3):14-16.

[5]LACHIEWIC ZP, FUNCIK T. Factors influencing the results of open reduction and intemal fixation of tibial plateau fractures[J].Clin Orthop,1990(259):210-215.

(毕宏政)

第二节　闭式穿针固定治疗不稳定胫腓骨干闭合骨折 56 例报告

自 1995 年 2 月至 1996 年 6 月,我们采用手法复位、闭式穿针内固定、小夹板石膏联合外固定的方法治疗不稳定性胫腓骨干闭合骨折 56 例,经 8 个月至 2 年的随访观察,效果满意,现报道如下。

一、临床资料

本组 56 例中,男 38 例,女 18 例;年龄最大 58 岁,最小 17 岁,平均 36.8 岁;直接暴力致伤 9 例,间接暴力致伤 47 例;长斜形骨折 18 例,螺旋形骨折 38 例,轻度粉碎性骨折 6 例;单纯胫骨骨折 23 例,合并腓骨骨折 33 例;受伤至就诊时间最长 8d,最短 2h;住院时间最长 12d,最短 3d,平均 7.4d。

二、方法

(一)手法整复

在股神经及坐骨神经阻滞麻醉无菌操作下行整复固定。患者取仰卧位,屈膝 20°～45°,两助手顺势对抗牵引 3～5min,牵引过程中调正力线使患足成中立位,以纠正成角、重迭及旋转移位。然后用对挤手法纠正侧方移位,用提按手法纠正前后移位。有粉碎骨片者,用按压手法使之复位。检查"台阶"感消失,胫骨前嵴平整,提示骨折已复位。

(二)穿针固定

维持对位,一助手取一 2.5～3.0mm 骨圆针自小腿内侧骨折线中点刺入皮肤,触及骨质后,与胫骨长轴垂直进针,横穿两骨折端。另取同样粗细骨圆针 1 枚,与骨折平面垂直斜向穿过两骨折端。检查骨折稳定后,将针尾折弯、剪短,残端留于皮外,无菌敷料包扎。小夹板外固定(胫骨下 1/3 骨折用超踝关节夹板),夹板外再用长腿石膏固定。

(三)功能锻炼

术后第 1 天开始练习股四头肌的等长收缩及足趾的背伸和跖屈。第 6 周左右拆除石膏,改用夹板外固定,同时进行膝、踝关节功能锻炼,并开始下地由扶拐不负重行走到逐渐扶拐负重走。第 10～12 周取出内固定,夹板外固定下继续功能锻炼。

三、结果

本组 56 例,无 1 例感染。经上法治疗,达解剖复位 11 例,近解剖复位 28 例,功能复位 17 例。51 例于 5～7 周内达临床愈合,10～14 周达骨性愈合;4 例于 18～20 周达骨性愈合;1 例不愈合。随访时间最长 2 年,最短 8 个月,平均 17 个月。患肢承重功能好,无跛行,活动自如,活动后关节无疼痛 46 例,占 82%,为优;承重功能好,无跛行,活动自如,劳累后偶感膝或踝关节轻微疼痛 7 例,占 12.5%,为良;承重功能好,劳累后稍跛行并感患肢酸痛不适 2 例,占 3.6%,为可;不能负重或负重后疼痛 1 例,占 1.8%,为差。

四、讨论

胫腓骨骨折的治疗,一般采用闭合复位外固定、切开复位内固定和牵引 3 种方法。闭合复位外固定适宜于横断或短斜形等稳定的胫腓骨闭合骨折,对于不稳定的长斜形及螺旋形骨折则较难维持复位后的位置不变。切开复位内固定创伤大,操作烦锁,易发生皮肤坏死、感染等并发症。而位于皮下的胫骨一旦感染,后果严重。故除非合并神经、血管等损伤或开放性骨折,一般不主张切开手术治疗。牵引治疗需长时间保持某一体位,生活不方便,住院时间长,适应于有严重软组织损伤或合并小腿筋膜间隔区综合征的病例。我们采用的手法复位闭式穿针内固定术,不切开皮肤,不破坏骨折局部内环境的稳定性,既有利于骨折愈合,又降低了感染率,并且操作简单,住院时间短,经济负担小,患者痛苦少,尤其适用于长斜形或螺旋形等不稳定的胫腓骨闭合性骨折。

与接骨板内固定相比,骨圆针内固定是不牢固的,这就要求外固定必须可靠。单用石膏外固定,因石膏较重,极易造成骨折成角畸形。小夹板与石膏联合应用,既获得了可靠的外固定,又可避免骨折端的旋转或成角,且可避免因石膏压迫针尾而致术后疼痛。临床上采用本法治疗时,应注意以下几点。

(1)合并腓骨干骨折时,胫骨复位后,腓骨一般能相应复位,虽有时位置稍差,但一般不需处理。若合并外踝骨折者,必须解剖复位,必要时应经皮穿针固定。

(2)在有石膏外固定期间,夹板固定可稍松;拆除石膏外固定后,则应按正常松紧度捆绑夹板。

(3)患肢基本消肿后即可出院(本组平均住院7d),出院时应检查夹板的松紧度,予以调整,并要求其按时复诊,接受检查及指导,避免夹板的过松或过紧而导致的外固定不可靠或影响肢体血运,避免因外固定时间的过短或过长而导致的骨折不愈合或影响功能锻炼。

本组1例骨不愈合,即因未按时复诊,过早去除外固定下地行走所致,应引起重视。

(吴青松)

第三节　间接复位微创锁定接骨板固定治疗胫腓骨下段螺旋形骨折

2004年2月至2009年10月,我们对60例胫腓骨下段螺旋形骨折采用间接复位小切口锁定接骨板固定治疗,取得了满意的疗效,现报道如下。

一、临床资料

(一)一般资料

本组60例,男43例,女17例;年龄18~35岁10例,36~55岁33例,55岁以上17例。致伤原因:扭伤48例,摔伤10例,车祸伤2例。合并高血压5例,糖尿病8例;所有患者均无血管、神经损伤。患者入院后均行跟骨骨牵引治疗,牵引时间5~7d,应用消肿药物治疗,牵引期间可行X线摄片检查,以保证断端无重叠。对合并糖尿病及高血压的患者术前即应用相应药物治疗。一般在肢体肿胀基本消退且无手术禁忌证的情况下行手术治疗。

(二)手术方法

手术在硬膜外麻醉或股神经联合坐骨神经麻醉下进行。取直径2.5mm克氏针于胫骨远端进针,进针点位于踝关节上方,扭转暴力张力侧的对侧。首先使用开口器开孔,将克氏针尖端弯曲成40°~50°后于开孔处打入胫骨远端髓腔达对侧皮质并使其沿胫骨远端对侧壁滑行,此时克氏针可弯成弓形(在开口时要设计好进针部位及方向,尽量使克氏针在骨折远端达到对侧皮质时位于或接近于远折端的最上方,并使克氏针弯曲的尖端与进针点的方向一致)。牵引下手法复位胫骨骨折,如果达到解剖复位或近解剖复位困难时可将骨折端成角,使克氏针进入近端髓腔,锤击克氏针,使其进入胫骨近端髓腔内后沿对侧壁滑行一段距离,通过X线机透视见骨折复位良好后,于内踝前上方取长约 3cm 切口,切开皮肤、皮下及深筋膜,保护大隐静脉,暴露骨膜后不切开骨膜,取骨膜剥离器于骨膜上方向近端进行深筋膜下剥离,形成深筋膜下隧道,将预弯后的胫骨远端内侧解剖形态锁定板自切口处送入已准备好的隧道中,使接骨板与胫骨下段基本贴附后固定接骨板。先将接骨板远近端各拧入 1 枚锁定钉,X 线机透视下示接骨板位置良好,取同等长度锁定板于皮外定位螺钉孔位置后,各取长约 0.5cm 切口安放锁定钉导向器,用钻头钻孔后拧入锁定钉。骨折远、近端分别固定 3~4 枚螺钉,固定后拔出复位克氏针。腓骨骨折则多采用闭合复位经皮穿针内固定的方法治疗,视腓骨髓腔的宽度,取直径2.0mm 或 2.5mm 克氏针于外踝尖处进针至腓骨髓腔内行髓腔内固定。如果腓骨髓腔较窄,不能通过克氏针,则取外侧切口行切开复位锁定接骨板内固定,切开复位时尽量保护骨膜,固定后冲洗切口,依次缝合,无菌包扎。

二、结果

本组经 1~4 年的随访,切口均一期愈合。骨折达解剖复位 45 例,近解剖复位 15 例,无内固定物松动。8 例于术后 12 周达骨性愈合,30 例于术后 18 周达骨性愈合,22 例于术后 21 周达骨性愈合。60 例均未出现骨折延迟愈合或不愈合。根据疗效标准评定[1]:优 57 例,良3 例。

三、讨论

胫腓骨下段螺旋形骨折多为扭转暴力引起,骨折线较长,累及的范围较大。此类骨折由于骨折线较长,行切开复位内固定时暴露范围较广泛,骨膜也要进行一定的剥离,对骨的血运可造成医源性的破坏,术后骨折愈合的时间延长,出现骨折不愈合及感染的概率增大。

骨干骨折的复位可分为手法复位与机械复位[2],手法复位是通过持骨器分别夹持骨折上、下主骨段,以手法对合复位,其优点是迅速、直接。但复位后必须以骨折把持器暂时维持,再行固定。更重要的是把持器难免对骨折局部的软组织有所损伤。间接复位又称为机械复位,复位的操作远离骨折局部,更加安全,而且不易失掉位置,不会对骨折端周围的骨膜造成进一步的损伤。我们采用的间接复位方法是通过髓内克氏针进行复位,设计克氏针进针的方向和角度时要尽量使进入远端髓腔内的克氏针在骨折端或近骨折端处形成弓形后进入近端髓腔内。开始进行复位时不要求解剖复位,可通过成角的方式使克氏针进入近端髓腔,同时凸面要位于扭转暴力发生时的张力侧,克氏针的弹性对骨折近端产生一定的推挤力,可矫正骨折的侧方移位,锤击克氏针使其在沿髓腔壁滑行的过程中,克氏针与髓腔的摩擦过程形成纵向牵引力,可使长度恢复。一侧骨膜的完整性可使骨折端在复位时不会出现分离的情况,同时能限制克氏针残余的弹性造成骨折端的成角。而在骨膜紧张后,骨折端周围的软组织可形成一个软夹板的作用,也可矫正骨折端的旋转。骨折在复位后,单一的弓形克氏针产生的弹性可以有效地维持骨折的复位,在安放接骨板的时候不会发生复位丢失的情况。术前牵引有助于形成并维持小腿的力线及正常的长度,使骨折达到早期的"预复位",为间接复位提供良好的软组织张力基础[3]。同时牵引的过程利于肢体肿胀的消退,使骨折线在皮外更容易触及,除利于骨折的复位外,还可以通过手法验证骨折的复位情况。

锁定接骨板是在动力加压板和点状接触板的基础上发展起来的一种新型骨折内固定技术,其组合锁定钉和接骨板的角度锁定设计使接骨板、螺钉和骨牢固地连接成一体,螺钉与锁定板锁定结合后的钉板结构能够带来更好的整体稳定性,形成一种内支架固定机制[4]。接骨板与螺钉间锁定后,可使骨折在复位固定后不会产生骨折复位丢失的情况,特别是对于骨质疏松的老年患者不容易出现螺钉的松动而导致复位固定失败。骨折复位后采用胫骨远端内侧锁定板固定,提前对接骨板进行适当的预弯,使其与胫骨远端内侧的骨面形态基本吻合即可,在骨折复位时,不需要依附于接骨板进行骨折的复位固定,使接骨板对其下方的骨膜及骨质不产生压力,不压迫骨膜,后期不会产生骨膜的坏死及接骨板下方的骨质疏松。

参考文献

[1]谭振华,黄海燕,王华丽.闭合整骨锁定钢板内固定治疗胫腓骨中下段骨折[J].中国中医骨伤科杂志,2008,16(7):44.

[2]王亦璁,刘沂,姜保国.骨与关节损伤[M].北京:人民卫生出版社,2007:107-108.

[3]宋勇,李新忠,胡德炜,等.多段小切口置入钢板微创治疗胫腓骨中上段粉碎性骨折[J].中国骨与关节损伤杂志,2009,24(3):260.

[4]周龙,李开凡,马维虎,等.AO微创内固定系统治疗胫骨多段粉碎性骨折[J].中国骨与关节损伤杂志,2006,21(9):739.

（林治建）

第四节　手法复位经皮穿针结合外固定支架外固定治疗青少年陈旧性胫腓骨骨折

青少年胫腓骨骨折临床较常见,治疗不当易遗留骨折成角畸形,影响外观及造成下肢功能障碍。2006年5月至2009年5月,我们采用手法复位经皮穿针结合KW型支架外固定治疗青少年陈旧性胫腓骨骨折患者25例,获得了满意的疗效,现报道如下。

一、临床资料

本组25例,男16例,女9例。年龄10～16岁,平均13岁。均为闭合性胫腓骨骨折。交通事故伤13例,高处坠落伤7例,压砸伤5例。横断骨折3例,斜形骨折11例,螺旋形骨折7例,粉碎性骨折4例。X线摄片示:骨折断端均成角并有少量骨痂形成。受伤至就诊时间均超过3周。

二、方法

采用股神经阻滞麻醉加坐骨神经阻滞麻醉或硬膜外阻滞麻醉,患者取仰卧位,常规消毒铺巾。2 名助手分别于骨折远、近端握住患侧膝部及踝部拔伸牵引,术者反复采用折顶、分骨或摇摆手法复位骨折,破坏影响骨折复位的骨痂,矫正骨折断端成角。局部骨痂多者,用 1 枚直径 2.5mm 的钢针经皮穿入到骨折线中,顺骨折间隙反复钻入,破坏骨痂,增加骨折断端间的异常活动。手法检查骨折断端有较大的异常活动后,术者和 2 名牵引助手复位骨折并维持断端位置。透视见骨折对位对线满意后,另一助手用 1 枚直径 2.5mm 克氏针自内踝前侧避开大隐静脉经皮穿入胫骨髓腔内固定。骨折端加穿 1～2 枚克氏针以增加断端稳定性,将针尾折弯、剪短,埋于皮下。用电钻夹持螺钉分别于胫骨骨折远、近端前内侧交叉穿入 2 枚支架螺钉,并穿入到对侧皮质,在离皮肤 2cm 的地方安装 KW 外固定支架。透视复位固定满意后,消毒针眼,无菌包扎。术后常规应用抗生素预防感染,麻醉消退后活动足趾,术后 3d 行膝关节被动伸屈锻炼,术后 3～4 周扶拐无负重下地活动,定期进行 X 线摄片,有骨痂生长时逐步负重行走。

三、结果

本组患者均获得随访,随访时间 6～12 个月,平均 8 个月。达解剖复位者 21 例,功能复位者 4 例。骨折于术后 8～12 周愈合,针眼无感染,骨折无再移位。患者踝、膝关节功能好,无肌肉萎缩。

四、讨论

对于青少年胫腓骨斜形、螺旋形、粉碎性骨折,即使在骨折早期 X 线摄片示对位对线良好,也应警惕中后期会出现骨折再移位和断端成角畸形。采用传统石膏夹板外固定治疗青少年胫腓骨骨折,存在夹板松动、固定不牢靠等缺点。采用跟骨牵引结合夹板外固定治疗,很难满足有效复位固定、早期关节活动等要求。这些非手术疗法均存在骨折固定不确切、并发症多、不利于皮肤和软组织损伤的观察和护理等缺点,易造成相应肢体功能障碍[1]。

目前常选用切开复位钢板内固定治疗青少年陈旧性胫腓骨骨折,虽然该方法能使骨折达到解剖复位,但由于切开手术显露广泛,而且内固定物占据原先的软组织空间,使已有创伤造成的局部血液循环损害进一步加剧,软组织损伤大,进一步破坏了骨折周围的血供,术后切口感染及骨折不愈合的发生率高。而且骨折愈合后还需 2 次手术切开取出钢板,患者及家长不愿接受。因此,选用一种既可达到骨折满意复位固定又可减少损伤的微创方法是患者、家长及医护人员的迫切要求。

骨折外固定技术治疗胫腓骨骨折是一种简单有效的治疗方法。使用该固定方法的原则是必须适合肢体的解剖形态,能够满足损伤肢体的力学要求,让患者感到舒服。KW 外固定支架在骨折近端和远端可以进行独立的钢针布局,设计中应用弹簧载荷预咬合机制,可以缩短术中操作时间,具有设计紧凑、体积小、重量轻的框架,符合生物力学原理,可灵活、多方向矫正各种移位,既能牵伸延长又能缩短对骨折端的加压[2],结构简单,实用性强,装卸方便,易于操作。

采用手法复位穿针结合 KW 外固定支架固定治疗青少年陈旧性胫腓骨骨折具有以下优点。

(1)外固定架具有独特的牵开作用,根据"关节韧带牵引术"的原理,即通过支架的纵向牵引带动关节韧带及骨膜来协助骨折复位并维持胫骨的长度。在牵开过程中,还可以利用肌腱复位作用使粉碎性骨折更好地复位,使骨折间隙恢复正常。

(2)外固定支架为桥式固定,跨越骨折断端,不破坏骨折断端软组织的血液循环,有利于骨折断端血液循环的重建和骨愈合。

(3)固定装置不影响软组织覆盖,既可减少异物刺激引起的感染,又便于对皮肤和软组织损伤的观察和护理。

(4)胫骨骺在骨质长度发育上有着十分重要的作用,KW外固定支架不存在损伤骺板的问题,故对胫骨发育无影响。

(5)克氏针内固定是外固定支架的有益补充,外固定架可以快速恢复患肢力线,内固定可以进行精细复位,有效地减少了骨折不愈合的发生,便于对骨折、创面软组织进行修复,使骨折断端获得满意的坚强固定,防止骨折断端错位成角。

(6)术后可先撤掉外固定支架,待骨折完全愈合后再取出克氏针,避免了单独使用外固定支架固定因螺钉松动带来的骨折断端不稳定。

综上所述,采用手法复位经皮穿针结合 KW 外固定支架固定治疗青少年陈旧性胫腓骨骨折,有利于创面及骨折的愈合,利于患肢的恢复,且无须植骨,减少了切口感染、骨不连、皮肤坏死等并发症的发生,具有损伤小、固定简单可靠、手术时间短、疗效确切等优点,值得在临床推广应用。

参考文献

[1]贾俊平.单侧多功能外固定支架治疗青少年胫腓骨骨折[J].宁夏医学院学报,2007,29(1):80-81.

[2]李起鸿.骨外固定技术临床应用中的几个问题[J].中华骨科杂志,1996,16(10):604.

(聂伟志)

第五节 胫骨高位嵌插截骨锁定钢板固定治疗老年膝内翻型骨性关节炎

2003 年 7 月至 2008 年 12 月,我科采用胫骨高位嵌插截骨锁定钢板固定治疗 48 例膝内翻形骨性关节炎患者,疗效满意,现报道如下。

一、资料和方法

(一)病例资料

本组 48 例 54 膝,男 19 例 21 膝,女 29 例 33 膝;年龄 60～75(66.8±3.4)岁。病程 3～15(8.5±2.5)年。入选标准:年龄≥60 岁,无明显外伤史,步行时有膝关节内侧疼痛,保守治疗半年以上无效,伸膝障碍≤20°,髌股关节对合关系正常,膝关节活动范围≥90°,内侧胫股关节间室骨关节炎,无明显的外侧胫股关节间室骨关节炎,负重正位 X 线摄片显示胫骨股骨角内翻≤15°、无创伤性关节炎、类风湿关节炎和骨坏死等疾病。排除严重肥胖及年龄＞75岁者。

（二）治疗方法

患者仰卧位。大腿充气止血带下进行手术。首先于腓骨中上 1/3 处斜形截骨。采用小腿近端前外侧弧形切口，骨膜下剥离胫骨前肌群起点，显露胫骨近端外侧；深筋膜下向内侧剥离，显露结节、髌韧带及胫骨近端内侧。细克氏针插入关节间隙定位关节平面。胫骨高位倒 V 形截骨：以胫骨结节上方 1cm 为截骨顶点，设计倒 V 形截骨线，内侧臂长，外侧臂短。用克氏针沿设计好的截骨线打孔（注意屈曲膝关节，以免损伤后方血管、神经结构），采用摆锯进行截骨。截骨完成后外展胫骨远端，恢复胫股角（FTA）至 170°（外矫正翻度数＝现有 FTA－170°），并锤击足跟部，使截骨尖端嵌插进入胫骨近端松质骨，并过伸膝关节以矫正存在的伸直障碍；如同时存在髌股关节炎，可在纠正内翻的同时，将胫骨远端前移 1.0～1.5cm，以达到垫高髌骨的目的。采用胫骨近端锁定钢板固定，近端 2～4 枚锁定钉固定或配合松质骨螺钉固定，远端 3～4 枚锁定钉固定。留置引流管，关闭切口。术后第 2 天开始膝关节 CPM 训练，2 周后支具辅助下地无负重行走，术后 1.5 个月部分负重行走，骨折愈合后完全负重。

（三）统计学处理

采用 SPSS 13 软件包进行统计学分析，数据以 $\bar{x}\pm s$ 表示，采用配对 t 检验。

二、结 果

手术时间 45～65min。未发生血管、神经损伤或胫骨平台骨折。本组均获随访，时间 12～50 个月。术后截骨处均获愈合，愈合时间 10～16（13±1.8）周。3 例发生腓骨不愈合，未予进一步处理。负重位 FTA 由术前的 183°～195°（189.5°±3.2°）纠正至术后 168°～175°（172.2°±1.6°），差异有统计学意义（$P<0.01$）；伸膝受限由术前的 0°～20°（8.5°±4.1°）纠正至术后 0°～5°（1.2°±0.5°），差异有统计学意义（$P<0.01$）；Lysholm 膝关节功能评分由术前的 40～65（52.3±4.5）分提高到术后 65～90（78.6±6.8）分，差异有统计学意义（$P<0.01$）。随访期内无感染及内固定失效病例，12 膝于术后 10～25 个月取出内固定，余 42 膝因无不适，未取出内固定。其中 2 例因内科疾病分别于术后 14 个月、25 个月死亡。

三、体 会

（一）胫骨高位截骨术的优点、适应证及禁忌证

优点：对于仅局限于单侧间室的老年骨性关节炎患者，胫骨高位截骨术的优点在于延缓病变进展，手术操作简便，固定可靠，骨愈合率高，并发症少，并可较好地保留骨质和关节稳定性，以便将来进行人工全膝关节置换术[1]。适应证：单纯内侧单间室骨性关节炎，内侧间室及髌股间室相对正常；内翻畸形≤15°；膝关节屈曲挛缩≤20°，膝关节活动度≥90°，且无侧向及前后向不稳定者。禁忌证：多间室病变；膝关节活动度＜90°；内翻畸形＞15°；屈曲挛缩＞20°；伴有膝关节侧方及前后方向不稳定；严重肥胖及年龄＞75岁者。

（二）手术要点及注意事项

（1）决定手术成败的关键是畸形矫正的角度，我们认为，下肢解剖轴线应矫正到 FTA＜

175°,最佳为170°。

(2)注意矫正膝关节屈曲挛缩畸形,抬高胫骨结节,减轻髌股关节压力。

(3)倒V形截骨的顶点位于胫骨结节上1cm,过高容易发生胫骨平台骨折,严重影响固定的稳定性及疗效。

(4)术中锤击足跟部,使骨折端嵌插,骨折端严密接触,不需要植骨,有利于骨折愈合。

(5)老年患者多存在骨质疏松,选用锁定钢板能为骨折端提供足够的稳定性,有利于早期活动;避免矫正角度的丢失。

(6)腓骨截骨位于中上1/3处,此处不容易损伤腓总神经,矫形后骨折端错位轻,容易愈合。本组仅3膝发生腓骨不愈合,因无不适症状无须进一步处理。

(7)可配合关节腔注射玻璃酸钠[2],促进关节软骨修复,可能是提高疗效的辅助手段,尚需进一步观察。

胫骨高位嵌插截骨锁定钢板固定治疗老年膝内翻型骨性关节炎,可改善膝关节负重力线,获得较长期的症状缓解,是治疗老年膝内翻型骨性关节炎的较好选择,适合在各级医院开展。但应注意该手术有其局限性,手术适应证需要慎重把握。

参考文献

[1] PRESTON CF, FULKERSON EW, MEISLIN R, et al. Osteotomy about the knee: applications, techniques, and results[J]. J Knee Surg, 2005, 18(4): 258-272.

[2] 徐盛文, 江树连, 刘涛, 等. 膝关节骨性关节炎关节镜下治疗体会[J]. 临床骨科杂志, 2010, 13(2): 198-199.

(孙　滨)

第六节　微创经皮锁定钢板内固定治疗胫骨骨折

胫骨骨折临床比较常见,多为高能量损伤所致,治疗不当易导致感染、骨不连等并发症。近年来,众多学者倡导运用微创经皮钢板内固定术(minimally invasive percutaneous plate osteosynthesis, MIPPO)治疗此类骨折[1-3],目的是减少骨折端附近的手术操作,保护骨折端的血供,促进骨折愈合。2003年1月至2009年6月,我们采用微创经皮锁定钢板内固定治疗胫骨骨折患者72例,随访70例,疗效满意,现报道如下。

一、临床资料

本组72例,男44例,女28例。年龄18~57岁,平均35.6岁。左侧37例,右侧32例,双侧3例。均为闭合性胫骨骨折。致伤原因:交通伤35例,摔伤15例,高处坠落伤12例,砸伤10例。胫骨干骨折31例,干骺端骨折41例。按AO分型:A型19例,B型27例,C型26例。合并腓骨骨折42例,其中上段13例,中段21例,下段8例。伤后至手术时间2h至14d,平均6.7d。

二、方法

（一）手术方法

采用硬膜外阻滞麻醉,患者取仰卧位,患肢上气囊止血带。对于 A 型骨折,在 C 臂机透视下证实复位满意后,于骨折端斜行穿入 1 枚 2.5mm 克氏针做临时固定;对于 B、C 型骨折,采用外固定支架临时维持复位。于踝关节近端、胫骨前内侧做一长 2~3cm 的纵形切口,用骨膜剥离器在皮下深筋膜与骨膜之间分离皮下隧道,并插入经预弯的 4.5mm 锁定钢板,使其贴伏于胫骨前内侧骨皮质上,钢板两端位于骨干中心。经 C 臂机透视证实钢板位置合适后,于切口内显露锁定钢板最远端螺孔,旋入 1 枚锁定螺钉;于钢板近端做一长 1~2cm 的切口,显露锁定钢板最近端螺孔并旋入 1 枚锁定螺钉;以前 2 枚螺钉为参照,将同样型号的钢板置于皮外并与体内锁定钢板重叠,以确定体内螺钉孔的体表位置;根据骨折端稳定情况,分别于骨折近、远端分别做小切口并植入至少 3 枚锁定螺钉。对于合并腓骨骨折者,采用 3.5mm 锁定钢板固定,钢板置于骨干外侧,骨折两端至少植入 2 枚锁定螺钉。

（二）术后处理

术后常规应用抗生素 3~5d;麻醉消退后,开始行主动股四头肌等长收缩锻炼及踝关节、足趾的主动与被动锻炼;术后 4~6 周扶双拐不负重站立及行走;根据骨折愈合情况逐渐开始负重行走。

三、结果

本组 70 例获得随访,随访时间 6~24 个月,平均 8.3 个月。切口均Ⅰ期愈合。未出现感染、畸形愈合、骨不连等并发症。均获得骨性愈合,愈合时间为 10~18 周,平均 15 周。按 Johner-Wruhs 胫骨骨折评价标准[4]评定疗效,优 63 例,良 6 例,可 1 例。典型病例 X 线摄片见图 20-1。

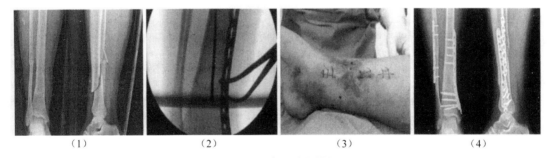

|（1）|（2）|（3）|（4）|

图 20-1　右胫腓骨骨折

注　患者,男,22 岁。(1)术前正侧位 X 线摄片;(2)术中 X 线摄片;(3)术后手术切口;(4)术后 4 个月正侧位 X 线摄片。

四、讨论

（一）锁定钢板的特点及选择

锁定钢板的固定作用来源于自锁型螺钉与钢板锁定后的成角稳定性,而不是来源于钢板与骨面之间的摩擦力。另外,锁定钢板不会将骨折块拉向接骨板,因此,接骨板即使未达到充分的解剖塑形,仍可维持骨折端复位后的位置,应用 MIPPO 技术时这个优势尤其突出。因此,锁定钢板可以看作是一种与骨膜"不接触"的钢板,可最大限度地减少对骨折局部血供的损伤,是目前 MIPPO 的最佳内植物[5-6]。微创经皮锁定钢板内固定术采用新型内固定物和内固定技术,可以最大限度地保护骨折区软组织及其血供[7],降低由于螺钉的摆动以及加压而造成复位丢失的可能性。

从生物力学的角度考虑,应尽可能地降低接骨板和螺钉的负荷,避免因循环负荷导致钢板疲劳性断裂,目前认为插入的锁定钢板应足够长,螺钉数量应少,并且在骨折区尽量不使用螺钉。Gautier 等[8]提出了钢板跨度和螺钉密度两个概念:钢板跨度是指钢板的长度与骨折区长度的比值;螺钉密度是指植入螺钉的数目与钢板螺孔数的比值。对于 A 型骨折,跨度应该大于 8～10;对于 B、C 型骨折,钢板跨度应大于 2～3。螺钉密度应小于 0.4～0.5,但骨折两端至少应植入 3 枚螺钉。

(二)手术操作技巧

闭合复位骨折是实现微创固定的基础,对移位骨折的闭合复位要掌握一定的技巧。术前应常规行骨牵引,将骨折短缩畸形矫正后才可进行手术,以利于术中骨折复位。术中在 C 臂机透视下手法复位,徒手或利用 AO 骨折撑开器牵引恢复骨的长度;对有翻转的小骨块可用克氏针撬拨复位,移位明显的骨块可用点状复位钳间接复位。骨折复位完成后,根据骨折稳定情况选择经皮克氏针或外固定支架临时维持固定,然后经皮植入钢板。

(三)手术注意事项

(1)应在 C 臂机透视下徒手或借助器械完成闭合复位,如骨折复位困难时,可用粗克氏针经皮撬拨或点状复位钳协助复位,复位后骨折端可临时用克氏针或外固定支架固定。

(2)锁定钢板应置于胫骨前内侧,胫骨前内侧皮下无肌肉覆盖,便于钢板的定位。

(3)应于皮下深筋膜与骨膜之间钝性分离,建立皮下隧道,钢板置于骨膜表面,以减少对骨折端血供的影响。

(4)应确定钢板位于骨干中心,并保证骨折中心与钢板中心基本一致。

(5)使用长钢板低密度螺钉固定,长钢板可增加钢板的工作长度,避免应力集中而发生钢板失效。

(6)术中借助而不是依赖 C 臂机,只有在检查复位固定是否可靠时,才使用 C 臂机,以减少术者及患者的 X 线暴露。

参考文献

[1]RONGA M,SHANMUGAM C,LONGO UG,et al.Minimally invasive osteosynthesis of distal tibial fract uresusing locking plates[J].Orthop Clin North Am,2009,40(4):499-504.

[2]赵品益,陈红卫,赵钢生,等.微创经皮钢板固定治疗胫骨近端粉碎性骨折[J].中医正骨,2009,21(3):45-46.

[3]马一平,姜波,黄小刚,等.微创经皮钢板内固定治疗粉碎性胫骨干骨折[J].中医正骨,2009,

21(6):43-44.

[4]JOHNER R,WRUHS O.Classification of tibial shaft fracture and correlation with results after rigid in ternal fixation[J].Clin Orthop Relat Res,1983(178):7-25.

[5]STANNARD JP,WILSON TC,VOLGAS DA,et al.Fracture stabilization of proximal tibial fractures with the proximal tibial LISS:early experience in Birm ingham,Alabama (USA)[J].Injury,2003(34 Suppl 1):36-42.

[6]STOFFEL K,DIETER U,STACHOWIAK G,et al.Biomechanical testing of the LCP-how can stability in locked internal fixators be controlled? [J].Injury,2003(34 Suppl 2):11-19.

[7]GREIWE RM,ARCHDEACON MT.Locking plate technology:current concepts[J].J Knee Surg,2007,20(1):50-55.

[8]GAUTIER E,SOMMER C.Guidelines for the clinical application of the LCP[J].Injury,2003(34 Suppl 2):63-76.

（孙卫强）

第七节　骨折端微动数字化测控系统在胫腓骨中下段双骨折外固定支架固定后早期负重锻炼中的应用

　　［摘要］目的:探讨骨折端微动数字化测控系统在胫腓骨中下段双骨折外固定支架固定术后早期负重锻炼中的应用价值。方法:2006 年 1 月至 2007 年 12 月收治 266 例胫腓骨中下段双骨折患者。男 196 例,女 70 例;年龄 22～65 岁,中位数 47 岁;病程 1h 至 13d,中位数 3d;开放性骨折 110 例,闭合性骨折 156 例。所有患者的胫骨骨折均为不稳定性骨折,均采用外固定支架进行固定,术后 7d 内患肢制动,仅进行踝关节活动,术后第 8 天开始应用骨折端微动数字化测控系统进行负重锻炼,设定骨折端微动范围为 0.1～2.0mm。术后 6 周开始对患肢进行 X 线摄片检查,2 周 1 次,观察骨折愈合情况。结果:除 49 例因设备故障或未按时复诊等原因未获得完整数据外,其余 217 例患者均获得完整数据。212 例患者的骨折达到临床愈合标准,其中 6 周 23 例、8 周 81 例、10 周 85 例、12 周 10 例、14 周 5 例、16 周 4 例、18 周 2 例、22 周 2 例,5 例骨折不愈合或愈合不良,经再次手术内固定后愈合。结论:胫腓骨中下段双骨折外固定支架固定术后,应用骨折端微动数字化测控系统进行早期负重锻炼,可精确控制骨折端微动范围,有利于促进骨折愈合。

　　［关键词］骨折愈合;胫骨骨折;腓骨骨折;骨折固定术;外固定器;负重锻炼;微动

　　在骨折端适当的微动能促进骨痂增殖,加速骨折愈合[1],因此许多学者致力于微动与骨折愈合关系的研究。诱发骨折端微动的方式主要有主动和被动 2 种[2-3]。但目前的设备和方法均无法对主动负重产生的骨折端微动进行有效控制和测量。为此,我院研制了骨折端微动数字化测控系统[4],并将其用于胫腓骨中下段双骨折外固定支架固定术后的早期负重锻炼,现报道如下。

一、临床资料

本组 266 例,均为 2006 年 1 月至 2007 年 12 月在山东省文登整骨医院住院治疗的胫腓骨中下段双骨折患者。男 196 例,女 70 例;年龄 22~65 岁,中位数 47 岁;病程 1h 至 13d,中位数 3d;开放性骨折 110 例,闭合性骨折 156 例;所有患者的胫骨骨折均为不稳定性骨折。

二、方法

所有患者的胫骨骨折均采用外固定支架进行固定,术后 7d 内患肢制动,仅进行踝关节活动,术后第 8 天开始应用骨折端微动数字化测控系统进行负重锻炼。

骨折端微动数字化测控系统由上位计算机配置软件系统及下位数据采集系统 2 部分组成,二者之间通过 RS232 方式通信。下位数据采集系统的信号采集单元由 4 个相同的应变式位移传感器按全桥方式连接,可测量外固定支架受力过程中的微小位移并转化成电信号传出。

开始锻炼前,将骨折端微动数字化测控系统的 4 枚传感器粘贴在骨折远近端 4 枚固定螺杆上,依次连接系统各部件。分别选择骨折远近端距骨折端近的 1 枚螺杆,将数字显示千分表两端分别与螺杆相连,连接点尽可能贴近骨质表面。将骨折端微动范围设定为 0.1~2.0mm,当骨折端微动范围超过 0.1mm 时,报警系统会发出第 1 种警报音,提示负重达到要求范围,当微动范围超过 2.0mm 时,报警系统则会发出第 2 种警报音,提示微动超出安全范围。打开测试开关,要求患者扶双拐负重行走,负重量由轻到重,当系统发出第 1 种警报音时,要求患者注意维持负重量,一旦出现第 2 种警报音则减轻负重量。反复练习,直到患者可自行控制行走力度,以系统发出第 1 种警报音,且不发出或偶尔发出第 2 种警报音为度。每次行走时间由患者自行确定,以骨折局部无明显肿痛为度,行走结束,关闭电源开关。每周对测控系统中的存储信息进行收集整理,并对设备参数进行重新测试和设定,以消除误差。

术后 6 周开始对患肢进行 X 线摄片检查,2 周 1 次,观察骨折愈合情况,确定骨折临床愈合时间。骨折达到临床愈合标准后,患肢负重状态下将外固定支架固定夹放松后再重新固定,以后每 2 周重新调节 1 次外固定支架,以减少外固定支架对骨折端的应力遮挡,当骨折达到骨性愈合标准时,拆除外固定。

三、结果

除 49 例因设备故障或未按时复诊等原因未获得完整数据外,其余 217 例患者均获得完整数据。212 例患者的骨折达到临床愈合标准,其中 6 周 23 例、8 周 81 例、10 周 85 例、12 周 10 例、14 周 5 例、16 周 4 例、18 周 2 例、22 周 2 例,5 例骨折不愈合或愈合不良,经再次手术内固定后愈合。

四、讨论

目前尚无能全面阐述不同骨折、愈合不同阶段微动促进骨折愈合的细胞生物学和分子学理论,也没有可以测定特定骨折微动参数的系统方法[5-8]。目前国内外在该领域的研究仍处于动物实验阶段,所用设备和方法不能应用于临床,而采用肢体主动式负重产生可控性的骨折端微动更是该领域研究的难点[9]。

我们研制的骨折端微动数字化测控系统可在不改变骨折固定的前提下对骨折端的微动进行无创、连续动态监测。该系统采用4个传感器按全桥方式连接,可获取较为精确的信号,而且设备体积较小,便于携带,配合大容量的存储卡可记录、存储患者长时间运动过程中的相关数据。前期的研究结果也证实,该系统可准确测定外固定支架固定的胫骨骨折受到纵向力过程中骨折端的微动范围[4]。根据以往的研究结果,我们将患者负重锻炼过程中骨折端的微动范围设定在0.1~2.0mm[10-12],既保证了骨折端可以得到有效刺激,同时也能避免了过度负重影响骨折愈合。

本组患者的治疗结果提示,胫腓骨中下段双骨折外固定支架固定术后,应用骨折端微动数字化测控系统进行早期负重锻炼,可精确控制骨折端微动范围,有利于促进骨折愈合。

参考文献

[1]喻鑫罡,张先龙,曾炳芳.低频可控性微动影响长骨骨折愈合的实验研究[J].中华创伤骨科杂志,2005,7(8):744-748.

[2]喻鑫罡,张先龙,曾炳芳.骨折段低频可控微动影响骨痂矿化与力学特性的实验研究[J].上海交通大学学报(医学版),2008,28(12):1491-1495.

[3]宋文超,段宜强,尹培荣,等.可控性应力与微动对骨折愈合影响的组织学研究[J].中华创伤骨科杂志,2010,12(3):256-259.

[4]毕宏政,杨茂清.骨折端微动数字化测控系统的研制与测试[J].中国卫生产业,2013,10(9):176-177.

[5]徐新如.微动对骨折愈合的研究进展[J].创伤与急诊电子杂志,2015,3(1):4-6.

[6]张宏军,范顺武,许纬洲,等.自控微动带锁髓内钉对山羊骨折愈合的影响[J].中国病理生理杂志,2007,23(1):178-182.

[7]赵铭,冯云华,韩文泉,等.采用摹拟生物力学法对钢板固定的骨折断端微动试验研究[J].生物骨科材料与临床研究,2009,6(5):42-45.

[8]李可心,尚天裕,董福慧."动静结合"骨折治疗原则生物力学基础研究[J].中国中医骨伤科,1998,6(1):9-12.

[9]钟红刚,赵宏普,宋跃,等.穿针滑动固定家兔胫骨实验性骨折愈合过程断端位移测试[J].中国骨伤,2001,14(10):604-605.

[10]KERSHAW CJ,CUNNINGHAM JL,KENWRIGHT J.Tibial external fixation,weight

bearing,and fracture movement[J].Clin Orthop Relat Res,1993(293):28-36.

[11]SARMIENTO A,MCKELLOP HA,LLINAS A,et al.Effect of loading and fracture motions on diaphyseal tibial fractures[J].J Orthop Res,1996,14(1):80-84.

[12]AUGAT P,MERK J,IGNATIUS A,et al.Early,full weightbearing with flexible fixation delays fracture healing[J].Clin Orthop Relat Res,1996(328):194-202.

（李伟元）

第八节　小腿内侧胫后动脉穿支皮瓣修复足内侧远端软组织缺损

足内侧远端软组织缺损常致趾骨或跖骨外露,由于缺损创面位置及对所需修复组织的特殊要求,临床上缺乏适宜的组织修复,导致拇趾截趾率较高,造成足功能障碍[1]。2003 年 5 月至 2007 年 11 月,我们采用吻合血管游离小腿内侧胫后动脉穿支皮瓣修复足内侧远端软组织缺损患者 19 例,皮瓣全部成活,疗效满意,现报道如下。

一、临床资料

本组 19 例,男 15 例,女 4 例。年龄 11～43 岁,平均 32 岁。均为拇趾及第 1 跖骨部软组织缺损,骨外露缺损面积为 2.5cm×4cm～3cm×6cm。受伤原因:重物砸伤 13 例,车碾压伤 4 例,挤伤 2 例。

二、方法

（一）受区清创及血管解剖

将受区挫伤创面及变性皮肤、皮下组织切除,以过氧化氢、艾尔碘消毒液、无菌盐水反复冲洗创面。然后,向近侧延伸创口,解剖第一跖背动静脉及足背内侧浅静脉作为受区血管,以备与穿支皮瓣血管蒂吻合。

（二）皮瓣设计及切取

小腿内侧穿支皮瓣以穿支血管浅出点的连线为设计轴线。穿支血管的浅出点多在胫骨内侧缘中、上 1/3 交点至内踝后缘与跟腱间中点的连线上。术前用超声多普勒血流仪探测,确定穿支血管的浅出点,重点选择小腿中、下 1/3 交界处穿支,标记皮支穿出点,并根据受区创面设计皮瓣。

患肢不驱血,抬高患肢后在大腿气囊止血带控制下手术。按皮瓣设计画线,先在皮瓣前缘切开至深筋膜,在深筋膜下由前向后解剖分离,找到较细的趾长屈肌之后,向后方解剖,直至趾长屈肌与比目鱼肌间之后,再向内侧拉开趾长屈肌,即可看到胫后血管及其发出的肌间隙皮支。然后,找出胫后血管的其他分支,选择 1 支较粗的穿支血管作为皮瓣的供血血管。皮瓣穿支血管确定之后,据此调整皮瓣切取范围,从四周切开皮瓣。切断结扎皮瓣蒂部穿支以外的穿支血管,放松止血带,观察血液循环。如皮瓣边缘有鲜红渗血,则切断皮瓣穿支血管蒂,完全游离皮瓣。注意随时将皮肤与深筋膜缝合固定,防止两者脱离。因所取皮瓣面积相对较小,宽度均小于7cm,所以供区均直接缝合。在切取皮瓣时,尽量将浅静脉包含在皮瓣内以备用。

(三)皮瓣移位受区修复创面

将小腿穿支皮瓣移位于受区创面,将皮瓣穿支动脉与第一跖背动脉吻合,穿支动脉伴行静脉与足背内侧浅静脉吻合。胫后动脉穿支动脉伴行静脉口径一般与足背浅静脉相当,若穿支动脉伴行静脉较细,则采用切取皮瓣时包含于皮瓣内的备用浅静脉作为皮瓣回流静脉与受区静脉吻合。

三、结　果

本组19例均获得7个月至3年随访。移植皮瓣均成活,质地良好,无臃肿,修复效果满意。所有病例供区均直接缝合,只存留较小的线状切口瘢痕,对小腿外观无明显影响。

四、讨　论

路新民等[2]报道采用第一跖背动脉逆行岛状皮瓣修复拇趾骨外露,但如果创面较大,涉及第一跖骨部,则无法采用此方法。采用传统的游离轴型血管皮瓣修复,不可避免会牺牲1条动脉,对供区损害相对较大。近年来采用穿支皮瓣修复软组织缺损成为组织修复中的热点。穿支皮瓣是指仅以管径细小的皮肤穿支血管供血的皮瓣,属特殊轴型血管的皮瓣范畴,不需牺牲主干供血血管。

我们认为,修复足内侧远端软组织缺损创面较适宜的方法是寻找理想的穿支皮瓣。小腿内侧皮瓣属于轴型血管皮瓣中主干带小分支的血管皮瓣,主干血管是胫后动脉,胫后动脉于小腿内侧发出数量众多且位置较恒定的穿支,通过肌肉间的结缔组织间隙,浅出达皮下组织和皮肤供养皮瓣。在小腿中下部胫后动脉的皮支有2～7支,以小腿中1/3的中下部及下1/3的中上部出现的支数最多,在内踝上方4cm和6cm处有位置恒定的穿支发出[3]。如果以单一皮支或肌皮支作为皮瓣的血管蒂移位修复创面,可避免牺牲胫后动脉。随着显微外科技术的成熟,吻合这些较细的皮支血管已没有太大的技术问题。有研究[4]报道,胫后动脉穿支动脉与第一跖背动脉口径相当,其伴行静脉口径与足背浅静脉相当,移植到受区后,皮瓣的动静脉血循环相对平衡,符合生理状态。因此,从血管吻合的角度考虑,小腿内侧穿支皮瓣较适宜修复足内侧远端软组织缺损骨外露创面。另外,小腿内侧皮下脂肪相对较薄,较适宜修复足趾部位创面,供区一般可直接缝合。

在游离切取小腿内侧穿支皮瓣时需注意以下要点。①皮肤穿支血管细小,术前要用超声多普勒血流仪探测出穿支血管的出现部位和口径。术中在未发现更大的穿支血管前,保留每一支出现的穿支血管,在遇到更大的穿支血管后,再切断先前遇到的小穿支血管,然后根据术中穿支血管的具体情况,将皮瓣进行调整。②切取皮瓣时先切开皮瓣前缘,从前向后解剖,这样比较容易显露自胫后血管发出的穿支血管。③根据术中观察到的穿支血管外径情况,确定相对较粗且与受区血管口径相当的 1 支作为血管蒂,然后对皮瓣的切取范围做适当的调整。④在深筋膜下掀起皮瓣时,随时将深筋膜与皮下组织缝合几针,以防止脱离。

小腿内侧穿支皮瓣修复足内侧远端软组织缺损创面具有以下优点:①穿支皮瓣的出现符合当代组织移植的发展需要,即减少供区损害;②不损伤胫后动、静脉主干;③分离皮支血管相对容易,手术操作相对简单;④穿支皮瓣血管蒂与受区动、静脉口径相当,移植后皮瓣的动、静脉循环平衡,符合生理血供要求。

穿支皮瓣的缺点是:对术者的显微外科技术要求更高,且细小血管更容易被牵拉或扭曲,也更容易发生血管痉挛。

参考文献

[1]陈欣志,范天凤,王文格,等.创伤性拇趾缺损的修复[J].骨与关节损伤杂志,2003,18(3):164-165.

[2]路新民,郝淑珍.第一跖背动脉逆行岛状皮瓣修复拇趾创面[J].中华显微外科杂志,2000,23(2):154.

[3]张小东,钟桂午,唐茂林,等.胫后动脉皮支筋膜皮瓣修复胫前皮肤缺损[J].骨与关节损伤杂志,2004,19(2):117-118.

[4]梅劲,任家武,楼新法,等.小腿部主要穿支的形态学分析与皮瓣设计[J].中国临床解剖学杂志,2006,24(2):251-254.

(宫大伟)

第九节　体外张力带治疗胫骨髁间前棘撕脱骨折的研究

[摘要]目的:分析体外张力带经皮内固定治疗胫骨髁间前棘撕脱性骨折的临床疗效。方法:将 48 例患者随机分为两组,分别采用体外张力带及切开复位钢丝内固定两种方法治疗,平均随访 13.5 个月(11～25 个月),按 Lysholm 的方法进行膝关节功能评价。结果:体外张力带组优 17 例,占 81.0%,良 14.3%,切开复位钢丝内固定组优 7 例,占 26.0%,良 4 例,占 14.8%,两种治疗方法疗效比较,差异有统计学意义($P<0.01$)。结论:体外张力带经皮内固定是治疗胫骨髁间前棘撕脱骨折的理想方法。

[关键词]膝关节,损伤;胫骨骨折,治疗;骨折内固定术;体外张力带;对比研究

胫骨髁间前棘撕脱骨折是严重的关节内骨折,临床并不少见。我院自 2001 年起,采用自行研究设计的体外张力带治疗胫骨髁间前棘撕脱骨折,并对 48 例胫骨髁间前棘撕脱骨折患者进行随机分组,21 例采用体外张力带治疗,27 例采用切开复位钢丝内固定术治疗,对两组病例进行了对照观察和分析,现将观察结果报道如下。

一、临床资料

（一）病例分组

共收治 48 例，车祸伤 18 例，走路扭、摔伤 23 例，挤伤 5 例，被他人踢伤 2 例，均为胫骨髁间前棘撕脱骨折（Ⅱ、Ⅲ型），查表法均分为两组，因 3 例患者不同意采用体外张力带固定术治疗而改用切开复位钢丝内固定术。体外张力带固定术治疗组 21 例，男 17 例，女 4 例；年龄 22～56 岁，平均 43.5 岁；受伤至手术时间最短 5h，最长 7d；切开复位钢丝内固定术治疗组 27 例，男 20 例，女 7 例，年龄 20～59 岁，平均 40.5 岁，受伤至手术时间最短 7h，最长 8d。

（二）固定材料

体外张力带组采用自行研制的体外张力带固定。选用长 12cm、直径 3.0mm 克氏针 2 枚，自中部弯成 90°，尖端保留克氏针原有的扁平尖并向内弯 60°，尾部 2cm 长度制成普通公制螺纹并配有相适应的同等材质的加压螺母，形成 2 个张力拉钩；用同样材质制作 35mm×10mm×8mm 固定块，钻 2 个直径 3.2mm 相互平行的动力孔及居于两者间并与之垂直的固定孔 1 个，固定孔旁配有紧固螺栓，形成一套可调节加压的体外张力带。切开复位钢丝内固定组采用直径 0.5mm 普通钢丝内固定。

二、方法

（一）体外张力带固定经皮内固定治疗方法

患者仰卧位，采用股神经加坐骨神经阻滞麻醉，伸膝位，用布巾于股骨髁部后侧垫高约 5cm，使胫骨自然后沉，行膝关节腔穿刺，抽出关节内积血。先用直径 2.5mm 克氏针自髌骨下缘通过髌韧带刺入关节内，探及骨折块，拨动骨折块复位，并令助手持克氏针按压复位后的骨折块；术者取 1 个张力拉钩自髌韧带内侧平胫骨平台关节面水平刺入，进入 2～3cm 时可触及临时固定的克氏针，结合 X 线透视情况，将张力拉钩，尖部按压在骨块前内侧部，同法自髌韧带外侧刺入另 1 枚张力拉钩，按压骨块外侧部，压紧拉钩。另一助手于拉钩尾部安装固定块及加压螺母，持固定块沿胫骨轴线向下牵拉，使拉钩尖部压紧撕脱的骨折块，用直径 3mm 的克氏针通过固定块中部的固定孔进入胫骨干部，直达胫骨干部后侧骨皮质，用紧固螺栓将克氏针与固定块锁紧，剪除多余的克氏针，调节张力拉钩尾部加压螺母，使张力拉钩紧密压住骨折块。行膝关节前抽屉试验及 Lachman 试验检查膝关节的稳定性，确认膝关节稳定性良好后，包扎各针孔，石膏外固定，结束手术。2 周后去除石膏，行膝关节功能锻炼，6 周后可去除体外张力带固定。

（二）切开复位钢丝内固定治疗方法

采用硬膜外麻醉，取患膝关节前内侧切口，于胫骨平台下约 2cm 处向后上对准胫骨髁间棘钻 2 个骨性通道，相距 1.0～1.5cm，在前交叉韧带附着的骨块上贯穿钢丝，并将钢丝两端分别自 2 个骨性通道由内向外引出复位骨块，将钢丝于胫骨前侧拧紧，缝合，石膏外固定，6 周后开始功能训练。术后 3～4 个月取出内固定钢丝。

三、结果

(一)疗效评价标准

参照 Lysholm 膝关节评分标准[1],从跛行、支撑、交锁、不稳定、疼痛、肿胀、爬楼梯、下蹲等多个方面进行量化评分,满分为 100 分。其中 100 分为正常,91～99 分为优良,75～90 分为良好,50～74 分为尚可,小于 50 分为差(表 20-1)。

表 20-1　Lysholm 膝关切关节评分标准(分)

项目	类别	得分	项目	类别	得分
跛行	无	5	疼痛	无	25
	轻及/或周期性	3		重劳动偶有轻痛	20
	重及/或持续性	0		重劳动明显痛	15
支撑	不需要	5		步行超过 2km 或走后明显痛	10
	手杖或拐	2		步行不足 2km 或走后明显痛	5
	不能负重	0		持续	0
交锁	无交锁或别卡感	15	肿胀	无	10
	别卡感但无交锁	10		重劳动后	6
	偶有交锁	6		正常活动后	2
	经常交锁	2		持续	0
	体检时交锁	0	爬楼梯	无困难	10
不稳定	无打软腿	25		略感吃力	6
	运动或重劳动时偶现	20		跟步	2
	运动或重劳动时常现(或不能参加)	15		不能	0
	日常活动偶现	10	下蹲	无困难	5
	日常活动常现	5		略感困难	4
	步步皆现	0		不能超过 90°	2
				不能	0

(二)疗效评价结果

本组 48 例,胫骨髁间前棘骨折术后均达到解剖或近解剖复位,骨块无明显上移,体外张力带固定组有 1 例于术后出现骨块前缘上翘约 2mm,经调节张力拉钩位置后矫正。切开复位钢丝内固定组有 3 例出现骨块上移,上移范围为 2～3mm,未进一步处理。48 例均进行了随访,随访时间最短 11 个月,最长 25 个月,平均 13.5 个月。均于术后 11 个月以后行盲法功能评价。结果体外张力带固定组膝关节功能正常 17 例,占 81.0%;优良 3 例,占 14.3%;良好 1 例,占 1.8%。切开复位钢丝内固定组膝关节功能正常 7 例,占 26.0%;优良 4 例,占 14.8%;良好 8 例,占 29.6%;尚可 3 例,占 11.1%;差 5 例,占 18.5%。经卡方检验,两组比较有显著性差异($P < 0.01$)。

四、讨论

胫骨髁间前棘是前交叉韧带的附丽区,胫骨髁间前棘撕脱骨折是一种特殊的关节内骨折,骨折的发生使前交叉韧带松弛,丧失了对膝关节的稳定作用,不适当的治疗会导致膝关节不稳定或因骨折畸形愈合致髁间窝撞击引起伸膝受限,所以按 Meyer-Mckeerer 分型,Ⅱ、Ⅲ型胫骨髁间前棘骨折是绝对的手术适应证[2],而对于Ⅰ型骨折,也应结合查体针对前交叉韧带松弛情况进行确认,必要时行麻醉下检查,因部分 X 线检查甚至 MR 检查确认为Ⅰ型骨折的病例,在麻醉下检查时出现膝关节前抽屉试验阳性,经手术探查证实骨块完全撕脱,并且部分该类型骨折经石膏外固定后出现骨块移位,变成Ⅱ、Ⅲ型骨折,因单纯外固定不能完全限制膝关节活动,故不能只依靠 X 线检查确定Ⅰ型骨折,应结合动态检查,一旦发现前交叉韧带松弛,应行应力下摄片检查确认,以免出现治疗失误。

手术切开复位内固定治疗胫骨髁间前棘撕脱骨折是一种临床中广泛采用的治疗方法,手术显露清晰,复位与固定准确,膝关节前内侧切口是常用的手术入路,固定方法多样,且有螺钉固定、各种缝线固定、钢丝固定等多种方法,而自胫骨前侧拉出钢丝固定是临床中较多采用的方法,具有操作简单,固定可靠,二次取内固定钢丝不需暴露关节等优点,但无论是哪一种固定方法,均需要完全暴露膝关节,需将髌骨向侧方形成脱位显露骨折部位,髌上囊、髌旁支持带均受累,由于创伤大,术后反应重,膝关节内粘连范围广,功能恢复困难,术后常见膝关节强直现象[3],并且,我们对手术切开复位钢丝内固定治疗病例的观察发现,术后出现骨折块再次移位的主要原因是钢丝切割松质骨导致固定作用下降所致,如选用较粗钢丝固定,虽可减少切割作用,但较粗钢丝固定操作不方便,易发生钢丝术中不能充分拉直而后期因钢丝拉直致固定作用下降。

关节镜下行胫骨髁间前棘撕脱骨折复位与固定是近年来发展较快的微创外科手术方法,具有操作简便、创伤小、对膝关节干扰小的优点,但其固定方法多采用钢丝或缝线等固定,存在固定方法所带来的缺陷,并且关节镜设备昂贵,手术需要熟练的技巧,目前尚不能广泛地推广应用。

体外张力带固定胫骨髁间前棘骨块过程中,通过调节加压螺母,使张力拉钩尖部对骨块产生持续的压力,避免因为骨折愈合早期出现断端骨质吸收或钢丝(缝线)固定时因切割松质骨而出现固定作用部分失效,能使骨折断面间始终保持持续的应力刺激,有利于骨折的愈合。

无论哪种手术方法,术后均需要适当的外固定,而各种外固定均不能完全控制胫骨的前、后滑动,其他"静态"的固定在胫骨前后滑动所产生的前交叉韧带对骨块的反复牵拉作用下,会出现不同程度的松动。我们观察到切开复位组 3 例出现骨块上移,其原因即在于此,而这种松动一旦出现,无法通过非手术方法解决。而体外张力带固定法,是一种弹性固定,是符合生物力学原理的固定方法,可有效对抗这种外力,始终保持对骨块的良好固定作用,本组 1 例骨块上翘病例则因为张力拉钩尖部按压骨块的接触点过度偏向后侧所致,仅仅需要调节固定点即可矫正,并且这种弹性的、可调节的固定力,允许膝关节进行早期功能锻炼,进行不负重的膝关节功能锻炼可以增加关节软骨的营养和代谢能力,刺激多能间质细胞分化成软骨,加速其与周围组织的愈合,减少骨关节术后僵硬,有利于恢复关节生理功能。值得注意的是,该方法不能像手术切开那样进行关节内其他结构探查,所以术前要严格检查是否并发关节内其他结构损伤。

体外张力带固定治疗胫骨髁间前棘撕脱骨折具有使用器械简单、操作简便、复位与固定可靠、创伤小、关节功能恢复好、费用低、易于推广应用等优点,是目前治疗胫骨髁间前棘撕脱性骨折的理想方法。

参考文献

[1]王亦璁.膝关节外科的基础和临床[M].北京:人民卫生出版社,1999:269.

[2]MEYERS MH,MCKEEVER FM.Fracture of the intercondylar eminence of the tibia[J].J Bone Joint Surg,1970,52:1677.

[3]ZARICZNYJ B.Avulsion fracture of the tibial eminence,treated by open reduction and pinning[J].J Bone Joint Surg,1977,59:1111.

(梅永林)

第十节 胫骨平台骨折的手术治疗进展

[摘要]胫骨平台是膝关节负荷结构,在人体功能中占重要地位,胫骨平台骨折涉及关节面,往往由车祸及高处坠落等高能量损伤造成,手术风险大,效果不理想。随着对胫骨平台骨折认识的深入,各种新的治疗理念、手术入路、固定方法、固定器材纷纷提出,使治疗效果较前有了很大进步,现就近期胫骨平台骨折手术治疗的相关问题做一综述。

[关键词]胫骨平台骨折;手术;内固定

胫骨平台是膝关节负荷结构,其骨折为关节内骨折,最常见于车祸和高处坠落伤,严重影响膝关节的功能和稳定性。近年来,随着诊断技术的发展,对胫骨平台骨折的认识逐渐深入,更小的手术切口、更妥善的手术入路、更恰当的固定方法及固定装置,大大减少了胫骨平台骨折术后并发症的发生。现从治疗原则、手术入路、固定方式等对胫骨平台骨折的手术治疗进行综述。

一、治疗原则

胫骨平台骨折是关节内骨折,治疗应该遵循关节内骨折的治疗原则,即平整的关节面、正常的力线、稳定的关节、充分的软组织愈合、功能范围的活动及最终不继发退行性骨关节炎。解剖复位、恢复关节面平整一直是关节内骨折治疗的首要目的,而关节面的不平整则被认为是后期发生创伤性关节炎的主要原因。近年来,部分学者对此提出质疑,Marsh 等[1]认为:患肢远期疗效更取决于膝关节的稳定性,而非关节面复位。Watson 等[2]认为,尽管残存关节面不平整,但如果下肢整体力线能被维持,仍能获得优良的结果,维持力线较关节面的解剖复位对疗效起着更为重要的作用。国内汤旭日等[3]对 29 例胫骨平台骨折非解剖复位后患者膝关节功能的研究证实,与关节面不平整相比,关节不稳定及力线不良是导致关节迅速破坏的更主要的不良应力,并进一步指出胫骨平台骨折要获得良好的治疗效果,首先要恢复膝关节的稳定性,其次是恢复膝关节良好的力线,再者在保护膝关节软组织情况下恢复关节面的解剖复位。临床研究[4]表明,由于半月板在关节内的衬垫作用,胫骨平台骨折不同于其他关节内骨折,未达解剖复位而残存轻中度关节面台阶对膝关节功能影响不大,而通过骨折复位恢复下肢的正常力线及膝关节的稳定性,保留半月板则对膝关节功能有着至关重要的影响。虽有上述理论的提出,但目前尚缺乏进一步的实验和临床研究,且对胫骨平台骨折后关节面可接受的最大移位程度仍未达成共识。

二、手术入路和体位

手术入路的选择关乎手术中操作及术后疗效,至关重要。传统胫骨平台手术入路包括胫骨前外侧手术入路,膝前正中手术入路,膝内侧或前内侧手术入路及联合入路。膝前正中切口和内外侧双侧切口用于治疗复杂胫骨平台骨折,均取得了很好的治疗效果[5-6],两者各有优缺点。双侧切口有利于骨折复位,放置内固定,但其风险为切口间皮瓣坏死、伤口感染。而膝前正中切口可减少伤口感染风险,能比较好地显露胫骨关节面、交叉韧带和半月板,有利于骨折复位及韧带修补。但采用此切口对皮下软组织剥离较多,术后可能出现皮下组织液化坏死。前外侧切口是治疗胫骨平台骨折的标准入路,但此切口无法显露内侧及后内侧平台骨折,对后外侧平台骨折的显露也欠佳。

由于局部血管、神经的存在及腓骨的遮挡,对胫骨后外侧平台骨折的显露一直不理想。以往对其显露,一种是采用前外侧切口,通过前外侧切口探查后外侧骨块并对其复位固定,但由于无法直接显露后外侧骨块,治疗效果欠佳[7],另一种方法是行腓骨截骨,以暴露骨折断端,虽有较好的治疗效果[8],但存在创伤过大、损伤局部血管和神经的可能性。近年来,针对胫骨后外侧骨折,各种改良入路被提出。储旭东等[9]采用经腓骨小头上方入路治疗胫骨平台后外侧髁骨折取得良好的治疗效果。Johnson 等[10]采用扩大 Tscherne-Johnson 入路,通过对 Gerdy 结节行截骨外翻,获得对外后侧平台的显露,也取得了良好的治疗效果。Frosch 等[11]报道采用改良的外侧或后外侧入路治疗 AO B3 型、C1 型、C3 型胫骨平台骨折,该术式不切除腓骨头,可避免不必要的皮肤软组织及韧带、肌肉损伤,尤其可保护腓总神经,中期临床效果确切。He 等[12]报道采用后路倒 L 形入路自后侧直接暴露胫骨平台双髁,直视下使用支撑钢板固定,即可显露胫骨平台后外侧骨块,又可显露后内侧骨块,手术时间及术中失血量较前明显减少。

三、手术方式

(一)内固定技术

目前胫骨平台骨折的固定方式已转换为生物学固定模式,手术的目的是恢复关节的外形轮廓、轴向对线、稳定性及其功能活动等。传统方法片面强调骨折固定的绝对稳定,因此骨折的生物学因素经常被忽视,为追求骨折断端的绝对稳定和位置的绝对解剖复位,往往手术切口大、暴露广泛、手术时间长,骨折断端的血运破坏严重,局部软组织损伤严重,后期并发症多。

锁定钢板和 MIPPO 技术的出现改变了这一模式,其核心在于保护骨折愈合的生物学环境,尤其是保护断端的血液供应,取得了良好的治疗效果。Biggi 等[13]利用 MIPPO 技术结合锁定接骨板治疗胫骨平台骨折取得了良好的效果;Raza 等[14]报道了利用微创接骨板治疗 41 例患者,也取得了很好的治疗效果,并指出老龄患者是后期治疗效果不理想的一个重要因素。

目前对胫骨平台双髁骨折的固定方法尚存有争议,Lasanianos 等[15]通过实验比较了髓内钉、外侧锁定接骨板、双侧支持接骨板的生物力学后指出,双侧支持接骨板可提供最大的失败负荷,对于髁间粉碎性骨折,外侧锁定接骨板效果最差,而双侧接骨板效果最好,应用外侧锁定接骨板具有较高的内侧平台塌陷率。Jiang 等[16]、Yoo 等[17]也证实了双侧接骨板可提供更为稳定的生物力学环境,拥有更好的固定强度。但有的研究者并不认同,Ehlinger 等[18]通过对 20 例合并胫骨内侧平台骨折的患者采用外侧锁定接骨板结合或不结合螺钉固定,并进行随访,影像学和临床上均取得了满意的效果,认为对于合并内侧平台骨折的患者,单纯外侧锁定接骨板足以提供足够的固定强度。Weaver 等[19]对 140 例胫骨双髁骨折患者行手术治疗,并分为 4 组:①内侧髁无附加骨折,以单纯外侧锁定钢板固定者;②内侧髁无冠状位骨折,以单纯外侧锁定钢板固定者;③内侧髁存在冠状位骨折,以单纯外侧锁定钢板固定者;④内侧髁存在冠状位骨折,以内外侧双钢板固定者。冠状位上的骨折指内侧髁主要骨折线与股骨后髁轴线之间夹角在 45°之内者。通过测定术后即刻以及骨折愈合时标准前后位(AP)X 线摄片上胫骨平台关节面连线与胫骨长轴之间的夹角以判定骨折复位质量,认为对于大多数胫骨平台双髁骨折而言,单纯外侧锁定钢板能有效固定骨折并获得良好的疗效。但内侧髁合并冠状位骨折的病例,以单纯外侧锁定钢板固定后骨折复位丢失的发生率较高,这可能与锁定钢板无法调整螺钉方向或内后侧骨折块较小而无法得到有效固定有关。因此,在软组织条件许可的情况下,对这类病例应该加用内侧钢板固定以支撑后内侧骨折块。由于每例胫骨平台双髁骨折均有其特异的形态,因此,必须根据每例病例的具体情况来选择固定物,以获得良好的疗效。考虑到传统锁定接骨板锁定螺钉的置入方向是严格定向的,不能根据骨折情况调整螺钉的方向,多轴锁定接骨板被开发使用[20],可根据骨折线的方向进行准确固定[21],具有足够的力学强度和稳定性[22-23],初期临床应用获得了较好的治疗效果[24],但目前应用尚不广泛。

(二)外固定支架固定技术

高能量胫骨平台骨折多伴有骨骼、肌肉、皮肤缺损,对于将来可能需要内固定的高能量损伤导致的胫骨平台骨折,外固定支架既可以作为临时外固定应用,以促进骨折复位和固定,为软组织愈合提供时间[25],又可作为胫骨平台骨折的最终治疗方法。早期多采用跨膝单臂外固定支架固定治疗高能量胫骨平台骨折,并取得了良好的治疗效果[26-28],但由于固定钉难以长期、有效地抓持粉碎骨块[29],且其用于粉碎性骨折后稳定性不足,复位易于丢失[30],因此,单臂外固定架已很少作为高能量胫骨平台骨折的确定性治疗,而性能更好的环形组合式外固定架应用越来越多,并获得了优良疗效[31]。环形组合式外固定架是将环形或半环形张力克氏针与半针外固定支架结合在一起,旨在充分发挥各自优点,适用于 Schatzker Ⅴ 及 Ⅵ 型骨折、严重的干骺端粉碎性骨折伴或不伴骨干骨折、不适合用内固定的严重的软骨下粉碎性骨折、骨筋膜室综合征或开放性骨折患者。Malakasi 等[32]比较了 60 例胫骨平台骨折患者,其中 30 例行切开复位内固定治疗,30例行混合式外固定支架固定,并比较手术时间、术后住院时间、开始负重的时间、并发症和术后功能,平均随访12个月,指出除在负重时间上切开复位内固定较混合外固定治疗组早3周外,其他方面两者无明显差异。El-Alfy等[33]对28例高能量胫骨平台骨折患者(Schatzkertype Ⅴ和Ⅳ型)研究发现,其中18例伴有不同程度的皮肤软组织损伤,6例有皮肤伤口,9例有皮肤张力性水泡形成,3例有骨筋膜室综合征发生,行闭合复位混合外固定支架固定,术后关节功能恢复满意,膝关节活动范围为0°～140°,平均110°,认为混合外固定支架固定是治疗复杂胫骨平台骨折满意的治疗方法,可允许早期功能锻炼,减少后期并发症的发生。Babis等[34]对2002～2006年33例胫骨平台骨折患者行组合外固定支架固定,认为对胫骨平台骨折行外固定支架固定可取得很好的临床和影像学结果,并且具有较少的并发症。Ariffin等[35]报道,采用改良的组合式外固定支架治疗33例伴有严重软组织缺损的Schatzker Ⅴ、Ⅵ型胫骨平台骨折,获得满意的临床疗效,证明此改良外固定支架可给予骨折碎片提供足够的稳定性,同时可保护局部皮肤,但仍存在针道感染,甚至引发化脓性关节炎的危险。

（三）其他微创治疗技术

1.关节镜技术

膝关节镜是应用最早、最为成熟的关节镜技术,1985年Jenning将关节镜技术应用于一些相对简单的胫骨平台骨折治疗,开创了关节镜治疗关节内骨折的先河。随着技术的不断发展及器械的改良,关节镜下治疗胫骨平台骨折已经是一种比较成熟的手术。具有手术切口小、不暴露关节腔、术中可提供良好的关节内视野、在处理骨折的同时可以对关节内其他结构的损伤进行准确判断和相应处理、可以准确观察关节面复位和平整程度等优点。Dall'oca等[36]将100例胫骨平台骨折患者分为切开复位内固定和关节镜辅助固定两组,并随访12～16个月,认为对于Schatzker Ⅰ型骨折两者治疗效果无明显差异,关节镜辅助固定组可提高Schatzker Ⅱ、Ⅲ、Ⅳ组的临床疗效,对于Schatzker Ⅴ和Ⅵ两者中期和长期临床效果都不佳,但关节镜辅助固定组是此类骨折减少术后感染的最好选择。Siegler等[37]研究27例Schatzker Ⅰ～Ⅲ型胫骨平台骨折患者行关节镜辅助固定手术的术后中期疗效,随访24～138个月,平均59.5个月,认为关节镜辅助固定手术患者中期疗效明显,除不能恢复体育运动外,其他方面疗效满意,虽有47.6%的患者X线摄片出现早期骨性关节炎表现,但比切开复位治疗要少。Ruiz-Ibán等[38]研究表明,关节镜下修补胫骨平台骨折伴发半月板撕裂能获得良好临床疗效,15例经治患者经关节镜下二次探查证实半月板愈合率达92%。

2.球囊扩张胫骨成形术

对于单纯胫骨平台压缩性骨折,传统复位方法是采用切开撬拨复位,复位后采用自体骨或骨替代材料进行植骨,虽可获得较好的治疗效果,但存在软组织损伤过大、植骨填充不充分、且有时关节面复位难以达到满意位置、植骨不充分后期导致复位丢失等不足,受腰椎压缩骨折经皮椎体成形术的启示,球囊扩张胫骨成形术被提出,初期实验和临床研究取得可喜成绩。Pizanis等[39]应用球囊扩张胫骨成形术治疗5例患者,术后8周随访时未见明显的胫骨平台高度丢失。远期随访12～36个月,均无胫骨平台高度丢失及创伤性骨关节炎的发生。认为在不考虑经济因素的情况下,本治疗方法可以作为胫骨平台压缩性骨折(主要是OTA Ⅲ型,

Schatzker Ⅱ型)的比较有效的治疗方法。Vendeuvre 等[40]指出,利用球囊扩张后局部填充 pmma 再结合经皮螺钉固定可获得很好的治疗效果。总之,利用球囊扩张结合局部植骨、内固定治疗胫骨平台骨折初步显示出其独特的优点,但应用时间较短,费用高,无大宗对照病例及缺乏长时间随访,其具体治疗效果尚待进一步观察。

参考文献

[1]MARSH JL,SMITH ST,DO TT,et al.External fixation and limited internal fixation for complex fractures of the tibial plateau[J].J Bone Joint Surg Am,1995,77:661-673.

[2]WATSON JT,CONFAL C.Treatment of complex lateral plateau fractures using Ilizarov techniques[J].Clin Orthop,1998,353:97-106.

[3]汤旭日,王秋根,纪方,等.胫骨平台骨折非解剖复位对膝关节功能影响的研究[J].中华创伤骨科杂志,2005,3:210-213.

[4]MARSH JL.Tibial plateau fracture[M]//BUCHOLZ RW,ROBERT W,HECKMAN JD. Rockwood and Green's fractures in adults.7th ed.Philadelphia:Lippincott Williams & Wilkins,2010:1781-1833.

[5]CHO KY,OH HS,YOO JH,et al.Treatment of schatzker type V and VI tibial plateau fractures using a midline longitudinal incision and dual plating[J].Knee Surg,2013,2:77-83.

[6]PRASAD GT,KUMAR TS,KUMAR RK,et al.Functional outcome of schatzker type Ⅴ and Ⅵ tibial plateau fractures treated with dual plates[J].Ind J Orthop,2013,2:188-194.

[7]SOLOMON LB,STEVENSON AW,LEE YC,et al.Posterolateral and anterolateral approaches to unicondylar posterolateral tibial plateau fractures:a comparative study[J]. Injury,2013,11:1561-1568.

[8]LOBENHOFFER P,GERICH T,BERTRAM T,et al.Particular posteromedial and posterolateral approaches for the treatment of tibial head fractures[J].Der Unfallchirurg, 1997,12:957-967.

[9]储旭东,刘晓晖,陈伟南,等.经腓骨小头上入路治疗胫骨平台后外侧髁骨折的临床研究[J].中国修复重建外科杂志,2013,2:155-159.

[10]JOHNSON EE,TIMON S,OSUJI C.Surgical technique:Tscherne-Johnson extensile approach for tibial plateau fractures[J].Clin Orhop,2013,9:2760-2767.

[11]FROSCH KH,BALCAREK P,WALDE T,et al.A new posterolateral approach without fibula osteotomy for the treatment of tibial plateau fractures[J].J Orthop Trauma, 2010,8:515-520.

[12]HE X,YE P,HU Y,et al.A posterior inverted L-shaped approach for the treatment of posterior bicondylar tibial plateau fractures[J].Archives Orthop Trau Surg,2013,1:23-28.

[13]BIGGI F,DI FABIO S,D'ANTIMO C,et al.Tibial plateau fractures:internal fixation with locking plates and the MIPO technique[J].Injury,2010,11:1178-1182.

［14］RAZA H，HASHMI P，ABBAS K，et al.Minimally invasive plate osteosynthesis for tibial plateau fractures［J］.J Orhop Surg,2012,1:42-47.

［15］LASANIANOS NG，GARNAVOS C，MAGNISALIS E，et al.A comparative biomechanical study for complex tibial plateau fractures:nailing and compression bolts versus modern and traditional plating［J］.Injury,2013,10:1333-1339.

［16］JIANG R，LUO CF，WANG MC，et al.A comparative study of Less Invasive Stabilization System(LISS)fixation and two-incision double plating for the treatment of bicondylar tibial plateau fractures［J］.Knee,2008,2:139-143.

［17］YOO BJ，BEINGESSNER DM，BAREI DP.Stabilization of the posteromedial fragment in bicondylar tibial plateau fractures:a mechanical comparison of locking and nonlocking single and dual plating methods［J］.J Trauma,2010,1:148-155.

［18］EHLINGER M，RAHME M，MOOR BK，et al.Reliability of locked plating in tibial plateau fractures with a medial component［J］.Orthop Trauma Surg Res,2012,2:173-179.

［19］WEAVER MJ，HARRIS MB，STROM AC，et al.Fracture pattern and fixation type related to loss of reduction in bicondylar tibial plateau fractures［J］.Injury,2012,6:864-869.

［20］巴雪峰,孙改生,凯瑟尔,等.胫骨平台骨折的治疗新进展［J］.中国矫形外科杂志,2013,6:1104-1107.

［21］郭永飞,刘岩,陈爱民,等.多轴锁定钢板在胫骨平台骨折治疗中的初步应用［J］.中国矫形外科杂志,2008,11:1681-1684.

［22］LINDEQUE B，BALDINI T.A biomechanical comparison of three different laterral tibia locking plates［J］.Orthopedics,2010,1:18-21.

［23］OTTO RJ，MOED BR，BLEDSOE JG.Biomechanical comparison of polyaxialtype locking plates and a fixed-angle locking plate for internal fixation of distal femur flractures［J］.J Orthop Trauma,2009,9:645-652.

［24］NIKOLAOU VS，TAN HB，HAIDUKEWYCH G，et al.Proximal tibial fractures:early experience using polyaxial locking-plate technology［J］.Int Orthop,2011,8:1215-1221.

［25］LAIBLE C，EARL-ROYAL E，DAVIDOVITCH R，et al.Infection after spanning external fixation for high-energy tibial plateau fractures:is pinsite-plate overlap a problem［J］.J Orthop Trauma,2012,2:92-97.

［26］EGOL KA，TEJWANI NC，CAPLA EL，et al.Staged management of high-energy proximal tibia fractures(OTA types 41):the results of a prospective,standardized protocol［J］.J Orthop Trauma,2005,7:448-456.

［27］WEIGEL DP，MARSH JL.High energy fractures of the tibial plateau.Knee function after longer follow-up［J］.J Bone Joint Surg Am,2002,9:1541-1551.

［28］MANKAR SH，GOLHAR AV，SHUKLA M，et al.Outcome of complex tibial plateau fractures treated with external fixator［J］.Ind J Orthop,2012,5:570-574.

［29］MCLAURIN TM.Hybrid ring external fixation in the treatment of complex tibial plateau fractures[J].Tech Knee Surg,2005,4:226-236.

[30]ALI AM,YANG L,HASHMI M,et al.Bicondylar tibial plateau fractures managed with the Sheffield Hybrid Fixator:biomechanical study and operative technique[J].Injury, 2001,4:86-91.

[31]王宏川,舒衡生.外固定架在高能量胫骨平台骨折治疗中的应用进展[J].中国矫形外科杂志,2013,5:1001-1004.

[32]MALAKASI A,LALLOS SN,CHRONOPOULOS E,et al.Comparative study of internal and hybrid external fixation in tibial condylar fractures[J].Eur J Orthop Surg,2013,1: 97-103.

[33]EL-ALFY B,OTHMAN A,MANSOUR E.Indirect reduction and hybrid external fixation in management of comminuted tibial plateau fractures[J].Acta Orthop Belg,2011,3: 349-354.

[34]BABIS GC,EVANGELOPOULOS DS,KONTOVAZENITIS P,et al.High energy tibial plateau fractures treated with hybrid external fixation[J].J Orthop Surg,2011,6:35.

[35]ARIFFIN HM,MAHDI NM,RHANI SA,et al.Modified hybrid fixator for high-energy schatzker Ⅴ and Ⅵ tibial plateau fractures[J].Strategies Trauma Limb Reconstr,2011, 1:21-26.

[36]DALL′OCA C,MALUTA T,LAVINI F,et al.Tibial plateau fractures:compared outcomes between ARIF and ORIF[J].Strategies Trauma Limb Reconstr,2012,3:163-175.

[37]SIEGLER J,GALISSIER B,MARCHEIX PS,et al.Percutaneous fixation of tibial plateau fractures under arthroscopy:a medium term perspective[J].Orthop Trauma Surg,2011,1:44-50.

[38]RUIZ-IBÁN MÁ,DIAZ-HEREDIA J,ELÍAS-MARTÍN E,et al.Repair of meniscal tears associated with tibial plateau fractures:a review of 15 cases[J].Am J Sports Med,2012, 10:2289-2295.

[39]PIZANIS A,GARCIA P,POHLEMANN T,et al.Balloon tibioplasty:a useful tool for reduction of tibial plateau depression fractures[J].J Orthop Trauma,2012,7:88-93.

[40]VENDEUVRE T,BABUSIAUX D,BRÈQUE C,et al.Tuberoplasty:minimally invasive osteosynthesis technique for tibialplateau fractures[J].Orthop Trauma Surg,2013,99: 267-272.

（毛玉峰）

第二十一章　踝部损伤

第一节　外踝骨折准确复位在踝关节损伤中的重要性

踝关节是既稳定又灵活的负重关节,是人体与地面接触的枢纽。人体能够完成站立行走、下蹲、跑跳等动作,与踝关节的结构及肌肉的动力作用密切相关。因此,治疗踝关节骨折时,应充分考虑踝关节既稳固负重又灵活运动这两种功能,忽视任何一方面都会影响踝关节的功能恢复。

踝关节在结构上的特点:人们在行走跳跃时,踝关节承受的应力为体重的2～4倍,外踝细长,内踝短,腓侧副韧带较胫侧副韧带薄弱,易引起撕裂。由胫腓骨下端所构成的踝关节并非完全坚固,腓骨下端可轻微向下、外及旋转活动。在背伸肌中,使足外翻的第3腓骨肌不如使足内翻的胫前肌坚强。由于以上诸多原因,踝关节较易损伤,而损伤机制的多样化给治疗造成了一定的困难。

踝关节骨折属关节内骨折,其发病率占各关节内骨折的首位。这就要求在治疗中应使骨折解剖复位,准确固定,如关节面对位不良、踝穴增宽或变窄,都会引起负重疼痛,关节不稳、松动或运动受限,日久发生创伤性关节炎。对于踝关节骨折脱位的治疗,以往诸多学者以内踝为中心,强调内踝是构成踝穴的重要性,忽视外踝的重要性,在治疗中把内踝的复位固定视为重点,强调恢复内踝与距骨的解剖关系,恢复距骨与胫骨远端关节面的关系,从而忽视了外踝与距骨的关系。Ramsey等[1]证明外踝向外移动,距骨也随之移动。由于胫骨远端关节中央有嵴状隆起,而距骨滑车中央也有相应的凹槽。如距骨移动嵴槽吻合减少,距骨向外移动0.1cm,胫骨与距骨接触面积减少42％,以后随着距骨外移加大,接触面积逐渐减少,外移0.1～0.2cm减少接触面积56％;外移0.2～0.3cm接触面积减少65％;外移0.4～0.6cm接触面积减少68％。胫骨与距骨接触面积减少,使单位面积承受压力增大,造成关节面负荷不均,踝关节后期易发生创伤性关节炎。长期临床观察认为,外踝骨折的治疗是踝关节骨折损伤的关键。

外踝既是构成踝关节的重要部分,又是维持踝关节稳定的重要结构。踝关节负重时,80％～90％的负荷经距骨体顶部传导到胫骨下端,17％的负荷经外踝向腓骨近端传导。外踝构成踝穴的外侧壁,外踝本身的轴线与腓骨干轴线之间有10°～15°外翻角,以适应距骨的外侧突。而距骨由于结构特点,关节面多且前宽后窄,踝关节跖屈时,距骨在踝穴向内旋转4°～8°。外踝的旋转、侧方、前后及外翻角的改变均能造成距骨在踝穴内失去稳定,最终导致创伤性关节炎的发生。

我们在临床中观察到,对于双踝骨折脱位,不论术中或穿针期间,若单纯将外踝复位固定,踝关节依然不稳;反之,若单纯将外踝复位固定,虽未固定内踝,踝关节都能保持其稳定性。术中先将外踝解剖复位固定,内踝很容易解剖复位固定。而有时在踝关节脱位情况下,内踝骨折块小或时间略长,先行复位内踝时,很难达到解剖复位,固定也困难;反之,先将外踝准确复位固定后,内踝较易复位及固定。在早期我们也强调内踝解剖复位固定的重要性,而忽视了外踝解剖复位固定的重要性。通过近年的观察,虽然内踝复位固定很正确,可是由于外踝有旋转及前、后、侧方移位及外翻角改变等原因,改变了外踝的正常解剖位置,往往使术后距骨出现外移,患者有不同程度的踝关节不适感,严重的可发生创伤性关节炎,而外踝解剖复位正确固定者均无不适感。

Davis-Weber 分类法根据外踝骨折的位置将踝关节骨折线按高低分为 A、B、C 3 型:A 型为外踝折线低于胫距关节水平间隙;B 型为外踝折线位于胫腓联合水平,C 型为折线高于下胫腓联合水平。治疗根据分型的不同而采用不同的方式方法,也强调外踝的重要性。综上所述,我们通过临床试验证明,距骨移位紧随外踝,外踝向外移位距骨也随之外移。外踝如能解剖复位固定,距骨也能解剖复位。故治疗踝关节骨折脱位时,应尽量使外踝解剖复位及正确固定,以防止外踝骨折的旋转、重叠、前后侧方移位及外翻角的改变,恢复踝穴的正常结构,减少创伤性关节炎的发生,这是非常重要的。

参考文献

[1]RAMSEY PL,HAMILTON W.Changes in tibiotalar area of contact caused by lateral talar shift[J].J Bone Joint Surg Am,1976,58(3):356-357.

(赵锦阳)

第二节　手法复位经皮穿针内固定治疗旋后外旋型Ⅳ度踝部骨折

[摘要]目的:通过旋后外旋型Ⅳ度踝部骨折的手术治疗,探讨手术技巧,分析其疗效。方法:2013 年 5 月至 2016 年 10 月,采用手法复位经皮穿针内固定治疗 35 例旋后外旋型Ⅳ度踝部骨折,男 22 例,女 13 例;年龄 18～65 岁,平均 38.2 岁。受伤至手术 2h 至 10d,平均 5d。疗效根据 Baird-Jackson 踝关节评分系统进行评定,包括疼痛、踝关节的稳定性、行走能力、跑动能力、工作能力、踝关节的活动、放射学结果。结果:术后 33 例患者获得随访,随访时间 10～28 个月,平均 14 个月,复查 X 线摄片显示骨折端复位准确,骨折均于术后 10～18 周(平均 12 周)达到临床愈合标准。根据 Baird-Jackson 评价系统进行疗效评定,其中优 17 例,良 10 例,可 4 例,差 2 例,优良率为 93.9%。结论:手法复位经皮穿针内固定治疗旋后外旋型Ⅳ度踝部并发症少,但对于术者闭合整复手法要求较高,如骨折端粉碎较重、关节面压缩,不适用于该术式。

[关键词]踝骨折;旋后外旋型;经皮穿针;骨折固定术

踝关节是人体负重最大的关节,正常行走时,单个踝关节的受力峰值可达体重的 5 倍[1]。踝关节骨折脱位是骨科临床疾病中的常见病与多发病,骨折后会对患者的日常生活造成不同程度的影响。踝关节骨折中有约 80% 为旋后外旋型损伤机制[2],其中旋后外旋型 Ⅳ 度骨折脱位是最严重的一种,在治疗上强调解剖复位并牢固固定,以恢复踝穴的对应匹配关系。收集我院 2013 年 5 月至 2016 年 10 月采用手法复位经皮穿针内固定治疗旋后外旋型 Ⅳ 度踝部骨折 35 例,临床疗效满意,现报道如下。

一、临床资料

本组 35 例患者均为旋后外旋型 Ⅳ 度踝部骨折,男 22 例,女 13 例;年龄 18～65 岁,平均 38.2 岁。损伤发生在左侧 11 例,右侧 24 例,扭伤 22 例,跌伤 9 例,车祸伤 4 例,均为新鲜闭合性损伤,其中内踝骨折者 25 例,三角韧带损伤者 8 例,内踝骨折合并三角韧带损伤者 2 例。受伤至手术 2h 至 10d,平均 5d。延迟手术者给予临时支具外固定、冷敷、抬高患肢及应用活血化瘀、消肿止痛药物治疗,待出现皮肤皱纹征时进行手术。

二、方法

(一)手术方法

采用股神经加坐骨神经阻滞麻醉或连续性硬膜外麻醉,患者取仰卧位,手术复位固定顺序为外踝、下胫腓联合、后踝、内踝。屈膝 90°,助手分别握持小腿及前足部,术者两手拇指自后向前抵于外踝骨折端,其余手指环抱前踝部,踝关节保持轻度跖屈内翻位,两名助手反向牵引,恢复腓骨的长度,维持牵引力,使踝关节处于中立位,纠正距骨及后踝骨块向后方的移位,同时术者两拇指自后向前推挤外踝骨折端,使外踝骨折复位,便携式 X 线机透视下见外踝骨折复位成功,取直径 2.0mm 克氏针 1 枚自外踝尖穿入,使克氏针进入腓骨髓腔内并紧贴腓骨后侧皮质走行。踝关节保持中立位,用点状复位钳钳夹胫腓骨远端复位下胫腓关节分离,取直径 2.0mm 克氏针 1 枚自外踝外侧最高点稍后方刺入皮肤,斜向上与胫骨纵轴成约 45°角,与额状面成约 30°角穿入,通过下胫腓关节进入胫骨远端,钢针恰好到达胫骨内侧骨皮质处即可。外踝及下胫腓联合复位后,一般后踝骨块会自动复位,取直径 2.0mm 克氏针 1 枚自跟腱偏外侧穿入,抵住后踝骨块,轻度背伸踝关节,利用关节囊的牵拉维持后踝骨折块复位后的位置,使克氏针自后外向前内方向穿入固定后踝骨折,以针尖刚好穿出胫骨远端前侧皮质为宜。取细克氏针 1 枚插入内踝骨折断端处,在两侧断面处挑拨出内卷并嵌夹的筋膜及软组织。取直径 2.0mm 克氏针 2 枚自内踝前、后丘部与胫骨纵轴呈 45°分别穿入内踝骨块,克氏针带动内踝骨块以远端对近端的方式复位内踝骨折,手指触摸内踝前侧及内侧骨折线处连续性好、无明显台阶时,点状复位钳临时固定,将克氏针锤击进入胫骨远端,使钢针刚好突破胫骨远端外侧皮质。合并有三角韧带损伤的患者,在固定完外踝、下胫腓联合及后踝骨折之后,X 线机透视下踝关节内侧间隙如正常,则不修补韧带,如间隙增宽,则切开修补三角韧带。典型病例 X 线摄片见图 21-1。

(二)术后处理

术后将踝关节中立足略内翻位短腿石膏外固定,一般石膏固定 4～6 周,去除石膏后,行踝关节主、被动屈伸功能锻炼,8～10周去除固定下胫腓关节钢针,在保护下逐渐进行部分负重行走,骨折愈合后拔除克氏针,完全负重功能锻炼。

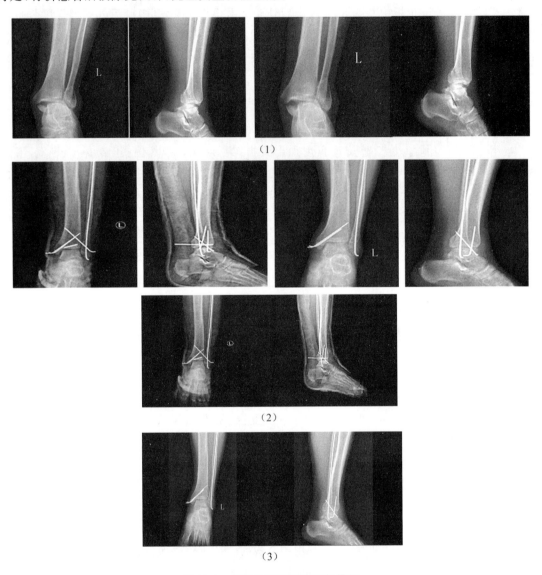

（1）

（2）

（3）

图 21-1　旋后外旋型 Ⅳ 度踝部骨折

　　注　患者,男,38 岁,旋后外旋型Ⅳ度踝部骨折,行手法复位经皮穿针内固定手术。(1)术前正、侧位片;(2)术后正、侧位片;(3)术后 3 个月正、侧位片。

三、结　果

（一）疗效评价标准

　　按照 Baird-Jackson 踝关节评分系统[3]从疼痛(0～15 分)、踝关节的稳定性(0～15 分)、行走能力(0～15 分)、跑动能力(0～10 分)、工作能力(0～10 分)、踝关节的活动(0～10 分)、放射学结果(0～25 分)进行评分,优为≥96 分,良为 91～95 分,可为 81～90 分,差为 0～80 分。

（二）疗效评价结果

本组 33 例获随访，随访时间 10～28 个月，平均 14 个月，2 例失随访。X 线摄片显示骨折全部愈合，愈合时间 10～18 周，平均 12 周。根据 Baird-Jackson 评价系统进行疗效评定，其中优 17 例，良 10 例，可 4 例，差 2 例，优良率为 93.9%。本组 1 例患者发生针眼周围皮肤浅表性感染，经定期换药后治愈，未发生钢针断裂、骨不连、创伤性关节炎等严重并发症。

（三）统计学方法

术后评分采用统计软件 SPSS 19.0 对数据进行分析，计量资料以均数±标准差（$\bar{x}\pm s$）表示，见表 21-1。

表 21-1　术后踝关节功能评分（分，$\bar{x}\pm s$）

项目	评分范围	术后评分（$\bar{x}\pm s$）
疼痛	0～15	13.9±1.2
踝关节的稳定性	0～15	14.0±1.1
行走能力	0～15	14.1±0.9
跑动能力	0～10	8.3±0.9
工作能力	0～10	8.8±1.0
踝关节的活动范围	0～10	9.0±1.2
放射学结果	0～25	23.8±1.2
总分	0～100	91.8±7.4

四、讨论

（一）踝部骨折的治疗目的

踝关节是人体重要的负重关节，无论哪种类型的踝部骨折，在治疗方面均要求充分理解其损伤机制及特点，使胫腓骨远端关节面与距骨体的关节面相吻合，而且要求内、外踝恢复其正常生理位置，以适应距骨体后上窄、前下宽的生理解剖特点[4]。踝部骨折属于关节内骨折，治疗的重点是关节面得到准确的复位并维持复位后的稳定，最大限度地恢复踝关节的功能[5]。早在 1976 年，Ramsey 等[6]通过胫骨和距骨接触面积的研究表明，距骨外移 1mm，可以造成胫距关节接触面积减少 42%。所以，如果踝关节面未得到准确的解剖复位，以至于踝穴增宽或变窄，发生踝关节的不稳定或活动受限，以后必将会引起疼痛、功能障碍以及创伤性关节炎。

（二）手术时机及适应证

由于踝关节周围软组织覆盖较少，皮下脂肪少，皮肤弹性差，损伤后局部出血及软组织水肿造成皮肤张力较高，大多容易形成张力性水疱，损伤严重者可出现血疱，所以我们一般选择尽量在 8h 以内手术，此时可清楚地触摸到骨折线的位置以及骨折块的具体移位情况，有利于行手法复位。但如果踝部软组织肿胀较重，此时手术会加大手法复位的难度，并会增加皮肤坏死的概率，我们一般会选择在伤后 5～7d 皮肤出现皱纹征时再进行手术。旋后外旋型 IV 度踝部骨折多为扭转暴力引起,在手术适应证上我们会选择骨块相对完整的病例,骨折端严重粉碎及关节面有压缩者不适用于该术式。

(三)恢复距骨稳定性

在处理复杂踝部骨折的过程中,距骨的稳定性非常重要,外踝的准确复位和牢靠的固定对于维持距骨稳定性又起着重要的作用[7],任何原因造成的腓骨短缩和旋转移位势必会引起踝穴的增宽,使距骨在踝穴内的匹配性下降,胫骨与距骨关节面接触减少,故外踝骨折的复位不良是形成创伤性关节炎的常见原因[8]。在旋后外旋型Ⅳ度踝部骨折中,外踝多为螺旋形或短斜形骨折,进针时选择紧贴腓骨后侧皮质髓腔内固定,可以防止复位后外踝远折端的外旋和向后上方的移位,从而阻挡距骨向外的再脱位。

(四)后踝及下胫腓关节的处理

旋后外旋型Ⅳ度踝部骨折中后踝骨折块多由外踝在外旋应力下造成骨折,并向后上方移位后致使下胫腓后韧带从胫骨的附着点撕脱而来,骨折块一般较小,大多小于胫骨远端关节面的25%。有学者认为,后踝骨块小于关节面25%并不会引起距骨向后方的脱位,也不会影响踝关节的负重功能,一般不选择固定[9]。Gardner等[10]在2006年通过生物力学临床研究发现,同时固定下胫腓关节和后踝骨块可以恢复70%的踝关节稳定性。因此有学者认为,当出现下胫腓关节不稳定时,即使后踝骨块只涉及关节面的10%,也应予以固定[11]。我们也同样主张在保证骨折块不碎裂的情况下用克氏针固定后踝骨折,以增加踝关节的稳定性。外踝骨折准确复位后,由于下胫腓后韧带及关节囊的牵拉,后踝骨折一般即可达到满意的复位,术中复位后踝骨折时要轻度背伸踝关节,且不可极度背伸,因极度背伸后跟腱紧张,造成胫距关节压力增大,距骨有向后方移位的趋势,挤压后踝骨块也会随之向后上方移位。后踝骨块一般相对较小,我们应用1枚直径2.0mm的克氏针垂直骨折线固定,结合下胫腓后韧带的牵拉即可防止骨块的移位,如果后踝骨块较大,克氏针固定不牢固,我们可以自后方穿入导针,从前侧皮肤穿出,测量长度后选用直径4.0mm空心钉1根自前向后穿入固定后踝骨块。下胫腓联合是否需要固定取决于踝穴的稳定性,我们选择用1枚直径2.0mm克氏针自外踝最高点偏后方进针,斜向上与胫骨纵轴成约45°角,与额状面成约30°角穿入固定下胫腓关节,不但可以增加下胫腓关节的稳定性,同时还可以固定外踝骨折端,增加其牢固性,防止出现移位。下胫腓关节是一个微动关节,不宜用坚强固定,坚强固定将限制腓骨相对于胫骨的移位及旋转[12]。我们在固定下胫腓关节时采用钢针弹性固定,且钢针不穿出胫骨内侧皮质,如果下胫腓关节固定过紧,会限制腓骨的正常活动,从而影响距骨在踝穴内的运动,并造成踝关节背伸功能受限。固定下胫腓关节克氏针一般在术后8~10周踝关节负重前去除,以免克氏针发生断裂。

通过本组临床疗效观察,我们认为手法复位经皮穿针内固定治疗踝部骨折具有以下优点:①创伤小,操作简便,可尽可能减少对软组织覆盖的损伤,保护了血运;②固定牢固,符合生物力学固定原理,筋骨并重,使中医传统手法与西医相结合;③费用低,住院时间短,为患者减轻负担。

参考文献

[1]沈超,付备刚,傅跃龙,等.不稳定性踝部骨折的手术治疗分析[J].实用骨科杂志,2013,19

（9）：796-799.

[2]卢国森,唐理英.手术治疗旋后外旋型Ⅳ度踝关节骨折伴三角韧带损伤16例体会[J].中国民族民间医药,2014,8(16):86-87.

[3]BAIRD RA,JACKSON ST.Fractures of the distal part of the fibula with associated disruption of the deltoid ligament.Treatment without repair of the deltoid ligament[J].J Bone Joint Surg(Am),1987,69:1347.

[4]姜保国,张殿英,付中国,等.踝关节骨折的治疗建议[J].中华创伤骨科杂志,2011,13(4):51-54.

[5]LO EY,LEE MA,New concepts in the surgical management of ankle fractures[J].Orthopedics,2008,31(9):868-872.

[6]RAMSEY PL,HAMILTON W.Changes in tibiotalar area of contact caused by lateral talar shift[J].J Bone Joint Surg Am,1976,58(3):356-357.

[7]李昌坤,张斌,杨先武,等.微创经皮内固定治疗复杂踝部骨折53例[J].中国骨伤,2014,27(2):157-160.

[8]吴建红,林鹏,赖红军.不稳定踝关节骨折38例手术治疗分析[J].浙江中医药大学学报,2012,5(12):526-528.

[9]万建杉,刘涛,刘克廷,等.不同类型踝关节骨折的手术治疗体会[J].创伤外科杂志,2014,16(1):68-74.

[10]GARDNER MJ,BRODSKY A,BRIGGS SM,et al.Fiation of posterior malleolar fractures provides greater syndesmotic stability[J].Clin Orthop Relat Res,2006(447):165-171.

[11]俞光荣,赵宏谋,杨云峰,等.切开复位内固定治疗后踝骨折的疗效分析[J].中国修复重建外科杂志,2011,7:774-777.

[12]王茂林,孙文建,顾章平.下胫腓联合损伤的诊治进展[J].中国骨与关节损伤杂志,2012,27(4):378-380.

（张中禹）

第三节　手法复位经皮穿针内固定结合石膏外固定治疗旋后外旋型Ⅱ度踝关节骨折的临床研究

[摘要]目的:探讨手法复位经皮穿针内固定结合石膏外固定治疗旋后外旋型Ⅱ度踝关节骨折的临床疗效和安全性。方法:回顾性分析2013年3月至2019年1月收治的108例旋后外旋型Ⅱ度踝关节骨折患者的病例资料。根据治疗方法分组,手法复位后采用克氏针经皮穿针内固定结合石膏外固定治疗者分入联合固定组,手法复位后单纯采用石膏外固定治疗者分入石膏外固定组,两组各54例。比较两组患者的骨折愈合时间、术后6周采用Leeds影像学评价标准评价的骨折复位情况、术后1年采用Baird踝关节评分系统评价的踝关节功能以及并发症发生情况。结果:108例患者均获随访,随访时间12～14个月,中位数12.5个月。术后

6周,联合固定组骨折复位优良 50 例、可 4 例,石膏外固定组骨折复位优良 38 例、可 13 例、差 3 例;联合固定组骨折复位情况优于石膏外固定组($Z=-3.006,P=0.003$)。骨折均愈合,两组患者骨折愈合时间比较,差异无统计学意义[(8.47±1.59)周,(8.52±1.62)周;$t=1.496$,$P=0.175$]。术后 1 年,联合固定组 Baird 踝关节评分高于石膏外固定组[(93.51±5.18)分,(84.18±4.32)分;$t=8.483,P=0.011$]。联合固定组术后 3 周时出现针孔感染 1 例,经换药治疗 1 周后感染控制;联合固定组 6 例患者和石膏外固定组 9 例患者术后 1 年踝关节僵硬、疼痛;均无二次骨折、骨折再移位等并发症发生;两组患者并发症发生率比较,差异无统计学意义($\chi^2=0.290,P=0.588$)。结论:对于旋后外旋型Ⅱ度踝关节骨折,手法复位后采用克氏针经皮穿针内固定结合石膏外固定较单纯采用石膏外固定,骨折复位好,更有利于踝关节功能恢复,但二者在骨折愈合时间和并发症发生率方面无明显差异。

[关键词]骨折;踝关节;骨折固定术;正骨手法

踝关节是人体重要的负重关节[1],主要由踝穴、距骨及韧带构成。距骨与踝穴是否匹配,在很大程度上影响人体活动的灵活性及稳定性。旋后外旋型Ⅱ度踝关节骨折临床较为常见,治疗不当会导致踝关节功能障碍、失用性骨质疏松、创伤性关节炎等并发症[2]。目前此类损伤的治疗方案并不统一,有学者认为采用克氏针内固定可取得显著疗效[3],而有的学者[4-5]认为采用石膏外固定即可获得满意的疗效。为探讨更好的旋后外旋型Ⅱ度踝关节骨折治疗方法,2013 年 3 月至 2019 年 1 月,我们采用手法复位经皮穿针内固定结合石膏外固定和手法复位石膏外固定治疗 108 例旋后外旋型Ⅱ度踝关节骨折患者,并对两种方法的临床疗效和安全性进行了比较,现报道如下。

一、临床资料

(一)一般资料

踝关节骨折患者 108 例,均为山东省文登整骨医院住院患者。男 94 例,女 14 例;年龄 30～50 岁,中位数 42.5 岁。均有明确外伤史;踝部肿胀明显,外踝有压痛,踝关节功能障碍;X 线或 CT 检查结果显示外踝骨皮质不连续,踝关节间隙改变。骨折 Lauge-Hansen 分型[6]均属旋后外旋型Ⅱ度。致伤原因:扭伤 76 例,摔伤 18 例,撞伤 14 例。受伤至手术时间 2h 至 3d,中位数 1.5d。本研究方案经山东省文登整骨医院医学伦理委员会审查通过。

(二)纳入标准

(1)闭合性骨折。

(2)治疗及随访资料完整。

(三)排除标准

(1)合并其他部位骨折者。

(2)长期应用激素、抗骨质疏松药等药物者。

(3)合并踝关节其他疾病或损伤者。

二、方法

（一）分组方法

根据治疗方法进行分组，手法复位后采用克氏针经皮穿针内固定结合石膏外固定治疗者分入联合固定组，手法复位后单纯采用石膏外固定治疗者分入石膏外固定组。

（二）治疗方法

1.联合固定组

采用股神经加坐骨神经阻滞麻醉。麻醉成功后，患者仰卧位，患侧大腿束气囊止血带加压止血，常规消毒、铺无菌单。一名助手牵引前足并使之跖屈，另一名助手固定患侧膝部。术者两手握住患侧踝关节并使两拇指分别抵于骨折的远近端。助手先适当内翻踝关节，以解除骨折端的嵌插，再背伸踝关节至90°并将踝关节内翻，术者两拇指相向推挤按压骨折端至骨擦感消失且骨折端有明显复位稳定感。X线透视下确认骨折复位后，用1枚直径2.5mm的克氏针于外踝尖处进针，并纵向钻入腓骨髓腔，再用1枚同规格的克氏针自外踝最高点向后约0.5cm处进针，自后下向前上方进针，通过下胫腓关节，直至胫骨对侧骨皮质。C臂机透视下再次确认骨折复位满意后，将克氏针剪断，针尾折弯留于皮内。术后"U"形石膏固定踝关节于轻度内翻内旋跖屈位。术后第2天，开始行患侧足趾及髋、膝关节的主、被动功能锻炼，并逐渐增大关节活动范围；术后4~6周，去除石膏外固定，适当增加踝关节主、被动功能锻炼；术后6~8周，取出固定下胫腓的克氏针，继续进行不负重功能锻炼；术后10~12周，根据骨折愈合情况，开始扶拐进行部分负重功能锻炼，直至能正常行走；术后6个月，取出腓骨内克氏针。

2.石膏外固定组

骨折复位和石膏外固定方法同联合固定组。术后8~10周，根据骨折愈合情况，去除外固定石膏，指导患者行适当的踝关节不负重功能锻炼；术后3个月，开始扶拐进行部分负重功能锻炼，直至能正常行走。

（三）疗效和安全性评价方法

记录骨折愈合时间。术后6周行X线摄片检查，采用Leeds影像学评价标准[7]评价骨折复位情况：优良，外踝无侧方移位，距骨与内踝间隙正常；可，外踝侧方移位<2mm，距骨与内踝间隙增宽<2mm；差，外踝侧方移位>2mm。术后1年，采用Baird踝关节评分系统[8]，从疼痛（0~15分）、踝关节稳定性（0~15分）、行走能力（0~15分）、奔跑能力（0~10分）、工作能力（0~10分）、踝关节运动（0~10分）、放射学结果（0~25分）7个方面对踝关节功能进行评价。观察并发症发生情况。

（四）统计学方法

采用SPSS 17.0软件处理数据。两组患者性别、年龄、致伤原因、受伤至手术时间、并发症发生率的组间比较均采用 χ^2 检验，骨折复位情况的比较采用秩和检验，骨折愈合时间、Baird踝关节评分的组间比较均采用 t 检验；检验水准 $\alpha=0.05$。

三、结果

(一)分组结果

共纳入 108 例患者,两组各 54 例。两组患者基线资料比较,差异无统计学意义,具有可比性。

(二)疗效及安全性评价结果

108 例患者均获随访,随访时间 12～14 个月,中位数 12.5 个月。术后 6 周,联合固定组骨折复位优良 50 例、可 4 例,石膏外固定组骨折复位优良 38 例、可 13 例、差 3 例,联合固定组骨折复位情况优于石膏外固定组($Z=-3.006$,$P=0.003$)。骨折均愈合,两组患者骨折愈合时间比较,差异无统计学意义[(8.47±1.59)周,(8.52±1.62)周;$t=1.496$,$P=0.175$]。术后 1 年,联合固定组踝关节 Baird 评分高于石膏外固定组[(93.51±5.18)分,(84.18±4.32)分;$t=8.483$,$P=0.011$]。联合固定组术后 3 周时出现针孔感染 1 例,经换药治疗 1 周后感染控制;联合固定组 6 例患者和石膏外固定组 9 例患者术后 1 年踝关节僵硬、疼痛;均无二次骨折、骨折再移位等并发症发生;两组患者并发症发生率比较,差异无统计学意义($\chi^2=0.290$,$P=0.588$)。典型病例图片见图 21-2。

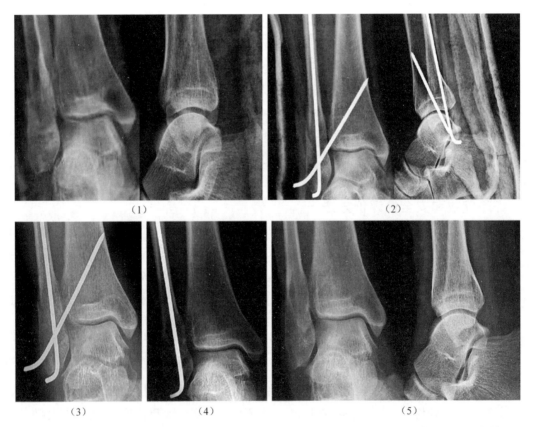

(1)　　　　　　　　　　　　　　　　　　　　　　　(2)

(3)　　　　　(4)　　　　　　　　(5)

图 21-2　手法复位经皮穿针内固定结合石膏外固定治疗旋后外旋型Ⅱ度踝关节骨折 X 线摄片

注　(1)术前正、侧位;(2)术后即刻正、侧位;(3)术后 6 周正位;(4)术后 6 个月正位;(5)术后 1 年正、侧位。

四、讨论

站立位时踝关节的承重约为人体体重的 1.25 倍,运动时踝关节的承重可达体重的 5.5 倍[9]。虽然腓骨下段在承重方面不及胫骨,约为胫骨承重的 1/5[10],但外踝通过下胫腓前、后韧带及骨间韧带可以限制距骨向后外侧移位、倾斜,维持踝穴正常的三维立体结构。踝关节环周结构破坏会导致距骨可向任何方向移位,胫距关节面的接触面积减少,关节内原有的接触应力分布不均。因此,即使外踝的解剖关系改变仅导致了距骨轻度倾斜或外移,远期也极可能形成创伤性关节炎。外踝不稳也会导致足外翻的发生[11]。旋后外旋型Ⅱ度踝关节骨折为关节内骨折,骨折线多位于下胫腓联合水平,在冠状面上由前下方向后上方延伸。由于外旋力量不足以传导至后踝,此类损伤未造成后踝骨折,但下胫腓联合韧带仍可能受损,加之胫腓前韧带损伤,会导致踝穴不稳[12]。

踝关节关节内骨折的治疗原则是骨折最大程度地达到解剖复位和功能复位[13-15],维持踝关节环周软组织铰链的完整性,减少术后创伤性关节炎等相关并发症的发生[12,16],争取早期功能锻炼。而决定能否早期功能锻炼的关键点在于骨折端是否稳定。外踝较内踝长约 1cm,后侧有腓骨长短肌肌腱由浅沟经过,当外踝出现移位时,腓骨长短肌肌腱容易嵌于骨折端,导致复位困难[17],且手法复位即使成功也易出现二次移位。旋后外旋型Ⅱ度踝关节骨折采用手法复位石膏外固定治疗,一是固定时间过长易致踝关节僵硬;二是功能锻炼时骨折端及损伤的韧带组织不稳定,容易出现骨折再移位或二次骨折。采用手法复位经皮穿针内固定结合石膏外固定的方法治疗旋后外旋型Ⅱ度踝关节骨折,逆损伤机制行持续的牵引、按压、推挤等手法,利用距骨的磨合及其周围的关节囊和韧带的牵拉作用恢复踝关节的解剖外形,再在克氏针内固定及石膏外固定双重作用下维持骨折端的稳定,既避免了单纯石膏外固定出现的骨折端不稳,又避免了切开复位内固定可能出现的骨膜组织损伤、切口感染、皮肤坏死等并发症[18-20]。术后 6～8 周取出固定下胫腓的克氏针行踝关节主、被动功能锻炼,使踝关节活动范围于负重前即达到正常。术后 10～12 周视骨折愈合情况开始部分负重功能锻炼时,早期损伤的韧带组织已经修复,外踝骨折端仍有 1 枚克氏针固定,可以维持骨折端的稳定,避免了二次骨折及骨折再移位。

本研究结果表明,对于旋后外旋型Ⅱ度踝关节骨折,手法复位后采用克氏针经皮穿针内固定结合石膏外固定较单纯采用石膏外固定,骨折复位好,更有利于踝关节功能恢复,但二者在骨折愈合时间及并发症发生率方面无明显差异。

参考文献

[1]张琪,成永忠,黄晓宇,等.闭合复位外固定架固定治疗合并下胫腓联合分离的旋前—外展型三踝骨折的稳定性研究[J].中医正骨,2020,32(2):14-18.

[2]张晓芳,刘波,刘辉,等.以中医疗法为主的综合康复方案治疗踝关节僵硬[J].中医正骨,2018,30(12):47-49.

[3]屠永刚,任绍东,陈泽群,等.外踝下小切口撬拨复位克氏针内固定治疗跟骨关节内压缩性

骨折[J].中国临床解剖学杂志,2019,37(3):335-339.

[4]KAHN MD,FOX R,STANG T,et al.Anatomic fixation of posterior malleolus fractures as an alternative to transsyndesmotic fixation[J].Techniq Orthop,2017,32(2):93-102.

[5]毕海亮,张起,古恩鹏,等.梯—塔垫在手法复位石膏托和夹板外固定治疗旋后外旋型踝关节骨折中的应用[J].中医正骨,2019,31(7):62-65.

[6]BULSTRODE C,WILSON-MACDONALD J,EASTWOOD D,et al.牛津骨科学[M].李淳德,张殿英,刘晓光,等译.北京:北京大学医学出版社,2015:1449.

[7]LEEDS HC,EHRLICH MG.Instability of the distal tibiofibular syndesmosis after bimalleolar and trimalleolar ankle fractures[J].J Bone Joint Surg Am,1984,66(4):490-503.

[8]蒋协远,王大伟.骨科临床疗效评价标准[M].北京:人民卫生出版社,2005:225-227.

[9]罗建成,连海云,王波,等.关节镜在治疗踝关节前踝撞击症中的价值[J].实用骨科杂志,2011,17(8):759-760.

[10]张如意,云才,尤锡东,等.外踝远端钩钢板治疗外踝远端骨折的疗效分析[J].实用骨科杂志,2019,25(3):213-215.

[11]韦志坤,杨芳,邵菲,等.下胫腓联合分离固定和未固定对踝关节骨折的影响[J].中国中医骨伤科杂志,2020,28(1):23-27.

[12]俞学子,汤祥华,张龙,等.踝关节后外侧入路在合并后踝骨折的Maisonneuve损伤治疗中的应用价值[J].中医正骨,2019,31(11):51-54.

[13]郑江,陈尔东,陈明灿,等.分段渐变螺距中空埋头加压螺钉和普通空心半螺纹加压螺钉治疗内踝骨折的效果评估[J].中国组织工程研究,2020,24(36):5832-5836.

[14]王旭,耿翔,张超,等.后pilon骨折Die-punch骨块的CT分型及应用[J].中华创伤骨科杂志,2018,20(6):470-475.

[15]苏攀,赵鹏,穆世民,等.Gatellier-Chastang后外侧入路治疗合并Die-punch骨块的后踝骨折[J].中医正骨,2019,31(5):55-58.

[16]徐军奎,蔡杰,屈福锋,等.可吸收钉板与金属钉板内固定治疗Ⅱ度旋后外旋型踝关节骨折的比较[J].中国骨与关节损伤杂志,2018,33(6):641-642.

[17]聂政,吴志伟.外踝及其周围结构的解剖学测量及临床意义[J].中国临床解剖学杂志,2015,33(4):387-389.

[18]杨衡,陈宇,弋卓君,等.小切口联合全修复策略治疗Lauge-Hansen旋前—外旋型Ⅳ度踝关节闭合骨折[J].中国修复重建外科杂志,2020,34(6):730-736.

[19]尚林,王翔宇,王爱国,等.旋后内收型Ⅱ度踝关节骨折术后内踝固定失败原因分析及对策[J].中医正骨,2019,31(3):75-78.

[20]梁羽,何荣富,刘绍江,等.复杂踝关节骨折复位不佳的原因及预防策略[J].中国中医骨伤科杂志,2020,28(4):20-23.

（王虎生）

第四节　经皮撬拨复位松质骨螺丝钉内固定治疗内踝骨折

踝部骨折为最常见的关节内骨折,约占全身骨折的 3.92%[1],因其大多数合并内踝骨折,所以治疗较为困难。1995～1997 年采用经皮撬拨复位松质骨螺丝钉内固定的方法治疗内踝骨折 46 例,经过 6 个月至 2 年的随访,取得良好效果,现报道如下。

一、临床资料

本组 46 例,男 30 例,女 16 例;年龄最小 18 岁,最大 65 岁,平均 39 岁;单纯内踝骨折 19 例,合并踝部其他骨折 27 例;旋后—内收型骨折 5 例,其他类型骨折 41 例;就诊时间最短 1h,最长 2 周。

二、方法(以左侧骨折为例)

患者左侧卧位,股神经加坐骨神经麻醉下进行整复固定。常规消毒、铺巾后,术者用右拇指挤压内踝骨折线周围软组织,驱散血肿,扪清移位的内踝骨折块。左手握住足跟,右手握住足背轻度牵引。然后背伸、内翻患侧踝关节,用右手拇指向外上方挤压远骨折块,并轻轻调节内翻角度,直至拇指感觉骨折线处平整、连续,间隙基本消失,此时骨折便已复位(如果骨折线由前上向后下斜行,则拇指应向后、外、上方推,以保持与骨折线的垂直)。如果复位后骨折块不稳定,可用直径 2.5mm 的克氏针在骨折间隙后面穿过皮肤,向前插入骨折间隙,至前面皮下,使钢针沿近侧骨断面向内移动,直至皮下,拨出嵌夹的骨膜及其他软组织,同时再次用手指抵住内踝顶点,将骨折块向上方推挤复位。由术者维持骨折的复位状态,助手选用 1 枚直径 1.5mm 或 2.0mm 的克氏针在内踝尖偏后方向外上方钻入,起固定作用。助手再选用 1 枚直径 3.0mm 的克氏针自内踝尖稍偏内上方处向外上方钻入打孔,选用 1 枚合适松质骨螺丝钉沿此方向拧入行内固定。伤口可用 1 号丝线缝合 1 针,拔除固定克氏针,术后无菌敷料包扎。

对于单纯内踝骨折可免用外固定,术后 24h 可在指导下行功能锻炼,2 周后可下地行走。对于合并踝部其他骨折的应采用石膏外固定,具体制动时间及锻炼方法应视其骨折类型和程度而定。一般内踝螺丝钉可在术后 3 个月取出。

三、结果

本组 46 例,均得到随访。随访时间最长 2 年,最短 6 个月,平均 15 个月。骨折均在 6 周内愈合,达到解剖复位或近解剖复位。后期疗效评定:外观无畸形,踝关节背伸、跖屈均不受限,劳累后踝关节无明显酸痛不适感者 38 例为优,占总数的 82.6%;外观无畸形,踝关节背伸、跖屈受限角度在 10° 以内,劳累后踝关节有轻微的酸痛感者 7 例为良,占总数的 15.2%;外观稍有畸形,踝关节背伸、跖屈受限角度超过 10°,劳累后有酸痛感者 1 例为可,占总数的 2.17%。

优良率为 97.8％,良与可的病例均合并踝部其他骨折。

四、典型病例

患者于某,男,32 岁,工人。因跑步时不慎扭伤致左踝部肿痛,活动受限 5h,于 1997 年 2 月来诊。查体见左踝关节明显肿胀,压痛广泛,以内踝处为重,左内踝外可扪及骨异常活动。X 线摄片示:左内踝骨折,骨折线位于踝关节水平间隙稍下方,呈水平方向,远骨折块向外移位约 0.4cm。诊断为左内踝骨折,在无痛下行经皮撬拨复位、松质骨螺丝钉内固定治疗。术后口服抗生素及我院自制消肿止痛丹以预防感染及消肿止痛,X 线摄片示骨折复位好,术后无外固定,24h 后指导患者进行患肢功能锻炼,2 周后下地行走,2 个月复查,已骨性愈合,踝关节功能完全正常。

五、讨论

(一)本疗法的意义

骨折不愈合为踝关节骨折脱位的最常见并发症之一,其中以内踝骨折不愈合率最高,达 3.9％~15％。而骨折断端间软组织嵌入、复位不良、骨折断端分离、外固定时间过短以及不正确的内固定等为导致内踝骨折不愈合的主要原因[2]。有学者采用切开复位内固定治疗内踝骨折,认为可以使骨折精确复位,而且内固定可靠。然而,由于手术要求条件高,创伤大,术后感染率较高,故其疗效也并不十分理想。Bauer 等[3]于 1967 年查阅了大量文献后指出手术近期效果好,但远期随访发现其骨性关节病发病率反而高于闭合治疗,他将原因归结于手术创伤。为了取得良好疗效并避免大的手术创伤,有学者采用手法复位经皮克氏针(或钢丝)内固定治疗内踝骨折。由于内固定可靠性差,未能很好地解决骨块分离现象,因而内踝骨折不愈合率没有明显降低。并且由于其术后仍需较长时间的外固定,妨碍了关节功能的恢复。我们在长期的临床工作中发现,应用经皮撬拨手法复位松质骨螺丝钉内固定治疗内踝骨折是一种集闭合治疗与切开治疗优点于一体的新疗法,基本可以解决上述问题。

(二)本疗法的特点

1.复位良好

内踝在皮下,无较厚软组织覆盖,故在整复时手感好,易于摸清骨折情况,指导复位;再加上经皮撬拨技术的应用,解决了软组织嵌入问题,所以可使大多数内踝骨折达到解剖复位。

2.固定可靠

经皮行松质骨螺丝钉内固定的器械及操作方法与切开复位松质骨螺丝钉内固定基本一致,其内固定效果是可靠的。松质骨螺丝钉可以产生骨折端间的加压作用,使断端贴合更为紧密,解决了骨块分离问题,故有利于微血管的重建和骨细胞的贯穿修复,明显降低了内踝骨折的不愈合率。

3.功能恢复好

本疗法为非切开疗法,保持了软组织解剖结构的完整性及稳定性,因此其创伤和对血运的破坏较切开疗法小得多,可有效降低远期并发症的发病率。另外,对于单纯内踝骨折,可以免用外固定,早期行患肢功能锻炼,符合"筋骨并重,动静结合"的治疗原则,可以有效地预防各种骨折的发生。对于合并有踝部其他骨折的病例,也可视具体情况不同程度地提前其功能锻炼的时间,改善踝关节功能锻炼效果。

4.费用低

本法降低了患者的经济负担及思想负担,易为患者所接受。

(三)本疗法的操作要点

在术前应详细询问病史并仔细阅读 X 线摄片,以确定其具体受伤机制,指导操作。踝关节骨折脱位较为复杂,但对内踝而言,主要可分为旋后—内收型和 Lauge-Hansen 分型的其他 4 种类型。在第 1 种类型中,一般不存在软组织嵌入问题,故无须撬拨。但此类型中内踝骨折块上移稍大,所以应在踝中立位充分牵引后,再行复位固定。另外,由于此骨折易于造成踝穴内上角的骨压缩损伤,因而在整复过程中手法要轻柔,以免造成损伤区软骨等脱落,形成关节游离体。通常第 2 种骨折多见。在此种类型的骨折中,虽然因其创伤机制不同致骨折线方向及骨折块大小不同,但都存在着骨块较小、易于造成软组织嵌入、不愈合率高等问题,其整复固定方法基本一致。对于骨折线由前上向后下斜行者,螺丝钉应自内踝尖偏前上部向后、上、外方向进入,以使螺丝钉尽可能与骨折线垂直;对于骨折线为水平方向者,则可自内踝尖稍偏内上部位向外上方进入。螺丝钉在冠状面上与下肢纵轴成角不能过大,否则容易穿过踝穴内上角,进入关节腔。其具体倾斜角度应据骨块大小及骨折线高低在 X 线摄片仔细测量而定。松质骨螺丝钉的螺纹部分应全部位于骨折线附近,否则就起不到断端加压作用。对于合并下胫腓分离者,应先整复固定下胫腓联合。因为在整复下胫腓分离时,需要内翻、背伸踝关节,此时可以使内踝得到不同程度的复位,并且在整复下胫腓分离时无须考虑内踝骨折复位后再移位问题。对于合并后踝骨折者,由于一般同时合并下胫腓联合的损伤,所以一般应先整复固定后踝,再依次处理下胫腓损伤及内踝骨折。如果先处理下胫腓联合损伤,后踝骨折块则会受到周围骨质的夹持,造成复位困难。

(四)本疗法的适应证

(1)对于骨折块较小(最大径小于 0.5cm)的撕脱骨块,由于骨块小、手感差,很难摸清骨块准确位置,因而复位困难,并且无法行松质骨螺丝钉内固定。所以此类骨折不是本法适应证。

(2)对于踝部骨骺未闭者,由于本法对骨骺破坏较大,可能造成骨骺损伤,影响生长发育,故不列为适应证。

(3)本疗法治疗的最佳时间为伤后 24h 以内。时间延长,肢体则会过度肿胀,影响操作。对于此类患者,可以先对肢体进行制动、消肿处理,伤后 1 周再行治疗。对于伤后 2 周以上患者,由于血肿机化物形成,部分软组织损伤愈合,操作较为困难,应视具体病情考虑是否采用此疗法。

参考文献

[1]陆裕朴,胥少汀,葛宝丰,等.实用骨科学[M].北京:人民军医出版社,1991:717.

[2]王亦璁,孟继懋,郭子恒.骨与关节损伤[M].北京:人民卫生出版社,1991:737.

[3]BAUER M,BERGSTRM B,HEMBORG A,et al.Malleolar fractures non-operative versus operative treatment,A controlled study,Clin Orthop Relat Res,1985,10:199.

(刘承涛)

第五节　两种入路钢板内固定治疗外踝骨折

采用后外侧入路钢板内固定与外侧入路钢板内固定治疗 25 例外踝骨折患者,疗效满意,现报道如下。

一、资料和方法

(一)病例资料

本组 25 例,男 14 例,女 11 例,年龄 19～58 岁。均为闭合性骨折,12 例行外侧入路钢板内固定,13 例行后外侧入路钢板内固定。根据 Lauge-Hansen 分型:旋后外旋 10 例,旋前外旋 9 例,旋前外展 4 例,旋后内收 2 例。其中双踝骨折 13 例,三踝骨折 10 例,外踝骨折 2 例。患者伤后距手术时间为 5～7d。

(二)治疗方法

腰硬联合麻醉下手术。

1.外侧入路钢板固定

患者取仰卧位,在外踝外侧处做一直切口,直视下复位,使用克氏针临时固定,外侧钢板、螺钉固定。

2.后外侧入路钢板固定

患者侧卧位,在外踝后缘与跟腱中点间做一纵行切口,直视下复位,使用克氏针临时固定,将预弯的钢板置于外踝后方。患者术后均不用石膏外固定。术后第 1 天在无痛的情况下主动进行踝关节锻炼。根据患者的骨折愈合情况,于术后 4～6 周指导患者逐步负重行走,直到骨折愈合后进行完全负重。

二、结果

后外侧入路患者中 1 例出现腓骨肌腱炎;外侧入路患者中 1 例内固定物失效,1 例术后第 5 天出现皮肤浅表感染致螺钉外露,经换药后愈合;其余患者切口均一期愈合。术后腓肠神经支配区域感觉及运动功能均无异常。患者均获得随访,时间 4～20 个月。患者骨折均愈合。末次随访按照 Baird-Jackson 踝关节评分系统评价疗效:优 19 例,良 3 例,可 2 例,差 1 例。

三、讨论

外踝骨折常规采用外侧入路,但外踝解剖特点是存在一个向外的约 15°的外翻角,手术必须恢复此角度,做到解剖复位,恢复正常踝穴。进行外侧入路钢板内固定时需对钢板进行精确的塑形,以利于将复位后的外踝骨折固定于解剖位置上。采用后外侧入路钢板内固定时外踝矢状面距离较长,可选用较长的螺钉进行双皮质固定,还可进行跨越骨折线的双皮质固定,可提高远骨折端的固定强度,避免螺钉穿入关节腔内;外踝后侧解剖形态较平整,与钢板契合度更好,适宜安放钢板,避免钢板后移。腓骨后软组织相对厚实,钢板包裹在腓骨长短肌腱中,术后切口感染、坏死以及内固定外露等发生率较低,并可缩短患者功能锻炼的时间。

(王辉亮)

第六节 手法复位结合经皮穿针治疗踝部骨折脱位60例

[摘要]目的:评价手法复位结合经皮穿针治疗不稳定型踝部骨折脱位60例临床疗效,分析其治疗特点。方法:回顾性分析符合纳入标准的踝部骨折脱位的病例,全部运用中医正骨手法结合经皮内固定治疗。术后对所有患者进行定期随访,通过定期的X线摄片观察骨折的临床愈合时间,并参照Baird-Jackson踝关节评分系统对患肢进行疗效评定。结果:术后X线摄片示骨折脱位均达准确复位,所有患者均于术后8周内达到临床愈合标准,踝关节功能优良率达80%以上。结论:手法复位经皮穿针治疗踝关节骨折脱位是一种创伤小、操作简便、疗效可靠、经济适用的治疗方法,具有较强的临床可行性。

[关键词]踝关节;踝部骨折脱位;手法复位;经皮穿针

踝部骨折是常见的关节内骨折,约占全身骨折的3.92%[1]。由于踝关节自身的解剖及功能特点以及损伤的类型、程度的复杂性,虽然多年来国内外许多学者尝试了多种手术方法,但均未形成为多数医生、患者所接受的方法,而手法复位结合经皮穿针是传统中医正骨手法与现代新思路、新方法的有机结合,2008~2010年,我们采用手法复位结合经皮克氏针或空心钉固定治疗不稳定型踝部骨折脱位60例,取得了满意疗效,现报道如下。

一、临床资料

本组60例,男36例,女24例。年龄19~68岁,中位数35岁。跌伤20例,扭伤18例,撞伤12例,砸伤10例,均为新鲜闭合性骨折。按Lauge-Hansen分类,旋后外旋型22例(Ⅱ度5例,Ⅲ度12例,Ⅳ度5例),旋后内收型12例(Ⅰ度5例,Ⅱ度7例),旋前外展型13例(Ⅱ度5例,Ⅲ度8例),旋前外旋型13例(Ⅰ度2例,Ⅱ度3例,Ⅲ度7例,Ⅳ度1例)。伤后至来诊时间最短1h,最长7d。其中8例合并糖尿病,10例合并高血压。

二、方法

(一)手术方法

手术均采用股神经加坐骨神经阻滞麻醉。患者取仰卧位,根据不同损伤类型的受伤机制,逆创伤机制行手法复位固定(以旋后外旋型三踝骨折为例):助手固定牵引小腿,术者两手拇指抵于外踝骨折端,其余手指环抱足背和足跟,先将患足轻度内翻外旋,解除骨折断端的嵌插,然后足跖屈牵引,恢复腓骨长度,牵引下背伸踝关节,纠正距骨及胫骨后唇的向后移位,同时拇指自后向前、内推挤外踝骨块,使之复位并纠正距骨向外后方脱位,复位成功后,取直径 2.0mm 或 2.5mm 的克氏针于外踝尖打入,并使克氏针紧贴腓骨后侧皮质走行进入腓骨髓腔内,另取直径 2.5mm 的克氏针于外踝最高点偏后约 0.5cm 处,与胫骨纵轴成约 45°角,与额状面成约 30°角,由后下向前上通过下胫腓联合进入胫骨远端,并自内前方刚好突破对侧骨皮质。对于腓骨的骨折线离下胫腓较远的骨折,采用经外踝尖打入钛针的方法固定。维持踝关节背伸 90°内翻位,推挤内踝骨块,当手下触摸到内踝骨折线前侧、内侧骨质连续时,取直径 1.5mm 或 2.0mm 的克氏针钻入内踝骨块,带动骨块使之复位,复位成功后,可用复位钳或巾钳临时固定,斜向外上打入克氏针,以针尖刚好穿透对侧皮质为宜。取等长克氏针测量所需空心钉长度,将其套入克氏针并拧入,对于内踝骨块较小的情况,可仅用 2 枚克氏针交叉固定,以免打入空心钉时骨块破碎。复位后踝骨块,骨块较大者,取直径 1.5mm 的克氏针由跟腱外侧向前打入并穿出前侧皮肤,测量所需空心钉长度,从前侧套入空心钉,向后拧入固定后踝,检查胫距关节面,拔除克氏针,术中 C 臂机透视,确认达到准确复位,处理针尾。依法整复固定其他类型骨折脱位。

(二)术后处理及功能锻炼

对有外旋、外翻畸形的骨折,踝关节应背屈 90°固定,轻度内翻位;对有内翻畸形的骨折,踝关节应背屈固定在轻度的外翻位,复位后采用 U 形石膏固定,固定期间行足趾及膝关节屈伸活动,促进患肢消肿。一般特殊位固定 4~6 周后去除石膏,并行踝关节主、被动屈伸活动,扶拐不负重行走,术后 10 周左右,取出固定下胫腓的螺钉后开始负重锻炼。

(三)中药治疗

骨折早期由于筋经骨脉受损,气血凝滞、治疗以活血祛瘀、消肿止痛为主,方用骨伤复原汤(由当归、赤芍、桃仁、红花等 13 味中药组成),水煎服,每天 1 剂。中后期以接骨续筋、补益肝肾为主,方用接骨药丸(由续断、骨碎补、土鳖虫、煅自然铜等 6 味中药组成)6g,口服,每天 1 次(以上方剂均为山东省文登整骨医院院内制剂)。

三、结 果

(一)疗效评价标准

按照 Baird-Jackson 踝关节评分系统从疼痛(15 分)、踝关节的稳定(15 分)、行走能力(15 分)、跑动能力(10 分)、工作能力(10 分)、踝关节的活动(10 分)、X 线摄片结果(25 分)来评分,优为≥96 分;良为 91~95 分;可为 81~90 分;差为 0~80 分。

(二)疗效评价结果

本组 60 例,术后 X 线摄片示骨折脱位均达准确复位,针眼无感染,克氏针、空心钉无松动。56 例得到随访,4 例失访,56 例骨折均于术后 8 周内达到临床愈合标准,随访时间最长 24 个月,最短 6 个月,中位数 11 个月。按上述疗效评定标准评定,优 38 例,占 67.9%;良 8 例,占 14.2%;可 10 例,占 17.9%。

四、讨论

踝关节是人体最大的负重关节之一,运动中踝关节所承受的压应力可为体重的 2～4 倍,其关节面较髋、膝关节面小,所承受的体重却大于髋、膝关节,同时踝关节承受应力无法得到缓冲,因此对踝关节骨折脱位的治疗较其他部位骨折的治疗要求更高。

近年来,国内外关于复杂踝关节骨折脱位的临床研究很多,也报道了很多不同的治疗思路与方法,疗效不尽相同,本组病例通过微创手术对骨块进行了牢固的内固定,同时结合外固定,解决了单纯外固定后期骨块发生再移位及复位丢失的可能,另外通过体位性的外固定,使韧带、筋膜组织得到良好的修复,可达到"筋骨并重"的目的,且术后肢体不留有瘢痕,不影响美观。

选择微创治疗的时间我们一般选择在伤后 7d 左右,行手法复位在周围的软组织肿胀基本消失,组织张力适中时进行,此时行手法复位可以更清楚地扪及骨折线及骨块移位情况,利于复位。复位过程中一般采用先复位固定外踝,再内踝,最后处理后踝的顺序进行,良好的外踝复位可以促进后踝复位,有利于维持距骨及下胫腓联合的稳定。对于外踝骨折呈长斜形者,进针时贴髓腔后壁,这样有利于骨折的复位。伍书民[2]认为,单纯下胫腓韧带损伤较少见,往往与踝部的骨折和其他韧带损伤同时存在,大多需要手术。下胫腓联合的固定方向取外后向前上方的方向固定,依据下胫腓联合的解剖形态,使下胫腓韧带可获得良好的修复;固定下胫腓联合的克氏针或空心钉,针尖一般不穿出胫骨内侧皮质,尽量保持腓骨的正常活动和踝关节的生物力学,并在负重前(一般术后 8～10 周)去除,过早去除不利于韧带修复,过晚则会限制踝关节活动,造成下胫腓联合的生理活动障碍,影响关节功能恢复,并增加克氏针或空心钉松动、断裂机会。同时选择固定下胫腓联合时,螺钉的位置不应过低或过高,位置过低,螺钉会通过骨间韧带,造成局部钙化,引起踝部疼痛,位置过高,又会使螺钉承受过大的剪切力而容易断裂[3]。对于腓骨的骨折线离下胫腓联合较远时,可以采用由外踝尖经髓腔打入钛针的方法固定,以保证腓骨的长度与力线。复位内踝骨折时,如果没有明显的骨擦音或复位感,说明骨折断端间嵌插软组织,可以用小针刀挑拨,去除骨折断端间的软组织然后再复位;对于较大的内踝骨折块,采用空心钉固定,防止骨折块旋转,并保持螺钉与骨折线垂直;对于较小的骨块,采用克氏针固定,防止骨块破碎。后踝骨折块多由后胫腓韧带从胫骨的附着点撕脱并附着到外踝,一旦复位和固定外踝,后踝骨折块即可达到近似解剖复位[4],因此后踝的处理一般应在外踝复位固定之后进行。一般认为如果骨折块较小,对功能没有影响,可以不固定,如果骨折线累及关节面 15%～25%,根据术中内踝和外踝骨折的复位情况选择是否固定,如果超过 25%,则必须固定[5]。但由于后踝也为关节囊及韧带的附着点,胫腓后韧带对下胫腓联合的稳定的作用,所以我们认为只要后踝骨块大到可以用克氏针固定不至于使骨块破碎,复位固定后踝骨块都是有着积极意义的。

复位固定完成后,一般应采用逆创伤机制给予可靠的背伸外固定(一般 6 周左右去除),因为距骨后上窄小而前下宽大,背伸时距骨较大的前下部即进入踝穴,这样有利于恢复踝关节面的平滑性,为日后踝部功能乃至减轻创伤性关节炎创造了有利条件。

踝部骨折脱位的治疗中除了良好复位、有效的外固定外,还要进行早期功能锻炼。功能锻炼是减少和防止关节粘连、减轻和防止创伤性关节炎、促使踝关节功能恢复的关键。通过距骨在踝穴中的早期活动,能够清除瘀血,并使关节面内的初期骨痂逐步模造光滑,骨折的愈合在距骨塑形模造下完成。

中药在治疗骨折中发挥着重要作用,胡大佑等[6]认为,中药具有改善血液循环、促进血肿的吸收与机化、促进胶原合成、加速钙化、激活和调节酶系统、增强细胞活动、提高骨痂质量等多方面作用。骨折早期由于筋经骨脉受损,气血凝滞,治疗以活血祛瘀、消肿止痛为主;中后期以接骨续筋、舒筋通络为主,后期去除石膏功能锻炼时,以补益肝肾、强筋健骨为主。

通过对本组病例的临床疗效观察显示,手法复位经皮穿针治疗踝关节骨折脱位是一种优良的治疗方法,它取单纯手法复位石膏外固定和切开复位内固定之所长,避两者之所短,很好地贯彻了中医骨伤学中倡导的"动""静"结合,"筋骨并重"的原则,合理地解决了固定和活动的矛盾。但同时对于踝部骨折,不应过分强调某一种治疗方法,而应依据不同的骨折类型及软组织情况选择治疗方案,才会达到较好的效果。

参考文献

[1]王亦璁.骨与关节损伤[M].4版.北京:人民卫生出版社,2007:1498.
[2]伍书民.踝关节损伤合并下胫腓联合分离36例治疗体会[J].中医正骨,2009,21(4):44-45.
[3]方志祥,李坚.手术治疗合并下胫腓联合损伤的踝关节骨折80例[J].中医正骨,2010,22(6):48-49.
[4]肖湘,张铁良,张建国,等.陈旧性三踝骨折的手术治疗[J].中华骨科杂志,2006,26(6):390-393.
[5]林希龙,何伟,王岩峰.踝关节骨折的手术及康复治疗[J].中国矫形外科杂志,2006,14(6):419-420.
[6]胡大佑,张昊,刘涛.两种方法治疗踝关节骨折疗效比较[J].中国中医骨伤科杂志,2000,8(4):33-34.

(李 琰)

第七节 手法复位经皮穿针治疗踝部骨折并脱位98例

1985年6月至1989年8月,我院对严重的踝部骨折并脱位98例采用手法复位、经皮穿针内固定、U型石膏外固定的方法治疗,疗效满意,现报道如下。

一、一般资料

本组98例,男75例,女23例;年龄16~66岁,其中25~35岁者77例。均为闭合骨折。外翻外旋型81例,内翻内旋型12例,垂直挤压型2例,踝上骨折3例。其中外踝骨折并脱位34例,内踝骨折并脱位3例,外、后踝骨折并脱位19例,双踝骨折并脱位25例,三踝骨折并脱位 17 例。伤后就诊时间为 2h 至 18d,平均 3.5d。

二、方法

根据不同的骨折类型,采用不同的整复和固定方法,原则上是按照引起骨折的相反机理进行复位固定。整复需在充分麻醉下进行,内翻骨折先内翻牵引,再逐渐外翻复位;外翻骨折先外翻牵引,再逐渐内翻复位。即 1 名助手双手握住膝部,术者一手握足背,一手托足跟,对抗牵引复位,并维持在所需的外翻或内翻位。第 2 助手在无菌操作下,选用 1～2 枚克氏针经皮穿针固定。对下胫腓关节有分离者,首先复位,由外踝尖上(略偏后)约 1.5mm 处,用 1 枚 2.5～3.0mm 克氏针向内上成 30°～40°,向前成 20°～30°经皮进入,直到胫骨内前侧皮质,针尾折弯,留于皮外,然后复位固定内踝或后踝骨折,U 型石膏外固定。一般术后 5d 即可扶拐下床活动,6～8 周去除内、外固定。

三、结果

疗效评价标准:优,骨折解剖或近乎解剖复位,功能恢复与健侧相同;良,骨折复位欠好(后踝骨块超过胫骨下关节面 1/3,复位后骨块上移约 0.2mm,内踝前移 0.2mm,外踝嵌插 0.3mm 等),踝关节伸屈活动比健侧差 5°～10°,行路达 1h 以上无疼痛。经随访 0.5～4 年,优 83 例,占 84.7%;良 16 例,占 15.3%。

四、体会

踝关节是负重最大的关节,因此在治疗踝部损伤时,都必须考虑到踝关节功能的恢复,力求解剖或近解剖复位,以恢复踝关节的正常解剖关系及功能。对踝部骨折的治疗方法很多,多数主张手法复位、小夹板或石膏外固定,袜套牵引也是较为有效的措施。有些学者认为,对移位的后踝骨块超过胫骨下关节面的 1/3、内踝骨折、三角韧带断裂等应首先手术治疗。对严重骨折并脱位的病例,外固定治疗常发生固定中再移位。切开复位内固定并修复韧带常发生伤口感染等并发症,内固定物还须再次手术取出,给患者带来一定的负担和痛苦。我们认为,常规使用手术治疗是不恰当的,主张首先采用手法治疗,但对反复手法复位失败的病例,必须予以手术治疗。

踝部骨折并脱位,因受外力所致,多伴有下胫膝关节分离、腓骨下端(外踝)骨折、三角韧带断裂。距骨常伴随外踝向外后方脱位,腓骨断端有重叠移位,则外踝上移。对此型损伤的治疗关键是要解决下胫腓关节分离,所以在治疗时应先复位固定下腓关节,保持或恢复外踝的长度和正常位置。否则,易造成踝外翻、踝穴变宽,使踝关节不稳定而影响功能。我们采用的手法复位经皮穿针固定治疗,对下胫腓关节有分离者,首先复位,用 1 枚克氏针固定,然后复位固定内踝或后踝骨折。有部分双踝或三踝骨折并脱位的病例,在下胫排关节复位固定后,内踝和后踝可随之复位。此方法只要复位满意,即能有效固定,并能减少卧床时间,早期下床活动,防止关节粘连,且能使残余的移位随肌肉的活动而自动复位,使骨折愈合及功能较快恢复。

(张峻玮)

第八节　内外侧双入路全螺纹柱螺钉内固定技术治疗距骨颈骨折28例

[摘要]目的:探讨内外侧双入路全螺纹柱螺钉内固定治疗距骨颈骨折的临床疗效。方法:对28例距骨颈骨折患者进行内外侧双入路全螺纹柱螺钉内固定治疗,术后采用AOFAS踝—后足功能评分系统评估患者术后功能恢复情况,采用视觉模拟量表(VAS)评价患者疼痛情况。结果:术后28例获平均24个月(6～48个月)随访。所有患者均获骨折愈合,平均愈合时间3.6个月(3～6个月)。末次随访时AOFAS踝—后足功能评分68～92分,平均(80.7±7.5)分;VAS评分0～6分,平均(0.8±0.4)分。8例患者出现创伤性关节炎,6例患者出现部分距骨体缺血性坏死。结论:内外侧双入路全螺纹柱螺钉内固定治疗距骨颈骨折具有解剖复位、固定可靠、愈合率高、并发症少等优点,可获得满意的短期临床疗效。

[关键词]距骨颈骨折;骨折内固定术;螺钉

距骨颈骨折是一种具有潜在致残性的损伤,占足部骨折的3%～6%[1-2]。由于距骨独特的解剖特点和脆弱的血供,距骨颈骨折脱位后常导致骨折不愈合、畸形愈合、创伤性关节炎(PTA)及缺血性坏死(AVN)等严重并发症[1-4]。切开复位内固定被认为是治疗距骨颈骨折的首选。螺钉最常用于固定距骨颈骨折,然而拉力螺钉可能会导致距骨颈短缩[5-6]。自2012年1月开始,我们采用内外侧双入路全螺纹柱螺钉治疗距骨颈骨折,取得满意疗效,现报道如下。

一、临床资料

纳入标准:经X线摄片及CT检查明确的距骨颈骨折,即距骨下方骨折线通过外侧突之前的关节外骨折[7];年龄≥18岁;手术治疗采用内外侧双入路全螺纹柱螺钉固定;随访资料完整。排除标准:距骨体骨折,即距骨下方骨折线通过或位于外侧突之后的关节内骨折[7];受伤至手术时间≥3周。

2012年1月至2017年12月,我们采用经内外侧双入路全螺纹柱螺钉技术治疗距骨颈骨折28例,其中男20例,女8例;年龄21～58岁,平均32.2岁;右侧17例,左侧11例。致伤原因:高处坠落伤14例,交通伤9例,重物砸伤3例,运动伤2例。根据改良的Hawkins分型:ⅡA型骨折(距骨颈骨折移位伴距下半脱位)10例,ⅡB型骨折(距骨颈骨折移位伴距下关节完全脱位)12例,Ⅲ型骨折(距骨颈骨折移位伴距下关节、踝关节脱位)6例。合并内踝骨折6例,开放性骨折3例。

二、方法

(一)术前处理

患者入院后急诊行X线检查、CT检查及三维重建明确诊断、分型及骨折病理特点。所有合并关节脱位的患者均于入院后立即进行闭合复位,复位成功后以克氏针或石膏外固定,待皮肤出现皱纹征后进行确定性固定手术。闭合复位不成功及开放性骨折患者立即行清创复位内固定手术。受伤至内固定手术时间4h至12d,平均6.3d。

(二)手术方法

采用前内侧和前外侧联合入路显露距骨颈:前内侧入路显露中避免损伤三角韧带深层,以免进一步损伤距骨体残存的血供;前外侧入路显露中避免解剖跗骨窦,保护距骨体血供。充分显露完毕,清理骨折端和距下关节的骨、软骨碎片,恢复距骨颈的长度、对线及旋转,2mm的克氏针临时固定维持复位。对于无法完成复位的HawkinsⅢ型骨折,进行内踝截骨,以便显露和复位距骨颈骨折。正、侧位及Canale位透视证实骨折解剖复位后打入导针,进行最终固定。对于距骨颈内侧柱粉碎的骨折,内侧柱采用4.5mm Acutrak全螺纹螺钉固定,以免骨折线加压导致距骨颈内翻,该螺钉作为"柱固定"螺钉对内侧柱提供支撑,外侧柱采用加压空心钉固定。同样,对于距骨颈外侧柱粉碎的骨折,外侧柱采用Acutrak全螺纹螺钉固定,内侧柱采用加压空心钉固定;对于距骨颈内外侧柱均粉碎的骨折,双柱均采用Acutrak全螺纹螺钉固定。对3例骨缺损较多的骨折,取胫骨远端松质骨植骨促进骨折愈合。距骨颈骨折复位固定完成后,使用4.0mm空心钉固定内踝骨折或内踝截骨。分层缝合伤口,放置引流,松软敷料加压包扎。

(三)术后处理

术后石膏托外固定,抬高患肢,应用抗生素及脱水药物。术后第2天指导患者进行足趾主动屈伸活动,术后2~3周拆线,拆线后开始踝关节及距下关节主动活动及本体感觉锻炼。无论骨折粉碎程度,术后12周方可扶双拐保护下行部分负重,X线摄片证实骨折愈合后方可全负重。

(四)观察指标

(1)记录手术时间、出血量,观察伤口并发症。

(2)拍摄X线摄片评价骨折复位、骨折愈合、畸形愈合、PTA和AVN等。

(3)采用AOFAS踝—后足功能评分系统评估患者术后功能恢复情况。

(4)采用视觉模拟量表(VAS)评价患者疼痛情况。

三、结果

手术时间50~120min,平均84min;术中出血量10~100mL,平均25mL;术后住院时间5~10d,平均7.6d;本组28例患者平均随访时间24个月(6~48个月)。28例患者均获得解剖复位、骨性愈合,愈合时间3~6个月,平均3.6个月。末次随访时AOFAS踝—后足功能评分68~92分,平均(80.7±7.5)分,其中优11例,良12例,可5例,优良率为82.1%。VAS评分0~6分,平均(0.8±0.4)分。典型病例见图21-3。

本组1例患者前内侧切口出现浅表性皮肤坏死,经加强换药、口服抗生素后愈合;1例急诊切开复位内固定患者出现伤口裂开,经换药、清创及二期缝合后伤口愈合。2例患者表现为踝关节和距下关节PTA,2例患者出现踝关节PTA,4例患者出现距下关节PTA;其中2例患者因疼痛严重行距下关节融合手术。6例患者出现部分距骨体AVN,其中3例为ⅡB型骨折,3 例为Ⅲ型骨折,经消炎镇痛及中药治疗后症状缓解,均未发生距骨体塌陷,未进行手术治疗。没有患者发生深部感染、内植物撞击、畸形愈合。

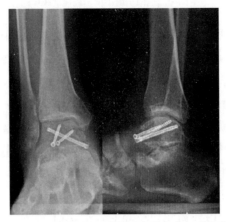

图 21-3　距骨颈ⅡB 型骨折术后 1 年 X 线摄片

四、讨论

(一)距骨颈骨折的分型及预后

Canale 和 Kelly 改良的 Hawkins 分类系统是距骨颈骨折目前应用最广泛的分类系统,能有效指导骨折的治疗及预后评估,Hawkins 分型程度与 AVN 发生率密切相关。系统性回顾研究[2]显示,Hawkins Ⅰ型骨折的 AVN 发生率为 0～5.7％,Ⅱ型骨折为 15.9％～20.7％,Ⅲ型骨折为 38.9％～44.8％,Ⅳ型骨折为 12.1％～55.0％。为提高 Hawkins 分型的可预测性,Vallier 等[8]进一步将Ⅱ型骨折细分为两个亚型:ⅡA 型骨折表示距下关节不匹配或半脱位,ⅡB 型骨折则表示距下关节完全脱位。他们的研究中,21 例ⅡA 型骨折中没有发生 AVN,而23 例ⅡB 型骨折中 6 例(25％)发生 AVN,ⅡB 型骨折具有与Ⅲ型和Ⅳ型相似的 AVN 发生率,并认为最初的骨折移位程度有助于预测 AVN 的发生。本研究中,10 例ⅡA 型骨折未发生 AVN,12 例ⅡB 型骨折中 3 例发生 AVN,6 例Ⅲ型骨折中 3 例发生 AVN。

(二)距骨颈骨折的手术时机及入路选择

对于伴有周围关节半脱位或脱位的距骨颈骨折应进行急诊复位,以保护周围软组织和神经、血管结构。开放性损伤和不可复位的骨折脱位需要急诊清创或切开复位手术[6,9]。既往距骨颈骨折确定性内固定同样急诊进行。据推测,骨折早期复位固定可以维持损伤后脆弱的血供,有助于减少术后并发症。然而,损伤到最终固定的时间与 AVN 的风险无关[6,8-10]。Vallier 等[8]对 81 例距骨颈骨折进行了回顾性研究,其中 46 例患者接受了急诊确定性固定手术,35 例患者接受延迟固定手术。对 63 例患者(64 例骨折)进行了平均 30.3 个月的术后随访表明,紧急复位时间(6h、8h、12h 或 18h)与 AVN 发生率无关,受伤到确定性固定的时间亦与AVN 发生率无关,确定性固定的手术时机并不影响愈合率、AVN 率或再手术率。并发症发生率与初始损伤程度更为密切,包括初始移位、粉碎数量和开放性骨折等。本研究中,22 例患者急诊闭合完成距骨骨折伴随脱位的复位,二期进行确定性固定。无法闭合复位和开放性骨折的 6 例患者进行急诊切开复位内固定手术,其中 1 例患者出现伤口裂开,经换药、清创及二期缝合后伤口愈合,2 例患者出现 AVN。

距骨颈骨折常用的手术入路有前内侧入路、前外侧入路、后外侧入路及联合入路等。手术入路的选择取决于距骨颈骨折的病理解剖特点、软组织状况以及相关的其他损伤。为改善骨折显露和复位质量,多数学者提倡前内侧和前外侧联合入路治疗距骨颈骨折[2-3,5,9]。这两种入路可以与内踝和(或)外踝截骨术相结合,以充分显露显示距骨颈和距骨体骨折,从而获得解剖复位[5-6,9,11]。我们认为,前内侧和前外侧双入路允许距骨颈的完全显露,便于精细解剖分离、减少软组织剥离、准确判断复位和使用各种内植物。联合入路治疗距骨颈骨折要遵循以下原则:确保前内侧和前外侧入路之间有足够的皮桥,保持全厚皮瓣剥离,避免潜行分离;避免解剖距骨颈下方和跗骨窦,减少距骨颈背侧的剥离,避免损伤三角韧带,以免破坏距骨的残留血供;仔细去除距下关节及骨折端的骨软骨碎片,以确保解剖复位,减少距下关节 PTA。

(三)距骨颈骨折的内固定方式选择

随着内植物技术的发展,距骨颈骨折更加稳固的内固定是目前的治疗趋势。螺钉固定是距骨颈骨折最常用的固定方法,可以从前到后或从后到前放置或联合放置[12]。在任何粉碎情况下,使用拉力螺钉都可能导致对线不良,简单的距骨颈骨折拉力螺钉固定也可能导致骨折的塌陷和错位[5-6]。全螺纹螺钉可以用来维持骨折的解剖复位,避免粉碎性骨折短缩造成对线不良。近年来,钉板系统固定成为多位研究者推荐的距骨颈骨折固定方式[1,3,6]。钉板固定的主要优势在于桥接粉碎区域,复位更精确,避免潜在的对线不良[1,3]。有研究表明,单纯螺钉固定与钉板固定在生物力学强度上没有差异[13-14]。但钉板固定可能会引起症状性的软组织或骨性撞击,需要二次手术移除内植物[3]。本研究采用内外侧双入路全螺纹柱螺钉内固定治疗距骨颈骨折 28 例,在进行拉力螺钉固定之前,将全螺纹螺钉植入在距骨颈的粉碎区域,这是防止螺钉造成骨折部位短缩的关键。这样矢状面全螺纹螺钉起到"柱螺钉固定"的作用,以支持距骨颈内侧柱或外侧柱。本组所有患者均获得解剖复位、骨性愈合,8 例患者出现 10 个关节的 PTA,6 例患者出现部分距骨体 AVN,均未发生距骨体塌陷。没有患者发生距骨颈短缩、畸形愈合,没有患者因内植物撞击要求取出内固定。

总之,距骨颈骨折是一种少见且有潜在致残性的损伤,治疗具有挑战性,AVN、PTA 等并发症常见。内外侧双入路全螺纹柱螺钉内固定治疗距骨颈骨折具有解剖复位、固定可靠、愈合率高、并发症少等优点,可获得满意的临床疗效,是治疗距骨颈骨折的有效方法。

参考文献

[1]LIU H,CHEN Z,ZENG W,et al.Surgical management of Hawkins typeⅢ talar neck fracture through the approach of medial malleolar osteotomy and mini-plate for fixation[J].J Orthop Surg Res,2017,12(1):111-119.

[2]COLIN W,BLAKE T,EMMANUEL MI.Current concepts in talar neck fracture management [J].Curr Rev Musculoskelet Med,2018,11(3):456-474.

[3]MACEROLI MA,WONG C,SANDERS RW,et al.Treatment of comminuted talar neck fractures with use of minifragment plating[J].J Orthop Trauma,2016,30(10):572-578.

[4]范峥睿,马信龙,马剑雄,等.距骨颈骨折治疗及其并发症研究进展[J].中华创伤杂志,2017,33(11):1053-1056.

[5]BUZA JA 3rd,LEUCHT P.Fractures of the talus:current concepts and new developments[J].Foot Ankle Surg,2018,24(4):282-290.

[6]SHAKKED RJ, TEJWANI NC.Surgical treatment of talus fractures[J].Orthop Clin North Am,2013,44(4):521-528.

[7]INOKUCHI S, OGAWA K, USAMI N.Classification of fractures of the talus:clear differentiation between neck and body fractures[J].Foot Ankle Int,1996,17(12):748-750.

[8]VALLIER HA,REICHARD SG,BOYD AJ,et al.A new look at the Hawkins classification for talar neck fractures:which features of injury and treatment are predictive of osteonecrosis? [J].J Bone Joint Surg Am,2014,96(3):192-197.

[9]MAHER MH,CHAUHAN A, ALTMAN GT,et al.The acute management and associated complications of major injuries of the talus[J].JBJS Rev,2017,5(7):1-11.

[10]BUCKWALTER VJA, WESTERMANN R, MOOERS B,et al.Timing of surgical reduction and stabilization of talus fracture-dislocations[J].Am J Orthop(Belle Mead NJ),2017,46(6):408-413.

[11]吴青松,王飞,林治建.经内侧切口入路 Chevron 截骨治疗 Hawkins Ⅱ 型距骨颈骨折 12 例[J].中国中医骨伤科杂志,2018,26(5):57-59.

[12]ABDELKAFY A, IMAM MA, SOKKAR S,et al.Antegrade-retrograde opposing lag screws for internal fixation of simple displaced talar neck fractures[J].J Foot Ankle Surg,2015,54(1):23-28.

[13]CHARLSON MD, PARKS BG, WEBER TG,et al.Comparison of plate and screw fixation and screw fixation alone in a comminuted talar neck fracture model[J].Foot Ankle Int,2006,27(5):340-343.

[14]ATTIAH M,SANDERS DW, VALDIVIA G,et al.Comminuted talar neck fractures:a mechanical comparison of fixation techniques[J].J Orthop Trauma,2007,21(1):47-51.

（邢宏文）

第二十二章　跟骨及跖骨骨折

第一节　数字骨科技术辅助切开复位内固定术治疗跟骨骨折的临床研究

[摘要]目的:探讨数字骨科技术在跟骨骨折切开复位内固定术中的应用价值。方法:将44例符合要求的跟骨骨折患者随机分为数字技术组和传统手术组,每组22例。数字技术组术前利用Mimics15.0软件及跟骨3D打印模型进行模拟复位和手术,确定钢板种类、位置及螺钉的位置和长度,同时对钢板进行塑形,术中按照模拟手术制订的手术方案进行切开复位内固定手术;传统手术组按照传统方式进行切开复位内固定术。比较两组患者的切口长度、手术时间、出血量、术中X线透视次数、住院时间及骨折复位情况。结果:数字技术组的术中X线透视次数和手术时间均少于传统手术组[(7.4±3.6)次,(10.4±2.6)次,$t=3.144$,$P=0.003$;(51.0±7.7)min,(57.8±9.6)min,$t=2.580$,$P=0.013$],两组患者的出血量、切口长度、住院时间比较,差异均无统计学意义[(25.4±3.8)mL,(26.6±4.3)mL,$t=1.043$,$P=0.303$;(12.4±1.3)cm,(13.0±1.2)cm,$t=1.831$,$P=0.074$;(10.5±2.3)d,(10.4±1.7)d,$t=0.226$,$P=0.823$]。按照Burwell-Charnley放射学评价标准,数字技术组解剖复位15例、复位一般3例、复位差4例,传统手术组解剖复位12例、复位一般2例、复位差8例;两组患者的复位情况比较,差异无统计学意义($Z=-1.113$,$P=0.266$)。结论:数字骨科技术辅助下行切开复位内固定术治疗跟骨骨折,可获得较好的骨折复位,而且能减少术中X线透视次数,缩短手术时间。

[关键词]跟骨;数字骨科;3D打印;骨折固定术,内;治疗,临床研究性

跟骨骨折多由高处坠落伤导致,且多为关节内骨折[1],治疗的要点在于准确复位及恢复其解剖结构。由于跟骨的特殊解剖结构,加之现有影像检查的局限性,不能对跟骨骨折的损伤程度做出全面、准确的判断。为此,我们将数字骨科技术引入跟骨骨折切开复位内固定术中,并与传统切开复位内固定手术进行了比较,现报道如下。

一、临床资料

(一)一般资料

纳入研究的患者共44例,均为2013年5月至2014年11月在山东省文登整骨医院住院治疗的跟骨骨折患者。采用随机数字表将其分为数字技术组和传统手术组,每组22例。试

验方案经医院伦理委员会审核通过。两组患者的基线资料比较,差异无统计学意义,有可比性。

(二)诊断标准

采用《中医病证诊断疗效标准》中跟骨骨折的诊断标准[2]。

(三)纳入标准

(1)符合上述诊断标准。

(2)年龄>18岁。

(3)闭合性骨折。

(4)需要采用切开复位内固定术治疗。

(4)同意参与本研究,签署知情同意书。

(四)排除标准

(1)病理性骨折者。

(2)需急诊手术治疗者。

(3)合并其他严重内科疾病者。

二、方法

(一)治疗方法

入院后所有患者抬高患肢,应用甘露醇消除肿胀,并局部冷疗,行跟骨 CT 检查。数字技术组将 CT 扫描数据导入 Mimics15.0 软件(瑞士玛仕特公司),建立跟骨 3D 数字模型,全方位了解骨折情况,并进行虚拟复位及固定,确定钢板位置和螺钉置入的方向、长度。制作与跟骨 1∶1 的 3D 模型,在模型上直观了解骨折块的移位情况,进行模拟复位,根据骨折情况选择合适的钢板并进行预弯。传统手术组进行 CT 三维重建,根据 CT 图像和三维图像制定手术方案。

选择跟骨外侧切口,暴露骨折部位。数字技术组严格按照模拟复位方案进行复位,将预弯好的钢板放置在预定位置进行固定;传统手术组根据术前 CT 检查结果制定的手术方案,结合术中所见骨折真实情况进行复位,选择合适的钢板和螺钉进行固定。

(二)对比方法

比较两组患者的切口长度、手术时间、出血量、术中 X 线透视次数、住院时间及骨折复位情况。骨折复位情况采用 Burwell-Charnley 放射学评价标准[3],在术后第 2 天的踝关节 X 线摄片上从内外踝侧方移位程度、成角畸形、后踝移位程度、距骨是否移位等方面进行评价,将复位情况分为解剖复位、复位一般、复位差 3 个等级(表 22-1)。

表 22-1　Burwell-Charnley 放射学评价标准

等级	评定标准
解剖复位	内、外踝无侧方移位
	无成角畸形

等级	评定标准
解剖复位	内、外踝纵向移位＜1mm
	大后侧碎片向近侧移位＜2mm
	无距骨移位
复位一般	内、外踝无侧方移位
	无成角畸形
	外踝向后移位 2～5mm
	大后侧碎片向近侧移位 2～5mm
	无距骨移位
复位差	有任意内、外踝侧方移位
	外踝向后移位＞5mm 或后踝移位＞5mm
	有任意距骨移位

（三）统计学方法

采用 SPSS 16.0 软件对所得数据进行统计分析,两组患者性别、骨折分型的组间比较采用 χ^2 检验,年龄、病程、切口长度、手术时间、出血量、术中 X 线透视次数、住院时间的组间比较采用 t 检验,骨折复位情况的组间比较采用秩和检验,$\alpha=0.05$。

三、结果

两组患者的复位情况比较,差异无统计学意义($Z=-1.113,P=0.266$),见表 22-2。数字技术组的术中 X 线透视次数和手术时间均少于传统手术组,两组患者的出血量、切口长度、住院时间比较,组间差异均无统计学意义,见表 22-3。典型病例影像资料见图 22-1。

表 22-2 两组跟骨骨折复位情况比较

组别	例数	解剖复位	复位一般	复位差
数字技术组	22	15	3	4
传统手术组	22	12	2	8

注 $Z=-1.113,P=0.266$。

表 22-3 两组 X 线透视次数、手术时间、出血量、切口长度、住院时间比较($\bar{x}\pm s$)

组别	例数	X 线透视次数	手术时间(min)	出血量(mL)	切口长度(cm)	住院时间(d)
数字技术组	22	7.4±3.6	51.0±7.7	25.4±3.8	12.4±1.3	10.5±2.3
传统手术组	22	10.4±2.6	57.8±9.6	26.6±4.3	13.0±1.2	10.4±1.7
t 值		3.144	2.580	1.043	1.831	0.226
P 值		0.003	0.013	0.303	0.074	0.823

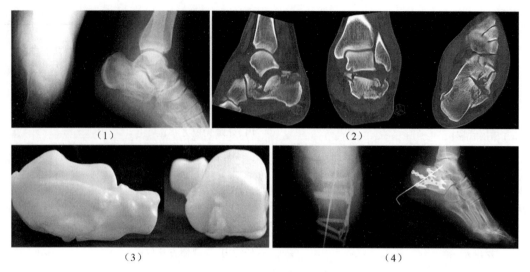

（1）　　　　　　　　　　　　　（2）

（3）　　　　　　　　　　　　　（4）

图 22-1　采用数字骨科技术辅助下切开复位内固定术治疗左侧跟骨骨折

注　患者,男,37 岁。(1)术前 X 线摄片;(2)术前 CT 片;(3)3D 打印跟骨模型;(4)术后 X 线摄片。

四、讨论

跟骨骨折多由高处坠落伤引起,致伤暴力大,损伤严重,其中约 70％为关节内骨折[4]。由于跟骨形状不规则及周围解剖关系复杂,手术视野不能完全暴露损伤的关节面,而术中 X 线透视也会出现重叠覆盖现象,这些因素都会影响术中复位及固定[5-7]。所以对于跟骨骨折尤其是复杂跟骨骨折,通过详细的术前检查,充分了解骨折情况,制订详细手术方案并进行模拟手术,将有助于复位及固定,并缩短手术时间、减少创伤[8-9]。

以往制订手术方案时,主要以术前 X 线摄片和 CT 图像为依据,由术者借鉴权威骨科教材进行虚拟术前设计。这种方式存在很多不足。

(1)对于 Sanders Ⅱ、Ⅲ型跟骨骨折,由于周围骨质重叠覆盖,X 线摄片不能准确反映骨折情况。CT 虽然能从不同平面和角度成像,但提供的信息也非常有限,不能对骨折块进行三维定位,也不能显示骨折线的走向[10]。CT 三维重建虽然能够立体展示骨折部位的三维图像,但其给出的是几个特定截面的三维图像,完全不能满足术者的需要。

(2)与骨折的实际情况相比,教科书中所提及的骨折类型及固定方式均较为简略,不够具体。

(3)这种虚拟手术设计方式很大程度上要依靠术者的临床经验来实现,而且很难与其他医生进行交流和分享。

Mimics 软件可利用 CT 扫描数据建立骨骼的三维模型,而且能利用软件的编辑功能去掉距骨、骰骨、舟骨,使跟骨关节面的塌陷情况及骨折块的移位方向更加清晰地显示出来。在 Mimics 软件的 3D 界面中,我们能够从任意角度对三维模型进行观察,全面了解骨折情况,为确定治疗方案提供依据。同时也可在计算机中虚拟复位,并在复位后的模型中确定钢板位置、螺钉走向及长度,减少了术中的 X 线透视次数。

通过3D打印技术制作的跟骨模型则能更加直观地展示骨折情况[11-14]，而且能根据复位后的模型选择钢板并进行预弯。在传统手术中，大多在骨折复位后选取钢板并塑形，使其贴附骨面，受手术视野及骨折复位情况的影响，这一过程会耗费大量时间，而且钢板塑形的精确度较差[15-16]。

本研究结果提示，在数字骨科技术辅助下行切开复位内固定术治疗跟骨骨折，可获得较好的骨折复位，而且能减少术中X线透视次数，缩短手术时间，值得临床推广应用。

参考文献

[1]BEAUPRE GS.Effect of fracture gap on stability of compression plate fixation：a finite element study[J].J Orthop Res,2011,29(1):152.

[2]国家中医药管理局.中医病证诊断疗效标准[M].南京：南京大学出版社,1994:173.

[3]BURWELL HN,CHARNEY AD.The treatment of displaced fractures at the ankle by rigid internal fixation and early joint movement[J].J Bone Joint Surg Br,1965,47(4):634-660.

[4]BEVILL G,KEAVENY TM.Trabecular bone strength predictions using finite element analysis of micro-scale images at limited spatial resolution[J].Bone,2009,44(4):579-584.

[5]潘朝晖,王剑利,蒋萍萍,等.三种不同骨瓣重建跟骨缺损的有限元及临床分析[J].中华创伤骨科杂志,2005,7(6):529-532,500.

[6]OCHS BG,GONSER C,SHIOZAWA T,et al.Computer-assisted periacetabular screw placement：comparison of different fluoroscopy-based navigation procedures with conventional technique[J].Injury,2010,41(12):1297-1305.

[7]AMIN S,KOPPERDHAL DL,MELTON LJ,et al.Association of hip strength estimates by finite-element analysis with fractures in women and men[J].J Bone Miner Res,2011,26(7):1593-1600.

[8]BAGARIA V,DESHPANDE S,RASALKAR DD,et al.Use of rapid prototyping and three-dimensional reconstruction modeling in the management of complex fractures[J].Eur J Radiol,2011,80(3):814-820.

[9]郝东升,尹芸生,李栋,等.螺旋CT三维重建在跟骨骨折手术治疗中的价值[J].中国现代医学杂志,2006,16(23):3611-3614.

[10]尹庆水,章莹,王成焘,等.临床数字骨科学——创新理论体系与临床应用[M].北京：人民军医出版社,2011:191.

[11]YETTRAM AL,CAMILLERI NN.The forces acting on the human calcaneus[J].J Biomed Eng,1993,15(1):46-50.

[12]RÜBBERDT A,HOFBAUER VR,HERBORT M,et al.3D navigated osteosynthesis of calcaneal fractures.Open and minimally invasive techniques[J].Unfallchirurg,2009,112(1):15-22.

[13]KIM KK,HEO YM,WON YY,et al.Navigation-assisted total knee arthroplasty for the knee retaining femoral intramedullary nail,and distal femoral plate and screws[J].Clin Orthop Surg,2011,3(1):77-80.

[14]HUNG SS,LEE MY.Functional assessment of a surgical robot for reduction of lower limb fractures[J].Int J Med Robot,2010,6(4):413-421.

[15]BLUMENFELD TJ,BARGAR WL,et al.Surgical technique:a cupincup technique to restore offset in severe protrusio acetabular defects[J].Clin Orthop Relat Res,2012,470(2):435-441.

[16]温建民.跟骨骨折的治疗策略[J].中医正骨,2013,25(4):3-6.

（李　宁）

第二节　撬拨复位空心螺钉撑开固定治疗跟骨骨折的临床观察

[摘要]目的:观察撬拨复位空心螺钉撑开固定治疗跟骨骨折的临床效果。方法:选取2013年5月至2015年6月采用撬拨复位空心螺钉撑开固定治疗13例跟骨关节内骨折,先用手法初步恢复跟骨的长度、宽度及角度,再结合CT显示关节面骨折块旋转移位情况,利用钢针插入关节面骨块下方进行撬拨复位,达到关节面的准确复位并用钢针临时固定,针对复位后仍残存的跟骨骨折端嵌插压缩,利用具有撑开作用的空心螺钉撑开骨折端并固定。术后随访,根据Maryland足部功能评分系统对疗效进行评价。结果:13例(13足)均获得随访,随访时间12～34个月,平均26.4个月,骨折愈合好,无局部感染,无创伤性关节炎等并发症发生。按Maryland足部功能评分系统评分,100分2例,99分3例,97分4例,93分2例,85分1例,74分1例,优良率为92.3%。结论:撬拨复位空心螺钉撑开固定可有效复位与固定跟骨骨折,具有创伤小、并发症及后遗症少、疗效好等优点。

[关键词]跟骨骨折;内固定;撬拨复位;空心螺钉

跟骨骨折是最常见的足部骨折之一,其微创内固定治疗一直是足踝外科广泛探讨的问题,至今尚未形成能为多数学者认同的系统治疗方案。2013年5月至2015年6月,我院采用撬拨复位空心螺钉撑开固定治疗跟骨骨折13例,取得良好疗效,现报道如下。

一、资料和方法

（一）一般资料

本组共13例(13足),均为单侧闭合性跟骨骨折,其中男9例,女4例;年龄26～53岁,平均40.3岁;高处坠落伤10例,车祸伤3例;无合并下肢其他骨折或脱位。所有病例均行跟骨轴、侧位X线检查,并行CT平扫及MPR重建。根据X线摄片测量Böhler角和Gissane角,根据 CT 扫描进行 Sanders 分型：Ⅱ型 6 例，Ⅲ型 5 例，Ⅳ型 2 例。

（二）治疗方法

完善手术前各项准备，一般于伤后 5～10d 进行手术。对 13 例跟骨骨折均采用"手法初步复位—钢针撬拨进一步复位并临时固定—空心螺钉撑开纠正残余移位并固定"的方法进行复位与固定。

麻醉方法与手术体位：采用股神经＋坐骨神经阻滞麻醉或持续硬膜外麻醉，取健侧卧位，健肢屈髋、屈膝位，患肢伸直位。

手法初步复位：一名助手双手环抱患肢膝上维持膝关节屈曲 90°位牵引，另一名助手双手持患侧前足维持体位并对抗牵引，术者双手手指于踝前相互交叉，掌根部分别扣紧跟骨内外侧，沿跟骨轴线向后下方牵引，在逐渐加大牵引力量的同时，掌根部用力夹挤跟骨体部并反复将跟骨内、外翻，当术者手下感到跟骨体部外侧突起逐渐缩小或消失并趋于稳定时，表明复位良好，改用双手拇指抵于外踝下方、其余手指于跟骨内侧对抗，进一步按压外踝下方突起的骨块，并纠正跟骨向外侧成角，完成跟骨骨折手法初步复位。

钢针撬拨进一步复位并临时固定：上述操作完成后，术者双手维持复位，依据 CT 显示跟骨后关节面移位情况，一名助手选用直径 2.5mm 克氏针自跟骨结节进针，经后关节面下方达关节面前侧骨折断面附近，持钢针向下带动旋转、下陷的后关节面复位，同时将跟骨侧方骨质进一步向中部挤压恢复跟骨体的宽度，复位良好后，选用直径 2.0mm 克氏针自跟骨结节进入，斜向后关节面中部穿入，通过跟骨后关节面并进入距骨固定。

空心螺钉撑开纠正残余移位并固定：经过上述复位，跟骨关节面可达到良好复位，而跟骨体部骨折线常残留部分嵌插移位，此时，选用开为公司生产的撑开型空心螺钉（国食药监械准字：2012 第 3460878 号，专利号：ZL 201520121757.6），沿临时固定的克氏针拧入，边拧入边在 X 线透视下观察，随着螺钉后半部分进入骨质，跟骨体部嵌插明显矫正，螺钉达跟骨后关节面下 5.0mm 左右、钉尾进入或接近进入跟骨骨质内，根据骨折类型可选择 1～3 枚螺钉固定。选用多枚螺钉固定时，应将多枚螺钉交替拧入，以均衡各点的力量。

（三）术后处理

术后石膏托固定，应用抗生素 1 次，1 周拆除石膏进行不负重功能训练，术后 6～8 周视骨折愈合情况逐步进行负重锻炼，完全负重行走一般在术后 10 周以后。

（四）评价方法

分别于术后 1d、3 周、6 周、3 个月、4 个月、6 个月、12 个月拍摄跟骨轴、侧位片，测量 Böhler 角、Gissane 角和跟骨长度、宽度，观察距下关节吻合关系并与健侧对比。术后 6 个月视骨折愈合情况拆除内固定螺钉，所有病例均采用 Maryland 足部功能评分系统评价疗效：90～100 分为优，75～89 分为良，50～74 分为可，<50 分为差[1]。

二、结果

本研究组 13 例（13 足）均获得随访，随访时间 12～34 个月，平均 26.4 个月，Maryland 足部功能评分系统评分，100 分 2 例，99 分 3 例，97 分 4 例，93 分 2 例，85 分 1 例，74 分 1 例，优良率为 92.3%。典型病例见图 22-2。

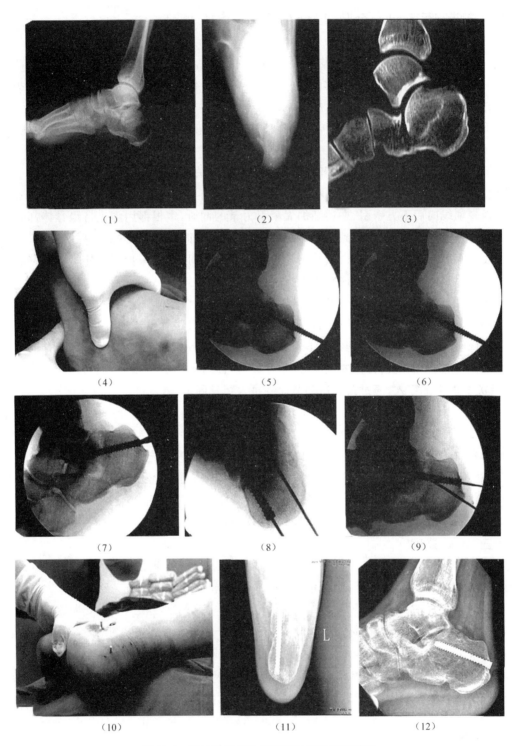

（1） （2） （3）

（4） （5） （6）

（7） （8） （9）

（10） （11） （12）

图 22-2　跟骨骨折复位与固定过程及随访情况

　　注　（1）和（2）左跟骨骨折 X 线摄片显示关节面不平、骨折端嵌插；（3）左跟骨骨折 CT；（4）手法复位撬拨复位；（5）钢针穿入复位后的骨块；（6）沿钢针进入空心钉；（7）～（9）螺钉拧入，骨折端嵌插纠正，用钢针固定其余的骨块；（10）术后外观；（11）和（12）术后 3 个月骨折复位无丢失。

三、讨论

随着各种不同形状、塑型简易的钛质跟骨钢板在临床中的广泛应用,为复杂跟骨骨折切开复位内固定治疗带来了方便,国内外学者也逐渐达成了对明显移位跟骨关节内骨折切开复位内固定的共识,并为了解决切开复位内固定所带来的切口问题不断地探索技术改进方法,虽然取得了显著的进步,但切口问题仍然是困扰医患的主要问题之一[2-3]。

闭合复位内固定治疗跟骨关节内骨折是否可行,一直是近年来许多医生探讨的问题,也有许多报道多种闭合复位的方法和大量的临床病例,受到了业内专家的广泛关注[4]。综合分析目前争论的问题,主要包括以下 3 个方面:一是闭合复位是否能达到复位要求;二是复位后形成的后关节面下骨质缺损是否影响稳定性;三是如何解决骨折端嵌插。我们在闭合撬拨复位治疗跟骨骨折过程中发现:因有 CT 对骨折块移位情况准确定位以及手术中 X 线透视辅助,单纯撬拨复位旋转移位的后关节面较易实现。撬拨复位后骨折端形成的骨质缺损是否需要植骨是一个存在争议的问题,主张植骨者认为,植骨可以早期填充骨块复位后形成的骨质缺损并提供支撑,可允许早期负重;而另一些学者认为,跟骨有着良好的血液供应,不植骨不影响愈合,目前,临床上尚缺乏确切的证据证明植骨与不植骨有明显的区别[5-6]。

如何解决跟骨骨折断端的嵌插是跟骨复位与固定的关键问题。对于 Sanders Ⅱ～Ⅳ型骨折,其受伤原因多为跟骨受到来自足底或来自距骨的强大暴力所致,骨折端受暴力的挤压形成骨折块的旋转、压缩、成角等系列移位,由于跟骨自身的解剖特点,发生骨折后,局部较薄且常呈粉碎状的骨皮质不能作为骨折复位的解剖标志及主要支撑结构,包裹其中的松质骨压缩缺损无法恢复原有形态,跟骨周围紧密的软组织包绕、肿胀等因素增加了复位的难度,这是骨折端难以复位与固定的主要原因。多数医生在切开复位过程中都有这样的经验,即复位过程中先将嵌插的骨折端解脱,再进一步复位较易成功,而采用外固定支架或撑开器辅助则可更加便利。

在闭合复位与固定过程中,上述问题又有许多不同。闭合复位过程中,对于旋转移位的关节面、跟骨体部一般采用钢针经皮撬拨的方法进行复位,复位成功后需要立即对复位后的骨折块进行固定,以防再次移位,当同时存在关节面移位及跟骨体部骨块旋转时,在撬拨过程中可同时纠正。跟骨解剖特点及骨折后断面骨质压缩特点,不能为钢针撬拨复位提供良好有效的支撑,骨折端嵌插不能通过撬拨完全纠正,因此,在跟骨骨折闭合复位过程中常需对跟骨体部进行沿轴向的牵引以纠正嵌插,多采用跟骨体部横行穿入钢针牵引的方法进行复位,采用这种复位方法需要术者、多名助手协同一致才能达到复位目的,但由于采用牵引复位后仍需较大牵引力对抗跟骨周围与之紧密相连软组织的回缩力量以及两端牵引的助手和术者占据了术野周围有限的空间,助手在骨折端嵌插解除后进行固定过程中不能有效地结合透视定位,难以兼顾跟骨各个方向的参数,且需在复位过程中多次 X 线透视观察,医生 X 线暴露较多,另外,为了阻挡牵张复位的骨块再次回缩,常采用多枚钢针交叉固定,由于钢针固定效力有限,许多病例仍发生后期骨折端复位丢失。针对上述骨折端嵌插移位复位与固定过程中存在的诸多问题,我们设计与制作了撑开型空心螺钉(国食药监械准字:2012 第 3460878 号,专利号:ZL

201520121757.6),该螺钉大致呈前细后粗的锥形,前端为小螺距螺纹,向后端逐渐变为大螺距螺纹,前端与后端螺纹最大差为1.5mm,因为螺距差异,螺钉在骨内旋转前进过程中形成骨折端的撑开作用,达到撑开骨折端纠正嵌插移位的目的,我们在临床中观察发现,跟骨骨折端在经过初步复位后骨折端嵌插多数不超过7.0mm,即螺钉拧入不超过5圈即可纠正。临床操作过程中可根据骨折端嵌插程度,每旋转1~2周透视下观察骨折端嵌插纠正情况,直至嵌插完全纠正,螺钉的全螺纹结构对复位后的骨折端固定作用良好。

该治疗方法适用于多种类型跟骨骨折,不能仅以Sanders分型确定其适用范围,总的适用原则应是:跟骨骨折涉及关节面的骨块较大、关节面复位后骨折端仍有嵌插移位者均可采用该方法治疗。临床应用结果显示,该治疗方法既可纠正单纯撬拨复位穿针内固定所难以解决的骨折端嵌插移位问题,避免了因骨折端嵌插形成跟骨高度与长度的丢失,又可避免切开手术所带来的一系列并发症,而对于撬拨复位难以良好复位与固定的骨折类型是不适宜的。该技术经临床应用13例,优良率为92.3%,取得了良好的临床效果,值得推广应用。

参考文献

[1]SANDERS R,FORTIN P,DIPASQUALE T,et al.Operative treatment in 120 displaced intraarticular calcaneal fractures.Results using a prognostic computed tomography scan classification[J].Clin Orthop Relat Res,1993,290:87-95.

[2]姚太顺.跟骨骨折的手术治疗[J].中医正骨,2011,23(12):27-29.

[3]俞光荣,燕晓宇.新鲜跟骨骨折的治疗[J].中华创伤骨科杂志,2007,9(12):1173-1178.

[4]费爽明,吴世良,张开坤.手法复位加克氏针石膏固定治疗Sanders Ⅱ型跟骨骨折30例[J].中医正骨,2013,25(2):61-403.

[5]JOHAL HS,BUCKLEY RE.A prospective randomized controlled trial of a bioresorbable calcium phosphate paste(alpha-BSM)in treatment of displaced intra-articular calcaneal fracture[J].Journal of Trauma,2009,67(4):875.

[6]谭新欢,毕宏政,聂伟志,等.Sanders Ⅱ型跟骨骨折手法复位克氏针内固定术中植骨的临床研究[J].中医正骨,2015,27(6):6-11.

（李　嘉）

第三节　Sanders Ⅱ型跟骨骨折手法复位克氏针内固定术中植骨的临床研究

[摘要]目的:探讨Sanders Ⅱ型跟骨骨折经手法复位克氏针内固定治疗后植骨治疗的必要性。方法:回顾性分析2012年3月至2013年3月收治的60例Sanders Ⅱ型跟骨骨折患者的病例资料,30例采用手法复位克氏针内固定联合小切口植骨治疗(植骨组),其余30例采用手法复位克氏针内固定治疗(非植骨组)。比较两组患者的Böhler角、跟骨后距关节面台阶高度及临床综合疗效。结果:60例患者均获随访,随访时间24~61周,中位数56.5周。所有骨折

均达到解剖复位或近解剖复位。术后未发生感染、切口皮肤坏死、克氏针松动及断裂等并发症。手术前后不同时间 Böhler 角的差异有统计学意义，即存在时间效应（$F=6.000$，$P=0.017$）。两组 Böhler 角比较，总体上差异有统计学意义，即存在分组效应（$F=2.530$，$P=0.038$）。术前、术后当天、术后 12 周，两组 Böhler 角比较，差异均无统计学意义［（15.61°±4.25°），（16.50°±4.59°），$t=0.324$，$P=0.768$；（33.86°±3.55°），（33.56°±3.87°），$t=2.459$，$P=0.336$；（33.61°±2.38°），（32.87°±3.42°），$t=2.996$，$P=0.754$］；术后 24 周时，植骨组的 Böhler 角大于非植骨组［（33.47°±3.57°），（30.37°±4.26°），$t=3.183$，$P=0.044$］。时间因素与分组因素存在交互效应（$F=3.384$，$P=0.039$）。手术前后不同时间后距关节面台阶高度的差异有统计学意义，即存在时间效应（$F=3.643$，$P=0.041$）。两组后距关节面台阶高度比较，总体上差异有统计学意义，即存在分组效应（$F=4.784$，$P=0.045$）。术前、术后当天、术后 12 周，两组后距关节面台阶高度比较，差异均无统计学意义［（2.15±0.88）mm，（2.05±0.90）mm，$t=0.452$，$P=0.801$；（0.22±0.14）mm，（0.24±0.16）mm，$t=2.422$，$P=0.672$；（0.39±0.13）mm，（0.46±0.18）mm，$t=3.156$，$P=0.394$］；术后 24 周时植骨组的后距关节面台阶高度小于非植骨组［（0.62±0.40）mm，（1.26±0.48）mm，$t=4.075$，$P=0.032$］。时间因素与分组因素存在交互效应（$F=4.229$，$P=0.027$）。术后 24 周时，3 例患者因过早负重后距关节面台阶高度增大（植骨组 2 例，非植骨组 1 例）。剔除上述患者的数据后，植骨组无后距关节面台阶高度＞1mm 的病例，非植骨组中 14 例后距关节面台阶高度＞1mm，其骨缺损量为（2.30±0.71）cm³，经计算其单侧 95％下限为 1.96cm³。术后 48 周时，植骨组优 9 例、良 14 例、可 5 例，非植骨组优 5 例、良 15 例、可 7 例、差 2 例，两组患者的疗效比较，差异无统计学意义（$Z=-1.581$，$P=0.114$）。两组骨缺损量＞1.96cm³ 的患者疗效评分比较，术后 48 周时差异无统计学意义［（82.36±8.18）分，（78.17±10.96）分，$Z=-0.267$，$P=0.679$］；术后 56 周时，植骨组疗效评分大于非植骨组［（81.95±6.74）分，（77.86±8.69）分，$\overline{R}_{植骨组}=10.50$，$\overline{R}_{非植骨组}=5.81$，$Z=-5.657$，$P=0.042$］。结论：Sanders Ⅱ 型跟骨骨折采用手法复位克氏针内固定治疗后，骨缺损量＞1.96cm³ 者，应进行植骨，以防止跟骨后距关节面塌陷。

［关键词］骨折，闭合性；跟骨；骨折固定术，内；骨移植；回顾性研究

　　跟骨骨折约占全身骨折的 2％，其中 60％～70％累及跟距关节面[1]。治疗的目的是最大程度地恢复跟骨的正常解剖对应关系及维持骨折复位后的稳定性，使跟骨重新获得正常的功能[2]。

　　跟骨骨折后常出现跟骨体几何形态改变，会影响足弓整体外形和力学稳定性，治疗不当会严重影响患足功能，甚至致残[3]。为此，有学者[4]主张采用切开手术恢复足部正常解剖结构，但切开治疗创伤大、并发症多[5-7]。手法复位克氏针内固定术对跟骨周围软组织条件无特殊要求[8]，具有复位准确、固定牢固、损伤小[9]、并发症少[10]等优势，但对骨折复位后遗留的骨缺损空腔是否需要植骨仍存在争论。本研究通过回顾性分析比较了手法复位克氏针内固定与手法复位克氏针内固定联合小切口植骨治疗 Sanders Ⅱ 型[11]跟骨骨折的临床疗效，现报道如下。

一、临床资料

（一）一般资料

纳入研究的患者共 60 例，均为 2012 年 3 月至 2013 年 3 月在山东省文登整骨医院住院治疗的患者，男 49 例，女 11 例。年龄 30～50 岁，中位数 43.5 岁。坠落伤 44 例，交通伤 16 例。均为 Sanders Ⅱ型跟骨骨折，ⅡA 型 15 例、ⅡB 型 16 例、ⅡC 型 29 例。

（二）诊断标准

采用《中医病证诊断疗效标准》中跟骨骨折的诊断标准[12]。

（三）纳入标准

(1)符合上述诊断标准。

(2)经 CT 检查属于 Sanders Ⅱ型跟骨骨折。

(3)单侧新鲜闭合性骨折。

(4)使用手法复位克氏针内固定治疗。

(5)治疗及随访资料完整。

（四）排除标准

(1)合并骨结核、骨肿瘤或有长期使用激素史者。

(2)合并腰椎、下肢等部位骨折或脱位者。

(3)患足受伤前合并影响患足功能的疾病者。

二、方法

（一）分组方法

按手术方式将符合要求的患者分为两组，30 例采用手法复位克氏针内固定联合小切口植骨治疗者纳入植骨组，其余 30 例采用手法复位克氏针内固定治疗者纳入非植骨组。两组患者性别、年龄、致伤原因及骨折类型等基线资料比较，差异均无统计学意义（$P>0.05$）。

（二）治疗方法

均采用股神经加坐骨神经阻滞麻醉或持续硬膜外麻醉。患者取健侧卧位，上气囊止血带。嘱助手牵引前足并使之跖屈，术者双手十指交叉如钳状，并使掌根部扣挤在跟骨内外两侧。在助手反复屈伸踝关节的同时，术者用双掌根部反复横向扣挤跟骨体部并持续向后、向下方牵引，恢复跟骨正常宽度、长度及高度，当感到骨擦感逐步消失并有明显复位稳定感后，证明复位良好。C 臂机透视确认复位准确后，术者维持复位，助手将 1 枚直径 2.5mm 的克氏针自跟骨结节下方约 0.5cm 处钻入塌陷关节面中部，克氏针与足底平面约成 45°角，当克氏针进入 3.5～4.5cm 且感到阻力明显增大时，再进入 1.0～1.5cm 后停止。然后沿跟骨长轴钻入 1 枚直径 2.5mm 的克氏针，当进入 6.0～7.0cm 且阻力明显增大时停止进针。C 臂机透视确认骨折复位及克氏针位置满意后，将钢针剪断，针尾留于皮外约 0.5cm。

克氏针固定后将患足置于外侧面朝上的位置，在外踝尖下约 2cm 的跟骨外侧壁处可扪及复位后出现的骨缺损凹陷区。以自创"注水法"测量骨缺损区范围（图 22-3）。将 1 枚 18 号硬膜外穿刺针(穿刺针 A)刺入骨缺损区,通过触探,结合术前 CT 检查结果,初步确定骨缺损区的大小及形态,并将针头置于骨缺损区最深处。再将 1 枚 18 号硬膜外穿刺针(穿刺针 B)刺入骨缺损区,穿刺针刚进入骨缺损区即可。用 20mL 注射器抽取生理盐水自穿刺针 A 注入骨缺损区,反复冲洗,直至将骨缺损区的淤血块冲洗干净。取 1 支 5mL 注射器抽取生理盐水后连接在穿刺针 A 上,向骨缺损区内缓慢注射生理盐水,直至盐水自穿刺针 B 溢出。拔掉注射器,排空其中的生理盐水后再次连接在穿刺针 A 上,缓慢回抽至无液体抽出时停止,此时注射器内液体的体积即为骨缺损量。

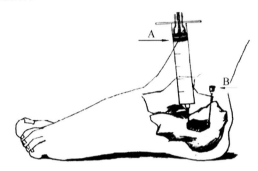

图 22-3　"注水法"测量骨缺损范围示意图

植骨组患者同时进行小切口植骨治疗。在骨缺损凹陷区域沿皮肤纹理做一 2～3cm 长的切口,将皮下组织与骨质钝性分离,注意保护腓肠肌及腓肠神经。用止血钳探查骨缺损区形态,结合术前 CT 及术中透视结果,在其下缘上均匀选取不在同一平面的 3 个点,并测量其距缺损区上缘的垂直距离。根据测量结果,取合适长度的人工骨条[四川大学生物材料工程研究中心生产,国药管械(试)字 2003 第 3050098 号]嵌于上述 3 处之间作为支撑,确认支撑骨条位置准确、稳定后根据缺损区骨缺损量将人工骨条修剪为 2mm×3mm×4mm 的细小骨块,疏松填充在剩余骨缺损区,缝合切口。

两组患者术后均以短腿石膏托将踝关节固定于背伸 90°位,并塑出足底外形。待麻醉作用消退后即行患侧足趾及髋、膝关节的主、被动功能锻炼,活动范围逐渐增大。3 周后去除石膏外固定,增加踝关节的功能锻炼,12 周后开始扶拐逐渐进行负重功能锻炼。

(三)疗效评定方法

比较两组患者的跟骨骨缺损量、Böhler 角、后距关节面台阶高度及临床综合疗效。后距关节面台阶高度利用 PACS 软件(天健软件公司)在足部冠状位 CT 上测量(图 22-4)。临床综合疗效评定采用张铁良等[13]制订的跟骨关节内骨折评分标准。

在足冠状位 CT 上,先在未塌陷的后距关节面上做一参考线(红线),再做另一条线(蓝线)使之与参考线平行且经过塌陷关节面的最高点,两平行线之间的距离即为后距关节面台阶高度,测量全部由 PACS 软件自动完成。

(四)统计学方法

采用 SPSS 17.0 软件对数据进行统计学分析,两组患者性别、年龄、致伤原因、Sanders 分型、跟骨骨缺损量的组间比较采用 χ^2 检验,Böhler 角、后距关节面台阶高度的比较采用重复测量资料的方差分析,临床综合疗效的组间比较采用秩和检验,检验水准 $\alpha=0.05$。

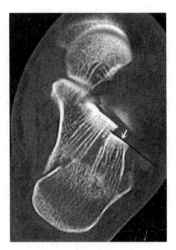

图 22-4　跟骨后距关节面台阶高度测量

三、结 果

60 例患者均获随访,随访时间 24～61 周,中位数 56.5 周。所有骨折均达到解剖复位或近解剖复位。术后未发生感染、切口皮肤坏死、克氏针松动及断裂等并发症。两组患者跟骨骨缺损量比较,差异无统计学意义($\chi^2=0.384,P=0.943$),见表 22-4。

表 22-4　两组 Sanders Ⅱ 型跟骨骨折患者跟骨骨缺损量比较(例)

组别	例数	V≤1cm³	1<V≤2cm³	2<V≤3cm³	V>3cm³
植骨组	30	5	7	12	6
非植骨组	30	5	9	11	5

手术前后不同时间 Böhler 角的差异有统计学意义,即存在时间效应。两组 Böhler 角比较,总体上差异有统计学意义,即存在分组效应。术前、术后当天、术后 12 周,两组 Böhler 角比较,差异均无统计学意义;术后 24 周时植骨组的 Böhler 角大于非植骨组。时间因素与分组因素存在交互效应。

手术前后不同时间后距关节面台阶高度的差异有统计学意义,即存在时间效应。两组后距关节面台阶高度比较,总体上差异有统计学意义,即存在分组效应。术前、术后当天、术后 12 周,两组后距关节面台阶高度比较,差异均无统计学意义;术后 24 周时,植骨组的后距关节面台阶高度小于非植骨组。时间因素与分组因素存在交互效应。术后 24 周时,3 例患者因过早负重发生后距关节面台阶高度增大(植骨组 2 例,非植骨组 1 例)。剔除上述患者的数据后,植骨组无后距关节面台阶高度>1mm 的病例,非植骨组中 14 例后距关节面台阶高度>1mm,其骨缺损量为(2.30 ± 0.71)cm³,经计算其单侧 95％下限为 1.96cm³。按照张铁良等的疗效标准评定,术后 48 周时,两组患者的疗效比较,差异无统计学意义($Z=-1.581,P=0.114$),见表 22-5。两组骨缺损量>1.96cm³ 的患者疗效评分比较,术后 48 周时,差异无统计学意义[(82.36 ± 8.18)分,(78.17 ± 10.96)分,$Z=-0.267,P=0.679$];术后 56 周时,植骨组疗效评分大于非植骨组[(81.95 ± 6.74)分,(77.86 ± 8.69)分,$\overline{R}_{植骨组}=10.50,\overline{R}_{非植骨组}=5.81$,

$Z=-5.657, P=0.042$]。典型病例图片见图 22-5。

表 22-5　术后 48 周两组 Sanders Ⅱ 型跟骨骨折患者疗效比较(例)

组别	例数	优	良	可	差
植骨组	28	9	14	5	0
非植骨组	29	5	15	7	2

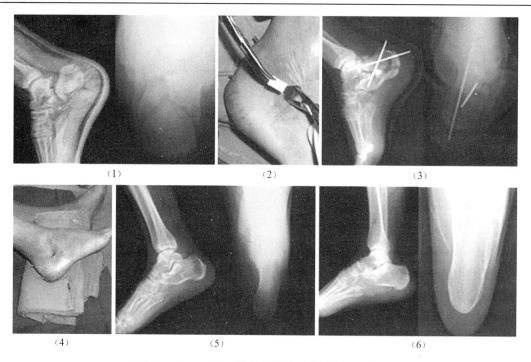

（1）　　　　　　　　　　　（2）　　　　　　　　　　　（3）

（4）　　　　　　　　　　　（5）　　　　　　　　　　　（6）

图 22-5　Sanders Ⅱ A 型跟骨骨折 X 线摄片及手术图片

注　(1)术前 X 线摄片;(2)术中植骨;(3)术后 X 线摄片;(4)术后外观;(5)术后 24 周 X 线摄片;(6)术后 48 周 X 线摄片。

四、讨论

正常情况下,跟骨的压力骨小梁主要起支撑人体重力的作用,张力骨小梁主要是产生拉力、牵引及固定作用,维持跟骨正常形态。跟骨骨折出现的骨缺损区位于被称为"中央三角"的骨小梁疏松区,为相互交叉的 3 组骨小梁的中部,由于骨质疏松根本起不到支撑作用。当骨缺损量较小时,骨小梁在短期内可以愈合,并具有一定的支撑能力;而当骨缺损量较大时,即使进行准确复位也存在力学薄弱点,短期内难以愈合,早期功能锻炼会导致后距关节面逐步塌陷,而早期的功能锻炼却是促进关节功能恢复的关键。

术后 12 周开始负重锻炼后,非植骨组的后距关节面台阶高度明显增大,术后 24 周时明显大于植骨组。后距关节面台阶出现的主要原因是关节面下骨缺损体积过大,骨折复位后新生骨质不能在短期内达到有效支撑,后期负重功能锻炼时导致后距关节面逐步塌陷。我们在临床中发现,跟骨骨折术后出现后距关节面不平整容易导致跟骨疼痛、创伤性关节炎等并发症。

Rammelt 等[14]研究发现,后距关节面台阶高度＞1mm 的患者后期足部力学改变及创伤性关节炎的发生率较高。俞光荣等[15]认为,跟骨骨缺损体积＞2cm³ 就应进行植骨,以减少后期关节面塌陷及相关并发症的发生。本研究结果提示,应将骨缺损 1.96cm³ 作为植骨治疗的下限。

术中采用"注水法"测定骨缺损量,通过注水管缓慢注射生理盐水,直至出水管流出液体,此时骨缺损空腔、缝隙及与骨折相通的关节腔内均已注满生理盐水,然后回抽,由于骨折已复位,关节腔内的液体不会迅速流回骨缺损空腔,而骨缺损缝隙里充满的液体因存在表面张力也不易被抽出,因此,采用该方法所测得的数据较为准确。

对植骨组患者植骨时,将人工骨条均匀地嵌于骨缺损区上下缘之间,起到了支撑与促进骨折愈合的双重作用,使其在内固定取出后能够提供稳定的支撑,防止后距关节面塌陷,同时采用大颗粒状骨块疏松填充不仅减少了植骨量,降低了手术费用,而且能诱导骨折愈合[16]。

本研究结果提示,Sanders Ⅱ型跟骨骨折采用手法复位克氏针内固定治疗后,骨缺损量＞1.96cm³ 者,应进行植骨,以防止后距关节面塌陷。

参考文献

[1]任锟,孙永强,和艳红,等.跟骨解剖支持板治疗跟骨骨折48例[J].中医正骨,2011,23(1):43-44.

[2]温建民.跟骨骨折的治疗策略[J].中医正骨,2013,25(4):3-6.

[3]段军富,张红敏,王博,等.切开复位跟骨钛板内固定治疗跟骨关节内骨折[J].中医正骨,2011,23(1):45.

[4]姚太顺.跟骨骨折的手术治疗[J].中医正骨,2011,23(12):27-29.

[5]陈剑,丁晓,史风雷,等.小切口跟骨锁定钢板外置治疗跟骨骨折[J].中医正骨,2013,25(4):49-50.

[6]刘长松,王波.107 例跟骨骨折术后疗效及并发症浅析[J].中华创伤骨科杂志,2011,13(8):793-795.

[7]WANG Q,CHEN W,SU Y,et al.Minimally invasive treatment of calcaneal fracture by percutaneous leverage,anatomical plate,and compression bolts—the clinical evaluation of cohort of 156 patients[J].J Trauma,2010,69(6):1515-1522.

[8]LEVINE DS,HELFET DL.An introduction to the minimally invasive osteosynthesis of intra-articular calcaneal fractures[J].Injury,2001,32(Suppl 1):SA51-SA54.

[9]罗亚平,WANG QY,管志海,等.外侧小切口复位钢板固定治疗跟骨关节内骨折[J].实用骨科杂志,2008,14(7):401-403.

[10]贲爽明,吴世良,张开坤.手法复位加克氏针石膏固定治疗 Sanders Ⅱ型跟骨骨折30 例[J].中医正骨,2013,25(2):61-62.

[11]SANDERS R,GREGORY P.Operative treatment of intraarticular fractures of the calcaneus[J].Orthop Clin North Am,1995,26(2):203-214.

[12]国家中医药管理局.中医病证诊断疗效标准[S].南京:南京大学出版社,1994:173.

[13]张铁良,于建华.跟骨关节内骨折[J].中华骨科杂志,2000,20(2):52-55.

[14]RAMMELT S,GAVLIK JM,BARTHEL S,et al.The value of subtalar arthroscopy in the management of intraarticular calcaneus fractures[J].Foot Ankle Int,2002,23(10): 906-916.

[15]俞光荣,燕晓宇.新鲜跟骨骨折的治疗[J].中华创伤骨科杂志,2007,9(12):1173-1178.

[16]万海云,郭征,付军,等.不同颗粒大小β-TCP植骨材料对于修复腔隙性骨缺损的影响[J]. 中国骨与关节损伤杂志,2010,25(7):602-605.

（康涵威）

第四节　跗骨窦切口 Acutrak 螺钉内固定治疗 Sanders Ⅱ型跟骨骨折

[摘要]目的:探讨经跗骨窦切口 Acutrak 螺钉内固定治疗 SandersⅡ型跟骨关节内骨折的临床疗效。方法:自2012年1月至2013年12月,采用经跗骨窦切口 Acutrak 螺钉内固定治疗32例(36足)SandersⅡ型跟骨关节内骨折。结果:术后所有患者获随访12～24个月,平均16个月。骨折均于3个月内愈合,术后 Böhler 角为10°～40°(18.7±4.1)°;术后12个月随访时,AOFAS 踝—后足功能评分为76～100分(92.4±6.2)分,其中优23足,良11足,可2足,优良率94.4%。结论:经跗骨窦切口 Acutrak 螺钉内固定治疗 SandersⅡ型跟骨关节内骨折疗效可靠,具有复位满意、固定牢固、软组织并发症少等优点。

[关键词]跟骨骨折;跗骨窦切口;Acutrak 螺钉;内固定

　　跟骨骨折是最常见的跗骨骨折,目前普遍认为跟骨外侧延长入路能够充分显露跟骨骨折及距下关节,可直视下解剖复位后关节面,恢复跟骨的整体形态,是手术治疗跟骨关节内骨折的标准入路。然而,包括切口裂开、皮肤坏死及感染等在内的软组织并发症率高达5%～20%[1-3]。为避免上述并发症,2012年1月至2013年12月,我们采用经跗骨窦切口 Acutrak 螺钉内固定治疗32例 SandersⅡ型跟骨关节内骨折,疗效较好,现报道如下。

一、资料和方法

（一）一般资料

1.纳入标准

(1)SandersⅡ型跟骨关节内骨折。

(2)经跗骨窦切口 Acutrak 螺钉内固定治疗。

(3)随访时间≥12个月,随访资料完整。

2.排除标准

(1)开放性骨折。

(2)陈旧性骨折。

(3)Sanders Ⅰ型、Ⅲ型、Ⅳ型骨折。

3.纳入病例

本组共 32 例(36 足),男 24 例,女 8 例;年龄 20～65 岁,平均 42.5 岁;左侧 15 例,右侧 21 例。致伤原因:高处坠落伤 23 例,交通事故伤 9 例。按照 Essexlopresti 分型:舌形骨折 9 例(10 足),关节面压缩骨折 23 例(26 足);按照 Sanders 分型:ⅡA 型骨折 11 例(13 足),ⅡB 型骨折 12 例(14 足),ⅡC 型骨折 9 例(9 足)。受伤至手术时间 4～10d,平均 5.6d。

(二)手术方法

患者取侧卧位,健肢屈髋屈膝,患肢足部垫高。自外踝尖下指向第 4 跖骨基底做 3～4cm 切口,切开皮肤及皮下组织,注意辨认并保护腓肠神经。向下牵开腓骨长短肌腱,注意保持跟腓韧带的完整性,将趾短伸肌向背侧牵开,分离跗骨窦区脂肪,骨膜下剥离跟骨外侧壁。此时,跟骨外侧壁、后关节面、Gissane 角及跗骨窦显露完毕。直视下去除关节及骨折处血痂及粉碎关节面,骨膜剥离器松解跟骨内侧柱的嵌插。1 枚 Schanz 钉自外向内置入跟骨结节,用于控制跟骨结节,便于复位。通过牵引 Schanz 钉矫正跟骨内翻,恢复跟骨的高度和宽度。2 枚克氏针自跟骨结节分别穿入载距突和跟骨前部,以维持跟骨结节的复位和跟骨高度。C 臂机透视跟骨正位及轴位片,证实跟骨高度、宽度及内翻矫正。然后在跗骨窦切口内直视下复位后关节面骨块,2 枚克氏针将后外侧关节面固定于载距突骨块上。如果后关节面骨块为舌形骨块,则自舌形骨块向前下穿入 1 枚克氏针用于临时固定舌形骨块。再次透视跟骨正位及轴位片,跟骨内翻矫正,高度和宽度、Böhler 角和 Gissane 角恢复满意后进行骨折的最终固定。关节面压缩骨折采用 3 枚 Acutrak 螺钉固定:1 枚螺钉自跟骨结节指向载距突,固定跟骨结节并维持内侧柱,避免内翻;1 枚自跟骨结节指向跟骨前部,固定跟骨结节并保持跟骨长度;另 1 枚螺钉自外向内指向载距突固定后关节面。对于舌形骨折,则在上述固定的基础上,加用 1 枚拉力螺钉自舌形骨块向前下的跟骨结节加强固定。分层缝合切口,加压包扎,石膏托固定。

(三)随访及疗效评价

术后第 1 天摄侧位及轴位 X 线摄片评价骨折复位情况,骨折复位丢失定义为后关节面移位≥2mm 或 Böhler 角丢失≥5°。术后第 1 个月、2 个月、3 个月、6 个月以及以后每半年复查 1 次,术后 12 个月随访时采用 AOFAS 踝—后足功能评价系统对功能恢复情况进行评价。

二、结果

32 例(36 足)获随访 12～24 个月,平均 16 个月(图 22-6)。手术时间平均为 62.6min(40～80)min;出血量平均 25mL(10～50)mL;术后住院时间平均 5.2d(3～7)d。所有骨折均获得满意复位,包括跟骨力线、长度、高度和宽度,后关节面解剖复位。骨折均 3 个月内愈合,骨折愈合后 Böhler 角 10°～40°(18.7±4.1)°,术后 12 个月随访时患侧 AOFAS 踝—后足功能评分 76～100 分(92.4±6.2)分,其中优 23 足,良 11 足,可 2 足,优良率 94.4%。30 例恢复受伤前工作或活动水平。1 例出现切口浅表性皮肤坏死,经局部换药 1 周后愈合,其余患者切口均一期愈合。2 例因钉尾部触痛要求取出内固定,5 例无任何症状而要求取出内固定。本组未发生感染、骨折复位丢失、骨不连、创伤性关节炎、螺钉松动及断钉。

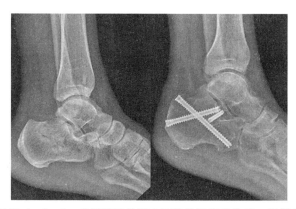

图 22-6　Sanders Ⅱ型跟骨关节内压缩骨折手术前后 X 线摄片

三、讨论

跟骨外侧延长切口最早由 Letournel 描述[4]，是目前治疗跟骨关节内骨折最为常用的手术入路。该入路显露广泛，能够充分直视整个跟骨外侧壁及距下关节，便于解剖复位跟骨后关节面，恢复跟骨的整体形态。然而，该入路的主要缺点是软组织并发症常见。有学者[5]认为，引起跟骨外侧皮瓣缺血、坏死的主要原因是外侧延长切口的纵支损伤跟外侧动脉。为减少切口并发症的发生率，多名作者对外侧延长切口进行改良或者采用微创经皮固定技术治疗跟骨骨折[2,5-6]。

微创经皮固定技术的主要缺点是跟骨显露的范围受限，因而对关节面的复位存在困难，更多的依赖术中透视对骨折复位情况进行判断。为避免跟骨外侧延长切口的软组织并发症，同时能够直视距下关节，确保关节面的解剖复位，Weber 等[7]利用外侧跗骨窦有限切口切开复位经皮内固定治疗 Sanders Ⅱ型、Ⅲ型跟骨关节内骨折 24 例。与一组采用外侧延长切口治疗的患者相比，经过平均 31 个月的随访，两组均恢复了跟骨宽度及高度，功能评价相当，而跗骨窦切口组患者的软组织并发症更少，手术时间更短。

本研究中，使用经跗骨窦切口进行 Sanders Ⅱ型跟骨关节内骨折的切开复位经皮 Acutrak 螺钉内固定，利用跟骨结节置入的 Schanz 螺钉手法牵引，首先恢复跟骨的高度、宽度并矫正跟骨内翻，克氏针初步固定后，再直视下复位跟骨后关节面。透视证实复位满意后，分别采用 6.5mm 和 4.5mm Acutrak 螺钉固定跟骨内侧柱、跟骨纵轴及关节面。我们未使用 3.5mm 或 4.5mm 螺钉固定内侧柱，因为粗螺钉能够提供更好的支撑作用。本组术后 12 个月随访时平均 AOFAS 评分 92.4 分，优良率为 94.4%（34/36）；优于 Weber 组的临床疗效（平均 AOFAS 评分 87.2 分，优良率 84%），与 Abdelazeem 组的疗效相当（平均 AOFAS 评分 91.7 分，优良率为 93%）[2]。

钉尾部触痛是经皮螺钉固定的一个常见问题。Abdelazeem 等[2]的 33 例中，7 例因钉尾部触痛而行内固定取出手术；本研究中，Acutrak 螺钉是无头设计，皮下没有内植物突起，从而消除了非埋头螺钉等常见的内植物突起问题。但本组仍有 2 例因钉尾部触痛而要求取出内固定。这可能是由于技术问题所致，螺钉尾端没有完全拧入骨内。因此，建议手术时一定要在透视下确认螺钉尾部完全拧入骨内，避免钉尾突出所致的钉尾刺激症状，增加再手术率。

综上所述,跗骨窦切口 Acutrak 螺钉内固定治疗 Sanders Ⅱ 型跟骨关节内骨折能够有效复位骨折,固定牢固,并发症少,是一项微创、安全、有效的技术。

参考文献

［1］AL-MUDHAFFAR M，PRASAD CV，MOFIDI A. Wound complications following operative fixation of calcaneal fractures[J].Injury,2000,31(6):461-464.

［2］ABDELAZEEM A，KHEDR A，ABOUSAYED M，et al. Management of displaced intraarticular calcaneal fractures using the limited open sinus tarsi approach and fixation by screws only technique[J].Int Orthop,2014,38(3):601-606.

［3］洪勇,万胜,蒋州,等.跟骨骨折术后切口皮肤坏死的原因及预防措施[J].中国骨与关节损伤杂志,2014,29(2):199-200.

［4］LETOURNEL E.Open treatment of acute calcaneal fractures[J].Clin Orthop Relat Res,1993,290:60-67.

［5］FEMINO JE,VASEENON T,LEVIN DA,et al.Modification of the sinus tarsi approach for open reduction and plate fixation of intra-articular calcaneus fractures:the limits of proximal extension based upon the vascular anatomy of the lateral calcaneal artery[J].Iowa Orthop J,2010,30:161-167.

［6］樊巍,李兰涛,王立江,等.跟骨关节内移位骨折微创手术治疗临床疗效分析[J].中国骨与关节损伤杂志,2014,29(8):799-801.

［7］WEBER M，LEHMANN O，SAGESSER D，et al. Limited open reduction and internal fixation of displaced intraarticular fractures of the calcaneum[J].J Bone Joint Surg(Br),2008,90(12):1608-1616.

（郭文宇）

第五节　闭合复位小切口支撑植骨治疗跟骨骨折

[摘要]目的:观察闭合复位小切口支撑植骨治疗跟骨骨折的临床效果。方法:2008 年 6 月至 2009 年 12 月,采用手法结合撬拨复位骨折,自跟骨外侧小切口骨折塌陷区支撑植骨治疗跟骨关节内骨折 25 例。结果:本组病例术后获平均 13.5 个月(8～19 个月)的随访,X 线摄片显示 Böhler 角、Gissane 角及 Peries 角均恢复。根据 Maryland 足部功能评分法,优 18 例,良 5 例,可 2 例,优良率为 92%。结论:闭合复位小切口支撑植骨治疗跟骨骨折临床疗效满意。

[关键词]跟骨骨折,治疗;闭合复位;支撑;植骨

跟骨骨折是一种常见的骨折,约占全身骨折的 2%,占跗骨骨折的 60%,而跟骨关节内骨折约占跟骨骨折的 75%[1],系严重的应力损伤所致,目前临床中治疗方法多种多样,疗效各不相同,使跟骨骨折的治疗成为一个充满争议的课题,尚未形成为大多数医生所接受的系统治疗

方案。2008年6月至2009年12月,我们采用闭合复位小切口支撑植骨术治疗Sanders Ⅱ型跟骨骨折25例,经随诊观察,取得满意疗效,现报道如下。

一、资料和方法

(一)一般资料

本组25例,男19例,女6例。年龄19～69岁,平均39.5岁。高处坠落伤19例,车祸伤4例,砸伤2例。左侧14例,右侧11例。按照Sanders分型[2],均为Ⅱ型骨折。骨折均移位并累及跟距关节后关节面伴不同程度关节面塌陷,所有患者术前均摄双足侧位和轴位X线摄片及患足CT平扫MPR重建。术前测量Böhler角5°～16°,平均11°;跟骨增宽幅度3～20mm,平均15mm,均为闭合性损伤,无合并同侧下肢其他部位损伤及疾患。伤后至就诊时间2～72h,平均(32±2.5)h。

(二)方法

术前行活血化瘀、消肿止痛、预防感染治疗。一般在伤后3～7d手术。术时患者取健侧卧位,采用股神经+坐骨神经阻滞麻醉或连续硬膜外麻醉。参照X线摄片及CT片结合体表标志定位,用骨钻带动1枚直径3mm骨圆针自跟骨结节处进针达塌陷的骨块下方,患膝屈曲约90°位,两助手分别握持膝关节及前足对抗牵引,术者左手自踝前方,右手自跟骨体后上方捏持跟骨,双手拇指置于外踝下方、跟骨骨块向外突出处,其余手指分别自踝前、后绕到对侧,置于内踝下方作对抗。左手用力跖屈前足,右手掌根部小鱼际处利用杠杆原理,向下按压钢针撬动塌陷骨块的同时,双手拇指与其余四指以扣挤手法扣紧跟骨体。当钢针顺利撬动骨块,使骨折嵌插解脱,且双手拇指感到侧突的骨块明显回位时,维持撬拨钢针及双手扣挤位置,助手用骨钻带动直径2.5mm钢针自跟骨结节下方约0.5cm处与足底平面约成45°角向塌陷关节面中部进针,当进入3～4cm且阻力明显增大时,再进入1.5～2.0cm,如法平行此针钻入另一枚克氏针,拔除撬拨钢针,将固定钢针剪短,置于皮外。然后将患肢外旋90°置于手术台上,维持踝关节跖屈位,取直径约4cm的纱布卷分别放置于跟骨体内外侧,用骨锤锤击外侧纱布卷。X线透视骨折复位与固定准确,并确定塌陷骨块复位后所遗留的骨质缺损区位置,再于跟骨外侧塌陷骨块下缘切一2～3cm纵向小口,避开腓肠神经终末支及肌腱、鞘管,皮下不做剥离,直达骨膜,显露跟骨外侧壁,分开外侧壁骨皮质,显露塌陷骨块复位后形成的"空腔",清除血肿,用止血钳通过空腔探及塌陷骨块的下缘及其相对应的跟骨下缘皮质,估测二者间的距离,取适量长度的骨诱导人工骨条(四川大学生物材料工程研究中心提供)2～3条嵌于二者之间支撑,确认植入物准确、稳定后缝合切口。术后中立位石膏固定于足背伸90°位,常规应用抗生素3d预防感染,1周后去除石膏,4周后拔除钢针,配合中药熏洗,练习足踝部活动,术后6～8周逐步进行负重行走训练。

二、结　果

(一)疗效评定标准

参照Maryland足部功能评分法评定:优(90～100分),无疼痛及行走正常,恢复原来工作;良(75～89分),行走基本正常,可有轻度的行走痛,可恢复原来工作;可(50～74分),不能从事工作。

(二)疗效评定结果

本组25例术后均达到解剖或近解剖复位,无感染,无内固定物松动、断裂等并发症,随诊8～19个月,平均13.5个月,于负重行走2个月以上,按上述标准评分,优18例,良5例,可2例,优良率为92%。

(三)典型病例

患者,男,19岁,主因高处坠落伤致右足跟部肿胀、疼痛、活动受限4h入院。入院后拍摄右足跟骨X线摄片及CT扫描,诊断:右跟骨骨折(图22-7、图22-8)。给予患肢抬高制动、消肿等对症治疗。3d后肿胀减轻,在股神经＋坐骨神经阻滞麻醉下行闭合复位小切口支撑植骨术治疗,术后复查X线摄片显示Böhler角恢复,关节面平整(图22-9)。1周后去除石膏,4周复查X线摄片后拔除斯氏针,配合中药熏洗、主动活动踝关节及距下关节,6周开始部分负重,8周完全负重行走。术后10个月复查,跟骨形态、功能均恢复正常(图22-10)。按照Maryland足部功能评分标准,本例评定为优。

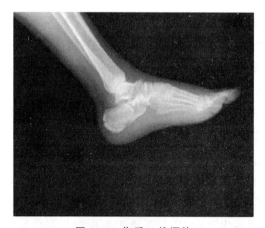

图22-7　伤后X线摄片

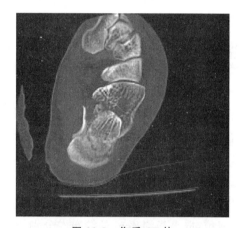

图22-8　伤后CT片

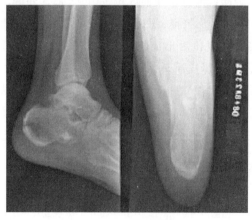

图22-9　术后X线摄片

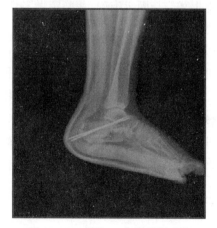

图22-10　术后10个月骨折愈合

三、讨论

跟骨是最大的一块跗骨,具有不规则的形态,并以多个关节面与周围跗骨相关节,是足部负重与传递应力的重要枢纽。由于其解剖形态的特殊性及与周围结构关系的复杂性,使跟骨关节内骨折的治疗变得十分困难,常遗留解剖形态失常及毗邻结构的病理改变,从而对足部生物力学性能产生很大影响,产生疼痛、功能障碍等一系列严重后遗症与并发症。Magnuson[3]指出,没有一种骨折像跟骨骨折那样给肢体带来 30%～70%的功能障碍。所以,跟骨关节内骨折的治疗一直是骨伤科临床的难点。目前国内外许多学者主张切开直视下准确复位,坚强固定,以期取得良好的治疗效果。但由于跟骨主要由松质骨构成,骨折后断端嵌插压缩,术中常缺少复位标志,导致复位不足,关节面不平,跟骨短缩、高度丢失等问题。同时由于跟骨周围的软组织少,手术切开复位时进行广泛的剥离,极易引起切口边缘皮肤坏死、愈合不良、感染等手术并发症。赵亮等[4]在对跟骨骨折钢板内固定治疗疗效和并发症分析中指出,切开治疗跟骨关节内骨折存在发生切口皮缘坏死、创伤性关节炎、肌腱炎等并发症的不可避免性。采用经皮撬拨复位[5]对组织损伤小,术者如操作熟练,可以达到对骨折的准确复位,并在钢针固定下达到早期稳定。但塌陷骨块复位后,在其下方形成的骨质缺损,若靠跟骨自身的成骨充填起到有效支撑作用需很长时间,在早期负重应力作用下会出现骨折块向缺损处塌陷的倾向,常导致内固定取出后负重康复训练过程中再度塌陷。如何解决这个问题是此类方法最终取得满意疗效的关键。由此,我们采用准确定位植骨,既起到支撑作用,又能促进骨折愈合[6]。为避免取自体骨对机体的二次损伤,我们选用骨诱导人工骨,该产品的成分为羟基磷灰石＋磷酸钙,能吸附人体自身的 BMP 等生长因子,植入体内 7d 即快速诱导成骨,促进植入部位的血管化和骨性融合,大大缩短康复期。其抗压强度 1.5MPa,与正常松质骨相当,生物降解吸收为 6～18个月,可在很长时间内提供有效支撑,预防早期负重过程中骨质再塌陷。定点支撑植骨不同于传统的填塞植骨,Thordarson 等[7]认为,跟骨为网状多孔结构(松质骨为主),侧壁薄,对填塞植入的多个骨块缺乏合拢约束,易产生移位,失去支撑作用,甚至压迫神经和肌腱。支撑植骨是对复位后的骨块力学薄弱点进行直接、有效的支撑,所需骨量少,达到了事半功倍的效果。此方法通过牵引、扣挤、摇摆等中医正骨手法结合钢针撬拨对塌陷骨块准确复位,再利用小切口定点支撑植骨有效维持稳定,避免术后骨折再次移位,允许早期负重锻炼,有利于距下关节功能早期恢复。对组织条件要求低、干扰小、操作简便,并发症及后遗症少、恢复快,体现了微创治疗的优势,为跟骨后关节面塌陷骨折的治疗提供了一条新思路。

参考文献

[1]胥少汀,葛宝丰,徐印坎.实用骨科学[M].3 版.北京:人民军医出版社,2005:806.

[2] SANDERS R,GREGORY P. Operative treatment of intraarticular fracture of the calcaneus[J].Orthop Clin North Am,1995,26(2):203.

[3]MAGNUSON PB.An operation for relief of disability in old fracture of oscaleis[J].J Am Med Assn,1923,80:1511-1513.

[4]赵亮,刘长贵,王宝军,等.距骨关节内骨折的钢板内固定治疗疗效及并发症分析[J].中华创伤骨科杂志,2005,7(3):239-241.

[5]SANDERS R,GREGORY P.Operative treatment of intraarticular fracture of calcaneus[J].Orthop Clin North Am,1995,2:203-214.

[6]甄相周,王亮,李付彬,等.一期植骨手术内固定治疗跟骨关节内骨折[J].河南外科学杂志,2006,12(6):5.

[7]THORDARSON DB,LATTEIER M.Open reduction and internal fixation of calcaneal fracture with a low profile titanium calcaneal perimeter plate[J].Foot Ankle Int,2003,24:217-220.

（赵　磊）

第六节　跟骨骨折经皮穿针微创植骨的大样本报道

[摘要]目的:观察 Paley B1 型跟骨骨折的闭合复位经皮穿针固定、微创植骨的疗效。方法:回顾分析 2002～2019 年 356 例 Paley B1 型跟骨骨折,全部采用闭合复位经皮穿针微创植骨治疗。结果:356 例患者术后随访时间最短 3 个月,最长 15 年,平均 86 个月,按 Kitaoka 评分系统平均得分 86 分。结论:闭合复位经皮穿针微创植骨治疗 Paley B1 型跟骨骨折,疗效好、创伤小。

[关键词]跟骨骨折;经皮钢针;微创;植骨

跟骨骨折临床常见,分型复杂,治疗困难,后遗症多。对于累及关节面的 Paley B1 型跟骨骨折,多年来一直存在手术与非手术、植骨与不植骨的争论。由于缺乏统一的术后评价标准,大量报道疗效迥异。保守治疗包括石膏固定、早期功能锻炼等方法,尽管简便易行、痛苦少,但复位不良、疗效较差。近年来,切开复位、解剖接骨板内固定治疗跟骨骨折逐渐成为主流。这种方法虽然显露充分、固定牢固,但创伤较大,术后经常出现切口感染、皮肤坏死、骨髓炎、腓肠神经损伤等并发症,而且住院时间长,需二次手术取出接骨板,疗程长,增加了患者痛苦。也有学者采用外固定支架治疗跟骨骨折,避免了切开复位的缺点,但一般采用跨踝关节固定,严重影响踝关节功能,且外形外展,护理不便。为了避免上述疗法的不足,探索一种创伤小、愈合快、疗效好的方法,2002～2019 年,对于跟骨关节内舌状骨折(Paley B1 型),我们采用闭合手法复位、经皮穿针加微创植骨的方法治疗,取得了满意效果,现报道如下。

一、临床资料

(一)诊断及分型标准
中医诊断标准参照《中医病证诊断疗效标准》[1];西医诊断标准参照《临床诊疗指南——骨科分册》[2]及 Paley 分类系统。

(二)纳入标准
(1)Paley B1 型跟骨骨折:X 线摄片显示跟骨关节内舌状骨折。

（2）性别不限，年龄 20～65 岁。

（3）伤后至就诊时间不超过 7d。

（4）随访时间超过 3 个月。

（三）排除标准

（1）开放性骨折。

（2）合并脏器疾病，不能耐受麻醉及手术者。

（3）双侧跟骨骨折。

（4）合并其他部位骨折。

（四）病例概括

本组 356 例患者，右侧 201 例，左侧 155 例；男 253 例，女 103 例；年龄最大 65 岁，最小 20 岁，平均 42 岁；伤后至就诊时间 0.5h 至 7d，平均 18h；根据拍摄的 X 线平片，按照 Paley 分类系统，全部骨折均属于 B1 型。

二、方法

（一）治疗方法[3]

1.麻醉方法

神经阻滞麻醉、硬膜外麻醉或全身麻醉。

2.体位

侧卧漂浮位，患肢在上，术中根据 C 臂机透视需要改变体位。

3.复位方法

钢针撬拨复位，恢复跟骨 Böhler 角；手法横向扣挤，配合踝关节屈伸，纠正跟骨横径增宽；跟骨复位钳夹持跟骨结节或用钢针穿过跟骨结节做对抗牵引，纠正跟骨纵轴短缩。

4.固定方法

以钢针经皮自跟骨结节穿过跟距后关节面钻入距骨固定，针尾折弯，外露于皮外约 1cm。

5.微创植骨

骨折复位固定完成后，经皮在跟骨外侧壁可扪及骨缺损凹陷，于此处切开皮肤约 1cm，钝性分离，推开足背外侧皮神经、腓骨肌腱，显露骨缺损，植入自体髂骨或异体骨条（湖北联结生物材料有限公司生产）、压实，至骨缺损完全填充，切口缝合 1～2 针。

（二）术后处理

植入异体骨者，术后一次性静脉滴注地塞米松磷酸钠注射液 10mg，预防排异反应。术后 7～10d 拆线。麻醉消失后，即刻扶双拐下地，患足不负重行走，循序渐进功能锻炼，预防深静脉血栓形成。4～6 周 X 线摄片检查骨折愈合后拔除内固定钢针，患足踽脚练习、滚轴练功。2～3 个月后复查 X 线摄片，患足逐步负重行走。

三、结　果

（一）疗效评价标准

使用 Kitaoka 评分系统[4]。

(二)疗效评价结果

本组 356 例均获得随访,最短 3 个月,最长 15 年,平均 86 个月。按上述标准评判疗效,90 分以上者 308 例,80 分以上者 29 例,70 分以上者 15 例,60 分以上者 4 例,平均得分 86 分。

四、讨 论

跟骨是足部最大的跗骨,是由一薄层骨皮质包绕丰富的松质骨组成的长方骨体,其形态不规则,有 6 个面和 4 个关节面。跟骨外侧皮下组织薄,骨面宽广平坦。前面有一结节,为腓骨滑车,其后下方和前下方各有一斜沟,分别为腓骨长、短肌腱通过。跟骨骨折后常可在跟骨侧位 X 线摄片上看到两个角改变:跟骨结节关节角(Böhler 角),正常为 $25°\sim40°$,由跟骨后关节面最高点分别向跟骨结节和前结节最高点连线所形成的夹角;跟骨交叉角(Gissane 角),由跟骨外侧沟向前结节最高点连线与后关节面线的夹角,正常为 $120°\sim145°$。跟骨作为构成足弓的重要解剖结构,骨折后形态改变,进而影响了足弓的整体外形和力学稳定性,复位不良必将导致足弓形态改变、创伤性关节炎、腓骨肌腱磨损等不良后果。

跟骨骨折为跗骨骨折中最常见的骨折,多属关节内骨折。Paley 将累及跟距关节的跟骨骨折分为以下几种类型:A 型,无移位的骨折;B1 型,舌状骨折;B2 型,粉碎舌状骨折;C1 型,关节压缩型;C2 型,粉碎关节压缩型;D 型,粉碎的关节内骨折。

对于累及关节面的 Paley B1 型骨折,目前通用的治疗方法包括石膏外固定、外固定支架固定、接骨板内固定等,都有一定的缺点。十几年来,我们始终致力于骨与关节损伤的手法复位、微创内外固定研究,广泛采用闭合复位经皮穿针技术治疗跟骨骨折[5-12],创伤小,骨折愈合快。在此基础上,我们的研究发现,对于关节面塌陷的 Paley B1 型跟骨骨折,复位后遗留骨缺损空腔,文献检索及临床对比分析表明,空腔植骨有利于促进骨折愈合,避免负重后关节面逐步塌陷[13-21]。目前通用的植骨技术建立在切开复位的基础上,切口感染的风险增大。我们在闭合复位经皮穿针内固定的基础上,采用小切口(不超过 1cm)植骨技术,以同种异体骨条代替自体髂骨植骨[21],形成了 Paley B1 型跟骨骨折的新方案:手法复位+经皮穿针+小切口同种异体骨条植入,复位、固定、植骨在一个微创术式中完成,综合了闭合与开放两种手术方法的优点,闭合钢针撬拨能有效达到复位目的,小切口植骨既解决了骨缺损的问题,又能在穿针固定的基础上进一步增加骨折稳定性,而且避免了切开复位常见的皮肤坏死问题,达到了创伤小、疗效好、费用低的效果。本组 356 例患者,无一例出现关节面再度塌陷、感染或切口皮肤坏死。

近年来,我院积极推进中医优势病种收费方式改革,将跟骨骨折作为中医优势病种纳入医保单病种收费管理。开展中医优势病种收费方式改革,是完善医疗服务价格形成机制的重要举措,有利于控制医疗费用不合理增长,进一步减轻患者就医负担;有利于规范中医临床诊疗行为,促进建立合理的中医药成本约束机制;有利于发挥中医药特色优势,促进中医药事业健康发展。医保单病种收费,受到了广大患者及医保、物价等政府主管部门的欢迎。闭合复位经皮穿针结合小切口植骨技术治疗跟骨骨折,作为中医优势病种特色诊疗技术,目前已在山东威海地区广泛应用,并向全省、全国推广。

参考文献

[1]国家中医药管理局.中医病证诊断疗效标准[M].北京:中国医药科技出版社,2019:169.

[2]中华医学会.临床诊疗指南——骨科分册[M].北京:人民卫生出版社,2017:33.

[3]聂伟志,杨茂清,谭远超,等.PaleyⅡ型跟骨骨折的微创手术治疗[J].中国中医骨伤科杂志, 2008,16(4):43-44.

[4]KITAOKA HB,ALEXANDER IJ,ADELAAR RS,et al.Clinical rating systems for the ankle-hindfoot,midfoot,hallux,and lesser toes[J].Foot Ankle Int,1994,15(7):349-393.

[5]谭新欢,聂伟志,隋显玉,等.闭合复位经皮穿针内固定与切开复位接骨板内固定治疗Paley B1型跟骨骨折的对比研究[J].中医正骨,2015,27(12):16-19.

[6]李灿杨,吴征杰,潘志雄.撬拨复位闭合穿针和切开复位钢板固定治疗跟骨骨折的临床研究 [J].中国中医骨伤科杂志,2013,21(2):18-20.

[7]许小志,徐志强,曾文磊,等.撬拨复位经皮穿针加小切口植骨治疗跟骨骨折的临床研究[J]. 中国中医骨伤科杂志,2012,20(6):38-39.

[8]武文杰,武天宝.钢针撬拨穿针及反弹器固定治疗跟骨骨折53例[J].中国中医骨伤科杂志, 2011,19(8):53-54.

[9]王舜,陈朝晖,张兴平.闭合穿针外固定治疗跟骨骨折49例[J].北京中医药大学学报(中医 临床版),2005(4):27-28.

[10]刘保平,饶振玉,陈汝轻,等.跟骨夹加穿针撬拨治疗跟骨骨折疗效观察(附38例报告)[J]. 中医正骨,1996(5):9-10.

[11]刘保平,饶振玉,罗怀灿,等.跟骨夹加穿针撬拨治疗跟骨骨折38例[J].中华创伤杂志, 1996(2):18-19.

[12]门振武.轴位穿针闭合复位固定术治疗23例跟骨骨折疗效分析[J].北京医学,1985(5): 264-266.

[13]聂伟志,孙磊,杨茂清,等.跟骨骨折经皮穿针小切口植骨与非植骨治疗的比较研究[J].中 国骨伤,2009,21(1):2-4.

[14]张弢,陈伟,俞光荣,等.隧道撬顶植骨技术治疗关节面塌陷型跟骨骨折[J].河北医科大学 学报,2019,40(12):1477-1478.

[15]欧阳建军,杨功旭,张清.植骨对移位性关节内跟骨骨折手术效果的影响[J].创伤外科杂 志,2019,21(1):32-35.

[16]刘核达,刘林,黄飞,等.改良小切口复位植骨联合经皮克氏针内固定治疗SandersⅡ、Ⅲ型 跟骨骨折的临床研究[J].创伤外科杂志,2018,20(10):744-748.

[17]陈华,李宇卫,姜宏,等.经皮撬拨配合有限切开植骨内固定治疗跟骨骨折疗效分析[J].中 国骨伤,2017,30(12):1084-1090.

[18]樊军,隆晓涛,罗意,等.切开复位内固定结合植骨治疗SandersⅢ、Ⅳ型跟骨骨折[J].中华 创伤杂志,2017,33(11):1022-1026.

[19]高健,陈斌,孙海钰.植骨在手术治疗跟骨关节内骨折的应用[J].实用骨科杂志,2017,23

(3):244-247.

[20]吕锦瑜,马勇,郭杨,等.切开复位内固定联合植骨术治疗 Sanders Ⅲ 型跟骨骨折的临床疗效分析[J].中国中医骨伤科杂志,2017,25(1):61-63.

[21]聂伟志,谭新欢,朱育林,等.跟骨骨折手术植骨材料的研究进展[J].中国中医骨伤科杂志,2015,23(10):75-77.

(刘　彬)

第七节　跟骨骨折经皮穿针小切口植骨与非植骨治疗的比较研究

[摘要]目的:报告 Paley Ⅱ 型跟骨骨折的闭合复位经皮穿针内固定、小切口植骨的微创治疗方法,并与非植骨法进行比较。方法:回顾 2002～2006 年 Paley Ⅱ 型跟骨骨折 112 例,植骨组 56 例,男 36 例,女 20 例;年龄 21～65 岁,平均(42.0±2.3)岁;Ⅱa 型 11 例,Ⅱb 型 45 例;坠落伤 38 例,车祸伤 18 例;伤后至手术时间 3～14d,平均(6.0±1.2)d。非植骨组 56 例,男 38 例,女 18 例;年龄 22～67 岁,平均(43.0±2.5)岁;Ⅱa 型 13 例,Ⅱb 型 43 例;坠落伤 40 例,车祸伤 16 例;伤后至手术时间 2～15d,平均(5.0±2.1)d。全部病例均采用闭合复位经皮穿针内固定,植骨组加用小切口植骨治疗,比较两组治疗后的骨折再度塌陷率及优良率。结果:两组病例均得到随访,时间最短 5 个月,最长 52 个月,经统计分析,两组随访时间差异无统计学意义。植骨组无再度塌陷病例,非植骨组有 3 例再度塌陷。参照张铁良评分标准,植骨组优 43 例,良 12 例,可 1 例,优良率为 98.2%;非植骨组优 37 例,良 16 例,可 2 例,差 1 例,优良率为 94.7%。经 Ridit 分析,两组差异有统计学意义($P<0.05$)。结论:闭合复位经皮穿针后加用小切口植骨能够防止跟骨后距关节面再度塌陷,促进骨折愈合,提高疗效,可以作为 Paley Ⅱ 型跟骨骨折的标准治疗方案。

[关键词]跟骨骨折;骨折内固定术;骨移植;回顾性研究

跟骨骨折是临床较常见的复杂骨折之一,对于后距关节面骨块呈舌状塌陷的 Paley Ⅱ 型骨折,2002 年以前,我们采用闭合复位经皮穿针治疗,取得了一定效果,但是部分病例出现拔除钢针后关节面再度塌陷,为解决这一问题,2002 年以后,我们采用闭合复位经皮穿针再加小切口植骨的微创手术方法治疗 Paley Ⅱ 型跟骨骨折,与既往的非植骨方法比较,疗效改善显著,现报道如下。

一、资料和方法

(一)一般资料

将 112 例 Paley Ⅱ 型跟骨骨折分为植骨组与非植骨组。经 χ^2 检验,两组性别构成、骨折类型、受伤原因差异无统计学意义,具有可比性;经 t 检验,两组年龄分布、伤后至手术时间比较差异无统计学意义,具有可比性。

(二)治疗方法

1.麻醉及体位

股神经加坐骨神经阻滞麻醉或硬膜外麻醉,患者取侧卧位,患肢在上,常规消毒铺巾,无菌操作。

2.手法复位

先用1枚直径3～4mm骨圆针在跟骨结节相当于跟腱附着点处外侧进针,针尖朝向前下方偏外侧,待针尖进入到骨折间隙处,可感到阻力顿减,术者一手使足跖屈,同时另一手持钢针将塌陷的关节面撬起;再用双手十指交叉,双掌根部如钳状对抗扣挤跟骨内外两侧,手下可有明显复位感,由助手一手扶持撬拨钢针、一手握前足,反复有节律地屈伸踝关节,术者同时双掌根部反复扣挤、摇摆,二者配合,至踝关节屈伸流利、骨擦音逐渐消失后,提示复位成功,手提X线机透视关节面恢复平整,进一步证实骨折已达良好复位。如扣挤手法力量较弱,不足以有效复位,可用"击打"手法:以无菌纱布折叠成大小、厚度适宜的方块状,垫于跟骨内、外侧面,内侧在下、外侧在上,以骨锤击打外侧面,每击打一下,屈伸踝关节数次,如此反复,直至跟骨外侧面突起复平,骨擦音消失,证实复位成功。如有轴向短缩,可加用牵引手法,以自制跟骨复位钳夹持跟骨结节,手握前足对抗牵引;也可用斯氏针穿过跟骨结节,代替跟骨复位钳作牵引用。

3.经皮穿针内固定

维持复位,助手取直径2.5mm钢针安装于手摇钻上,自跟骨结节后下缘进针,斜向后跟距关节面方向钻入距骨,钢针突入跟距关节间隙时有突破感,进入距骨后阻力增大,在距骨中前进时持续存在较大阻力,至阻力突然增大时,说明针尖达距骨的胫距关节面下,此时针尖位置最佳、固定最牢靠。初次操作经验不足者手感不清晰,可配合X线机透视。固定钢针位置满意后,针尾折弯、剪短,置于皮外,拔除撬拨钢针。视粉碎骨块数量补穿1枚或数枚钢针加强固定,或经皮自跟骨结节后侧顺跟骨长轴钻入1～2枚直径2.5mm钢针(非植骨组治疗过程到此结束,植骨组继续下一步治疗)。

4.小切口植骨

植骨组经皮于外踝下方跟骨外侧壁扪及骨折缺损凹陷处,切开皮肤约1cm,避开足背外侧皮神经、腓骨肌腱,钝性分离直达骨折端,以血管钳可探及骨折缺损凹陷,取自体髂骨或同种异体骨条植入,填充骨缺损,缝合切口。石膏夹外固定于足跖屈30°位,将足底石膏塑出足弓外形。

5.术后处理

两组术后均预防性应用抗生素3d,口服活血化瘀、促进骨折愈合药物。4周后拆除石膏,练习踝关节活动,坐位踝脚、滚轴练功,可扶双拐不负重行走。4～6周X线摄片检查有明显骨痂形成后拔除骨圆针。术后3个月逐步扶双拐保护负重行走。植骨组7～10d切口拆线,异体骨植入者静脉滴注激素3d,以防止排异反应。典型病例X线摄片见图22-11。

(三)观察项目和方法

采用闭合复位经皮穿针固定跟骨骨折后再加用小切口植骨的目的在于防止复位后关节面再度塌陷,因此,观察重点在于两组手术后的再度塌陷情况,采用严格的质控方法,所有病例手术前后均由同一名经验丰富的高年资放射技师用同一台 CR 机在相同条件下拍片,控制胶片放大倍数相同,术后即刻 X 线摄片与下地行走 1 个月后 X 线摄片比较,观察跟骨球状关节面前下缘的位置变动,下移超过 2mm 视为骨折术后再度塌陷。

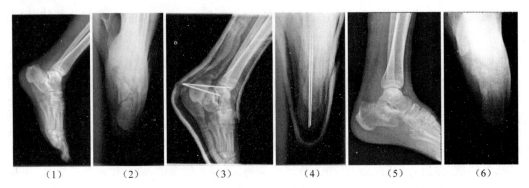

(1)　　　　　(2)　　　　　(3)　　　　　(4)　　　　　(5)　　　　　(6)

图 22-11　高处跌下导致左跟骨骨折行闭合复位经皮穿针小切口植骨术

注　患者,男,43 岁。(1)术前侧位 X 线摄片;(2)术前轴位 X 线摄片;(3)术后侧位 X 线摄片;(4)术后轴位 X 线摄片;(5)骨折愈合后侧位 X 线摄片;(6)骨折愈合后轴位 X 线摄片。

(四)疗效评价标准

采用适合中国人的张铁良评分标准[1],评分方法见表 22-6,总分 85 分以上为优,71～85 分为良,51～70 分为可,51 分以下为差。

表 22-6　张铁良评分标准(分)

评价内容	评分	评价内容	评分
疼痛		跟骨增宽	
无痛	25	<2mm	10
偶有疼痛	20	2～4mm	5
步行超过 1.5km 有胀痛感	10	>4mm	0
明显疼痛,步行不能超过 0.5km	0	跟骨后关节面塌陷	
日常生活工作能力		无	10
恢复伤前水平	10	≤2mm	5
绝大部分恢复	8	>2mm	0
部分恢复	5	Böhler 角	
明显受限	0	≥30°	10
走凹凸不平路		25°～29°	5
无障碍	10	≤24°	0
轻度障碍	8	踝关节活动范围	
中度障碍	5	50°～70°	10
不能	0	25°～49°	5
行走辅助		0°～24°	0

评价内容	评分	评价内容	评分
不需要	5	跛行程度	
鞋垫或矫形鞋	3	无	10
手杖	1	轻度	5
双拐	0	严重	0

(五)统计学方法

采用 SPSS 12.0 软件,计数资料用 Ridit 分析,计量资料用 t 检验。

二、结果

评分结果:两组病例均获得随访,时间 5~53 个月,平均 28 个月。植骨组拔针后关节面无再度塌陷病例,非植骨组 3 例发生再度塌陷。两组各项平均得分见表 22-7。

表 22-7　两组术后各项平均评分(分,$\bar{x} \pm s$)

评价内容	植骨组	非植骨组
疼痛	24.7±0.2	21.9±2.1
日常生活工作能力	9.2±0.7	8.8±0.9
走凹凸不平路	10±0	8.9±0.8
行走辅助	5±0	4.0±0.6
跟骨增宽	9.4±0.5	9.3±0.6
跟骨后关节面塌陷	10±0	8.7±0.8
Böhler 角	10±0	8.8±0.5
踝关节活动范围	9.8±0.1	9.2±0.4
跛行程度	10±0	9.8±0.1
总分	98.2±1.1	89.5±2.5

经 t 检验,两组在疼痛、日常生活工作能力、走不平路、行走辅助、跟骨后关节面塌陷、Böhler 角、踝关节活动范围、总分等方面差异有统计学意义($P < 0.05$),植骨组明显优于非植骨组;在跟骨增宽、跛行程度两方面差异无统计学意义($P > 0.05$)。参照评分标准,植骨组优 43 例,良 12 例,可 1 例;非植骨组优 37 例,良 16 例,可 2 例,差 1 例。

两组优良率经 Ridit 分析,差异有统计学意义($P < 0.05$),植骨组疗效明显优于非植骨组。

三、讨论

对于移位的跟骨关节内骨折,单纯闭合复位很难达到完全的解剖复位。因此,从 20 世纪 70 年代以来,国外许多学者提倡对跟骨关节内骨折采取切开复位内固定。然而尽管在切开复位直视下,对于严重粉碎的骨折,也很难恢复跟骨后关节面的平整。即便骨折得到复位,对于粉碎的跟骨外侧壁有时也很难做到坚强的内固定,故术后仍需使用石膏一类材料做较长时间的外固定来限制患肢足踝关节活动。根据文献[2-8]统计,切开复位的合并症,如对位不良、固定松动、足跗关节粘连、皮缘坏死及感染等,平均可达30%～40%。因而,也有部分研究者主张伤后早期行距下关节融合术或三关节融合术,然而随访发现,这一类手术后遗症更多,如前足萎缩、跛行等。因此,许多学者主张采用闭合复位经皮撬拨穿针内固定治疗,据报道,疗效优于切开复位内固定[2-8]。我院自20世纪70年代后期开始采用闭合复位经皮撬拨穿针内固定治疗跟骨关节内骨折,经30余年临床实践,该技术已经非常成熟,复位及穿针主要凭借手法、手感,操作过程中不需X线机持续透视,减少了术者及患者的放射损伤。该法能有效恢复跟骨后关节面及Böhler角的解剖结构,较之切开复位内固定,具有创伤小、痛苦少、住院时间短、治疗费用低等优点,但是,随着大量病例的积累,发现有的患者在负重行走后再度出现关节面塌陷,导致创伤性关节炎的发生。考虑是由于骨折撬拨复位后遗留骨缺损空腔,很难在短时间内有新生骨充填,因而导致关节面再度塌陷。

采用闭合复位经皮穿针小切口植骨的微创手术方法治疗Paley Ⅱ型跟骨骨折,综合了闭合与开放两种手术方法的优点,闭合钢针撬拨能有效达到复位目的,小切口植骨既解决了骨缺损的问题,又有利于促进骨折愈合,且避免了切开复位常见的皮肤坏死问题。本组56例,无一例出现关节面再度塌陷或切口皮肤坏死。

参考文献

[1]张铁良,于建华.跟骨关节内骨折[J].中华骨科杂志,2000,20(2):117-121.

[2]刘志安,邓斌,康书鹏,等.克氏针内固定并人工骨填塞治疗跟骨骨折[J].中国骨伤,2007,20(9):619-672.

[3]皮佑辉,陈穗生,江广荣,等.经皮撬拨复位穿针法治疗跟骨关节内骨折[J].中国骨伤,2006,19(6):361-362.

[4]赵景华,田世松.克氏针加植骨治疗跟骨关节内骨折[J].中国骨伤,2006,19(4):240.

[5]刘永强,苏敬阳,冯晓勇,等.撬拨治疗跟骨关节内骨折[J].中国骨伤,2005,18(11):683.

[6]王建军.经皮克氏针撬拨复位固定治疗跟骨骨折[J].中国骨伤,2004,17(2):114-115.

[7]包承群,葛跃华,温云君,等.双根克氏针固定治疗跟骨粉碎性骨折[J].中国骨伤,2004,17(8):484.

[8]洪文格,张世宏,卢庆云,等.经皮撬拨与切开复位治疗跟骨骨折疗效对比[J].中国骨伤,2003,16(9):567-568.

(李海军)

第八节　经跗骨窦扩大入路钢板内固定治疗跟骨骨折

[摘要]目的:探讨经跗骨窦扩大入路钢板内固定治疗跟骨骨折的临床疗效。方法:回顾性分析自2015年1月至2016年12月采用经跗骨窦扩大入路钢板内固定治疗的跟骨关节内骨

折 42 例（46 足），分析术后放射学结果、疼痛 VAS 评分、AOFAS 踝—后足功能评分，并记录并发症发生情况。结果：本组所有患者均获得随访，随访时间平均 20.4 个月（12～30）个月。骨折平均愈合时间 12 周。术后 Sanders Ⅱ 型骨折（28 足）关节面均达到解剖或接近解剖复位；Sanders Ⅲ 型骨折中，14 足关节面达到解剖或接近解剖复位，4 足关节面移位 2～4mm。术后即刻与末次随访时 Böhler 角分别为 14°～38°（26.9°±5.2°）和 12°～38°（26.5°±5.0°），差异无统计学意义。末次随访时疼痛 VAS 评分为 0～2 分（0.6±0.3）分，AOFAS 踝—后足功能评分：优 27 足，良 15 足，可 4 足，优良率为 91.3%。36 例恢复受伤前工作或活动水平。结论：经跗骨窦扩大入路钢板内固定治疗跟骨骨折能够取得满意的临床疗效，切口并发症少见，是微创治疗 Sanders Ⅱ、Ⅲ 型跟骨关节内骨折的良好选择。

[关键词] 跟骨骨折；内固定；跗骨窦切口

　　跟骨骨折是最常见的跗骨骨折，多发生于青壮年男性，由高处坠落及交通伤等高能量损伤所致。60%～75% 的跟骨骨折是移位性关节内骨折，其治疗具有较大的挑战性。外侧延长入路被认为是跟骨骨折手术治疗的标准入路，能够充分显露跟骨距下关节面，直视下恢复跟骨解剖结构。然而，由于跟骨外侧软组织薄弱，外侧延长入路的切口裂开、皮瓣坏死及深部感染等切口并发症率很高[1-3]。近年来，随着微创技术的发展，经跗骨窦入路已广泛用于治疗移位性跟骨关节内骨折，显著降低了切口并发症率[4-5]。但该入路存在骨折显露不够充分、内植物放置困难等问题，限制了其临床应用[6]。2015 年 1 月至 2016 年 12 月，我们采用经跗骨窦扩大入路钢板内固定治疗移位性跟骨关节内骨折 42 例（46 足），临床疗效满意，现报道如下。

一、资料和方法

（一）一般资料

本组 42 例（46 足），男 32 例，女 10 例；年龄 20～63 岁，平均 38.6 岁；左侧 18 例，右侧 20 例，双侧 4 例。致伤原因：高处坠落伤 35 例，交通事故伤 7 例。骨折按照 Essex-lopresti 分型：舌形骨折 20 足，关节面压缩骨折 26 足；按照 Sanders 分型：Ⅱ 型骨折 28 足，Ⅲ 型骨折 18 足。受伤至手术时间 4～8d，平均 5.3d。

（二）治疗方法

术前予以绝对卧床、抬高患肢及脱水消肿药物治疗，同时积极控制合并疾病。术前拍摄跟骨侧位及 Harris 轴位 X 线摄片、CT 扫描及 3D 重建，评价骨折病理解剖特征，明确骨折分型。采用椎管内麻醉或股神经、坐骨神经阻滞麻醉。患者取健侧卧位，采用经跗骨窦扩大入路，切口位于外踝尖下 1cm 指向第 4 跖骨基底，后方至跟腱前 1cm，前方至跟骰关节，长度 6～8cm。仔细分离并保护切口中后部的腓肠神经及腓骨肌腱鞘。分离并向上牵开伸肌下支持带外侧根及趾短伸肌，清理跗骨窦内脂肪组织；将腓骨肌腱鞘自跟骨外侧壁分离，形成前窗和后窗。前窗内显露跟骨前部、跗骨窦及后关节面，后窗显露跟骨外侧壁及跟骨结节上部。清理距下关节及骨折处血痂和粉碎骨块。1 枚 Schanz 钉或斯氏针自跟骨结节外侧置入，通过牵引恢复跟骨高度和长度，矫正跟骨结节内翻及向外移位。克氏针自跟骨结节穿向内侧载距突骨块以维持复位。然后在切口内直视下复位跟骨后关节面,克氏针临时固定。跟骨侧位及 Harris 轴位透视证实骨折复位满意后进行钢板固定:切口内置入塑形好的解剖锁定钢板,分别于跟骨前突、丘部及跟骨结节置入 2 或 3 枚螺钉固定,跟骨结节的部分螺钉需经皮小切口置入。逐层关闭切口,放置引流。

(三)随访及疗效评定指标

术后 24～48h 拔除引流,拍摄跟骨侧位及 Harris 轴位 X 线摄片评价骨折复位情况,术后 2 周拆线。术后第 1 个月、2 个月、3 个月、6 个月门诊随访,以后每半年随访 1 次,随访时拍摄系列 X 线摄片,记录关节活动度及并发症,采用疼痛 VAS 评分[7]对负重时疼痛程度进行评分,采用美国足踝外科协会(AOFAS)踝—后足功能量表[8]评价后足功能。

二、结 果

本组所有患者均获得随访(图 22-12、图 22-13),随访时间平均 20.4 个月(12～30)个月。骨折平均愈合时间 12 周。术后 Sanders Ⅱ型骨折(28 足)关节面均达到解剖或接近解剖复位(移位≤2mm);Sanders Ⅲ型骨折中,14 足关节面达到解剖或接近解剖复位(移位≤2mm),4 足关节面移位 2～4mm。术后即刻与末次随访时 Böhler 角分别为 14°～38°(26.9°±5.2°)和 12°～38°(26.5°±5.0°),差异无统计学意义。末次随访时疼痛 VAS 评分为 0～2 分(0.6±0.3)分,AOFAS 踝—后足功能评分:优 27 足,良 15 足,可 4 足,优良率为 91.3%。36 例恢复受伤前工作或活动水平。本组 2 例出现切口皮肤浅表性坏死,经局部换药后愈合。3 例出现腓肠神经损伤症状,经口服营养神经药物治疗后 3 个月内缓解。随访中,2 例出现距下关节创伤性关节炎症状,应用消炎镇痛药物治疗后好转,没有进行距下关节融合。本组未发生深部感染、切口裂开、皮瓣坏死、骨折复位丢失、骨不愈合等严重并发症。

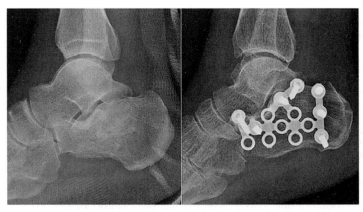

图 22-12　跟骨骨折手术前后 X 线摄片

三、讨 论

移位性跟骨关节内骨折通常需要手术治疗,常用的手术入路包括外侧延长入路、外侧及内侧联合入路、有限的后外侧入路及经跗骨窦入路等,其中外侧延长入路最常用[1-3]。外侧延长入路能够提供良好的距下关节和跟骨外侧壁显露,直视下复位距下关节及跟骰关节,并对骨折进行坚强的内固定[7]。尽管随着解剖研究的进展，提出了外侧延长入路的标准化技术，该入路的总切口并发症发生率仍高达 10%～29%[1-3,9]。

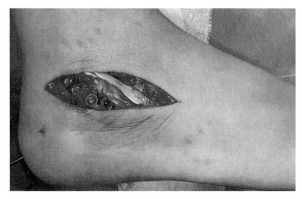

图 22-13　跟骨骨折经跗骨窦扩大入路钢板内固定术后切口外观

为避免或减少切口并发症，学者们开始关注跟骨骨折的微创入路，其中经跗骨窦入路研究最为广泛[10-11]。该入路位于软组织松软、血运丰富的区域，切口下直接显露距下关节，不需要对皮瓣进行翻转和持续牵开，可有效避免或降低切口并发症的发生。Xia 等[9]的一项随机对照研究对比了 117 例移位性跟骨关节内骨折（经跗骨窦入路组 59 例，外侧延长入路组 49 例）的治疗结果。研究发现，两组患者术后跟骨高度、宽度、长度、Böhler 角和 Gissane 角等影像学测量结果差异无统计学意义（$P>0.05$）；经跗骨窦入路组未发生切口并发症，而外侧延长入路组，8 例发生切口并发症，包括 6 例切口裂开、2 例切口边缘坏死、2 例深部感染。Kline 等[3]回顾性研究了 112 例移位性跟骨关节内骨折的治疗结果表明，经跗骨窦入路组 33 例患者中，2 例发生切口感染，需要手术治疗；而外侧延长入路 79 例患者中，16 例发生切口并发症，需要手术治疗。

然而，有几项经跗骨窦入路治疗移位性跟骨关节内骨折的研究报道了较高的神经损伤和切口并发症率。在 Meng 等[11]的一项研究中，经过平均 18.7 个月随访，45 例（49 足）患者中 2 足出现切口边缘坏死，需要二期缝合，4 足因血肿发生切口裂开，6 足出现腓肠神经损伤症状。在 Rawicki 等[12]的一项旨在评价跗骨窦入路安全性的回顾性研究中，共纳入在一级创伤中心采用经跗骨窦入路治疗的移位性关节内骨折 17 例，手术由一位经严格训练的创伤骨科医生进行，患者平均 36.6 岁，2 例合并糖尿病。经平均 116d 的随访，17.6% 的患者发生深部感染，需要正规的灌洗和清创手术以及长期应用抗生素，其中 2 例经历包括内固定取出、切口负压治疗等多次手术。Park 等[13]在一组应用跗骨窦入路治疗 Sanders Ⅱ 型跟骨骨折的研究中，10.9% 的患者出现短暂性腓肠神经麻痹症状。本研究中，2 足（4.3%）出现皮肤浅表性坏死；3 足（6.5%）出现腓肠神经损伤症状。我们分析认为，本研究切口并发症和腓肠神经损伤发生率较低的原因可能与采用跗骨窦扩大入路有关。扩大的跗骨窦入路能够直接显露并保护腓肠神经，更能充分地显露跗骨窦、后关节面及跟骨外侧壁，避免手术过程中对切口边缘的强力牵拉，因而减少了切口并发症及腓肠神经损伤的发生。

当采用经跗骨窦入路时，通常使用 Steinmann 针、空心钉或低切迹钢板进行固定[3,9,13]。使用 Steinmann 钉固定时手术简单，但固定强度弱，术后容易发生复位丢失[13]，并有钉道感染的风险。直径为 6.5mm 或 7.0mm 的中空螺钉更为常见,具有令人满意的固定强度[13]。但在我们未发表的资料中,有 3 例采用 6.5mm 中空螺钉固定后出现明显的复位丢失。随着低切迹钢板的发展,使用钢板的固定已产生较好的效果[9]。然而,由于使用低切迹钢板和 2.7mm 螺钉固定强度仍显不足。本研究采用 3.5mm 解剖锁定钢板固定骨折,固定强度大,能够早期活动,术后未发生骨折复位的丢失以及骨折不愈合,AOFAS 踝—后足功能评分为(90.8±7.3)分,优良率 91.3%。

综上所述,经跗骨窦扩大入路钢板内固定治疗跟骨关节内骨折能够有效复位骨折,固定牢固,有利于术后早期功能锻炼,取得了与外侧延长入路相当的临床疗效。该入路可避免大范围的软组织剥离,切口并发症少见,是微创治疗 Sanders Ⅱ、Ⅲ 型跟骨关节内骨折的良好选择。

参考文献

[1] SANDERS R,VAUPEL ZM,ERDOGAN M,et al. Operative treatment of displaced intraarticular calcaneal fractures:long-term(10-20 Years).results in 108 fractures using a prognostic CT classification[J].J Orthop Trauma,2014,28(10):551-563.

[2] RAMMELT S,ZWIPP H,SCHNEIDERS W,et al.Severity of injury predicts subsequent function in surgically treated displaced intraarticular calcaneal fractures[J].Clin Orthop Relat Res,2013,471(9):2885-2898.

[3] KLINE AJ,ANDERSON RB,DAVIS WH,et al.Minimally invasive technique versus an extensile lateral approach for intra-articular calcaneal fractures[J].Foot Ankle Int,2013, 34(6):773-780.

[4] 张宏伟,张敬堂,刘思杰.经跗骨窦入路手术治疗 Sanders Ⅱ、Ⅲ 型跟骨骨折的临床研究[J]. 中国骨与关节损伤杂志,2018,33(8):879-881.

[5] 王向前,张计超,李军,等.3D 打印技术辅助跗骨窦入路钢板内固定治疗 Sanders Ⅱ、Ⅲ 型跟骨骨折[J].中国骨与关节损伤杂志,2018,33(8):881-883.

[6] HSU AR,ANDERSON RB,COHEN BE. Advances in surgical management of intraarticular calcaneus fractures[J].J Am Acad Orthop Surg,2015,23(7):399-407.

[7] TURNER NM,VAN DE Leemput AJ,DRAAISMA JM,et al.Validity of the visual analogue scale as an instrument to measure self-efficacy in resuscitation skills[J].Med Educ,2008,42(5): 503-511.

[8] KITAOKA HB,ALEXANDER IJ,ADELAAR RS,et al.Clinical rating systems for the ankle-hindfoot,midfoot,hallux and lesser toes[J].Foot Ankle Int,1994,15(7):349-353.

[9] XIA S,LU Y,WANG H,et al.Open reduction and internal fixation with conventional plate via L-shaped lateral approach versus internal fixation with percutaneous plate via a sinus tarsi approach for calcaneal fractures-a randomized controlled trial[J].Int J Surg, 2014,12(5):475-480.

[10] ZHANG T,SU Y,CHEN W,et al.Displaced intraarticular calcaneal fractures treated in

a minimally invasive fashion：longitudinal approach versus sinus tarsi approach［J］．J Bone Joint Surg Am，2014，96（4）：302-309.

［11］MENG Q，WANG Q，WU X，et al．Clinical application of the sinus tarsi approach in the treatment of intra-articular calcaneal fracture［J］．Medicine（Baltimore），2018，97（13）：e0175.

［12］RAWICKI N，WYATT R，KUSNEZOV N，et al．High incidence of post-operative infection after "sinus tarsi" approach for treatment of intraarticular fractures of the calcaneus：a 5 year experience in an academic level one trauma center［J］．Patient Saf Surg，2015，9：25.

［13］PARK CH，YOON DH．Role of subtalar arthroscopy in operative treatment of sanders type 2 calcaneal fractures using a sinus tarsi approach［J］．Foot Ankle Int，2018，39（4）：443-449.

（王明芙）

第九节　手法复位穿针内固定治疗跖跗关节骨折脱位

跖跗关节骨折脱位比较少见，约占全身骨折脱位的1%。自1985年以来，我院采用手法复位闭式穿针内固定治疗该类骨折脱位60例，效果满意，现报道如下。

一、临床资料

本组60例中男35例，女25例；年龄14～65岁；左侧24例，右侧33例，双侧3例；42例为高处下跌，足趾着地致伤，12例为重物砸伤或挤伤，4例为骑自行车摔扭伤，2例为走路时前足旋转扭伤。

二、方法

根据X线摄片，这类骨折脱位分3类：同向性骨折脱位，单纯性骨折脱位及分离性骨折脱位[1]。所有类型骨折脱位均在麻醉下（股神经＋坐骨神经）行手法复位。方法是：麻醉满意后，患足常规消毒，铺无菌巾，一名助手牵引前足，复位者双手握持足中部，以拇指向前内及跖侧推压脱位的跖骨基底部，对于分离性骨折脱位复位时还须双手对向挤压。电视X线机透视下复位满意后，对于单纯性骨折脱位者，于第5跖骨基底部远1cm处以45°角穿入1枚直径2mm钢针；对于同向性移位及分离性骨折脱位者则在前者穿针的基础上，于第1跖骨基底部远2cm处以45°角进针。钢针的尾部低于所穿跖骨水平面5°左右，贯穿第2或第3楔骨。以无菌敷料包扎针眼部，石膏夹外固定，4周后拆除外固定，带针练功，6周后拔针。

三、结果

优：足无畸形，无疼痛，无跛行，X线摄片示解剖复位；良：足无畸形，走路时稍感疼痛，无跛行，X线摄片示跖跗关节间隙稍增大；差：足有骨性畸形，走路时疼痛明显，跛行，X线摄片示跖跗关节间隙明显增大。本组60例，均获随访，时间3个月至5年，平均2.3年，优52例，良6

例,差2例。

四、讨论

(一)发病原因

造成跖跗关节骨折脱位的原因多是人体在失去平衡时瞬间前足着地。此时,身体倾斜力的交汇处在跖跗关节部,若交汇于第1跖骨基底部,且合力是外展力,则先破坏Lisfranc韧带,折断第2跖骨基底,使第3~5跖跗关节脱位或骨折脱位,造成外侧3个跖骨基底在其相应的关节面上向背外侧滑动,形成同向性骨折脱位。若交汇于第3~5跖骨基底部,且合力是旋转应力时,可以造成第3、4、5跖跗关节部单纯性骨折脱位。若交汇于第1、2跖骨之间时,可以造成分离性骨折脱位,此时外力沿足纵轴传导,其作用方向沿第1、2跖骨之间,当力传导至跖跗关节部时,遇到失衡状态下,人体的重力作用而发生力的侧方偏移,合力首先使第1跖骨基底向内侧移位,由于鞋的挤压力,使第1跖骨在向内侧移位时受到强大的反弹力,该力向外侧作用于第2跖骨基底,造成第2跖楔关节稳定结构被破坏,之后3~5跖跗关节被破坏,使第2~5跖骨基底向外侧脱位,虽然足外侧也有鞋的限制,但可以通过第5跖骨基底或骰骨外缘的压缩骨折来弥补。

(二)治疗方法的选择

传统的方法是闭合复位石膏外固定,但对于复杂的同向性及分离性骨折脱位,由于复位较困难而需切开复位。因为切开复位韧带损伤较重,骨膜剥离大,骨折愈合及韧带修复时间延长,使内、外固定时间延长,延缓了练功时间,患者又需住院治疗,切开后又有感染因素的存在,这无疑加重了患者的痛苦与负担。闭合复位后,单纯使用石膏外固定,由于固定不可靠,很容易造成再脱位。这是因为合并多个跖骨基底骨折的损伤,由于关节囊及韧带撕裂变长,复位时可能嵌入脱位间隙,使得复位后关节缺乏稳定性,固定不可靠,可再致脱位。石膏外固定更换不及时,松动的石膏难以维持复位。手法复位在麻醉状态下进行,一旦麻醉状态已过,肌腱、韧带等其他软组织牵拉,若无坚强的内、外固定,可致再脱位。有学者主张复位后夹板外固定,但因固定更不可靠,故不可取。我们认为,几乎所有跖跗关节骨折脱位都是不稳定的。各种复杂类型骨折脱位,无论是同向性或分离性骨折脱位,其特点都是第2跖骨基底部骨折移位以及第1跖骨基底的向内或向外移位。我们在整复这类骨折脱位时,只要抓住这个特点,恢复第2跖楔及第1跖楔关节的正常关系,着重解决第2跖楔关节相对偏后位,其他问题就会迎刃而解。我们主张患者初诊时即在麻醉下复位,闭合穿针,石膏夹外固定,这样易复位且复位得以维持,防止了再脱位的发生。术后4周去石膏,带针练功,6周拔针。这样提前了练功时间,减轻了患者的痛苦与负担,疗效满意,经验证,优良率达96.7%。出现效果差的2例是因为患者自行解除外固定,足部提早着地(1例2周,1例17d)所致。

参考资料

[1]王亦璁,孟继懋,郭子恒.骨与关节损伤[M].2版.北京:人民卫生出版社,1990:759.

(滕超杰)